Schilddrüse 1997

Schilddrüse 1997

Henning-Symposium

Iod und Schilddrüse

13. Konferenz über die menschliche Schilddrüse
Heidelberg

Wissenschaftliche Fortbildungsveranstaltung der
Sektion Schilddrüse
der Deutschen Gesellschaft für Endokrinologie
unter Beteiligung der
Chirurgischen Arbeitsgemeinschaft Endokrinologie
der Deutschen Gesellschaft für Chirurgie – CAEK –
der
Arbeitsgemeinschaft Schilddrüse
der Deutschen Gesellschaft für Nuklearmedizin
und der
Sektion Angewandte Endokrinologie
der Deutschen Gesellschaft für Endokrinologie

Herausgegeben von
Chr. Reiners · B. Weinheimer

Walter de Gruyter
Berlin · New York 1998

Herausgeber
Prof. Dr. med. Chr. Reiners
Direktor der Abteilung für Nuklearmedizin
Klinikum der Universität Würzburg
Josef-Schneider-Straße 2
97080 Würzburg

Dr. B. Weinheimer
Karlsbergstraße 2
66424 Homburg/Saar

Die Deutsche Bibliothek – CIP Einheitsaufnahme

Schilddrüse 1997 : Iod und Schilddrüse ; wissenschaftliche Fortbildungsveranstaltung der Sektion Schilddrüse der Deutschen Gesellschaft für Endokrinologie unter Beteiligung der Chirurgischen Arbeitsgemeinschaft Endokrinologie der Deutschen Gesellschaft für Chirurgie, CAEK, der Arbeitsgemeinschaft Schilddrüse der Deutschen Gesellschaft für Nuklearmedizin und der Sektion Angewandte Endokrinologie der Deutschen Gesellschaft für Endokrinologie / 13. Konferenz über die Menschliche Schilddrüse, Heidelberg, Henning-Symposium. Hrsg. von Chr. Reiners ; B. Weinheimer. – Berlin ; New York : de Gruyter, 1998
ISBN 3-11-016327-6

Satz: Ditta Ahmadi, Berlin.
Druck: Gericke GmbH, Berlin.
Buchbinderische Verarbeitung: Lüderitz & Bauer, Berlin.
Umschlagentwurf: Rudolf Hübler, Berlin.
Printed in Germany.

Geleitwort

Die „Schilddrüse 1997“ stand unter der Präsidentschaft von Prof. Dr. Chr. Reiners, Direktor der Klinik für Nuklearmedizin der Universität Würzburg, die Organisation lag wiederum – wie bereits seit 1973 – in Händen des bewährten Tagungssekretärs und Mitbegründers der „Homburger Schilddrüsentagung“ Dr. B. Weinheimer. Da bei uns in Deutschland die Iodversorgung trotz zahlreicher Bemühungen noch unzureichend ist, wurde erneut „Iod und Schilddrüse“ als Hauptthema ausgewählt.

Im Verlauf der Tagung zeigten mehrere Referenten, wie in den letzten Jahren die Iodbestimmung im Urin und Blut verbessert und vereinfacht wurde. Die Differentialtherapie der einzelnen Schilddrüsenkrankheiten und die Iodidprophylaxe konnten dadurch optimiert werden. Die Ergebnisse der „Schilddrüse 1997“, die in diesem Tagungsband einschließlich manch wertvoller Diskussionsbemerkung wiedergegeben sind, erweisen sich für den auf dem Schilddrüsengebiet tätigen Arzt für unentbehrlich, und der Band fügt sich in ausgezeichneter Weise in die Reihe der bisherigen Tagungsberichtsbände ein.

Erfreulich ist wiederum der interdisziplinäre Charakter dieser größten wissenschaftlichen Fortbildungsveranstaltung auf dem Sektor Schilddrüse. Dokumentiert wurde die Zusammenarbeit verschiedener Fachdisziplinen anläßlich der „Schilddrüse 1989“. Diese fand erstmals offiziell unter der Beteiligung der Arbeitsgemeinschaft Schilddrüse der Deutschen Gesellschaft für Nuklearmedizin statt, als deren Sprecher ich damals fungierte. Die Kooperation kam nicht von ungefähr, da die Würzburger Nuklearmedizin mit der Sektion Schilddrüse der Deutschen Gesellschaft für Endokrinologie von Beginn an eine enge Verbindung gepflegt hat. Allein drei Sektionstagungen (1976, 1983 und 1986) fanden in Würzburg statt.

Anläßlich der „Schilddrüse 1997“ wurde der Mitbegründer der Homburger Schilddrüsentagungen, Dr. E. Scheiffele, in den verdienten Ruhestand verabschiedet. Als unermüdlicher Mentor und Organisator hat er sich um diese wissenschaftliche Schilddrüsentagung verdient gemacht. Sein Name wird auch in Zukunft mit dem „Henning-Symposium“ verbunden bleiben, das inzwischen zur Tradition geworden ist.

So kann man nur hoffen und wünschen, daß diese Symposien letztlich zum Wohle unserer Schilddrüsenpatienten fortgeführt werden.

Im Juli 1998 *W. Börner*

Vorwort

1973 fand in Homburg/Saar – begründet von Dr. B. Weinheimer, Medizinische Universität und Dr. E. Scheiffele, Henning-Berlin – die 1. interdisziplinäre Schilddrüsen-Tagung aus der Reihe der „Henning-Symposien" über die menschliche Schilddrüse statt. Die Tagung „Schilddrüse 1997" vom 09. bis 11.10.1997 in Heidelberg setzt die in Homburg begonnene Tradition fort. Die 13. Konferenz über die menschliche Schilddrüse mit dem Schwerpunktthema „Iod und Schilddrüse" war eine gemeinsame wissenschaftliche Fortbildungsveranstaltung der Sektion Schilddrüse der Deutschen Gesellschaft für Endokrinologie unter Beteiligung der Chirurgischen Arbeitsgemeinschaft Endokrinologie der Deutschen Gesellschaft für Chirurgie, der Arbeitsgemeinschaft Schilddrüse der Deutschen Gesellschaft für Nuklearmedizin und der Sektion Angewandte Endokrinologie der Deutschen Gesellschaft für Endokrinologie.

Das Tagungsthema „Iod und Schilddrüse", das bereits 1985 auf dem Programm stand, wurde erneut gewählt, weil sich in jüngster Vergangenheit auf diesem Gebiet teils positive, teils aber auch negative Entwicklungen abzeichnen. So hat sich die Iodversorgung in Deutschland seit 1985 deutlich verbessert; trotzdem sind immer noch etwa 70 % der Bevölkerung nicht ausreichend mit Iod versorgt.

Inhaltliche Schwerpunkte des vorliegenden Tagungsberichtsbands stellen folgende Themenkreise dar: Epidemiologie und Prophylaxe des Iodmangels, methodische und klinische Aspekte der Iodbestimmung, Differentialtherapie der euthyreoten Struma, Besonderheiten in verschiedenen Altersstufen sowie die iodinduzierte Hyper-/Hypothyreose und Thyreoiditis. Diese Themenkomplexe werden in Übersichtsbeiträgen unter besonderer Berücksichtigung der aktuellen Diagnostikempfehlungen der Sektion Schilddrüse der Deutschen Gesellschaft für Endokrinologie abgehandelt. Es folgen Kurzbeiträge mit den Ergebnissen aktueller wissenschaftlicher Untersuchungen. Eine Besonderheit stellt das Kapitel mit Kasuistiken dar, in dem aktuelle Themen auf dem Gebiet der Schilddrüsendiagnostik und -therapie anhand von Fallbeispielen exemplarisch abgehandelt werden.

Der guten Zusammenarbeit mit dem Verlag Walter de Gruyter in Berlin ist zu verdanken, daß der Berichtsband über die 13. Konferenz über die menschliche Schilddrüse wiederum recht frühzeitig erscheinen kann. Der Henning-Berlin GmbH danken wir – wie in der Vergangenheit – für die hervorragende Unterstützung bei der Organisation der Tagung und der Drucklegung des Tagungsberichtsbands. Er sei allen am Thema „Iod und Schilddrüse" Interessierten zur Lektüre empfohlen!

Chr. Reiners

Im Juli 1998 *B. Weinheimer*

Inhalt

Epidemiologie und Prophylaxe des Iodmangels

Differentialtherapie der euthyreoten Struma mit Iod

Besonderheiten in verschiedenen Altersstufen

Iodinduzierte Hyper- und Hypothyreose I

Iodinduzierte Hyper- und Hypothyreose II

Iod und Thyreoiditis I

Iod und Thyreoiditis II/freie Beiträge

Epidemiologie und Prophylaxe des Iodmangels

The Epidemiology and Prophylaxis of Iodine Deficiency Worldwide

J.T. Dunn

Iodine deficiency has been a problem of public health for many centuries, but efforts to correct it have been made only recently. In this article I briefly summarize the importance of iodine deficiency and its consequences, the current status of efforts to correct it, and problems and prospects for its elimination.

The consequences and prevalence of iodine deficiency

Iodine is an essential component of thyroid hormones, and its deficiency leads to their inadequate production [2, 3, 4]. The consequences include goiter, hypothyroidism, mental and developmental retardation, reproductive failure, decreased child survival, and diminished economic productivity. Of these, goiter is the most obvious. The thyroid starved for iodine cannot produce adequate hormones, so the pituitary responds with increased TSH secretion, stimulating the thyroid to work harder. This is an adaptive response, and if successful, may achieve euthyroidism, although at the expense of an increased thyroid mass, or goiter. If the iodine deficiency is more severe, the thyroid cannot respond by making adequate amounts of thyroid hormone and hypothyroidism ensues. In the older child or adult, the hypothyroidism can be reversed by provision of iodine or thyroid hormone.

Iodine deficiency during fetal and early childhood development is more serious and can lead to various degrees of irreversible mental retardation, because adequate thyroid hormone is essential for maturation of the central nervous system [6]. The extreme form of developmental hypothyroidism is cretinism but a continuum exists between the subtle intellectual blunting of mild hypothyroidism and the gross mental retardation of the cretin. This means that *most* inhabitants of iodine-deficient communities have at least a potential risk of intellectual impairment. Adequate thyroid hormone is also essential for proper reproduction, and iodine deficiency promotes abortion and sterility. Several studies have shown that iodine deficiency is associated with decreased child survival, particularly in the perinatal period. Finally, iodine deficient communities are socioeconomically backward, manifested by poor educability and lessened productivity. Most economic activity in areas of iodine deficiency is based on farming, and domestic animals share the consequences of iodine deficiency, thus further depressing the economy.

While iodine deficiency may occur under most geographical conditions, the worst endemias have been associated with inland areas, high new mountains, and areas subjected to frequent flooding. Thus, the most striking examples have been in the Himalayas, the Andes, the Alps, Central Africa, and Central Asia. Many other areas are also iodine deficient, depending on the diet. For example, iodine deficiency occurs in the Azores, Cuba, Bombay, and Manila; these areas adjoin the sea but many of their inhabitants do not regularly eat iodine-containing seafood. Many industrialized countries, such as the United States, Australia, United Kingdom, Canada, and Japan, no longer have iodine deficiency, but others including Germany, Italy, and Belgium, do. A 1993 publication of the World Health Organization estimated that 1.6 billion people, or almost 30 % of the global population, live in areas of iodine deficiency and risk its consequences [7].

Tools for elimination of iodine deficiency

We are fortunate to have several satisfactory means for delivering iodine to populations. The usual first choice is iodized salt, because salt is a dietary necessity whose availability is frequently limited geographically and, therefore, easier to control. The technology for iodization is simple and can be carried out at the village level or in homes, although incorporating it into existing salt plants is usually more practical. Alternatives are iodized vegetable oil, iodized water, and iodine tablets. Each may have a niche in iodization programs, depending on local circumstances.

The most useful tools for assessment and monitoring are urinary iodine concentration, thyroid size (particularly by ultrasound), and neonatal TSH screening [1]. Schoolchildren are a convenient group to follow because they are

Table 1 Country IDD status, 1997

	Africa	Americas	Europe/ Central Asia	Far East	Middle East	S.E. Asia	Total n (%)
Little/no IDD	10	12	10	6	3	0	41 (27)
Rapid prog	10	7	7	3	1	4	32 (21)
Mild/mod	20	5	24	4	1	5	59 (39)
Severe ID	1	0	1	0	–	0	2 (2)
Unknown	7	0	2	0	6	1	16 (11)
Total	48	24	44	13	11	10	150

easily assembled and their thyroids reflect recent iodine nutrition. Proper sampling is important to avoid overlooking the most vulnerable groups, especially the rural isolated poor.

In addition to iodine delivery and monitoring its impact, successful elimination of iodine deficiency requires education at all levels, multisectoral involvement, and commitment on the part of the government, salt producers, health sector, and the affected communities. Programs that relied solely on governmental decrees without appropriate explanation and inducements have rarely been sustained. Notable examples of programs that failed in the past are Guatemala, Colombia, and Thailand.

Progress and current status

The benefits of iodine prophylaxis were shown between 1910 and 1920, first in the United States by Marine and colleagues [5]. Iodized salt was initiated in the 1920's, most successfully in Switzerland. An important conceptual advance took place in the 1960's with growing emphasis on the adverse effects of iodine deficiency on the developing brain. In 1985 the International Council for the Control of Iodine Deficiency (ICCIDD) was formed as a nonprofit, nongovernmental organization with the single goal of achieving the sustainable elimination of iodine deficiency. ICCIDD has worked closely with UNICEF and the World Health Organization. Their combined efforts led to a World Health Assembly resolution in 1990 calling for the elimination of iodine deficiency, and this was followed by the pledge of the World Summit for Children, also in 1990, to achieve the virtual elimination of iodine deficiency by the year 2000. These pledges have accelerated both national and international efforts. Kiwanis, an international service group with about 500,000 members, has taken on the elimination of iodine deficiency as its first international service project, and is currently committed to raising $75 million towards this effort. Its donations are being channeled through UNICEF, mainly for salt iodization.

Many articles and publications have chronicled progress towards IDD elimination during the present decade. Articles on individual countries as well as the global effort appear regularly in the *IDD Newsletter*, and periodic updates of country progress are presented in the CIDDS (Country IDD Status) database, maintained by the ICCIDD, and made available on its web site (http://avery.med.virginia.edu/~jtd/iccidd/), an activity it has carried out with the support of USAID and the Micronutrient Initiative.

The table offers an informal summary of the IDD status of countries in 1997. This summary combines status data on current iodine deficiency with process data on progress in IDD elimination, to give an overview. For this, we have used the following categories: (1) *little or no iodine deficiency currently present* – this includes countries that have not had recent iodine deficiency, such as Japan, and also countries previously iodine deficient that have achieved sustainable control, e.g., Switzerland; (2) *rapid progress towards elimination of iodine deficiency* – this includes countries that have had varying degrees of iodine deficiency but are rapidly approaching sustainable iodine sufficiency; examples include Bolivia, Iran, and Thailand, among many others; (3) *mild to moderate iodine deficiency persists*; (4) *severe iodine deficiency persists*; and (5) *status unknown*. The table shows that approximately half of these countries are or should be iodine sufficient within the next several years. Some of the countries in this group had some of the world's most severe iodine deficiency as recently as a decade ago, e.g., Bolivia, Peru, Bhutan, and Bangladesh. The progress in these countries is a major public health achievement. Most of the remaining countries, although they still have significant iodine deficiency, have made considerable progress. These are the ones that need redoubled attention in the next several years. Also, we need to assess the countries in the unknown category and initiate appropriate correction efforts as indicated.

Problems and prospects

Conceptually, the elimination of iodine deficiency is straightforward. The pathophysiology is known, the importance and benefits are understood, and the technology is readily available. I have listed elsewhere some of the hurdles that exist for elimination programs [2]. They can be summarized as follows: (1) lack of commitment; (2) lack of funds; (3) poor organization; (4) poor intervention program; and (5) lack of monitoring. Each of these is readily overcome if the country and its supporters are willing to make the effort. The observation on the ease of solving the problem once the commitment was made, was articulated by David Marine [5] as long ago as 1923.

The key to sustaining iodine sufficiency is effective monitoring. We urge country programs to incorporate a monitoring component early in the development of their program. This will not only ensure adequate iodine, but will protect against excess amounts. As we look beyond the year 2000, we need to keep awareness of iodine nutrition in constant view. Many of the groups now most active in this effort, particularly international agencies and country governments, will turn to other concerns. In the ensuing decades, it is essential that endocrinologists and others in the health sector maintain their vigilance to protect against the recurrence of iodine deficiency.

Summary

Most countries of the world risk iodine deficiency. The means for its correction are readily available. There has been great recent progress towards achieving global iodine sufficiency. Currently, about 50 % of the world's 150 largest countries have achieved iodine sufficiency or are making rapid progress towards it. Most of the others are achieving some gains. Key factors in this progress are technical advances, commitment, education, and the promotion of iodized salt. The biggest remaining question is how to continue and sustain progress. The best answer is mandated regular surveillance and monitoring.

References

[1] Benmiloud, M., M.L. Chaouki, R. Gutekunst, H.-M. Teichert, W.G. Wood, J.T. Dunn: Oral iodized oil for correcting iodine deficiency: optimal dosing and outcome indicator selection. J. Clin. Endocrinol. Metab. *79* (1994) 20–24.

[2] Dunn, J.T.: Seven deadly sins in confronting endemic iodine deficiency, and how to avoid them. J. Clin. Endocrinol. Metab. *81* (1996) 1332–1335.

[3] Dunn, J.T.: Adverse effects of iodine deficiency and its eradication by iodine supplementation. In: L.E. Braverman (ed.): Contemporary Endocrinology: Diseases of the Thyroid, pp 349–360. Humana Press Inc., New Jersey.

[4] Dunn, J.T.: Iodine deficiency: consequences and prevention. Thyroid Today *20* (1997) 1–9.

[5] Marine, D.: Prevention and treatment of simple goiter. Atl. Med. J. *26* (1923) 437–443.

[6] Stanbury, J.B. (ed.): The Damaged Brain of Iodine Deficiency. Cognizant Communication Corporation, New York 1994.

[7] WHO/UNICEF/ICCIDD: Global prevalence of iodine deficiency disorders. MDIS Working Paper #1. Micronutrient Deficiency Information System, World Health Organization, Geneva 1993.

Diskussion

Galvan:
Plummer's disease is increasing after iodization of salt. Do you have any figures about Graves' disease? In Austria we found a doubling of Graves' disease after raising the iodine content of the table salt.

Dunn:
This is a very interesting issue, there is much evidence, in fact some from Germany, that there is an increasing instance of all thyroid autoimmune diseases as the iodine level increases.

Epidemiologie und Prophylaxe des Iodmangels in Deutschland

W. Meng, A. Schindler

Deutschland ist ein Iodmangelgebiet, die Struma endemisch. In Deutschland wurden erst seit Anfang der 80er Jahre prophylaktische Maßnahmen schrittweise eingeleitet. Die eingeschlagenen Wege waren zunächst in Ost- und Westdeutschland unterschiedlich.

Ausgangssituation

In den 70er Jahren wurde das endemische Vorkommen der Struma nachgewiesen und der Iodmangel als Hauptursache belegt (Tabelle 1 und Tabelle 2). Musterungsuntersuchungen in beiden Teilen Deutschlands ergaben, daß im Norden ca. 4–10 % und im Süden ca. 10–35 % der Rekruten eine Struma hatten [14, 19]. In regionalen Studien wiesen Kinder und Jugendliche in durchschnittlich ca. 30–60 %, Frauen in 30–60 %, Schwangere in 60 % und Männer in ca. 30 % eine Struma auf [5, 13, 14, 24]. Bei Neugeborenen wurde durchschnittlich in ca. 5 % ein Kropf beobachtet. Dieser war oft mit einer transitorischen Hypothyreose verbunden (ca. 50 %, siehe [13]). Dem entsprechend war die Rückrufrate im TSH-Hypothyreose-Screening deutlich erhöht [21].

Die Iodausscheidung im Urin lag bei Rekruten bei 31–37 µg/g Kreatinin im Norden und 18–29 µg/g Kreatinin im Süden [10, 19]. Bei Schülern fanden

Tabelle 1 Strumaprävalenz in Deutschland vor dem Beginn prophylaktischer Maßnahmen

Autoren	Norden	Süden	Gesamt
Rekruten			
Horster 1975	4	15–32	15 %
Meng 1978/81	2–6	10–35	12 %
Kinder			
Habermann 1975 (13–15 Jahre)	23	38–91	53 %
Hesse 1978 (13–15 Jahre)	20–35	43–82	47 %
Frauen/Männer (Bauch 1982)		59/34 %	
Neugeborene			
Martius 1961, Teller 1975		3–9*	5 %
Kellner 1981	1–2	6–12**	5 %

*Tübingen und München sichtbar; Gesamt 21 %! **Halle/Neustadt max. 24 %

Tabelle 2 Renale Iodausscheidung in Deutschland vor prophylaktischen Maßnahmen

Autoren	Norden	Süden	Gesamt
Erwachsene			
Habermann 1975	35	18–33	27 µg/g K
Meng 1978/81	37	22–29	28 µg/g K
Kinder			
Habermann 1975 (13–15 Jahre)			25 µg/g K
Hesse 1982 (12–16 Jahre)		14 µg/g K	
Neugeborene			
Heidemann 1984	20–29	12–18 µg/l	
Hesse 1988		10,6 µg/l	
Rückrufrate			
Streckenbach 1985	0,3	0,7 %	

sich durchschnittlich ca. 25 µg/g Kreatinin. Neugeborene wiesen in verschiedenen Regionen Iodwerte von ca. 11–22 µg/l auf [5, 13]. Die Muttermilch war mit ca. 18–25 µg Iod/l iodarm [4, 13]. Insgesamt zeigte sich ein deutliches Nord-Süd-Gefälle der Iodversorgung und ein inverses Verhalten der Kropfhäufigkeit [5, 10, 13, 17–19, 20–22].

Der Iodgehalt des Trinkwassers nimmt von Norden nach Süden ab und reflektiert die Iodverarmung des Bodens. Als weitere Faktoren, die bei Iodmangel zum Tragen kommen können, wurden regional hohe Nitratkonzentrationen im Trinkwasser bzw. eine hohe Thiocyanatbelastung erkannt. In den neuen Bundesländern konnte gezeigt werden, daß Nutztiere Iodmangelerscheinungen aufwiesen. So waren bis zu 40 % der Schweine und 10 % der Rinder betroffen. Für die menschliche Ernährung bedeutete das, daß Milch und Fleisch nur sehr geringe Mengen Iod enthielten [2, 4, 19, 20, 24].

Maßnahmen in den neuen Bundesländern

1979 Erarbeitung eines Kropfprogrammes

1983 Beginn der allgemeinen Strumaprophylaxe (20 mg KI/kg)

1985 Gründung der interdisziplinären Iodkommission – 84 % des Paketsalzes sind iodiert (32 mg KIO_3/kg = 20 mg Iod/kg)

1986 Mineralstoffmischungen bei Nutztieren (10 mg Iod/kg)

1990 Wiedervereinigung Deutschlands, Übernahme des „Freiwilligkeitsprinzips"

Erst nach Anwendung der Mineralstoffmischungen in der Tierhaltung, die zu einer deutlichen Anhebung des Iodgehaltes tierischer Nahrungsmittel führte (besonders der Milch, von ca. 17 auf 82 µg/l), zeichneten sich Verbesserungen ab [2–5, 13, 17, 18, 20–24]:

- Anstieg der renalen Iodausscheidung (2–3fach), Beseitigung des Nord-Süd-Gefälles
- Rückgang der Neugeborenen-Strumen (< 1,0 %) und Normalisierung der Rückrufrate im Hypothyreose-Screening (von 0,7% auf < 0,1 %)
- Abnahme der Kropfprävalenz bei Kindern, Jugendlichen und Schwangeren (ca. 15–35 %)
- Beseitigung der Iodmangelerscheinungen bei Nutztieren

Als erwarteter Nebeneffekt der besseren Iodversorgung kam es durch die Vorverlagerung der Manifestation hyperthyreoter Stoffwechselstörungen zum Anstieg der Hyperthyreoseprävalenz (ca. Faktor 2). Die Erscheinungen waren aber mild, vorübergehend und seit 1989 rückläufig [5, 17, 20, 24].

Mit Öffnung der Grenzen im November 1989 veränderten sich die Ernährungsgewohnheiten erheblich. Der Verbrauch von Iodsalz ging drastisch zurück (ca. 22 %), die flächendeckende Verwendung von Mineralstoffmischungen in der Tierhaltung ging verloren, der interdisziplinären Strumaprophylaxe waren in der Folgezeit die gesetzlichen Grundlagen entzogen. Iodärmere Nahrungsmittel wurden vermehrt konsumiert [5, 17, 20].

1989/1992 ging die Iodausscheidung von durchschnittlich 76,0 µg auf 47,0 µg/g Kreatinin zurück (Messung in 12 Regionen bei 2512 Schulkindern und Erwachsenen, siehe [20]). Die Beobachtungen konnten bei Neugeborenen und Schulkindern in Sachsen und in Berlin bestätigt werden [7, 13, 25, 29]. Damit in Einklang waren auch Resultate von Bilanzstudien, die eine tägliche Iodaufnahme von nur 38–77 µg ergaben [2–4]. Die TSH-Werte im Neugeborenen-Screening zeigten jedoch keine negative Tendenz [21].

Fazit: Die interdisziplinären Maßnahmen in den neuen Bundesländern waren wirksam, hatten aber bis 1989 nicht zu einer Beseitigung des Iodmangels geführt. Der Effekt ging nach der Wiedervereinigung zunächst verloren. Damit wurde nicht nur im positiven, sondern unfreiwillig auch im negativen Sinne die Wirksamkeit der Prophylaxe belegt.

Maßnahmen in den alten Bundesländern und im vereinigten Deutschland

1981 Neufassung der Diätverordnung – Warnhinweis „nur bei ärztlich festgestelltem Iodmangel“ entfällt

- 20 mg KI/kg Salz, Wechsel zum stabileren Iodat (32 mg/kg), Paketware, „Freiwilligkeitsprinzip"

1984 Gründung des Arbeitskreises Iodmangel

1989 Verordnung zur Änderung der Vorschriften über iodiertes Speisesalz (BGB Teil I, Nr.28, v. 19.6.1989)

- Iodsalz wird aus der Diätverordnung in die Zusatzstoff-Zulassungsverordnung überführt
- Verwendung in Großküchen und zur Lebensmittelherstellung möglich (Deklarierungspflicht, Freiwilligkeit)

1990/91 Anreicherung der Säuglingsnahrung mit KIO_3

1991 Iodiertes Nitritpökelsalz wird erlaubt (BGB Teil I, Nr. 63, v. 29.11.1991)

1993 Zweite Verordnung zur Änderung der Vorschriften über iodiertes Speisesalz (BGB Teil I, Nr. 68, v. 22.12.1993)

- Bei lose verkauften Lebensmitteln sowie in Gemeinschaftsverpflegungen ist eine Deklarierung nicht nötig, freiwillige Angaben sind erlaubt
- Bei verpackten Lebensmitteln reicht ein Hinweis im Zutatenverzeichnis (Doppeldeklarierung entfällt)
- Neben dem Begriff „iodiertes Salz" kann auch der Begriff „Iodsalz" verwendet werden

1996 Im Zutatenverzeichnis reicht „iodiertes Speisesalz" oder „iodiertes Nitritpökelsalz". (BGB Teil I, Nr.15, v. 19.3.1996)

1996 Einführung des „Iodsiegels" (Gütesiegel)

Anfang der 90er Jahre war die Situation bezüglich der Iodversorgung und des Strumavorkommens in den alten und neuen Bundesländern quasi identisch. Die Situation wurde gekennzeichnet durch eine :

- *unzureichende Iodversorgung:* IV/1989–1991/92 48,0 µg/g Kreatinin [20] und 52,0 µg/ g Kreatinin [15], 1992/93 68,1 µg/g Kreatinin bzw. 4,7 µg/dl (Median-Werte, siehe [9]), 1993/94 72,4 µg/g Kreatinin (Median-Wert, siehe [12]. Auch die VERA-Studie belegte die mangelhafte Iodversorgung [1].
- *hohe Prävalenz vergrößerter Schilddrüsen:* Nach regionalen und landesweiten Studien hatten sonografisch nach wie vor ca. 30–86% der 11–17jährigen Schüler [8, 11, 15, 17] und ca. 30–60% der Erwachsenen [11, 15, 17] ein vergrößertes Schilddrüsenvolumen (Problem: unterschiedliche Normgrenzen bei Kindern).

- *Akzeptanz von Iodsalz* in Haushalten von ca. 40 % (1990) und 60–70 % (1993/94). Der Anteil von Iodsalz am Paketsalzabsatz betrug 1992 ca. 45 % und 1993 knapp 50 %. Der Anteil von iodhaltigem Sack-Salz (Großgebinde) lag bis 1993 noch unter 10 % [1].

Die Maßnahmen führten durch eine breite Öffentlichkeitsarbeit von Fachgremien – insbesondere dem Arbeitskreis Iodmangel (AKI) und dem Forum Schilddrüse e. V. –, engagierten Arbeitsgruppen sowie Einzelpersonen und mit Unterstützung des Bundesministeriums für Gesundheit bzw. der Bundeszentrale für gesundheitliche Aufklärung (BZgA) bis 1996 zu folgenden Resultaten [1, 22–24]:

- Der Iodsalzanteil am Paketsalz beträgt 70 %.
- Der Anteil von Iodsalz bei Großgebinden (ohne Pökelsalz) beträgt ca. 30 % und der Anteil von iodiertem Pökelsalz am Gesamtpökelsalz ca. 40 %. Der Anstieg ist seit 1994 als Folge der o. g. Verordnungen zügig. Der Anteil von Iodsalz an Großgebinden war von 1995 bis 1996 allerdings um ca. 5 % rückläufig.
- Die Akzeptanz von Iodsalz in Haushalten beträgt 80 %.
- Ca. 80% der Bäcker und Fleischer verwenden Iodsalz.
- Einsatz von Iodsalz in der Nahrungsmittelindustrie ca. 50 %.
- Iodsalz in der Gemeinschaftsverpflegung ca. 80 %.
- Iodsalz in der Gastronomie ca. 90 %.

Insbesondere die hohe Akzeptanz bei Bäckern und Fleischern ist von großer praktischer Bedeutung (30–40 % des täglichen Iodbedarfes kann über Backwaren gedeckt werden, siehe [16]). Da Pökelsalz in ca. 80–90 % der Fleisch- und Wurstwaren enthalten ist, ist der rasche Anstieg des Verbrauches von iodiertem Pökelsalz von erheblicher Relevanz. Problematisch ist, daß teilweise eine Tendenz zum Rückzug aus der Iodsalznutzung erkennbar wurde. Das hat seine Gründe darin, daß in manchen Ländern der EU die Verwendung von Iodsalz in der Nahrungsmittelindustrie nicht erlaubt ist bzw. der Import von iodathaltigen Nahrungsmitteln nicht gestattet wird (Frankreich). Hier sind politische Entscheidungen auf europäischer Ebene zur Harmonisierung der Gesetzgebung erforderlich, zumal die WHO ausdrücklich Iodat empfiehlt (und Iodid akzepiert). Als Gründe für die Nichtanwendung in Nahrungsmittelgewerben werden u. a. der Preis, Verunsicherung und unzureichende Information genannt.

Nicht außer acht gelassen werden darf die mehr oder weniger intensive Nutzung von iodhaltigen Mineralstoffmischungen in der Nutztierhaltung

(10 mg/kg, maximal 40 mg Iod/kg). So stieg nach Anke u. Mitarb. [2–4] in Thüringen der Iodgehalt der Kuhmilch bis 1995 auf 82 µg/l und 1996 auf 130 µg/l.

Der besonders seit 1994 verstärkte Einsatz von Iodsalz führte zu ersten Veränderungen. Bis 1995/96 konnten registriert werden:

- Der Iodgehalt von Nahrungsmitteln steigt beim Einsatz von Iodsalz z.B. bei Brot von 1,5 auf 26 µg, bei Brötchen von 2,7 auf 40 µg und bei Salami von 2,6 auf 60 µg/ 100 g Frischgewicht [4].
- Der Iodverzehr Erwachsener stieg seit 1991 von 46 bzw. 66 µg/Tag (Frauen/Männer) auf 99 bzw. 139 µg/Tag (1995, davon werden 80 % renal ausgeschieden, siehe [1, 4]).
- Bei Schwangeren und Stillenden betrug die Iodaufnahme 1995/96 160 µg/Tag [1, 4].
- Die Iodausscheidung im Urin lag bei Schwangeren und Stillenden (Iodidbehandlung ausgeschlossen) bei 39–113 µg/Tag. Dabei ist zu berücksichtigen, daß in der Laktationsperiode nach Anke u. Mitarbeiter [4] 42 % renal und 7 % fäkal ausgeschieden sowie 51 % über die Muttermilch abgegeben werden.
- Die Muttermilch enthielt 1996 bei nicht mit Iodtabletten versorgten Müttern 95 µg Iod/l. Keine Frau hatte Werte unter 40 µg/l. 1992 betrug die Iodkonzentration in der Muttermilch nur 36 µg/l, 1994 86 µg/l und 1995 95 µg/l [1, 4].
- Die Schilddrüsenvolumen von Neugeborenen sanken in Sachsen von 1990 bis 1994 [6] von 1,7 auf 0,9 ml bzw. von 1991 bis 1995 in Berlin [13] von 1,6 auf 1,18 ml.
- Die Iodausscheidung stieg bei Neugeborenen in Berlin von 43,3 µg/l 1992 auf 77 µg/l 1995 [13].
- Eigene Resultate zeigten in Mecklenburg-Vorpommern und Thüringen bei 11–17jährigen Schülern einen Anstieg der Iodurie (Mediane) von 60,1 µg 1994 (n = 123) auf 101,1 µg/g Kreatinin 1995/96 (n = 982). Die Iodkonzentration im Urin betrug 1995/96 im Median 9,8 µg/dl (Tabelle 3). Damit wäre der von der WHO geforderte Grenzwert von 10,0 µg/dl nahezu erreicht [Tabelle 4]. Die Verteilung der Einzelwerte zeigt jedoch,daß noch 27,9 % der Werte unter 5,0 µg/dl und 58 % unter 10 µg/dl liegen (Tabelle 5). Damit sind die Kriterien einer normalen Iodversorgung noch nicht erfüllt [26, 27]. Nach der aktuellen Graduierung des Iodmangels (Tabelle 6) lag aber 1995/96 nur noch in 4 % der Fälle ein schweres Ioddefizit vor (1989/92 = 20 %) und bei 42,0 % fand sich eine ausreichende

Tabelle 3 Iodausscheidung bei 11–17jährigen Schülern von 1989–1996 in Ostdeutschland

Zeitraum	n	µg/dl Median	µg/g Kreatinin $\bar{x}$	Median	± s	Min.	Max.
1989/1992	744	4,7	42,7	39,0	23,1	8,2	292,2
1994	123	6,0	71,2	60,1	35,6	10,1	238,7
1995/1996	982	9,8	125,0	101,1	47,5	12,9	272,7

Tabelle 4 Kriterien für eine ausreichende Iodversorgung und die Kontrolle. Empfehlungen der WHO, UNICEF und ICCIDD 1993, 1994 und 1997 [26–28]

Indikator	Zielgruppe	Ziel
1. Iodsalz	Haushalte	> 90 %
2. Iodurie (Median)	Schüler	≥ 10 µg/dl
	< 10 µg/dl	< 50 %
	< 5 µg/dl	< 20 %
3. Schilddrüsenvolumen > sonograf. Normgrenze (1997) Kropfgrad > 0	Schüler	< 5 %
4. TSH >5 mU/l	Neugeborene	< 3 %

Tabelle 5 Verteilung der Iodausscheidung bei 11–17jährigen Schülern von 1989–1996 in Ostdeutschland (nach den Kriterien der WHO, UNICEF und ICCIDD von 1993) [26]

Zeitraum	Median	< 5 µg/dl	< 10 µg/dl
1989/1992	4,7 µg/dl	53,2 %	81,2 %
1994	6,0 µg/dl	42,2 %	74,7 %
1995/1996	9,8 µg/dl	27,9 %	58,0 %

Tabelle 6 Verteilung der renalen Iodausscheidung nach Schweregraden bei 11–17jährigen Schülern in Ostdeutschland von 1989–1996 (Kriterien der WHO, UNICEF, ICCIDD 1993 [26])

Schweregrad:	µg Jod/dl	1989/92	1994	1995/96
Schwer:	2,0	20,0 %	10,1 %	4,0 %
Moderat:	2,0–4,9	33,2 %	32,1 %	23,9 %
Mild:	5,0–9,9	28,0 %	32,5 %	30,1 %
Kein Mangel:	≥ 10,0	18,8 %	25,3 %	42,0 %

Tabelle 7 Schilddrüsenvolumen (ml) bei 11–17jährigen Schülern 1995/96 aus Mecklenburg-Vorpommern und Thüringen (Grenzwerte nach den Kriterien der WHO 1997 [28]

Alter (Jahre)	n	Median	$\bar{x}$	± s	Vergr. in %
11	184	6,9	7,1	2,9	17,9
12	190	8,5	8,9	2,7	15,9
13	207	10,3	11,0	3,4	25,2
14	196	12,2	13,2	4,7	31,4
15	180	12,8	13,5	3,9	19,5
16	187	13,8	14,6	4,4	24,1
17	203	14,6	15,2	4,6	22,3
Total	1347				22,5

Iodversorgung (1989/92 = 18,8 %). Auch andere Untersuchungen belegen diesen Aufwärtstrend. So fanden Hesse u. Mitarbeiter [1] im Raum Potsdam einen Anstieg der Iodurie auf 99 µg/g Kreatinin. Großklaus u. Mitarbeiter [1] konnten in ersten Resultaten des Iodmonitorings des AKI bei Wehrpflichtigen 1996 eine deutliche Verbesserung der Iodversorgung nachweisen.

- Sonografische Schilddrüsenvolumen-Bestimmungen bei 11–17jährigen Schülern ergaben 1995/96 in Thüringen und Mecklenburg-Vorpommern (n = 1 347) in 22,5 % vergrößerte Volumina (nach WHO-Kriterien von 1997, siehe [28]). Im Vergleich mit Daten aus den Jahren 1990/92 (n = 1350, gleicher Untersucher, gleiche Regionen) sahen wir (noch) keine signifikanten Differenzen (Tabelle 7). Legt man die in Deutschland geltenden bzw. die von der WHO 1993/94 [26, 27] empfohlenen Richtwerte zugrunde, finden sich bei fast 50 % der Schüler vergrößerte Schilddrüsen.

Fazit: Insbesondere die „Zweite Verordnung“ vom Dezember 1993 hat wesentliche Fortschritte bei der Anwendung von Iodsalz gebracht. Die Iodversorgung ist verbessert worden, die Grenzwerte zur ausreichenden Versorgung werden teilweise nahezu erreicht. Die vorliegenden Studien haben aber nur regionalen Charakter und halten epidemiologischen Kriterien nicht stand. Ihre Aussage ist nur begrenzt. Die noch unveränderte hohe Prävalenz vergrößerter Schilddrüsen bei Jugendlichen steht nur im scheinbaren Widerspruch zu den aktuellen Iodwerten. Die Volumenerhöhungen sind oft nur geringgradig und man muß bedenken, daß die Iodversorgung erst in den letzten zwei Jahren angestiegen ist und den erhöhten Bedarf in der Pubertät noch nicht decken kann. Prospektive Studien, die sich an den Empfehlungen von WHO, UNICEF und ICCIDD [26–28] orientieren, sind dringend nötig.

Nach wie vor besteht Iodmangel in Deutschland. Die sich abzeichnende Verbesserung der Iodversorgung läßt alle Empfehlungen bezüglich der weiteren Steigerung des Iodsalz-Einsatzes und der zusätzlichen Verwendung von Iod-Tabletten (besonders in der Pubertät, Schwangerschaft und Stillperiode) unberührt!

Was bleibt zu tun?

- Das Freiwilligkeitsprinzip erfordert eine ständige Verbraucheraufklärung.
- Spezielle Zielgruppen sind: Lebensmittelgewerbe und -industrie. Nahziele: Verdopplung der Abnahme von Iodsalz-Großgebinden. Stabilisierung und Steigerung des Iodsalzeinsatzes bei Bäckern und Fleischern. Die breite Einbringung des Iodsalzes in die Nahrungskette ist eine entscheidende Zielstellung.
- Anhebung des Iodsalzverbrauches in den Haushalten auf >90 %. (Für die unmittelbare Iodversorgung zwar von untergeordneter Bedeutung, aber wichtiger Indikator für die allgemeine Akzeptanz des Iodsalzes).
- Propagierung des „Iodsiegels."
- Motivierung von Organisationen und Institutionen etc. (einschließlich der Medien), die zu einer Verbesserung der Iodversorgung beitragen können („Multiplikatoren").
- Information von Ärzten u.a. Angehörigen von Heilberufen.
- Abbau von Vorurteilen, entschiedene Begegnung von Iodgegnern.
- Positionierung des Themas „Iod" als unentbehrlich für die Gesundheitsvorsorge.
- Vereinfachung und Zentralisierung des „Iodmonitoring" in Anlehnung an die Empfehlungen der WHO (vom AKI begonnen).

Die Ideallösung zur sicheren Beseitigung des Iodmangels in Deutschland wäre die Einführung bzw. Wiedereinführung der allgemeinen Strumaprophylaxe. Die Prophylaxe auf Boden des Freiwilligkeitsprinzipes ist eine Notlösung. Die Ergebnisse der letzten Jahre und die Resultate in verschiedenen Ländern haben aber gezeigt, daß auch unter Wahrung der Freiwilligkeit eine Verbesserung der Iodversorgung und damit eine wirksame Strumaprophylaxe erreicht werden kann. Es bleibt ein großes Gemeinschaftswerk, für eine ausreichende Iodversorgung in unserem Land Sorge zu tragen.

Am 14. Mai 1990 wurde auf der 43. Tagung der Weltgesundheitsorganisation (WHO) eine Resolution verabschiedet, die auf die Überwindung des Iodmangels bis zum Jahr 2000 ausgerichtet ist. Alle Mitgliedsstaaten wurden aufgefordert, Präventivmaßnahmen höchste Bedeutung beizumessen. Beim Weltkindergipfel in New York im September 1990 hat sich die Bundesrepublik Deutschland durch die Unterschrift des Bundespräsidenten gemeinsam mit mehr als 130 Staaten verpflichtet, diese Aufgaben zu erfüllen. Bei der Folgekonferenz in Montreal 1991 und bei der Welternährungskonferenz in Rom 1992 ist diese Verpflichtung bekräftigt worden [30, 31]). Aus heutiger Sicht muß aber eingeschätzt werden, daß Deutschland dieses Ziel verfehlen wird.

Zusammenfassung

Deutschland ist Iodmangelgebiet, die Struma endemisch. Die seit Anfang der 80er Jahre schrittweise eingeleiteten prophylaktischen Maßnahmen waren in Ost- und Westdeutschland unterschiedlich. In Ostdeutschland konnte durch eine „allgemeine Prophylaxe" bis 1989 eine Verbesserung der Iodversorgung erzielt werden. Nach Übernahme des „Freiwilligkeitsprinzips" mit der Wiedervereinigung Deutschlands war die Iodaufnahme jedoch wieder rückläufig. Im Dezember 1993 wurden neue Vorschriften über iodiertes Speisesalz wirksam (sog. „2. Verordnung"). Die damit verbundene Lockerung der Deklarationspflicht trug wesentlich dazu bei, daß die Verwendung von Iodsalz besonders bei der Nahrungsmittelherstellung deutlich angestiegen ist. Der Anstieg des Iodgehaltes in Nahrungsmitteln und der Muttermilch, der höhere Verzehr von Iod mit der Nahrung, die Verkleinerung der Schilddrüsenvolumen Neugeborener, und der Anstieg der renalen Iodausscheidung sind deutliche Hinweise auf eine verbesserte Iodversorgung. Die gewünschten Zielwerte sind jedoch noch nicht erreicht.

Literatur

[1] Informationsmaterial des Arbeitskreises Iodmangel (AKJ) 1996.

[2] Anke, M., G. Wenk, H. Heinrich et al.: Die Wirkung iodierter Mineralstoffmischungen für Rind und Schwein auf die Iodversorgung und Strumaprophylaxe. Z. ges. inn. Med. *44* (1989) 41–44.

[3] Anke, M., B. Groppel, E. Scholz et al.: Iodversorgung und Iodstatus Erwachsener Deutschlands. Zschr. f. Ernährungswiss. *34* (1995) *59–65*.

[4] Anke, M., C. Rother, W. Arnold et al.: Die Iodversorgung Erwachsener Deutschlands in Abhängigkeit von Geschlecht, Zeit, Jahreszeit, Lebensraum, Stillperiode, Alter, Körpermasse und Form des Iodzusatzes. In: Köhrle, J. (Hrsg.): Mineralstoffe und Spurenelemente – Molekularbiologie, Interaktionen mit dem Hormonsystem, Analytik. Schriftenreihe der Gesellschaft für Mineralstoffe und Spurenelemente e.V., Wissenschaftl. Verlagsges., Stuttgart 1997 (im Druck).

[5] Bauch, K., W. Seitz, S. Förster et al.: Die interdisziplinäre Iodprophylaxe der ehemaligen DDR nach der deutschen Wiedervereinigung und der Stellenwert des iodierten Paket-Speisesalzes für die Verbesserung der alimentären Iodversorgung. Ein Rück- und Ausblick. Z. ges. inn. Med. *46* (1991) 615–620.

[6] Bauch, K., A. Rockel, H. Waller et al.: Zum Verhalten der Schilddrüsenmassen perinatal Verstorbener im Spiegel der alimentären Iodversorgung. In: Usadel, K.-H., B. Weinheimer (Hrsg.): Schilddrüse 1995, S. 47–52, Walter De Gruyter, Berlin–New York 1996.

[7] Einenkel, D., B. Stach: Zur Effektivität der interdisziplinären Iodprophylaxe bei Neugeborenen. Sozialpädiatrie *14* (1992) 21–27.

[8] Gutekunst, R., H. Smolarek, W. Wächter et al.: Strumaepidemiologie. IV. Schilddrüsenvolumina bei deutschen und schwedischen Schulkindern. Dtsch. med. Wschr. *110* (1985) 50–54.

[9] Gutekunst, R., U. Magiera, H.-M. Teichert: Iodmangel in der Bundesrepublik Deutschland. Med. Klin. *88* (1993) 525–528.

[10] Habermann, J., H. G. Heinze, K. Horn et al.: Alimentärer Iodmangel in der Bundesrepublik Deutschland. Dtsch. med. Wschr. *100* (1977) 1937–1945.

[11] Hampel R., T. Kühlberg, K. Klein et al.: Strumaprävalenz in Deutschland größer als bisher angenommen. Med. Klin. *90* (1995) 324–329.

[12] Hampel, R., T. Kühlberg, H. Zöllner et al.: Alimentäre Iodversorgung in Deutschland. Münch. med. Wschr. *138* (1996) 78–82.

[13] Hesse, V.: Iodprophylaxe bei Kindern. Blackwell Wissenschafts-Verlag, Berlin – Wien 1997.

[14] Horster, F. A., G. Klusmann, W. Wildmeister: Der Kropf: Eine endemische Krankheit in der Bundesrepublik Deutschland? Dtsch. med. Wschr. *100* (1975) 8–9.

[15] Malner, Ch., R. Hehrmann: Strumaepidemiologie im Raum Stuttgart und ihre Beziehungen zur aktuellen Iodversorgung. In: Röher, H., R. Ziegler, B. Weinheimer (Hrsg.): Schilddrüse 1991, S. 214–229. Walter De Gruyter, Berlin–New York 1992.

[16] Manz, F.: Iodmangel und Iodmangelprophylaxe in Deutschland. Dtsch. Ernähr. Med. *20* (1995) 68–74.

[17] Meng, W.: Deutschland – ein Iodmangelgebiet. Dtsch. Ärzteblatt *91* (1994) 1366–1370.

[18] Meng, W.: Iodmangelstruma. In: Meng, W., R. Ziegler (Hrsg.): Endokrinologie. Grundlagen – Klinik – Praxis, S. 147–161. Fischer, Stuttgart–Jena–Lübeck–Ulm 1997.

[19] Meng, W., M. Ventz, S. Weber et al.: Struma und alimentärer Iodmangel in der DDR. Dtsch. Ges.-Wesen *36* (1981) 1275–1279.

[20] Meng, W., A. Schindler, J. Bednar et al.: Die alimentäre Iodversorgung der Bevölkerung in den neuen Bundesländern nach dem Erliegen der allgemeinen Strumaprophylaxe. Akt. Ernähr.-Med. *19* (1994) 18–24.

[21] Meng, W., G. Kirsch: Alimentäre Iodversorgung und neonatales Hypothyreosescreening in Nordostdeutschland. In: Usadel, K.-H., B. Weinheimer (Hrsg.) Schilddrüse 1995, S. 47–52. Walter De Gruyter, Berlin–New York 1996.

[22] Meng, W., A. Schindler: Alimentäre Iodversorgung in Deutschland – Ergebnisse der prophylaktischen Maßnahmen. Z. ärztl. Fortbild. *91* (1997) 751–756.

[23] Meng, W., A. Schindler, S. Horack et al.: Renale Iodausscheidung in Ostdeutschland – Eine prospektive Studie von 1989–1996. Med. Klin. *92* (1998) (im Druck).

[24] Meng, W., A. Schindler: Iodversorgung in Deutschland – Haben die prophylaktischen Maßnahmen Veränderungen bewirkt? Münch. Med. Wschr. *139* (1997) 603–607.

[25] Stellmach, H., Bauch, K., Lüdde, H. et al.: Untersuchungen zur Häufigkeit der juvenilen Struma und Güte der alimentären Iodversorgung im Erzgebirge 3 Jahre nach der Wiedervereinigung beider deutscher Staaten. In: Usadel, K.-H., B. Weinheimer (Hrsg.): Schilddrüse 1995, S. 101–108. Walter De Gruyter, Berlin–New York 1996.

[26] WHO, UNICEF, ICCIDD: Indicators for assessing iodine deficiency disorders and their control programm. WHO/NUT 1993.1., 1–33.
[27] WHO, UNICEF, ICCIDD: Indicators for assessing iodine deficiency disorders and their control through salt iodization, WHO/NUT 1994.6., 28–36.
[28] WHO: Recommended normative values for thyroid volume in children aged 6–15 years, WHO Bulletin *75* (1997) 95–97.
[29] Willgerodt, H., B. Stach: Iodmangel – Iodmangelstruma. Neue Probleme in den neuen Bundesländern. Der Kinderarzt *43* (1995) 1601–1603.
[30] World declaration and plan of action from the world summit for children. UNICEF Publications, New York 1990.
[31] World declaration of nutrition and plan of action for nutrition. FAO, WHO Publication, Rome 1992.

Diskussion

Wollmann:
Sie haben bezüglich der Iodversorgung in der Muttermilch meiner Meinung nach ein sehr optimistisches Bild gezeichnet. Wir untersuchen gerade in Zusammenarbeit mit der Arbeitsgruppe von Herrn Professor Reiners aus Würzburg die Milch von Müttern frühgeborener Kinder. Die vorläufigen Ergebnisse zeigen Daten von 30 aus 1000 zufällig ausgewählten Müttern aus dem süddeutschen Raum. Ein Drittel der Mütter hatte einen Iodgehalt in der Muttermilch von weniger als 20µg/Liter, ein Drittel zwischen 20 und 50 µg/Liter und nur ein Drittel der Mütter einen Iodgehalt von über der von Ihnen angegebenen Grenze von 50 µg/Liter. Damit sind diese Frühgeborenen einem Iodmangel ausgesetzt und sicher unzureichend versorgt.

Meng:
Das war ein Kommentar aus einer anderen Region. Ich habe Daten aus Thüringen gezeigt. Für Thüringen trifft zu, was Herr Anke gesehen hat, und das können wir auch von Berlin und verschiedenen anderen Regionen sagen. Wir brauchen ein einheitliches Monitoring, damit wir nicht solche erheblichen Differenzen haben, die a) methodisch und b) bei der Auswahl der Probanden und c) letztlich durch regionale Differenzen zustandekommen.

Grußendorf:
Herr Meng, wurde bei diesen Untersuchungen über Mütter und Säuglinge differenziert, welche Mütter Iod zusätzlich einnahmen?

Meng:
Grundsätzlich ohne zusätzliche Iodsupplementierung.

Hehrmann:
Die von Herrn Wollmann dargestellte schlechte Iodversorgung laktierender Frauen in Württemberg hat ihre Ursache am ehesten in der unterschiedlichen

Verwendung von iodierten Tierfuttergemischen, während der Verbrauch von Iodsalz in Haushalt und Nahrungsmittelindustrie zwischen Thüringen und Württemberg vergleichbar ist.

Meng:
Das ist ganz richtig. Es ist relativ weit verbreitet im ostdeutschen Bereich, daß wieder Mineralstoffmischungen verwendet werden.

Willgerodt:
Herr Meng, verfügen Sie über Angaben zum Iodgehalt der Kuhmilch in anderen Regionen Deutschlands? Es ist ja doch erstaunlich, daß die Landwirtschaft ganz im Gegensatz zur Lebensmittelindustrie Iodsalz in Mineralsalzmischungen verwendet. Was sind die Gründe dafür? Man war nach demWegfall der gesetzlich vorgeschriebenen Prophylaxe doch zunächst davon ausgegangen, daß auch in den neuen Bundesländern kein ökonomisches Interesse für die weitere Verwendung von Iodsalz in der Tierhaltung bestünde.

Meng:
Da hole ich noch einmal kurz aus. Als wir noch politisch getrennt waren und unsere Iodkommission in einem Betrieb tagte, in dem Mineralstoffmischungen hergestellt wurden, haben wir zufällig Säcke gesehen, die für die Bundesrepublik bestimmt waren, und da waren iodhaltige Mineralstoffe drin. Die Methode ist also nicht neu. Es wäre ja auch ein Unding, wenn die Vorteile in den alten Bundesländern nicht genutzt worden wären. Allerdings waren die Anreicherungen mit Iod nicht so hoch, wie wir sie in Ostdeutschland verwendet haben. Im thüringisch-sächsischen Raum hat Anke gefunden, daß Hühnereier bis zu 40 µg Iod enthalten können. Warum wurde das gemacht? Die Hühner legen ein paar Eier pro Jahr mehr und das summiert sich zu Millionen. Das Fazit ist: Der ökonomische Nutzen des Ausgleiches des Iodmangels bei Tieren ist unbestritten. Die Anwendung von Mineralstoffmischungen verbreitet. Der Umfang des Einsatzes ist aber nicht ausreichend abschätzbar. Die Auswirkungen auf den Iodgehalt der Kuhmilch sind gut bekannt. Ich habe keine speziellen Untersuchungen aus unterschiedlichen Regionen. Ich kann nur sagen, der Arbeitskreis Iodmangel hat vor kurzem eine Information herausgegeben, daß der Iodgehalt der Milch in Deutschland etwa zwischen 36 und 108 µg pro Liter schwankt.

Ziegler:
Bismarck hat nach der Legende gelegentlich morgens 12 Soleeier gegessen. Er wäre also über die Eier sehr gut mit Iod versorgt worden.

Wittermann:
Wie hoch liegen die Normvolumina von Schilddrüsen in Gebieten ohne Iodmangel? Sind 18 ml für Frauen und 25 ml für Männer nicht zu hoch angesetzt?

Meng:
Nach meiner Meinung ja. Wir sollten dazu auch Dr. Dunn fragen.

Dunn:
In the States we presume the average women will not have a thyroid volume over 10 ml.

Meng:
Die WHO hat sich vor allem mit Kindern beschäftigt. Die Normwerte wurden jetzt verändert und z.T. deutlich angehoben. Sie basieren auf Messungen in ausreichend iodversorgten Regionen. Die Normvolumenproblematik ist weltweit offen. Auch die von der WHO bzw. Delange für Kinder und Jugendliche gerade publizierten Normgrenzen (siehe WHO 1997) stehen ja in der Kritik.

Bauch:
Wir wissen aus unserer Tätigkeit der Iodkommission der ehemaligen DDR, daß es notwendig war, die Iodkonzentration der Mineralstoffgemische zu limitieren. Der Grenzwert betrug 10 mg/kg. In der alten Bundesrepublik konnte bis 40 mg/kg iodiert werden. Bei mangelnder Transparenz betrug vor der Vereinigung in der alten Bundesrepublik der Iodeinsatz 15 Tonnen (siehe Vortrag Bauch, Schilddrüse '91), in der ehemaligen DDR 3 Tonnen. Wird die Konzentration des Iodes in den Mineralstoffgemischen nunmehr limitiert? Herr Anke hatte vor einigen Monaten von 5 bis 10 mg/kg gesprochen.

Meng:
Nach wie vor gelten für die Europäischen Union Spannen zwischen 10 und 40 mg/kg. Eine Begrenzung auf 10 mg/kg ist aber offenbar sinnvoll und in der Diskussion.

Ist die Kochsalziodierung in Österreich ausreichend?

W. Buchinger, G. Summer, G. Semlitsch, G. Binter, H. Hayn

Zusammenfassung

Durch Einführung einer obligatorischen Speisesalziodierung mit 10 mg Iod pro kg Speisesalz im Jahr 1963 und Erhöhung auf 20 mg Iod pro kg Speisesalz 1990/91 konnte der Iodmangel in Österreich deutlich gebessert werden. Messungen an großen Patientenzahlen zeigten jedoch seit 1993 einen Rückgang der Harniodidausscheidung in der Steiermark, einem Bundesland Österreichs. Um die durchschnittliche Iodzufuhr zu ermitteln, wurde bei 4 verschiedenen Kostformen der Iodgehalt mittels der katalytischen Reaktion nach Sandell-Kolthoff bestimmt. In den untersuchten Menüs wurden durchschnittliche Iodmengen zwischen 28,9 und 65 µg Iod festgestellt. Diese Ergebnisse liegen deutlich unter der geforderten täglichen Iodzufuhr von 200 bis 300 µg. Durch eine nur geringe Zusalzmenge im Haushalt bei bewußt sparsamer Kochsalzverwendung einerseits und vermehrtem Genuß von Fertiggerichten, die nur teilweise mit iodiertem Salz zubereitet werden, ist die Iodzugabe zum Speisesalz unzureichend. Bis zu einer dringend notwendigen Erhöhung der Speisesalziodierung in Österreich auf 30 bis 40 mg Iod pro kg Salz muß auf eine bewußt iodreiche Ernährung, wie regelmäßiger Verzehr von Meeresfisch und iodhaltigem Mineralwasser, geachtet werden.

Einleitung

Österreich war bedingt durch den Iodmangel ein Strumaendemiegebiet. Durch gesetzliche Verordnung wurde 1963 die obligatorische Speisesalziodierung (10 mg/kg Salz) eingeführt [2], die 1990/91 bei immer noch vermehrter Strumaprävalenz auf 20 mg/kg Speisesalz erhöht wurde [3]. Bei Messungen der Harniodidausscheidung von fast 40 000 euthyreoten Patienten konnte von 1984 bis 1993 eine deutliche Verbesserung der Iodversorgung beobachtet werden [1]. Anschließend jedoch mußte ein deutlicher Rückgang der Harniodidausscheidung festgestellt werden. Um die tatsächliche, tägliche Iodzufuhr der österreichischen Bevölkerung abschätzen zu können, untersuchten wir den Iodgehalt mehrerer mit iodiertem Speisesalz gewürzten Kostformen.

Methodik

Aus dem Diätangebot der Küche des Krankenhauses der Barmherzigen Brüder Graz-Eggenberg wurden vier repräsentative Kostformen ausgewählt:

1. Normalkost
2. fleischfreie Kost
3. Diabetes – leichte Vollkost
4. Vollwertkost.

Die genauen Menüzusammensetzungen sind der Tabelle 1 zu entnehmen. Von jeder Kostform wurden ein Frühstück, fünf Mittagsmahlzeiten und fünf Abendmahlzeiten mit einer adäquaten Menge an iodiertem Salz zubereitet. Die einzelnen Menükomponenten jeder Mahlzeit wurden gewogen, anschließend faschiert und bis zur Iodbestimmung bei minus 20 Grad Celsius gelagert.

Die Bestimmung des Iodgehaltes der Proben erfolgte mit der katalytischen Reaktion nach Sandell-Kolthoff in 3fach Bestimmung.

Zur Überprüfung der Probenhomogenität und Bestimmungsmethode wurden aus einem weiteren iodreichen Menü 10 Proben gezogen. Bei diesen Proben wurden 3- und 6fach Bestimmungen durchgeführt.

Der ermittelte Iodgehalt wird in µg/g Nahrung angegeben. Mittels der dokumentierten Gewichte der einzelnen Menüs wurde der Iodgehalt jeder Mahlzeit berechnet.

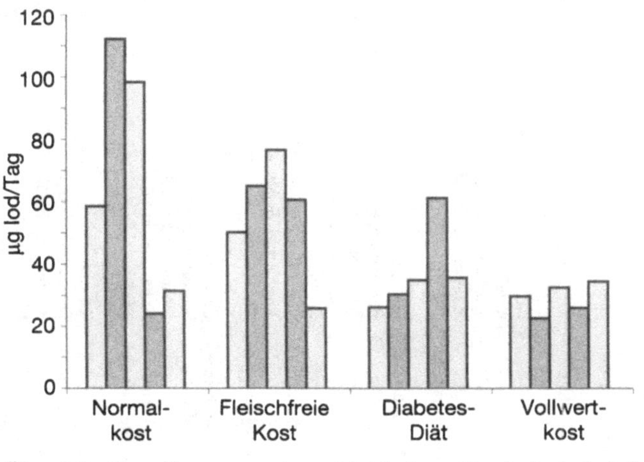

Abb. 1 Übersicht über die untersuchten Mahlzeiten. Der Iodgehalt jeder Mahlzeit in Mikrogramm angegeben.

Tabelle 1 Iodgehalt der vier untersuchten Kostformen in Mikrogramm Iod pro Tag

		Normalkost	Fleischfreie Kost	Diabetes – leichte Vollkost	Vollwertkost
Menü 1	Frühstück	2 Semmeln, Butter, Pfirsichmarmelade Leberaufstrich, Kaffee mit Milch	Mischbrot, Butter Honig, Kakao	Mischbrot, Butter, Kräuterschmelzkäse Diab.-marmelade (Erdbeere), Kaffee m. Milch	Müsli frischer Orangensaft
	Mittag	Gärtnerinnensuppe Gulasch mit Nockerln Chinakohlsalat mit Kartoffeln Krapfen	Gärtnerinnensuppe Kartoffelstrudel, Kräutersauce Endiviensalat mit Kartoffeln Krapfen	Gemüsesuppe Kalbskotelette natur, Petersilkartoffeln Obstsalat	Gemüsesuppe Sellerie-Ananas-Rohkost Vollkornreislaibchen, Karottengemüse Obstsalat
	Abend	Saunaschinken, Weißbrot, Butter Tomate und Paprika	Haferflockenlaibchen, Kirschkompott	Kornspitz mit Diätschinken	Haferflockenauflauf Chinakohlsalat
Gesamtiodgehalt (µg)		58,8	50,3	26,1	29,4
Menü 2	Frühstück	wie oben	wie oben	wie oben	wie oben
	Mittag	Kalbseinmachsuppe Fleischknödel, Sauerkraut Apfel	Selleriecremesuppe Kakaosemmelpudding mit Vanillesauce, Apfel	Kalbscremesuppe Rindsbraten, Nudeln, Endiviensalat Vollkornguglhupf	Selleriecremesuppe, Roten Rüben- Rohkost, Vollkornspinatnockerln, Gorgonzolasauce, Vollkornguglhupf
	Abend	Spaghetti Carbonara Endiviensalat mit Reis	Mischbrot, Kräutertopfen Butter, Tomate	Putenfrankfurter Senf, Brot	Folienkartoffeln, Linsengemüse gemischter Salat
Gesamtiodgehalt (µg)		112	65	30,3	22,5
Menü 3	Frühstück	wie oben	wie oben	wie oben	wie oben
	Mittag	Frittatensuppe Pariser Schnitzel mit Reis Endiviensalat mit Kartoffeln Guglhupf	Frittatensuppe Spinat, Kartoffeln Ei Guglhupf	Weizenflockensuppe Putenschnitzel, Reis Endiviensalat mit Kartoffeln Topfencreme mit Heidelbeeren	Weizenflockensuppe Vollkornkäsekuchen Endiviensalat m. Kart. u. Rote Rüben Vollwertguglhupf
	Abend	Saures Rindfleisch mit Ei, Tomate und Weißbrot	Polentatommerl Pfirsichkompott	Salatplatte, Brot	Käseplatte, Tomate Vollkornbrot, Butter
Gesamtiodgehalt (µg)		99	77	34,7	32,4
Menü 4	Frühstück	wie oben	wie oben	wie oben	wie oben
	Mittag	Kartoffelsuppe gebackener Karfiol	Kartoffelsuppe Topfenpalatschinken, Kompott	Karfiolcremesuppe gebratene Scholle, Kartoffel	Karfiolcremesuppe Ritschert, Vanillepudding
	Abend	Nußkronen mit Kakao	Gemüseplatte mit Kartoffeln	Käseplatte, Tomate, Brot	Vollkornspaghetti, Sojasugo, Salat
Gesamtiodgehalt (µg)		24	60	61,2	26
Menü 5	Frühstück	wie oben	wie oben	wie oben	wie oben
	Mittag	Leberschöberlsuppe Reisfleisch, Chinakohlsalat Mandarine	Käsesuppe Kartoffelpuffer, Kürbisgemüse Chinakohlsalat, Mandarine	Käsesuppe Hühnerragout, Nudeln Chinakohlsalat, Buttermilchcreme	Käsesuppe Polentaschnitte mit Mischgemüse Lauchrohkost, Buttermilchcreme
	Abend	Geselchtes mit Kren, Tomate Ei, Weißbrot	Brot, Liptauerkäse Butter, Tomate	Gemüse-Fleisch-Sulz Brot	Gewürzreis gemischter Salat
Gesamtiodgehalt (µg)		31,4	25,8	35,3	34,4

Ergebnisse

Der Iodgehalt jeder einzelnen Mahlzeit ist aus Tabelle 1 zu entnehmen. Der durchschnittliche Iodgehalt (Abb. 1) aller untersuchten Kostformen lag deutlich unter der notwendigen täglichen Menge. In der Normalkost konnte der höchste durchschnittliche Iodgehalt mit 65 μg pro Tag nachgewiesen werden. Die fleischfreie Kost enthielt im Durchschnitt gering weniger Iod (55,6 μg/Tag). Ein deutlich geringerer Iodgehalt wurde in der Diabetes-Diät (37,5 μg) und der Vollwertkost (28,9 μg) festgestellt.

Von der WHO wird eine durchschnittliche tägliche Iodzufuhr von 150 μg gefordert [4]. Neulich konnte festgestellt werden, daß die optimale tägliche Iodzufuhr ca. 250 μg beträgt [1]. An einer großen Gruppe euthyreoter Patienten, die weder eine Schilddrüsenhormon- noch eine Thyreostatikabehandlung erhielten, zeigten sich die niedrigsten TSH-Konzentrationen bei einer Harniodidausscheidung zwischen 200 und 300 μg Iod/g Kreatinin. Auch die Thyreoglobulinspiegel waren in dieser Gruppe deutlich niedriger als in den Vergleichsgruppen mit niedrigerer Harniodidausscheidung [1].

Trotz obligatorischer Erhöhung der Iodidzugabe zum Speisesalz in Österreich im Jahr 1990 muß ein Rückgang der Harniodidausscheidung seit 1993 festgestellt werden. Bei der Bestimmung des Iodgehaltes in 4 verschiedenen Kostformen wurde bei Verwendung von iodiertem Speisesalz (20 mg/kg Speisesalz) ein niedriger Iodgehalt nachgewiesen.

Eine Erklärung dafür ist eine insgesamt verringerte Kochsalzzufuhr, wie sie seit Jahren propagiert wird. Zusätzlich haben Fertigprodukte einen immer größeren Stellenwert in der täglichen Ernährung. Diese wiederum sind nur zum Teil mit iodiertem Speisesalz zubereitet. Weiter wird die im Haushalt zugesetzte Salzmenge stark überschätzt [5]. Untersuchungen haben gezeigt, daß die auf Haushaltsebene zugeführte Salzmenge nur etwa 2 g pro Tag beträgt.

Unsere Untersuchungen zeigen, daß die Deckung der täglichen Iodzufuhr mit Vollsalz nicht möglich ist. Es muß in der Bevölkerung ein verstärktes „Iodbewußtsein" geschaffen werden. Durch regelmäßigen Verzehr von iodhaltigen Nahrungsmitteln wie etwa Meeresfisch oder iodhaltiger Mineralwasser kann unproblematisch eine ausreichende Iodzufuhr gewährleistet werden.

Vor allem bei Personengruppen mit erhöhtem Iodbedarf wie bei Schwangeren, Stillenden sowie bei Früh- und Neugeborenen erscheint es besonders wichtig, den erhöhten Iodbedarf durch bewußt iodreiche Ernährung zu decken. In weiterer Folge ist in Österreich eine Erhöhung der Speisesalziodierung auf 30 bis 40 mg Iod pro kg Speisesalz unumgänglich.

Literatur

[1] Buchinger, W., O. Lorenz-Wawschinek, G. Semlitsch et al.: Thyrotropin and thyroglobulin as an index of optimal iodine intake: Correlation with iodine excretion of 39,913 euthyroid patients. Thyroid 7 (1997) 593–597.

[2] Bundesgesetzblatt der Republik Österreich Nr. 112 (1963).

[3] Bundesgesetzblatt der Republik Österreich Nr. 288 (1990).

[4] Delange, F.: Requirements of iodine in humans. In: F. Delange, J.T. Dunn, D. Glinoer (Hrsg.): Iodine deficiency in Europe: A continuing concern, S. 205–209. Plenum Publishing, New York 1993.

[5] Dunn, J.T.: Monitoring of programs of iodine prophylaxis in industrialised countries. In: F. Delange, J.T. Dunn, D. Glinoer (Hrsg.): Iodine deficiency in Europe: A continuing concern, S. 285–289. Plenum Publishing, New York 1993.

Diskussion

Herrmann:
Können Sie die Beobachtung von Riccabona, Innsbruck (ETA 1997) bestätigen, daß es in Österreich außerordentlich unterschiedliche mit Iod angereicherte Lebensmittel gibt, wobei teilweise exzessive Uriniodausscheidungen nach Milch, Fleisch und Eiern zustandekommen, die als Erklärung für iodinduzierte Hyperthyreose und schlechten Iod-Uptake herangezogen werden können?

Buchinger:
Wir haben von vielen Lebensmitteln den Iodgehalt bestimmt und mußten feststellen, daß teilweise unerwartet hohe Iodmengen vorhanden sind. So konnten wir in verschiedenen Eistees bis zu 600 µg Iod pro Liter nachweisen. Darüber wird Herr Semlitsch noch berichten.

Bauch:
Warum liegen die Probanden der Diabeteskost in ihrer Iodausscheidung so niedrig? Diabetiker sollten ja eine normale Gemischtkost, besonders der Typ II Diabetiker, konsumieren. Nach Ihren Untersuchungen könnte der Schluß gezogen werden, daß der Diabetiker schlechter mit Iod versorgt wäre.

Buchinger:
Nach unseren Ergebnissen ist der Iodgehalt in allen untersuchten Kostformen zu niedrig.

Hampel:
Da Diabetiker im allgemeinen nur selten normoglykämisch kontinuierlich geführt werden können, besteht meist eine osmotische Diurese mit der Konsequenz vermehrten Iodverlustes über den Harn. Deshalb ist bei Diabetikern besonders auf eine ausreichende Nahrungsiodzufuhr zu achten.

Bauch:
Was ist der Unterschied zwischen Normalkost und Vollwertkost? Wie hoch ist der Iodgehalt der ausgegebenen Mineralwässer?

Buchinger:
Die genauen Zusammensetzungen der einzelnen Kostformen und die Unterschiede zwischen den Diäten sind aus der Tabelle 2 zu entnehmen.

Die Bedeutung von Serumselen- und Serumzink-spiegeln für die Strumaendemie in Deutschland

R. Hampel, T. Kühlberg, K.-P. Schneider, D. Klinke, E. Panzig, Ä. Glass

Hintergrund

Die Typ-I-Iodthyronin-5'-Deiodase wurde 1990 als zweites bekanntes Selenoenzym identifiziert [3]. Ohne dieses Enzym ist die periphere Konversion von Thyroxin zu Triiodthyronin nicht möglich. Zink ist essentieller Bestandteil von mehr als 70 Enzymen und greift so in wesentliche Stoffwechselprozesse wie Zellteilung, Zelldifferenzierung, das Wachstum, das Immunsystem, die Signalübertragung, die Epithelregeneration und in endokrine Funktionen ein [11]. Möglicherweise ist Zink einerseits – ähnlich wie Selen – notwendiger Kofaktor der Typ-I-Iodthyronin-5'-Deiodase und beeinflußt andererseits den weiteren Schilddrüsenhormonmetabolismus [1, 18, 28]. Bei moderatem Selenmangel beobachtete man im Tierexperiment und auch beim Menschen das Entstehen von Strumen, einen Abfall des Triiodthyroninplasmaspiegels bis hin zur Entwicklung einer hypothyreoten Stoffwechsellage [2, 8, 9, 15, 19, 27]. Zinkmangel führt zu verminderten Serum-T4-Spiegeln und einem Ansteigen der TSH-Werte [1, 4, 18, 28]. Im Tierexperiment sind Strumen beschrieben worden [1]. Bei Hypothyreose fand man ein Absinken der Serumzinkspiegel, die sich nach T_4-Substitution normalisierten [25]. Sowohl Zink- als auch Selenmangel können die Folgen einer präexistenten Iodunterversorgung aggravieren [1, 2, 8, 9, 19, 27]. Trotz einer positiven Tendenz [10] ist Deutschland noch immer eine Iodmangelregion mit konsekutiv beträchtlicher Strumaendemie [12]. Darüber hinaus liegt Deutschland in der nördlichen Selenmangelregion der Erde [13, 14, 17, 21, 22]. Der Selen- und Zinkbedarf der deutschen Bevölkerung wird zum überwiegenden Teil aus tierischem Eiweiß gedeckt. Getreide, Obst, Gemüse und Getränke enthalten sehr wenig der genannten Spurenelemente [11, 13, 14, 22, 26]. Der moderne Trend zur energieärmeren, ballaststoffreicheren Ernährung begünstigt einen Selen- und Zinkmangel. Faserreiche Nahrung hemmt zudem aufgrund des Phytatgehaltes die Zinkresorption [24]. Es steht die Frage, ob zusätzlich zum Iodmangel eine mögliche Unterversorgung mit Selen und/oder Zink eine Rolle für die Kropfendemie spielt.

Methodik

Im Rahmen einer prospektiven Erhebung zur Strumaprävalenz, zur Iodversorgung und zur Belastung mit strumigenen Umweltnoxen 1994 asservierten wir Serumproben zur Selen- und Zinkbestimmung von 5932 klinisch gesunden Personen aller Altersgruppen beiderlei Geschlechts in 32 Regionen Deutschlands. Die Erhebungen erfolgten mit Hilfe einer mobilen Untersuchungseinheit durch denselben Arzt unter den Bedingungen von Struktur-, Beobachtungs- und soweit als möglich Repräsentationsgleichheit. Das frisch gewonnene Serum wurde sofort tiefgefroren und bis zur Analyse bei kälter als –20 °C gelagert. In einem detaillierten Fragenbogen zur Schilddrüsenanamese und zur Ernährung erhielten wir Daten zur Iodversorgung, zu einer möglichen Iodkontamination, zur Medikamenteneinnahme und zu grundlegenden Ernährungsgewohnheiten. Die Selenbestimmung erfolgte mittels Atomabsorptionsspektrophotometrie (AAS) nach saurem oxydierendem Aufschluß (HNO_3, $HClO_4$, H_2SO_4) und anschließender Überführung in Selenwasserstoff durch Borhydrid. Zink wurde mit der AAS nach Enteiweißung mit Trichloressigsäure gemessen. Die Uriniodidausscheidung erfaßten wir mit Hilfe der Cer-Arsenit-Methode. Bei Personen unter 18 Jahren erfolgte ein Bezug der Iodidurie auf Körperoberfläche und altersbezogene Kreatininausscheidung pro 24 Stunden. Zur Sonographie benutzten wir einen 7,5 MHz-Schallkopf.

Ergebnisse

Die Iodidausscheidung im Urin betrug im Median 72,4 µg/g Kreatinin ohne Alters-, Geschlechts- und geographische Unterschiede (Abb. 1). Mit fortschreitendem Lebensalter stieg die Häufigkeit der Kropf- und besonders der

Tabelle 1 Serum-Se-Spiegel [µmol/l] bei 5932 klinisch gesunden Personen in 32 Regionen Deutschlands

	$\bar{x}$		s	Median
gesamt	0,93		0,2	0,93
♀	0,93	n. s.	0,2	0,92
♂	0,94		0,2	0,93

95%-Konf. Int. 0,5 – 1,3
min. 0,28
max. 1,74
Werte < 0,5 µmol/l n = 10

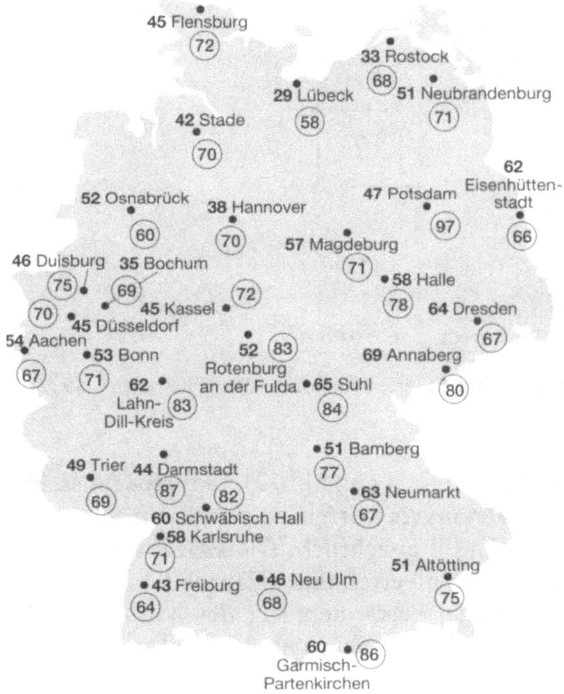

Abb. 1 Kropfhäufigkeit und Iodidausscheidung in Deutschland 1994 (n = 5932), Strumaprävalenz – Angabe in Prozent (fettgedruckte Zahl). Iodidausscheidung – Angabe in µg/g Kreatinin (Zahl im Kreis). (Hampel, R. et al. Med. Klin. *90* (1995) 324).

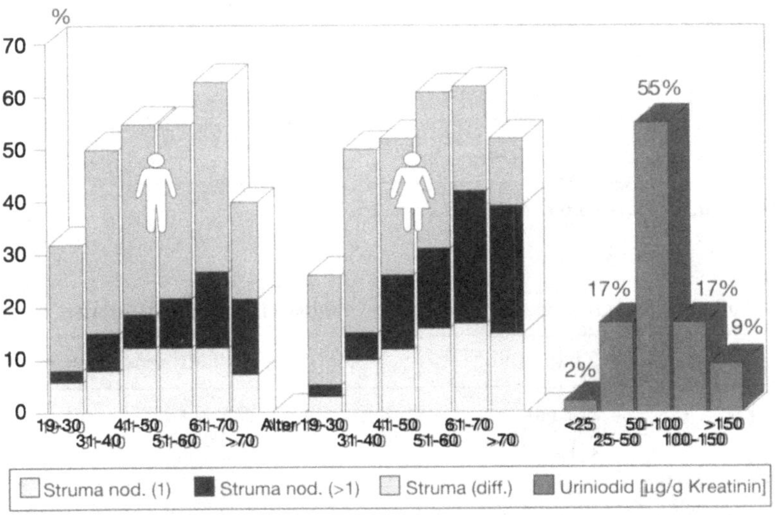

Abb. 2 Strumaprävalenz und Uriniodidausscheidung in Deutschland 1994 (n = 5932).

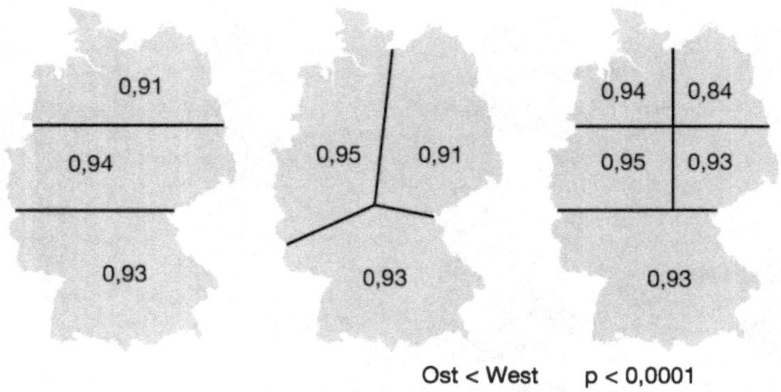

Abb. 3 Mittlere Serumselenspiegel (µmol/l) in definierten Regionen Deutschland (n = 5932).

Knotenprävalenz unter Dominanz der Frauen an (Abb. 2). Uriniodidausscheidung und Schilddrüsenvolumen waren invers korreliert. Die Serumselen- und Zinkspiegel sind in den Tabellen 1 und 2 ersichtlich. Die Einzelwerte beider Parameter zeigten nahezu ideale Normalverteilung. Während keine regionalen Variationen der Serumzinkspiegel bestanden, lag der Mittelwert des Serumselens im Norden Ostdeutschlands signifikant niedriger als in den übrigen Regionen (Abb. 3).

Tabelle 2 Serum-Zink-Spiegel [µmol/l] bei 5932 klinisch gesunden Personen in 32 Regionen Deutschlands

	$\bar{x}$	s	Median
gesamt	13,1	1,75	13,0
♀	13,02 ┐*	1,71	13,0
♂	13,34 ┘	1,79	13,0

*p < 0,001. 95 %-Konf. Int. 9,7–16,6. Zn < 10: n = 59 (1 %)

Tabelle 3 Serum-Zink-Spiegel und Schilddrüsenvolumen (Median) in Relation zum Alter

Alter (Jahre)	Zn (µmol/l)	Schilddrüsenvolumen (ml)
< 40	normal	17,5
< 40	< 10	17,2
> 40	normal	23,1
> 40	< 10	29,9

Tabelle 4 Korrelationen

Serum-Se		Serum-Zn
n.s.	Schilddrüsengröße	n.s.
n.s.	Schilddrüsenknoten	n.s.
n.s.	Uriniodid	n.s.
(+)	Körpermasse	(+)
(+)*	Alter	(+)

* nicht linear

Sowohl Selen als auch Zink zeigten eine schwach positive Korrelation zur Körpermasse und zum Lebensalter (Tabelle 4). Letztgenannter Zusammenhang war nicht linear, weil die Kurve der Serumspiegel von Se und Zn im Kindesalter anstieg, zwischen Adoleszenz und etwa 60. Lebensjahr ein Plateau bildete, um im Senium leicht zu sinken. 36 Frauen unserer Stichprobe waren gravide. Schwangerschaft führte zu keinem Absinken des Selenspiegels, aber zu einer Verminderung der Zinkwerte. Beziehungen zum Schilddrüsenvolumen waren nicht erkennbar. Die Einflüsse des Lebensalters der Mutter (22–38 Jahre) und der aktuellen Schwangerschaftsdauer (4.–36. SSW) auf die Schilddrüsengröße dominierten. Statistische Zusammenhänge zwischen Serumselenspiegel und Schilddrüsenvolumen, Schilddrüsenknotenzahl und der Uriniodidausscheidung ließen sich nicht sichern (Tabelle 4). Selenspiegel < 0,5 µmol/l hatten nur 10 der 5932 Personen. 1% der Gesamtstichprobe hatte Zinkwerte < 10 µmol/l. Dabei zeigte sich bei über 40Jährigen eine negative Beziehung zum Schilddrüsenvolumen. Personen dieser Gruppe hatten im Median eine um 6,8 ml größere Schilddrüse als Gleichaltrige mit Zinkwerten über 10 µmol/l (Tabelle 3). Darüber hinaus fanden sich keine Korrelationen zum Schilddrüsenvolumen, der Knotenzahl, der Uriniodidausscheidung oder zum Selen. Die Clusteranalyse unserer Daten unter Berücksichtigung von Iodid, Selen und Zink legte keine Zusammenhänge mit der Schilddrüsengröße bzw. der Schilddrüsenknotenzahl frei.

Diskussion

Die verbreitetste und valideste Methode zum Erfassen des Selenstatus im Menschen ist seine Messung im Serum. Die Serumselenkonzentration korreliert sehr eng mit der Nahrungsselenaufnahme. Bereits geringe und kurzzeitige Schwankungen der Selenbilanz sind nachweisbar [13, 20, 26]. Infolge unterschiedlicher Zn-Konzentrationen in den verschiedenen Geweben sind die

Methoden zum sichersten Nachweis eines Zinkdefizits noch Gegenstand der Diskussion. Für epidemiologische Aussagen gilt der Serumzinkspiegel als ausreichend verläßlich, weil ein alimentärer Zn-Mangel regelmäßig mit einer Hypozinkämie verbunden ist [23]. Die Methode der Atomabsorptionsspektrophotometrie stellt gegenwärtig die empfindlichste und präziseste Nachweismethode für beide Spurenelemente dar. Wenngleich der mittlere Serumzinkspiegel im Vergleich zum Ernährungsbericht 1992 von 16 µmol/l [29] auf 13 µmol/l (unsere Daten) zurückgegangen ist, darf in Deutschland gegenwärtig nicht von einer Zinkmangelversorgung gesprochen werden. Nur 1% der Probanden hatten zu niedrige Zinkwerte, die offensichtlich nur im höheren Lebensalter Rückwirkungen auf die Schilddrüsengröße haben.

Die regionalen Unterschiede der Selenversorgung hängen ab von der Verwendung selenhaltiger Düngemittel im Feld-, Gemüse- und Obstbau und der Selensupplementierung des Tierfutters [26]. Skandinavien und einige andere europäische Länder der nördlichen Selenmangelzone setzen zur Bekämpfung des Mangels im Gegensatz zu Deutschland selenhaltige Dünger ein [22]. Die niedrigere Selenaufnahme im Norden Ostdeutschlands hat sich seit 1990 nicht geändert [16]. Die 1988 beschriebene schlechtere Selenversorgung des Südens der ehemaligen Bundesrepublik gegenüber dem Norden ist nicht mehr nachweisbar [13]. Gegenüber 1992 [29] läßt sich kein Absinken der mittleren Serumselenspiegel registrieren. Trotz der im internationalen Vergleich niedrigen Selenversorgung der deutschen Bevölkerung kann noch nicht von einem echten Mangel ausgegangen werden [7, 11, 22].

Schlußfolgerung

Trotz niedriger Selenversorgung der deutschen Bevölkerung und Absinken der Zinkspiegel gegenüber früheren Jahren besteht gegenwärtig kein relevanter Mangel an den beiden Spurenelementen. Die Strumapathogenese wird in Deutschland vom Iodmangel dominiert. Der Einfluß von Selen und Zink bleibt unbedeutend. Für eine effiziente Strumaprophylaxe genügt eine ausreichende Iodversorgung.

Literatur

[1] Anke, M., A. Hennig, B. Groppel et al.: Der Einfluß von Iod und Zink auf den Iod- bzw. Zinkstatus und die Schilddrüsenfunktion von wachsenden Schweinen mit glukosinolatreichem Rapsextraktionsschrot im Alleinfutter. Mengen- und Spurenelemente *2* (1982) 395–406.

[2] Arthur, J., F. Nicol, P. Rae et al.: Effects of combined selenium and iodine deficiencies on the thyroid gland of the rat. J. Endocrinol. *124* (1990) suppl. 240.

[3] Behne, D., A. Kyriakopoulos, H. Meinhold et al.: Identification of type I iodothyronine 5'-deiodinase as a selenoenzyme. Biochem. Biophys. Res. Commun. *173* (1990) 1143–1149.

[4] Buchinger, W., B. Leopold, P. Lind et al.: Veränderungen des Zinkspiegels im Serum, Vollblut und im Erythrozyten bei Schilddrüsenstoffwechselstörungen. Wien. Klin. Wschr. *100* (1988) 619–621.

[5] Cohen, H.: Glutathione peroxidase and selenium deficiency in patients receiving home parenteral nutrition: time course for development of deficiency and repletion of enzyme activity in plasma and blood cells. Am. J. Clin. Nutr. *49* (1989) 132–139.

[6] Contempre, B., J. Dumont, B. Ngo et al.: Effect of selenium supplementation in hypothyroid subjects of an iodine and selenium deficient area: The possible danger of indiscriminate supplementation of iodine-deficient subjects with selenium. J. Clin. Endocrinol. Metab. *73* (1991) 213–215.

[7] Drobner, C., M. Anke: Die Bundesrepublik Deutschland – Ein Selenmangelgebiet. Z. Ernährungswiss. *36* (1997) 67–68.

[8] Goldstein, J., B. Corvillain, F. Lamy et al.: Effects of selenium deficient diet on thyroid function of normal and perchlorate treated rats. Acta Endocrinol. *118* (1988) 495–502.

[9] Goyes, P., J. Goldstein, B. Nsombola et al.: Selenium deficiency as a possible factor in the pathogenesis of myxedematous endemic cretinism. Acta Endocrinol. *114* (1984) 497–502.

[10] Hampel, R., A. Gordalla, H. Zöllner et al.: Alimentäre Iodaufnahme bei Jugendlichen in Mecklenburg-Vorpommern zwischen 1993 und 1996 gestiegen. Z. Ernährungswiss. *36* (1997) 151–157.

[11] Hampel, R., T. Kühlberg, K.-P. Schneider et al.: Serum zinc levels and goitre epidemiology in Germany. Z. Ernährungswiss. *36* (1997) 12–15.

[12] Hampel, R., T. Kühlberg, H. Zöllner et al.: Alimentäre Iodversorgung in Deutschland. Münch. med. Wschr. *138* (1996) 28–32.

[13] Hartfiel, W., N. Bahners: Selenium deficiency in the Federal Republic of Germany. Biol. Trace Elem. Res. *15* (1988) 1–12.

[14] Hofsommer, H.-J., H. Bielig: Der Selengehalt pflanzlicher Lebensmittel in der Bundesrepublik. Deutsche Lebensmittel-Rundschau *78* (1982) 39–49.

[15] Köhrle, J.:Thyroid hormone deiodination in target tissues -a regulatory role for the trace element selenium? Exp. Clin. Endocrinol. *102* (1994) 63–89.

[16] Kuklinksi, B., B. Vorberg, E. Koepke et al.: Latenter Antioxidantienmangel (Selen und Vitamin E) in der DDR-Population -Ursachen und klinische Bedeutung. Ärztl. Lab. *36* (1990) 288–294.

[17] Kumpulainen, J.T.: Selenium in foods and diets of selected countries. J. Trace Elem. Electrolytes Health Dis. *7* (1993) 107–108.

[18] Licastro, F., E. Mocchenegiani, M. Zannotti et al.: Zinc affects the metabolism of thyroid hormones in children with Down's syndrome: normalisation of thyroid stimulating hormone and of reverse triiodothyronine plasmic levels by dietary zinc supplementation. Int. J. Neurosci. *65* (1992) 259–268.

[19] Liu, S., F. Wang: Observations on selenium in blood, hair, and urine in 68 cretins. Qinghai Med. J. 93 (1987) 55–63.

[20] Nevé, J.: Methods in determination of selenium states. J. Trace Elem. Electrolytes Health Dis. *5* (1991) 1–17.

[21] Olivieri, O., D. Girelli, M. Azzini et al.: Low selenium status in the eldenly influences thyroid hormones. Clin. Science *89* (1995) 637–642.

[22] Oster, O.: Selen – ein essentielles Spurenelement. Med. Welt *47* (1996) 12–22.

[23] Sandström, B.: Zinc intake in Sweden. Nähringsforskning *26* (1982) 163–164.

[24] Sandström, B., A. Almgreen, B. Kivisto et al.: Zinc absorption in humans from meales based on rye, barley, oatmeal, triticale and whole wheat. J. Nutr. *117* (1987) 1989–1992.

[25] Saner, G., S. Savasan, N. Saka: Zinc metabolism in hypothyroidism. Lancet *340* (1992) 432–433.
[26] Schmidt, K., W. Bayer: Selen. Aktueller Wissensstand. Vitaminspur 7 (1992) Suppl. 1, 1–23.
[27] Vanderpas, J., B. Contempré, N. Duale et al.: Iodine and selenium deficiency associated with cretinism in northern Zaire Am. J. Clin. Nutr. *52* (1990) 1087–1093.
[28] Wada, L., C. King: Effect of low zinc intakes on basal metabolic rate, thyroid hormones and protein utilization in adult men. J. Nutr. *116* (1986) 1045–1053.
[29] Deutsche Gesellschaft für Ernährung e.V.: Ernährungsbericht S. 43. Henrich, Frankfurt am Main 1992.

Diskussion

Köhrle:
Obwohl Selen neben Iod das zweite essentielle Spurenelement für Synthese und Stoffwechsel von Schilddrüsenhormonen ist, sollte definitiv nicht von Selenmessungen in Körperflüssigkeiten (Vollblut, Plasma, Serum, Urin) (obsolet sind Haaranalysen) auf Funktion dieses Spurenelements in der Schilddrüse geschlossen werden, weil die Schilddrüse wohl einen ungeklärten Mechanismus hat, Selen auch in „Mangelsituation" zurückzuhalten oder zu akkumulieren, was sich darin widerspiegelt, daß die Schilddrüse (normal und bei niedrigen Serum-Selen-Werten) den höchsten Selengehalt pro Gramm Gewebe unter allen Geweben beim Menschen hat. Was Selen in der Schilddrüse tut, wissen wir nicht.

Hampel:
Es war nicht meine Absicht, Zusammenhänge darzustellen. Lediglich aus der Beobachtung, das darf man nie vergessen, sind neue Erkenntnisse durch Grundlagenforschung belegt oder verworfen worden. Und die Beobachtungen aus der Klinik sind da, und denen sind wir nachgegangen, weil wir diese große Stichprobe hatten. Haare sollte man für Selenanalysen nicht benutzen aufgrund des erheblichen Verfälschungsgrades durch Haarwaschmittel, die grundsätzlich unterschiedlich selenhaltig und daher ungeeignet sind.

Meinhold:
Ich möchte dieWarnung von Herrn Köhrle, den eventuell in Deutschland existierenden moderaten Selenmangel zu dramatisieren, ein wenig unterstützen. Nach den Untersuchungen von Contempre und Mitarbeitern (Brüssel) ist es durchaus möglich, daß Selenmangel durch Inhibierung des peripheren T_4-Abbaus und eine reduzierte Gluthation-Peroxidase-Aktivität die Iodmangelfolge für die Schilddrüsenfunktion eher lindert als verstärkt.

Hampel:
Deutschland ist im internationalen Vergleich nicht optimal mit Selen versorgt. Ein Mangel mit funktionellen oder gar strukturellen Folgen für die Schilddrüse ließ sich nicht nachweisen.
Soweit besteht kein Anlaß zur Besorgnis. Niemand dramatisiert die Selensituation in Deutschland, aber man sollte sie nicht aus dem Auge verlieren.

Buchinger:
Ich wollte Sie fragen, ob Sie bei Ihren Probanden eine Schilddrüsenfunktionsstörung durch TSH-Bestimmung z.B. ausgeschlossen haben. Denn es ist ja bekannt, daß es bei Schilddrüsenfunktionsstörungen zu Veränderungen des Zinkspiegels kommen kann. Wir haben das nachgewiesen sowohl im Serum als auch im Vollblut.

Hampel:
Haben wir nicht. In dieser Studie wurde sehr viel untersucht. Aus Kostengründen mußten wir das streichen, wir hätten es gerne getan.

Buchinger:
So könnten da auch Patienten mit einer Überfunktion aufgrund von funktionellen Autonomien drinnen sein.

Hampel:
Also das haben wir nicht machen können, obwohl wir es wollten, aber es war ökonomisch nicht möglich.

Vergleich der Iodversorgung im Göttinger Raum 1986 und 1996

J. Meller, J. Westermann, H. Thal, W. Becker

Einleitung

Deutschland ist nach wie vor ein Iodmangelgebiet. Im Rahmen einer epidemiologischen Stichprobenuntersuchung bei 18- bis 60jährigen aus der Göttinger Bevölkerung berichtete Emrich 1985 über eine durchschnittliche Iodausscheidung im Urin von 35 µg/g Kreatinin [1]. Damit wurde eine selbst im Vergleich zu anderen Regionen der alten Bundesländer äußerst unzureichende Iodversorgung im südniedersächsischen Raum belegt. Nach den 1989 und 1993 ergangenen Änderungen der Vorschriften über iodiertes Speisesalz und der mittlerweile guten Akzeptanz iodierten Speisesalzes in den lebensmittelverarbeitenden Berufen sollte eine Verbesserung der Iodversorgung der Bevölkerung nachweisbar sein. Dies wurde im Rahmen dieser retrospektiven Studie für den Göttinger Raum überprüft.

Patienten und Methoden

Im Zeitraum von Oktober 1996 bis Juli 1997 wurde bei insgesamt 303 Patienten, welche die interdisziplinäre Schilddrüsensprechstunde der Universität Göttingen besuchten, die Iodauscheidung im Urin mittels HPLC [4] bestimmt. Von diesem Kollektiv wurden 39 schilddrüsengesunde Patienten ohne schildrüsenspezifische Medikation und 51 Patienten mit einer euthyreoten Iodmangelstruma ohne schildrüsenspezifische Medikation in die vorliegende Studie aufgenommen. Die Geschlechtsverteilung ergab 75% Frauen und 25% Männer. Das gemittelte Durchschnittsalter der Patientenpopulation betrug 55,1 Jahre. Rund 3/4 der untersuchten Patienten kamen aus dem unmittelbaren Göttinger Raum, wobei Ortschaften in einem Umkreis von 20 km mit zu Göttingen gezählt wurden. Die Iodauscheidung dieser Patienten wurde mit der eines historischen Vergleichskollektivs des Jahres 1986, das aus 147 Schulkindern bestand (mittleres Alter: 10 Jahre) verglichen. Die Iodausscheidung dieser Vergleichsgruppe war mittels einer modifizierten Cer-Arsenitmethode ermittelt worden [5]. Bei den angegebenen Meßwerten handelt es sich um Mittelwerte ± einfacher Standardabweichung.

Ergebnisse

Die Mittelwerte der Iodausscheidung Schilddrüsengesunder lag 1996 bei 81,9 ± 35,8 µg Iod/g Kreatinin und die Mittelwerte der Iodausscheidung von Patienten mit euthyreoter Iodmangelstruma bei 70,6 ± 31,8 µg Iod/g Kreatinin. Im historischen Vergleichskollektiv 1986 lag die mittlere Iodausscheidung bei 47,2 ± 25,6 µg Iod/g Kreatinin. Während sich die Auscheidungswerte der beiden Gruppen des Jahres 1996 auf einem 5 % Signifikanzniveau nicht unterscheiden, ist der Anstieg der Iodauscheidung beider Gruppen im Vergleich zum historischen Vergleichskollektiv hoch signifikant ($p < 0{,}001$).

Diskussion

Auch nach der Zweiten Verordnung zur Änderung der Vorschriften über iodiertes Speisesalz ist der südniedersächsische Raum ein Iodmangelgebiet Grad I nach WHO. Allerdings belegen unsere Ergebnisse, daß es sowohl bei der Gruppe der schilddrüsengesunden Patienten als auch bei euthyreoten Strumaträgern zu einer signifikanten Verbesserung der Iodversorgung in den letzten 10 Jahren gekommen ist. Obwohl die Auscheidungswerte bei euthyreoten Strumaträgern erwartungsgemäß unter denen der Schilddrüsengesunden lagen, war dieser Unterschied nicht signifikant. Dabei ist allerdings zu bedenken, daß die aktuellen Ausscheidungswerte bei diesem Kollektiv von über Fünfzigjährigen nichts über das Ausmaß eines früher bestehenden Iodmangels aussagen.

Unsere Untersuchungsergebnisse stehen in Übereinstimmung mit anderen punktuellen epidemiologischen Stichprobenuntersuchungen der letzten Jahre [2, 3]. Größeren prospektiven epidemiologischen Studien bleibt es vorbehalten zu klären, ob sich die in vielen Teilen Deutschlands abzeichnende Verbesserung in der Iodversorgung auch in einen Rückgang der Strumaprävalenz umsetzen läßt.

Literatur

[1] Emrich, D.: Zusammenfassung einer epidemiologischen Stichprobenuntersuchung zum Iodmangel und zur Iodsalzprophylaxe. In: P. Pfannenstiel, D. Emrich, B. Weinheimer (Hrsg.): Schilddrüse 1985, Georg Thieme Verlag, Stuttgart – New York 1986.

[2] Hesse, V.: Iodprophylaxe bei Kindern. Blackwell Wissenschaftsverlag, Berlin – Wien. 1997.

[3] Meng, W., G. Kirsch: Alimentäre Iodversorgung und neonatales Hypothyreosescreening in Norddeutschland. In: K.H. Usadel, B. Weinheimer (Hrsg.): Schilddrüse 1995, S. 47–54. Walter de Gruyter, Berlin – New York 1996.

[4] Rendel, J., S. Seybold, W. Börner: Urinary iodine determined by paired-ion reversed-phase hplc with electochemical detection. Clin. Chem. *40* (1994) 908–913.
[5] Wawschinek, O., O. Eber, W. Petek et al.: Bestimmung der Harniodausscheidung mittels einer modifizierten Cer-Arsenitmethode. Ber. d. ÖGKC *8* (1985) 13–15.

Diskussion

Willgerodt:
Herr Meller, Sie hatten gesagt, daß bei Ihren Probanden mit Struma erwartungsgemäß die Iodausscheidung im Urin niedriger war als bei Probanden ohne Struma. Was berechtigt Sie zu dieser Erwartung bzw. Annahme? Vermutlich hatten Sie doch schon, um standardisierte Untersuchungsbedingungen einzuhalten, nur solche Personen untersucht, die unter vergleichbaren Bedingungen leben, d.h. bei denen von einer vergleichbaren Iodaufnahme auszugehen ist?

Meller:
Also zunächst einmal würde ich erwarten, daß der Iodmangel bei der Entwicklung der Iodmangelstruma eine wesentliche Rolle spielt. Das mittlere Alter der Patienten lag bei 51 Jahren, so daß man schon davon ausgehen kann, daß zu einem früheren Zeitpunkt vielleicht ein signifikanterer Iodmangel bestanden hat als zum Untersuchungszeitpunkt.

Veränderungen in der Iodversorgung Westdeutschlands in den letzten 10 Jahren, gezeigt am Beispiel der Iodausscheidung im Würzburger Raum von 1986–1997

J. Rendl, D. Bier, C. Düchtel, Chr. Reiners

Einleitung

Frühe epidemiologische Untersuchungen zur Iodmangelsituation in der Bundesrepublik Deutschland [8, 12] zeigten schon 1975, daß die alimentäre Iodversorgung der Bevölkerung unzureichend ist. Durch nachfolgende Studien [7, 10, 11, 17, 25] wurden diese Daten immer wieder bestätigt, wobei die Angaben über das Vorkommen der aufgrund des Iodmangels entstehenden endemischen Struma zwischen 20 und 70 Prozent lagen, im Mittel jedoch bei etwa 30 Prozent der Gesamtbevölkerung [13, 18].

Basierend auf mehreren Änderungen der gesetzlichen Vorschriften über iodiertes Speisesalz in der Bundesrepublik, zeichnen sich in den letzten Jahren auch Veränderungen in der Iodversorgung der Bevölkerung ab. Die Iodmangelprophylaxe unterliegt in Deutschland nach wie vor dem Freiwilligkeitsprinzip. Eine generelle Verwendung von Iodsalz ist daher nur durch besondere Initiative von Lebensmittelhandwerk und -industrie bei gleichzeitiger Aufklärung und Akzeptanz der Bevölkerung zu erreichen. Der Gesetzgeber hat in letzter Zeit die rechtlichen Rahmenbedingungen zur Herstellung von Lebensmitteln mit Iodsalz geschaffen: der erste wichtige Schritt erfolgte im Juni 1989, als das Iodsalz aus der Diätverordnung in die Zusatzstoff-Zulassungs-Verordnung überführt wurde [22]. Bei Beachtung der jeweiligen Deklarationspflicht konnte von da an iodiertes Speisesalz auf freiwilliger Basis in Gemeinschaftsverpflegungen, in der Gastronomie sowie für die gewerbliche und industrielle Fertigung von Lebensmitteln verwendet werden. Seit 1991 ist die Verwendung von iodiertem Nitritpökelsalz bei der Herstellung von Wurst- und Fleischwaren erlaubt [23]. Letzte Hemmnisse, bedingt durch die bis dahin gültigen Deklarationsvorschriften, sind Ende 1993 ausgeräumt worden [24]. Die Kenntlichmachungsvorschriften für mit Iodsalz hergestellte Lebensmittel wurden neu geregelt, unter anderem ist jetzt eine Deklaration bei lose verkauften Lebensmitteln (Back- und Fleischwaren) sowie in der Gemeinschaftsverpflegung nicht mehr erforderlich. Dies stellte eine wesentliche Erleichterung insbesondere für die lebensmittelverarbeitenden Handwerksbetriebe (Bäcker und Metzger) dar.

Während die Effizienz der Iodsalzprophylaxe allein in den privaten Haushalten trotz hoher Akzeptanz in der Bevölkerung relativ gering ist, und lediglich dazu geführt hat, daß die Iodausscheidung von etwa 40 µg/g Kreatinin auf knapp 60 µg/g Kreatinin angestiegen ist [14], zeigen neuere Studien [6, 9, 16], daß sich aufgrund der oben erwähnten, geänderten rechtlichen Rahmenbedingungen die Iodmangelsituation in der Bundesrepublik zumindest tendenziell leicht verbessert hat. An der vorliegenden retrospektiven Studie läßt sich dies exemplarisch zeigen.

Patienten und Methodik

In den Jahren 1986, 1990 und 1997 erfolgte fortlaufend über einige Wochen, ohne Selektion, bei jeweils 600 (mittleres Alter: 50 J., 429 w, 171 m), 498 (mittleres Alter: 54 J., 372 w, 126 m) und 370 (mittleres Alter: 49 J., 265 w, 105 m) Patienten der Schilddrüsenambulanz zusätzlich zur Routinediagnostik die Abgabe einer Urinprobe (Spontanurin) zur Bestimmung der Iodausscheidung. Die Routinediagnostik umfaßte neben der klinischen Untersuchung die Bestimmung der freien Schilddrüsenhormone FT_4, FT_3 sowie des basalen TSH mit kommerziellen Kits (IRMAs) zur Festlegung der Stoffwechsellage. Die Schilddrüsengröße wurde entsprechend der Methode von Brunn [2] sonographisch ermittelt unter Verwendung der Formel $V\ (ml) = 0.479 \times L \times B \times T$, wobei L die Länge, B die Breite und T die Tiefe eines Schilddrüsenlappens in cm bezeichnen. 1986 und 1990 wurde mit einem Gerät der Firma Picker (LC 7000 A, 5 MHz Schallkopf) sonographiert, 1997 mit einem der Firma Siemens (Sonoline Elegra. 7.5 MHz).

Die Messung des Iodgehalts im Urin erfolgte in den Jahren 1986 und 1990 mit dem Technikon Autoanalyzer [5], basierend auf der Cer-Arsenit-Reaktion von Sandell und Kolthoff [20]; die jüngsten Messungen in diesem Jahr (1997) wurden mit der HPLC-Methode [19] durchgeführt. Beide Verfahren liefern vergleichbare Ergebnisse [19].

Ergebnisse

Da bei der vorliegenden Arbeit die Iodausscheidung im Urin nur im Zusammenhang mit der alimentären Iodzufuhr interessierte, mußten Patienten mit Hyperthyreose, welche zu einer erhöhten Uriniodausscheidung führen kann, sowie iodkontaminierte Patienten ausgeschlossen werden. Einschlußkriterien waren daher einerseits eine peripher euthyreote Stoffwechsellage, d.h. FT_4 und FT_3 in den Normbereichen, andererseits eine Uriniodkonzentration < 25 µg/dl zum sicheren Ausschluß der Iodkontamination [4].

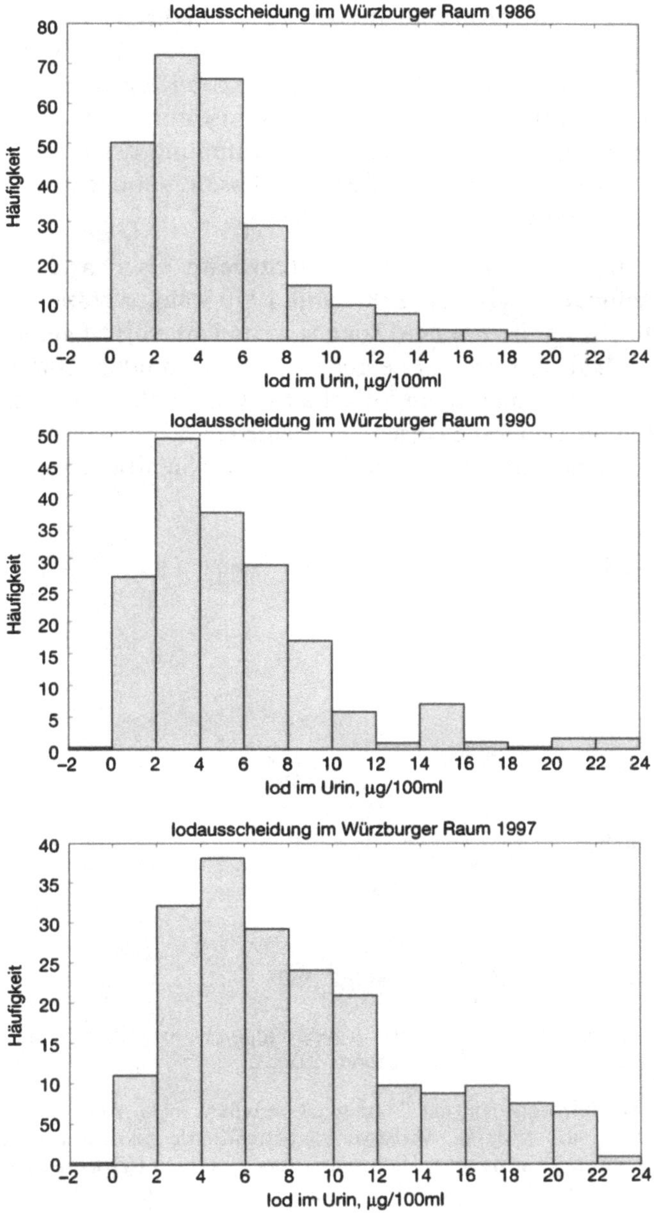

Abb. 1 Häufigkeitsverteilungen der Iodkonzentrationen in Urinen aus dem Würzburger Raum in den Jahren 1986, 1990 und 1997.
Während zwischen 1986 und 1990 kein statistisch signifikanter Unterschied besteht, hat sich in letzter Zeit die Iodausscheidung und damit die Iodversorgung der Bevölkerung eindeutig verbessert, der Median liegt aber noch deutlich unter dem von der WHO für eine ausreichende Iodversorgung festgelegten Grenzwert von 10 µg/dl.

Die Verteilungen der Uriniodkonzentrationen aus den Jahren 1986, 1990 und 1997 sind in Abb. 1 als Histogramme dargestellt. Gemäß WHO-Kriterien [3] sind die Iodkonzentrationen in µg/dl und nicht auf das Kreatinin im Urin bezogen angegeben. Gutekunst [6] konnte in Übereinstimmung mit Bourdoux [1] und anderen zeigen, daß die zusätzliche Bestimmung des Kreatinins die epidemiologische Aussage in keinster Weise verbessert, sondern eher zusätzliche Probleme mit sich bringt [1].

Aus Abb. 1 geht hervor, daß sich die Medianwerte als charakteristische Größen der Verteilungen zwischen 1986 und 1990 kaum verändert haben, daß aber seit 1990 ein signifikanter Anstieg zu verzeichnen ist. Dieser beruht, wie in Abb. 2 zu sehen, in erster Linie auf einer prozentualen Abnahme der Proben mit ausgesprochen niedrigem Iodgehalt < 2 µg/dl und < 6 µg/dl, ferner auf einer prozentualen Zunahme derjenigen Urine seit 1990, welche eine ausreichende Iodkonzentration > 10 µg/dl aufweisen. Die Signifikanzniveaus, ge-

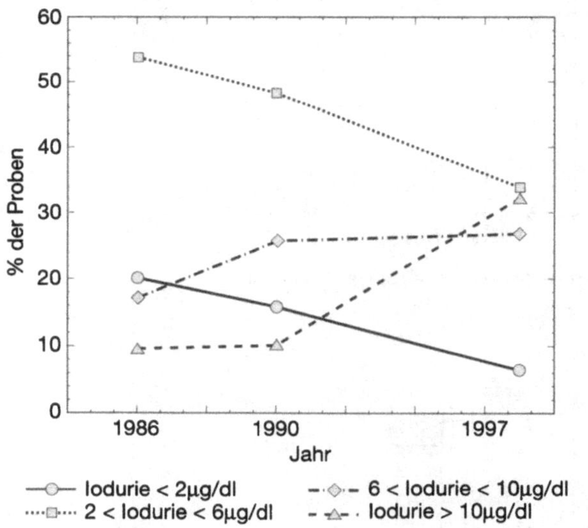

Abb. 2 Prozentuale Veränderungen in den Häufigkeitsverteilungen (s. Abb. 1) der Iodausscheidung in den Jahren 1986–1997. Die Verbesserung besteht in der prozentualen Abnahme vorwiegend der Urine mit sehr niedrigen Iodkonzentrationen, während gleichzeitig seit 1990 die Proben mit Konzentrationen > 10 µg/dl deutlich zugenommen haben.

testet mit dem Mann-Whitney-Test, sind in Tabelle 1 aufgeführt, zusammen mit den entsprechenden Werten für die Schilddrüsenvolumina. Letztere lassen keine signifikanten Veränderungen erkennen.

Tabelle 1 Medianwerte der Iodausscheidung im Urin und Mittelwerte der sonographisch bestimmten Schilddrüsenvolumina von Patienten aus der Schilddrüsenambulanz in den Jahren 1986, 1990 und 1997. Die p-Werte wurden mit dem Mann-Whitney-Test berechnet für statistisch signifikante Unterschiede zwischen den Jahren 1986 und 1990 sowie zwischen 1990 und 1997. Die geringe Abnahme der Schilddrüsenvolumina ist statistisch nicht signifikant.

	1986		1990		1997
n	255		178		200
Iodurie (Median)	4.1 µg/dl		4.5 µg/dl		7.2 µg/dl
		p = 0.12		p < 0.00000	
SD-Volumen (Mittelwert)	32.2 ml		30.9 ml		28.8 ml
		p = 0.93		p = 0.36	

Diskussion

In Übereinstimmung mit den eingangs zitierten aktuellen epidemiologischen Studien (s.a. Beitrag von J. Meller et al. in diesem Band) zur Iodmangelsituation in der Bundesrepublik Deutschland [21, 15] zeigen die Daten aus dem Würzburger Raum der letzten 10 Jahre, daß sich die alimentäre Iodversorgung der Bevölkerung seit 1990 signifikant verbessert hat (s. Tabelle 1), daß aber der Median der Iodausscheidung mit etwa 7 µg/dl noch deutlich unterhalb der von der WHO [3] angegebenen Grenze von 10 µg/dl einer ausreichenden Iodbilanz liegt. Dementsprechend ist die Bundesrepublik nach wie vor ein Iodmangelgebiet und die Schilddrüsenvolumina dieser Studie zeigen deshalb auch keine signifikante Abnahme, wobei allerdings einschränkend zu bemerken ist, daß es sich hier um ein selektiertes Patientengut handelt, weil die Patienten ja wegen Schilddrüsenproblemen inklusive der Schilddrüsenvergrößerung selbst die Schilddrüsensprechstunde aufgesucht haben.

Zusammenfassend läßt sich feststellen, daß die eingangs erwähnten, geänderten rechtlichen Rahmenbedingungen zu einer Verbesserung der Iodversorgung in Deutschland geführt haben, daß aber nach wie vor dringender Handlungsbedarf besteht. Um Iod in die gesamte Nahrungskette einzuführen, ist die Lebensmittelindustrie gefordert, entsprechende iodierte Produkte anzubieten, wie dies bereits viele Handwerksbetriebe (Bäcker und Metzger) praktizieren. Der bestehende Trend hin zu einer besseren Iodversorgung muß verstärkt werden, so daß es vielleicht möglich sein sollte, den Iodmangel bis zum Jahr 2000 in Deutschland zu beseitigen, eine Verpflichtung, zu der sich die Bundesrepublik Deutschland auf der 43. WHO-Vollversammlung 1990 bekannt hat.

Literatur

[1] Bourdoux, P., F. Delange, S. Filetti et al.: Reliability of the iodine/creatinine ratio: a myth? In: Hall, R., J. Köbberling (Hrsg.): Thyroid Disorders Associated With Iodine Deficiency and Excess, S. 145–152. Raven Press, New York 1985.

[2] Brunn, J., U. Blocjk, J. Ruf et al.: Volumetrie der Schilddrüsenlappen mittels Real-Time-Sonographie. Dtsch. Med. Wschr. *106* (1981) 1338–1340.

[3] Delange, F.: Iodine deficiency in Europe. Thyroid International (Merck) *3* (1994) 3–20.

[4] Emrich, D., A. Paulenz: Does iodine excess before treatment influence the time of recompensation in hyperthyroidism? In: Hall, R., J. Köbberling (Hrsg.): Thyroid Disorders Associated With Iodine Deficiency and Excess, 413–417. Raven Press, New York 1985.

[5] Gochmann, N.: Eine vollautomatische Bestimmung des proteingebundenen Iods im Serum. In: Automation in der analytischen Chemie, Technicon-Symposium 1964, S. 429. Technikon, Frankfurt 1964.

[6] Gutekunst, R., U. Magiera, H.-T. Teichert: Iodmangel in der Bundesrepublik Deutschland. Med. Klin. *88* (1993) 525–528.

[7] Gutekunst, R., H. Smolarek, W. Wächter et al.: Strumaepidemiologie IV. Schilddrüsenvolumina bei deutschen und schwedischen Schulkindern. Dtsch. med. Wschr. *109* (1985) 494–501.

[8] Habermann, J., H. G. Heinze, K. Horn et al.: Alimentärer Iodmangel in der Bundesrepublik Deutschland. Dtsch. med. Wschr. *100* (1075) 1937–1945.

[9] Hampel, R., T. Kühlberg, H. Zöller et al.: Aktueller Stand der alimentären Iodversorgung in Deutschland. Z. Ernährungswiss. *35* (1996) 2–5.

[10] Heidemann, P. H.: Die Struma im Neugeborenen- und Kindesalter. Thieme, Stuttgart – New York 1984.

[11] Hintze, G., J. Köbberling, D. Emrich et al.: Influence of iodinated salt on goitre frequency in 10-year old school childrern – preliminary results after two years. Acta Endocrinol. *108,* Suppl. *287* (1985) 80–81.

[12] Horster, F. A., G. Klusmann, W. Wildmeister: Der Kropf: eine endemische Krankheit in der Bundesrepublik? Dtsch. med. Wschr. *100* (1975) 8–9.

[13] Horster, F. A.: Zur Pathogenese und Häufigkeit einer Struma mit Euthyreose. In: Th. Junginger, J. Beyer (Hrsg.): Diagnostische und operative Strategien bei endokrinen Erkrankungen. Chir. Endokrinol. Symp. Mainz, Februar 1990. Pmi-Verlag, Frankfurt am Main 1990.

[14] Malner, Ch., R. Hehrmann: Strumaepidemiologie im Raum Stuttgart und ihre Beziehung zur aktuellen Iodversorgung. In: Röher, H., B. Weinheimer (Hrsg.): Schilddrüse 1991, S. 214–226. Walter de Gruyter, Berlin – New York 1992.

[15] Meng, W.: Deutschland – ein Iodmangelgebiet. Dtsch. Ärzteblatt *19* (1994) 1366–1370.

[16] Metges, C. C., W. Greil, R. Gärtner et al.: Influence of knowledge on iodine content in foodstuffs and prophylactic usage of iodized salt on urinary iodine excretion and thyroid volume in southern Germany. Z. Ernährungswiss *35* (1996) 6–12.

[17] Olbricht, T., T. Schmitka, G. Benker et al.: Häufigkeit von Schilddrüsenkrankheiten in einer Feldstudie. Akt. Endokrinol. Stoffw. *4* (1983) 94–96.

[18] Pfannenstiel, P.: Iodmangelstruma – Diagnose – Therapie – Prävention. Dtsch. Ärzteblatt *15* (1993) 1113.

[19] Rendl, J., S. Seybold, W. Börner: Urinary iodide determined by paired-ion reversed-phase HPLC with electrochemical detection. Clin. Chem. *40* (1994) 908–913.

[20] Sandell, E. B., I. M.Kolthoff: Micro determination of iodine by a catalytic method. Mikrochim. Acta *1* (1937) 9–25.

[21] Scriba, P. C., C. R. Pickardt: Iodprophylaxe in Deutschland – Gibt es ein Risiko? Dtsch. Ärzteblatt *21* (1995) 1529–1531.

[22] Verordnung zur Änderung der Vorschriften über iodiertes Speisesalz vom 19.06.1989. Bundesgesetzblatt Teil 1, Nr. 28, v. 23.06. 1989.

[23] Verordnung zur Änderung der Zusatzstoff-Verkehrsverordnung und anderer lebensmittelrechtlicher Verordnungen vom 29.11.1991. Bundesgesetzblatt Teil 1, Nr. 63, v. 29.11.91.

[24] Zweite Verordnung zur Änderung der Vorschriften über iodiertes Speisesalz vom 22.12.1993. Bundesgesetzblatt Teil 1, Nr. 68, v. 22.12.1993.

[25] Weber, P., F. Manz, J. Schrezenmeir et al.: Iodmangel und Problematik der Iodmangelprophylaxe mit iodiertem Speisesalz in der Bundesrepublik Deutschland. Akt. Ernähr. *13* (1988) 144–150.

Diskussion

Hüfner:
Ich glaube jeder ist beeindruckt über die enorme Streubreite, die Sie da finden. Wäre es nicht sinnvoll nachzusehen, woran es liegt? Was das für Leute sind, die so wenig Iod aufnehmen? Oder ist es ein „sampling error" oder ein technisches Problem?

Rendl:
Ja, ich habe ja schon gesagt, daß es nicht das ideale Kollektiv ist, natürlich. Die Altersstruktur, variiert von 8 bis 80. Schilddrüsengrößen haben eine irrsinnige Streuung. Also wenn man sagt »wie ist der wirkliche Stand", dann muß man in Deutschland mehrere Cluster nehmen, wie es Herr Hampel gemacht hat, aber dann muß man sich beschränken auf Kinder 8 bis 10, wo man viel homogenere Verhältnisse hat. Aber wegen der Streugröße, das würde sich herausmitteln. Nur wenn man große Kollektive nimmt, dürfte es eine kleine Rolle spielen.

Manz:
Bei der Interpretation niedriger Iodkonzentrationen µg/dl an Spontanurinproben muß berücksichtigt werden, daß die besonders niedrigen Werte nicht nur auf eine niedrige Iodausscheidung (µg/min) sondern auch durch eine erhöhte Diurese verursacht werden können. Diese beiden Ursachen sind durch eine Kreatininbestimmung im Urin z. T. zu trennen.

Rendl:
Na ja, mit dem Kreatinin, was da zu sagen ist, war ein Ergebnis von einem Workshop, da macht man ja auch große Fehler, und es ist halt von der WHO schlicht und einfach mittlerweile anerkannt, daß man da keine Kreatininwerte machen sollte.

Manz:
Die Empfehlung der WHO, sich bei der Ermittlung des Iodversorgungszustandes auf die Iodkonzentration (µg/dl) zu beschränken, orientiert sich an den Bedürfnissen von Entwicklungsländern. In entwickelten Ländern sollten meiner Meinung die Vorteile einer differenziert eingesetzten Bestimmung des Iod-Kreatininquotienten ausgeschöpft werden.

Rendl:
Ja, aber zu dem Thema kommen wir vielleicht später noch mal bei der Zusammenfassung.

Conclusio

B. Leisner

Bei den vielfältigen und langwierigen Bemühungen, die Iodversorgung der Bevölkerung zu verbessern und damit die Volkskrankheit Struma zu bekämpfen, ist es essentiell, immer wieder möglichst quantitativ Rechenschaft über Ausgangspunkt und Ziel, über Wunsch und Wirklichkeit abzulegen.

J. Dunn wies in seinem Einleitungsreferat als erstes darauf hin, daß Iodmangel weltweit mehr bedeutet, als einfach „Kropf“: dahinter stehen die Auswirkungen der Hypothyreose bis hin zum Kretinismus, die verminderte Lebenserwartung und – über das Individuum hinausgehend – der volkswirtschaftliche Schaden durch Produktivitätseinbuße. Aus der Chronologie der Gegenmaßnahmen seien nur einige Daten herausgegriffen: der Beginn der Salziodierung um 1920, die Erklärungen von UNICEF und WHO 1985 und schließlich die Zielsetzung von 1995: die allgemeine Salziodierung als effizientestes Mittel der Bekämpfung des Iodmangels. Voraussetzung sind dafür ein stringentes Programm auf jeweils nationaler Ebene, das eine zuverlässige Erfassung der Iodurie und der Schilddrüsengröße an repräsentativen Kollektiven, Aufklärung der Bevölkerung, Angebot entsprechender Ressourcen wie Salz, Öl und Wasser und eine kontinuierliche Überprüfung der Ergebnisse beinhaltet. Das Risiko des zu geringen Iodangebots besteht in den meisten Ländern der Erde, in etwa 50 % ist es jedoch bereits eliminiert oder es zeichnet sich rasche Besserung ab, wie zum Beispiel in Bolivien, Zimbabwe, Thailand, der Schweiz und Großbritannien. Die Probleme der Programme zur Beseitigung des Iodmangels dürfen jedoch nicht übersehen werden: die öffentliche Aufmerksamkeit erlahmt rasch, als Folge davon werden die notwendigen Geldmittel reduziert, die Organisation ist lückenhaft und damit nimmt auch die zum feedback gehörende regelmäßige Überprüfung des status quo drastisch ab.

Beispielhaft legen Meng und Schindler eine Bilanz des Iodkonsums und der Strumaprävalenz für beide Teile Deutschlands vor und nach der Einigung vor und fassen zusammen, was bis 1995/96 erreicht wurde. In den neuen Bundesländern hatten die seit 1985 ergriffenen Maßnahmen (84 % iodiertes Paketsalz, insbesondere flächendeckende Verwendung iodhaltiger Mineralstoffmischungen bei Nutztieren) bereits deutliche Verbesserungen zur Folge:

2- bis 3facher Anstieg der Iodausscheidung, Rückgang der Neugeborenen-Struma und Abnahme der Kropfprävalenz bei Kindern, Jugendlichen und Schwangeren.

Nach der Öffnung der Grenzen kam es hier durch Übernahme der restriktiven Regelungen der alten Bundesländer und Fortfall der erhöhten Iodzufuhr in der Tierhaltung wieder zu einem Rückgang der Iodversorgung. Anfang der 90iger Jahre lag die Iodausscheidung *bundesweit* bei 50–60 µg/g Kreatinin, 30–80% der Schüler und 30–60% der Erwachsenen hatten vergrößerte Schilddrüsen, Iodsalz hatte einen Anteil von weniger als 50% an Paketsalz und weniger als 10% an Großgebinden.

Durch entsprechende gesetzliche Maßnahmen und vor allem durch breite Öffentlichkeitsarbeit konnte – allerdings unter Beibehaltung des Freiwilligkeitsprinzips – folgendes erreicht werden:

Der Iodverzehr Erwachsener stieg auf ca. das Doppelte, die Iodurie bei Schülern auf ca. 100 µg/gKr. Allerdings war bei der kurzen Zeit der erhöhten Iodversorgung noch kein signifikanter Rückgang des Schilddrüsenvolumens festzustellen. Iodsalz macht 70% des Paketsalzes aus, bei Großgebinden nimmt der Anteil auf 30% zu. In Nahrungsmittelindustrie und Gastronomie beträgt jetzt die Nutzung zwischen 50 und 90%.

Maßgeblich für diese Verbesserungen war insbesondere die „zweite Verordnung zur Änderung der Vorschriften über iodiertes Speisesalz“ von Dezember 1993. Leider deutet sich die Gefahr des Rückzugs der exportorientierten Nahrungsmittelindustrie aus der Iodsalznutzung an, da einige EU-Länder diese nicht oder nicht in der jetzt hierzulande möglichen Form erlauben.

Auch wenn der Bevölkerungsanteil mit schwerem Iodmangel (nach WHO) von 20% auf 4% gesunken und derjenige ohne Iodmangel von ca. 19% auf 42% gestiegen ist, bleibt die Iodversorgung dennoch unter dem gewünschten Ziel.

Dieses Fazit hat auch die Mitteilung von Buchinger et al., die trotz Erhöhung der Speisesalziodierung in Österreich 1991 über eine Abnahme der Harniodausscheidung berichteten. Die Unzulänglichkeit der Iodzufuhr belegen sie mit der Bestimmung des Iodgehalts typischer Kostformen des Krankenhauses. Dabei liegt die Iodaufnahme zwischen 30 und 65 µg/die, was auf verringerte Zusalzmenge und den Gebrauch industrieller Fertignahrung zurückgeführt wird. Leider wurde nicht gleichzeitig die Iodurie bestimmt, was einen Vergleich mit den Daten von J. Meller aus dem Göttinger Raum und von J. Rendl aus Würzburg ermöglicht hätte.

Beide zeigen übereinstimmend, daß es im Kollektiv in den letzten 10 Jahren zu einer Steigerung der mittleren Iodausscheidung um jeweils 42% gekommen ist, allerdings noch bei weitem nicht auf den von der WHO geforderten Wert.

Obwohl der alimentäre Iodmangel zweifellos die Hauptursache der endemischen Struma ist, fehlt nach wie vor eine befriedigende Antwort auf die Frage, warum nicht alle Individuen auf das Ioddefizit mit einer Strumaentwicklung reagieren.

Die Möglichkeit, daß Co-Faktoren beteiligt sein könnten, liegt nahe. In Verdacht geraten sind regional hohe Nitrat- bzw. Thiacyanatkonzentrationen, sowie unter anderem ein Mangel an den Spurenelementen Selen und Zink. So ist die Typ I – Iodthyronin-5'-Deiodase ein Selenoenzym, für das Zink ein notwendiger Co-Faktor sein könnte. Experimentelle und klinische Daten scheinen dafür zu sprechen, daß Zink- und Selenmangel die Folgen einer Iodunterversorgung verstärken. Um so wichtiger sind die von R. Hampel et al. vorgestellten Ergebnisse einer Querschnittstudie mit Hilfe der Atomabsorptionsspektrophotometrie an einem großen, bundesweit rekrutierten Kollektiv. Wenngleich eine konstante Selenmangelregion im Norden der neuen Bundesländer identifiziert werden konnte und die Selenversorgung in Deutschland vergleichsweise niedrig ist, besteht auch bei leichtem Absinken der Zinkspiegel gegenüber früher kein relevanter Mangel an beiden Spurenelementen. Die klare Aussage auch nach Clusteranalyse bleibt, daß die Strumapathogenese in Deutschland eindeutig vom Iodmangel dominiert ist.

Methodische und klinische Aspekte der Iodbestimmung. Bericht über den internationalen Workshop „Methodological and Clinical Aspects of Iodine Determinations“, Heidelberg, 8.10.97

J. Rendl, B. Saller

Einleitung

Die Bestimmung der Iodausscheidung im Urin wird seit vielen Jahren für epidemiologische Untersuchungen zur Iodversorgung eingesetzt. In den letzten Jahren traten zu den klassischen Bestimmungsmethoden neue Verfahren hinzu wie die HPLC oder ein Schnelltest zur Iodbestimmung. Zusätzlich machen neue Erkenntnisse über die Physiologie und Pathophysiologie des Iodstoffwechsels, hier besonders die kürzlich gelungene Charakterisierung des Natrium-Iodid-Symporters, die Bestimmung von Iod auch im Rahmen grundlegender Untersuchungen zur Schilddrüsenphysiologie notwendig.

Ziel des internationalen Workshops „Methodological and Clinical Aspects of Iodine Determinations“ war es zum einem, heute verfügbare Methoden zur Iodbestimmung darzustellen und kritisch die Vor- und Nachteile jeder Methode zu bewerten. Im zweiten Teil des Workshops sollten dann unter epidemiologischer und klinischer Sicht der Einsatz der Iodbestimmung diskutiert werden. Daneben sollen die Vorträge und die jeweiligen Diskussionsbeiträge als Grundlage für eine Konsensfindung über die Indikationsstellung und Durchführung der Iodbestimmung dienen.

Charakterisierung und mögliche klinische Anwendungen des Na^+/I^- Symporters

J. Köhrle (Würzburg) referierte über mögliche diagnostische und therapeutische Implikationen der jüngsten molekularbiologischen Fortschritte bei der Charakterisierung des Natrium-Iodid-Symporters (NIS).

Schon seit Jahrzehnten weiß man aufgrund der Arbeiten von Wolff, daß die Iodidakkumulation in der Schilddrüse durch aktiven Transport über die basolaterale Membran des Thyreozyten erfolgt. Ferner ist bekannt, daß auch extrathyreoidale Gewebe, wie z.B. die Speicheldrüsen oder der Magen ein Iodid-Uptake-System exprimieren, jedoch im Vergleich zur Schilddrüse wesentlich schwächer ausgeprägt und außerdem durch schnellen Ausstrom charakterisiert, bedingt durch die fehlende Organifizierung des Iods.

Ein entscheidender Schritt vorwärts in der Erforschung des Iodidtransports gelang erst kürzlich mehreren Arbeitsgruppen (Dai et al., 1996; Smanik at al., 1996; Joba et al., 1997), indem sie das Gen klonierten, welches das Protein kodiert, das diesen Transport vermittelt, nämlich den Na^+/I^--Symporter (NIS). Seither ist dieses Protein zugänglich für eine gründliche biochemische Analyse des Iodidtransports und seiner Regulierung, ferner auch für genetische Analysen im Rahmen bestimmter Schilddrüsenkrankheiten.

So fand man NIS Mutationen bei der kongenitalen Hypothyreose. Eine erhöhte NIS Expression wurde in autonomen Adenomen und beim Morbus Basedow nachgewiesen, während verminderte Spiegel des NIS-Proteins und/oder der mRNA bei der Hashimoto Thyreoiditis, kalten Knoten und bei den meisten Schilddrüsenkarzinomen beobachtet wurden. Autoantikörper gegen den NIS wurden bei Autoimmunthyreopathien identifiziert, und blockierende Antikörper, isoliert von Patienten mit Hashimoto Thyreoiditis, hemmen die Funktion des NIS in mit NIS transfizierten CHO-Zellen. Die NIS-mRNA-Expression kann in menschlichen Schilddrüsenkarzinomzell-Linien mit Retinsäure upreguliert werden, wohingegen eine Retinsäurebehandlung bei differenzierten FRTL-5-Zellen von Ratten die NIS-Expression und -Funktion vermindert.

Die Verfügbarkeit des NIS-Gens eröffnet eventuell neue diagnostische und therapeutische Ansätze im Hinblick auf mögliche gentherapeutische Verfahren, z. B. in der Radioiodbehandlung nichtiodspeichernder Schilddrüsenkarzinome aber auch von malignen Erkrankungen nicht thyreogenen Ursprungs.

Abgesehen von diesen therapeutischen Optionen ergibt sich aus der molekularen Charakterisierung des NIS die Chance, neue sensitive Testsysteme zu entwickeln, um Faktoren zu identifizieren, die bei der Entstehung von Autoimmunerkrankungen der Schilddrüse, des Kropfes, der funktionellen Autonomie und des Schilddrüsenkarzinoms eine wichtige Rolle spielen.

Methodische Aspekte der Iodbestimmung

Einfache Methoden zur Iodbestimmung im Urin

J. Dunn (Charlottesville, Virginia) stellte in seinem Vortrag zunächst wichtige Kriterien für die Beurteilung von Methoden zur Iodbestimmung im Urin auf:

a) Reliability – Eine Methode muß einerseits hinreichend genau sein, andererseits interferierende Substanzen effektiv entfernen.
b) Speed – Um erschwinglich zu sein, sollte eine Methode einen schnellen Probendurchsatz erlauben, so daß ein einzelner Laborant an einem Tag möglichst viele Proben abarbeiten kann.

c) Technical demands – Die Methoden sollten einfach, aber trotzdem zuverlässig sein, so daß ein durchschnittlicher Laborangestellter in der Lage ist, diese ohne spezielles Training durchzuführen.
d) Complexity of instrumentation – In vielen Ländern ist es schwierig, Laborgeräte zu reparieren, lange Lieferzeiten bei der Beschaffung von Ersatzteilen kommen erschwerend hinzu und eine regelmäßige Stromversorgung ist nicht immer gegeben; je einfacher eine Methode und je weniger abhängig von der instrumentellen Laborausrüstung, desto besser.
e) Safety – Die Methode sollte nicht mit übermäßigen Risiken aufgrund gefährlicher Chemikalien, wie z. B. Perchlorsäure, verbunden sein.
f) Cost – Viele Proben sind zu messen im Rahmen des Monitoring unter Iodsupplementation; es ist daher wesentlich, die Kosten für die Einzelbestimmung so niedrig wie möglich zu halten ohne dabei an Zuverlässigkeit der Methode einzubüßen.

Anschließend präsentierte er zwei einfache Methoden zur Iodbestimmung im Urin: Methode A stellt eine Modifikation der Wawschinek-Methode dar mit Chlorsäure-Aufschluß, basierend auf der Cer-Arsenit-Reaktion mit photometrischer Detektion, Methode B erfordert ebenfalls die Chlorsäure-Veraschung der Proben, benützt allerdings im Gegensatz zur ersten Methode einen Farbindikator, nämlich Ferroin. Das Zeitintervall zwischen Zugabe des Cerammoniumsulfats und der Farbänderung ist proportional der Iodidkonzentration. Methode B hat den großen Vorteil, daß kein Photometer nötig ist, um die Iodkonzentration zu bestimmen. In letzter Zeit entwickelte J. Dunn mit seiner Arbeitsgruppe eine Modifikation der Methode B, die er „Fast B" nennt. Der entscheidende Unterschied zwischen Methode B und Fast B besteht darin, daß bei Fast B die Proben nicht mehr individuell gemessen werden, sondern in sog. Batches, d.h. gruppenweise. Dies erlaubt die Einordnung von mindestens 400 Urinproben in bestimmte Konzentrationsbereiche pro Tag durch einen Laboranten.

Zusammenfassend kann man sagen, daß mehrere einfache Methoden zur Verfügung stehen, daß die Wahl einer speziellen Methode abhängig ist von der beabsichtigten Anwendung, von der Anzahl der Proben, den Kosten und den technischen Möglichkeiten.

J. Rendl (Würzburg) präsentierte einen neuen, halbquantitativen Schnelltest der Fa. Merck (Darmstadt) zur Iodbestimmung im Urin. Der Test basiert auf der Iodid-katalysierten Oxidation von 3,3',5,5'-Tetramethylbenzidin durch Peressigsäure/H_2O_2 (1,2 % Peressigsäure in 30 % H_2O_2). Die Reaktion liefert in Abhängigkeit von der Iodidkonzentration unterschiedlich gefärbte Oxidationsprodukte. Die Farbe der Lösung wird mit einer Farbskala verglichen, die 5 verschiedene Farbstufen enthält, welche drei Konzentrationsbereichen entsprechen: < 10 µg/dl, 10 – 30 µg/dl und > 30 µg/dl. Eine Farbreaktion ist dann zu beobachten, wenn die Iodidkonzentration des Urins mindestens 10 µg/dl beträgt. Jede schwach gelb-bläuliche Färbung innerhalb von 30–60 sec kann noch als positiver Iodidnachweis gewertet werden. Der Test ist ohne Aufwand durchzuführen und erfordert keinerlei Laborgeräte oder sonstige Apparate. Die Probenvorbereitung zur Elimination von Störsubstanzen ist ausgesprochen einfach und besteht darin, die mit Puffer verdünnte Urinprobe über eine mit gereinigter Aktivkohle gefüllte Extraktionssäule laufen zu lassen. Die oben beschriebene chemische Reaktion wird mit dem Säuleneluat durchgeführt. Die Testdauer beträgt etwa 10–15 min. Da ein Laborant ca. 8–10 Proben parallel bearbeiten kann, ist ein Probendurchsatz von 30–40 Proben pro Stunde möglich. Der Test ist wenig temperaturanfällig und erfordert keine Lagerung der Testsubstanzen im Kühlschrank, er genügt daher in fast idealer Weise dem oben beschriebenen, von J. Dunn formulierten Anforderungsprofil für einfache Testverfahren zur Iodbestimmung im Urin. Der Vergleich mit der HPLC-Methode einerseits und mit der Spektrophotometrie andererseits als Referenzverfahren ergab bei 370 spontanen Urinproben eine ausgezeichnete Übereinstimmung hinsichtlich der Einordnung der Proben in die entsprechenden Konzentrationsbereiche. Da es mit Hilfe einer Regressionsgleichung möglich ist, vom prozentualen Anteil der Proben mit Iodidkonzentrationen < 10µg/dl auf den Median der Verteilung zu schließen, eignet sich dieser Test vor allem für epidemiologische Feldstudien unter Bedingungen, wie sie z. B. in Entwicklungsländern gegeben sind.

S. Pino (Worcester, Massachusetts) erläuterte seine neue Methode der Oxidation mit Ammoniumpersulfat zur Iodbestimmung im Urin.

Die am meisten verwendeten Verfahren zur Iodbestimmung im Urin basieren auf der Cer-Arsenit-Reaktion von Sandell-Kolthoff. Voraussetzung ist die Elimination von Störsubstanzen, wobei der Chlorsäureaufschluß am gängigsten ist. Der Nachteil der Chlorsäure allerdings besteht in der potentiellen Explosionsgefahr der Chlorsäuredämpfe, so daß immer ein Abzug vonnöten ist und entsprechende Vorsichtsmaßregeln eingehalten werden müssen. Außerdem ist die 20 %ige Chlorsäure, die in der Originalvorschrift der Methode nach Wawschinek gebraucht wird, kommerziell nicht mehr verfügbar. Beim neuen Aufschlußverfahren von S. Pino wird die Chlorsäure durch das nicht explosive, ungefährlichere Ammoniumpersulfat als Oxidationsmittel ersetzt . Die Oxidation erfolgt innerhalb von 30 Min. bei einer Temperatur von 91–95 °C. Das Iod selbst wird dann analog der Wawschinek-Methode photometrisch bestimmt. Pino verglich die Ammoniumpersulfat- mit der Chlorsäuremethode bei 110 Urinproben einer gemischten Population gesunder Männer und Frauen im Alter von 6–79 Jahren. Er fand eine ausgezeichnete Korrelation zwischen beiden Verfahren ($r = 0{,}994$; $y = 0{,}923x + 0{,}810$ µmol/L). Die untere

Nachweisgrenze der Ammoniumpersulfatmethode betrug 0,0034 µgI, die Recoveryraten bewegten sich zwischen 97% und 107%, die Inter- und Intraassay CVs lagen bei etwa 10%. Insgesamt gesehen stellt dieses Verfahren eine sichere, präzise und gut evaluierte Alternative zur Wawschinek-Methode dar.

D. Bier (Würzburg) verglich die Ammoniumpersulfat-Methode mit dem Technikon Autoanalyzer und der HPLC. In eigenen Arbeiten optimierte er den Probenaufschluß mit Ammoniumpersulfat im Wasserbad. Der große Vorteil dabei ist, daß sich die zusätzliche Anschaffung eines Aluminiumheizblockes erübrigt, da der Aufschluß im Wasserbad ausgezeichnet funktioniert. Diese Methode kann somit prinzipiell in jedem Labor durchgeführt werden. Anhand von 105 Spontanurinen von nicht selektierten Patienten aus der Schilddrüsenambulanz validierte er dieses Verfahren im Vergleich zu den obigen Referenzmethoden. Die Ergebnisse zeigen eine hervorragende Übereinstimmung sowohl mit der HPLC ($r = 0{,}978$; $y = 0{,}98\,x + 0{,}24$) als auch mit dem Technikon Autoanalyzer ($r = 0{,}967$; $y = 1{,}09\,x + 0{,}75$). Analog zu den Resultaten von S. Pino fand er eine untere Nachweisgrenze von 0,0029 µg Iod, sowie eine Interassay-Varianz von < 10% für Uriniodkonzentrationen > 10 µg/dl. Die Recovery von radioaktivem Iod-123, das Urinen mit unterschiedlichen Iodkonzentrationen zugesetzt wurde, betrug 100,9 ± 2,4%. Insgesamt gesehen bestätigen diese Ergebnisse die Arbeit von S. Pino und lassen die Ammoniumpersulfat-Methode als brauchbare Alternative zur Wawschinek-Methode erscheinen, mit dem großen Vorteil, daß weder ein Heizblock noch Chlorsäure benötigt werden.

Problematik bei der Verwendung des Iod-Kreatinin-Quotienten – Vergleich mit den täglichen Fluktuationen der Iodausscheidung und mit dem 24h-Sammelurin

P. Bourdoux (Brüssel) befaßte sich mit Problemen im Zusammenhang mit dem Bezug der Iodausscheidung auf Gramm Kreatinin. Seit Jahren werden unterschiedliche Darstellungsweisen benützt, um Daten über die Iodaufnahme zu präsentieren. Am populärsten sind die Angaben in µg Iod/Tag, µg Iod/g Kreatinin und µg Iod/dl, bzw. in neuerer Zeit µg Iod/L. Zweifellos erhält man die exakteste Angabe über die Iodzufuhr durch Messung der Iodausscheidung im Urin über 24 h, da diese direkt mit der Iodaufnahme korreliert. Aufgrund von Schwierigkeiten, verläßliche und vollständige 24 h Sammelurine zu bekommen, hat als erster Vought 1963 vorgeschlagen, die Iodkonzentration im Urin auf die Kreatininkonzentration zu beziehen. Die Verläßlichkeit dieses Quotienten testete er an 6 Erwachsenen unter der Voraussetzung konstanter Iodzufuhr und unter der Annahme einer konstanten

Kreatininausscheidung des jeweiligen Individuums. Vought selbst hat bemerkt, daß die Brauchbarkeit dieses Verhältnisses an größeren Kollektiven mit unterschiedlichen Ernährungsgewohnheiten überprüft werden müsse. Letzteres ist bis auf wenige Ausnahmen kaum geschehen, vielmehr wurde dieser Quotient wie ein Dogma ohne weitere Validierung in den letzten 35 Jahren weitgehend kritiklos verwendet.

Da in Abhängigkeit von den Lagerungsbedingungen (N.B. Temperatur und pH) der Urinproben die Kreatininkonzentration nicht konstant bleibt, weil ein Gleichgewicht zwischen Kreatin und Kreatinin vorliegt, und zudem die Kreatininausscheidung vom Alter und stark von der Ernährungsssituation der jeweiligen Population beeinflußt wird, sind Daten über die Iodzufuhr, die auf dem Iod/Kreatinin-Verhältnis basieren, fragwürdig vor allem in folgenden Situationen:

- bei Populationen in kritischer Ernährungssituation (vor allem Entwicklungsländer)
- Vergleich verschiedener Altersgruppen
- Urinproben, die nicht adäquat gelagert oder verarbeitet wurden.

Unter diesen Bedingungen ist die Verwendung des Quotienten µg Iod/g Kreatinin kein valider Parameter zur Beschreibung der täglichen Iodausscheidung.

Generell sollte man sich immer vor Augen halten, daß ein Spontanurin zunächst immer nur eine *Konzentration* des Iods in der betreffenden Probe liefert, daß aber ein 24 h Sammelurin eine Aussage über die Iod*ausscheidung* erlaubt. Zusammenfassend kam P. Bourdoux zu dem Schluß, daß die Verwendung des Kreatinins im Zusammenhang mit der Evaluation der Iodaufnahme höchstwahrscheinlich eine zusätzliche Fehlerquelle darstellt und eine mögliche Ursache für eine Vergrößerung der Streuung der Iodkonzentrationen oder Exkretionen ist. Die alleinige Untersuchung der Verteilung der Iodkonzentrationen ist mindestens genauso valide wie der Iod/Kreatinin-Quotient, hat aber den großen Vorteil, daß man einen zusätzlichen, störanfälligen Parameter wie das Kreatinin vermeidet und Kosten spart. Deshalb empfiehlt die WHO auch nicht die Verwendung dieses Quotienten.

Röntgenfluoreszenzanalyse der Schilddrüse

Chr. Reiners (Würzburg) präsentierte Methodik und Daten der nicht-invasiven Messung des thyreoidalen Iodgehalts mit Hilfe der Röntgenfluoreszenzanalyse (RFA). Die Methode basiert physikalisch auf der Fluoreszenzstrahlung, die stabile Iodatome aussendet, nachdem sie durch die Gammastrahlung von Americium-241 in einen höheren Energiezustand angeregt worden sind. Die meßbare Intensität der Fluoreszenzstrahlung ist proportional dem Iodgehalt der Schilddrüse. Zusammen mit Physikern entwickelte Reiners ein Meßsystem, das aus einer Americium-241-Strahlenquelle (Aktivität 11,1 GBq) und einem Reinstgermanium-Detektor mit Spektrum-Analysator besteht. Zur Lokalisation der Organtiefe und des Zielvolumens wird die Sonographie herangezogen, wobei ein PC-gesteuertes Ortungssystem zum Einsatz kommt, das auf einem Magnetfeldgeber und einem dazugehörigen Sensor basiert. Die untere Nachweisgrenze des Systems liegt bei 0,010 mg Iod/ml Schilddrüsenvolumen, die in-vitro Reproduzierbarkeit – ausgedrückt als Variationskoeffizient von Doppelbestimmungen – ergibt sich zu 15 %. Die Strahlenexposition der Schilddrüse ist außerordentlich niedrig und beträgt bei einer Messung nur 6 μSv. Untersuchungen an Freiwilligen ergaben eine mittlere Iodkonzentration von 0,60 mg Iod/ml Schilddrüsengewebe. Erniedrigte Iodkonzentrationen fand man bei Patienten mit euthyreoter Struma und hyperthyreoten Patienten mit funktioneller Autonomie oder M. Basedow. Die intrathyreoidale Iodkonzentration korreliert negativ mit dem Alter der Patienten und dem Strumavolumen, eine schlechte Korrelation besteht zur Iodkonzentration im Urin. Wegen ihrer Empfindlichkeit, guten Reproduzierbarkeit und niedrigen Strahlenexposition eignet sich die Methode besonders gut für die individuelle Verlaufskontrolle im Rahmen der Evaluierung verschiedener Therapieregime zur Strumabehandlung, ferner für pathophysiologische Studien zur Frage der Iodexposition der Schilddrüse nach oder unter Iodexzeß (Kontrastmittelgabe, Amiodarone).

Epidemiologische und klinische Aspekte der Iodbestimmung

WHO-Empfehlungen für Feldstudien zum Iodmangel – epidemiologische und biochemische Kriterien

R. Gutekunst (Lübeck) gab einen Überblick über die Empfehlungen zur Durchführung von Feldstudien zur Iodversorgung, die von der WHO zusammen mit dem International Council for Control of Iodine Deficiency (ICCIDD) und der UNICEF erarbeitet wurden. Er betonte, daß nur nach diesen Grundsätzen durchgeführte Untersuchungen zuverlässige Zahlen über die Iodversorgung in einer Region geben und daß diese Untersuchungen immer von Maßnahmen zur Verbesserung der Iodversorgung gefolgt sein müssen.

Soll in einem Land die Iodversorgung untersucht werden, wird die Erfassung von 30 Clustern mit jeweils 75 bis 100 Proben empfohlen, d.h. es sollen in 30 unterschiedlichen Gegenden jeweils 75 bis 100 Personen untersucht werden. Allgemeine Übereinkunft besteht darin, daß für die Untersuchungen Schulkinder im Alter von 8 bis 10 Jahren herangezogen werden sollten, da diese Altersgruppe über die Schulen in fast allen Ländern unselektioniert zugänglich ist. Daneben besitzen Untersuchungen an Neugeborenen und an stillenden Müttern epidemiologische Bedeutung.

Die Iodversorgung sollte grundsätzlich über zwei Indikatoren untersucht werden, nämlich über die Schilddrüsengröße und über einen biochemischen Parameter der Iodversorgung. In großen Feldstudien wird die Schilddrüsengröße üblicherweise mittels Palpation nach der 1992 vereinfachten WHO-Klassifikation bewertet (Grad 0: keine Struma, Grad I: tastbare, aber nicht sichtbare Struma, Grad II: sichtbare Struma). Aufgrund der größeren Genauigkeit wird jedoch, soweit durchführbar, besonders in Gegenden mit einer erhöhten Strumaprävalenz die sonographische Bestimmung des Schilddrüsenvolumens empfohlen. Als biochemischer Parameter der Iodversorgung ist am weitesten verbreitet die Iodbestimmung im Spontanurin. Zusätzlich spiegelt auch die Thyreoglobulinkonzentration im Serum die Iodversorgung wider, wobei sich Thyreoglobulin invers zur Iodzufuhr verhält. Bei Neugeborenen wird zusätzlich die Häufigkeit erhöhter TSH-Konzentrationen im Vollblut (> 5 mU/l) herangezogen.

Zielwerte für diese Parameter, die durch Maßnahmen zur Verbesserung der Iodzufuhr erreicht werden sollen, ist eine Absenkung der Strumaprävalenz – bei sonographischer Volumetrie ist die Struma definiert als ein Volumen über der 97. Perzentile des altersentsprechenden Normalkollektivs – auf unter 5 %, eine Anhebung der Iodausscheidung auf einen Medianwert von über 10 µg/dl, eine Senkung des Medianwertes für Thyreoglobulin auf unter 10 ng/ml und ein Absenken der Häufigkeit erhöhter TSH-Spiegel (> 5 mU/l) bei Neugeborenen auf unter 3 %. Ein weiterer Parameter ist der Anteil der Haushalte, die iodiertes Speisesalz verwenden. Hier sollte ein Anteil von über 95 % angestrebt werden.

Medianwerte für die Iodausscheidung im Urin zwischen 5,0 und 9,9 µg/dl entsprechen definitionsgemäß einem milden alimentären Iodmangel, Werte zwischen 2,0 und 4,9 µg/dl einem mäßigen Iodmangel und Werte unter 2,0 µg/dl einem schweren Iodmangel.

Iod und Schwangerschaft

D. Glinoer (Brüssel) ist in seinem Referat auf die Pathophysiologie des Iodstoffwechsels in der Schwangerschaft und die Durchführung und die Effektivität einer Iodsupplementation eingegangen.

Entsprechend den Empfehlungen der WHO sollten Schwangere und stillende Mütter täglich 150 bis 200 µg Iod zuführen. Eigene Untersuchungen in Belgien Ende der 80er Jahre zeigten, daß 85 % aller schwangeren Frauen eine Iodausscheidung von unter 100 µg/Tag aufwiesen, die Hälfte hiervon zeigte sogar einen Wert unter 50 µg/Tag. Nur 15 % erfüllten die Empfehlungen der WHO. In der Schwangerschaft besteht eine vermehrte thyreoidale Stimulation, die bei gleichzeitig unzureichender Iodzufuhr charakterisiert ist durch eine relative Hypothyroxinämie, eine bevorzugte T_3-Sekretion, einen progredienten Anstieg von TSH im Verlauf der Schwangerschaft – meist innerhalb des Normbereichs – und einen Anstieg der Thyreoglobulinspiegel im Serum, häufig auf Werte oberhalb des Referenzbereiches. Als Folge dieser Veränderungen zeigen nicht iodbehandelte Frauen im Verlauf der Schwangerschaft eine signifikante Volumenzunahme der Schilddrüse – in mehreren Untersuchungen zwischen 10 und 30 % –, in der Untersuchung von Glinoer entwickelten 9 % der Frauen eine Struma.

Durch die Gabe von 100µg Iodid/Tag konnte die Iodversorgung zwar verbessert, jedoch noch nicht normalisiert werden. Auch unter dieser Therapie erfüllten 50 % der Schwangeren die Empfehlungen der WHO nicht.

In einer weiteren Untersuchung konnte die Gruppe von Glinoer zeigen, daß eine Behandlung mit Iodid (100 µg/Tag) und eine kombinierte Behandlung mit Iodid und Levothyroxin (jeweils 100 µg/Tag) beginnend am Ende des ersten Trimesters die Zunahme des Schilddrüsenvolumens im Vergleich zu Placebo reduzieren kann. Unter Placebo hat in dieser Studie das Schilddrüsenvolumen um 30 % zugenommen, unter Iodid nur um 15 % und unter einer Kombinationstherapie nur um 8 %. Die Volumenzunahme trotz Therapie ist am ehesten durch den späten Behandlungsbeginn am Ende des ersten Trimesters zu erklären.

Kinetik des freien Iod im Plasma

G. Brabant (Hannover) stellte erste Daten zur Kinetik der Spiegel an freiem Iodid im Plasma nach oraler Gabe von Iodid vor. Bei 5 männlichen Probanden wurden unter oraler Gabe von 3 × 70 µg Iodid als Kaliumiodid über einen Zeitraum von 24 h alle 10 Minuten Blutproben entnommen. In den Proben wurde Iodid mittels HPLC bestimmt. Mit sehr variabler zeitlicher Relation zur Iodideinnahme traten Cluster von bis zu 5 Iod-Peaks mit einer maximalen Konzentration von 10 µg/dl bei einer Ausgangskonzentration von 0,2–0,4 µg/dl auf. Die Ursache für diese Variabilität der Befunde ist bisher nicht bekannt. Diskutiert werden muß neben Schwankungen in der Iodaufnahme eine Beeinflußung durch eine renale Reabsorption und potentiell auch durch eine Freisetzung von Iod durch die Schilddrüse. Zur Klärung dieser Fragen sind weitere Untersuchungen erforderlich.

Iodkinetik beim akuten und chronischen Iodexzeß

B. Saller (Essen) faßte die Kinetik von freiem Iodid im Serum unter den Bedingungen einer exzessiven Zufuhr zusammen. Iod verteilt sich im Körper auf drei Kompartimente, auf das Iod im Extrazellulärraum, die intrathyreoidalen Iodspeicher und das Iod in Schilddrüsenhormonen und peripheren Geweben. Die Gesamtmenge an Iod im Extrazellulärraum beträgt unter normaler Iodzufuhr etwa 250 µg. Als Folge kommt es bei einem Anstieg der Iodzufuhr zu einem raschen und deutlichen Anstieg der Iodkonzentration im Extrazellulärraum. Die Iodidkonzentration im Plasma bestimmt in der Frühphase des Iodexzesses die Aufnahme in die Schilddrüsenzellen. In der Folge kommt es über einen Anstieg intrazellulärer organischer Iodverbindungen einerseits zu einer Hemmung der Schilddrüsenhormonsynthese (Wolff-Chaikoff-Effekt), zum anderen zu einer akuten Hemmung der Hormonsekretion (Plummer-Effekt).

In eigenen Untersuchungen wurde als Maß für die Iodkonzentration im Extrazellulärraum die Konzentration an freiem Iodid im Serum mittels HPLC bestimmt. Serielle Untersuchungen der Iodidspiegel bei Patienten mit Morbus Basedow, die zur Operationsvorbereitung mit Iod in hoher Dosierung behandelt wurden, kam es innerhalb von 2 Stunden nach der ersten oralen Gabe zu einem Anstieg der Iodidspiegel von 0,5 bis 1 µg/dl auf im Mittel 60 µg/dl. Die Konzentration blieb in den Folgetagen konstant. Der Abfall der Schilddrüsenhormonparameter von initial hyperthyreoten Werten belegt, daß mit der erreichten Iodidkonzentration der sogenannte Plummer-Effekt ausgelöst wurde.

Beispiel für einen chronischen Iodexzeß ist eine langfristige Behandlung mit dem Antiarrhythmikum Amiodaron. Hier wurden die Konzentrationen an freiem Iodid im Serum bei 40 Patienten bestimmt. Es fanden sich durchweg erhöhte Spiegel, der Mittelwert betrug 97 ± 122 µg/dl. Interessanterweise bestand keine Korrelation zwischen der Höhe der Iodidspiegel und der Höhe der Amiodaronspiegel.

Die Untersuchungen zeigen, daß die Bestimmung der Konzentration an freiem Iodid mittels HPLC sehr gut geeignet ist, die Kinetik der Iodidkonzentration im Extrazellulärraum unter Bedingungen des akuten und chronischen Iodexzesses zu untersuchen.

Iodversorgung und Schilddrüsenkarzinom – ein potentieller Risikofaktor?

S. Francheschi (Aviano) ist in ihrem Referat auf den Zusammenhang zwischen der Inzidenz des Schilddrüsenkarzinoms und der Iodzufuhr eingegangen.

In mehreren Ländern konnte in den letzten 20 bis 30 Jahren eine Zunahme der Inzidenz, nicht jedoch der Mortalität des Schilddrüsenkarzinoms gezeigt werden. Wahrscheinlichste Ursache hierfür ist die heute wesentlich verbesserte Diagnostik und der damit häufigere Nachweis okkulter Karzinome.

Die absolute Inzidenz des Schilddrüsenkarzinoms ist jedoch weiterhin sehr niedrig und beträgt länderspezifisch unterschiedlich zwischen 0,5 und 10/100 000/Jahr. Es zeigt sich eine schwache Assoziation zwischen einer schlechten Iodversorgung und einer damit hohen Strumaprävalenz einerseits und einer höheren Inzidenz von Schilddrüsenkarzinomen andererseits. Daß die Iodversorgung jedoch allenfalls ein Faktor neben anderen ist, zeigen Regionen wie Island oder Hawaii, wo die Inzidenz des Schilddrüsenkarzinoms trotz guter Iodversorgung ausgesprochen hoch ist.

Betrachtet man die Veränderungen der Karzinominzidenz in verschiedenen Ländern vor und nach Einführung einer Iodsubstitution findet sich kein sicherer Hinweis für eine Änderung der absoluten Inzidenz des Schilddrüsenkarzinoms. Problematisch bei der Beurteilung der vorliegenden Daten ist, daß sich im gleichen Zeitraum häufig die diagnostischen Möglichkeiten verbessert haben. Weitgehend gesichert ist jedoch eine Änderung der Häufigkeitsverteilung der histologischen Typen. Unter verbesserter Iodzufuhr nimmt die Häufigkeit des anaplastischen und des follikulären Karzinoms ab, die Häufigkeit des papillären Karzinoms zu. Hierdurch ist eine Abnahme der Mortalität am Schilddrüsenkarzinom zu beobachten.

Literatur

[1] Dai, G., O. Levy, N. Carrasco: Cloning and characterization of the thyroid iodide transporter. Nature *379*, p. 458–460, (1996).

[2] Joba, W., C. Spitzweg, K. Schraever et al.: Analysis of human sodium iodide symporter gene expression in extrathyroidal tissues and cloning of its complementary DNA from human salivary gland. Thyroid *7*, p. *5*–112. Suppl. *1*. Abstract. (1997).

[3] Smanik, P.A., Q. Lin, T.L. Furminger et al.: Cloning of the human sodium iodide symporter. Biochem. Biophys. Res. Commun *226*, p. 339–345, (1996).

Differentialtherapie der euthyreoten Struma mit Iod

Empfehlungen der Sektion Schilddrüse zur Diagnostik

K. Mann

Einleitung und Definition

Als Struma wird eine Vergrößerung der Schilddrüse bezeichnet. Hierbei handelt es sich um ein Symptom und keine Diagnose. Ursächlich und differentialdiagnostisch in Frage kommende Erkrankungen sind in Tabelle 1 zusammengestellt.

Die früher üblichen klinischen Stadieneinteilungen (Struma Grad I bis III nach WHO) wurden durch die heute exakter erfaßbare sonographische Volumetrie abgelöst. Die altersabhängigen Grenzvolumina sind in Tabelle 2 zusammengestellt.

Zu unterscheiden sind Struma diffusa und Struma nodosa. Bei älteren Patienten mit Schilddrüsenknoten besteht eine hohe Prävalenz der Schilddrüsenautonomie (unifokal, multifokal, selten disseminiert). Benigne Erkrankungen müssen von malignen abgegrenzt werden [1, 2].

Tabelle 1 Ursachen der Struma

Häufig (ca. 90 %)
- alimentärer Iodmangel

Seltener
- Autonomie der Schilddrüse
- Morbus Basedow
- Hashimoto-Thyreoiditis
- andere Thyreoiditiden (z. B. subakute Thyreoiditis de Quervain)
- Tumoren, Zysten
- Schwangerschaft
- Medikamente (Thyreostatika, Lithium)

Sehr selten
- angeborene Enzymdefekte
- TSH-Rezeptormutationen
- TSH-produzierender Hypophysentumor
- Schilddrüsenhormonresistenz
- Riedel-Struma
- Akromegalie
- Hodentumoren
- Amyloidose
- strumigene Nahrungsfaktoren (Thiocyanat, Perchlorat, Nitrat)
- Selenmangel, Zinkmangel

Tabelle 2 Schilddrüsenvolumen (Referenzwerte)

Kinder	8 Jahre	< 4 ml
	10 Jahre	< 8 ml
Jugendliche	15–18 Jahre	< 15 ml
Frauen		< 18 ml
Männer		< 25 ml

Diagnostik

In Fortführung früherer Stellungnahmen hat die Sektion Schilddrüse der Deutschen Gesellschaft für Endokrinologie neue Empfehlungen zur Diagnostik und Therapie von Schilddrüsenerkrankungen publiziert [3, 4]. Hier wurde darauf hingewiesen, daß im individuellen Fall Abweichungen von den gegebenen Empfehlungen notwendig sein können. In Zweifelsfällen und in allen Fällen mit unklaren Schilddrüsenkrankheiten sollte daher zur Festlegung des diagnostischen und therapeutischen Vorgehens eine Zuweisung zum Spezialisten erfolgen.

Die Schilddrüsenfunktion wird durch die in-vitro-Diagnostik analysiert. Die Bestimmung von Laborparametern hat den allgemeinen Richtlinien zur Qualitätssicherung in medizinischen Laboratorien zu folgen. Wesentlich sind hierbei die laborinternen Präzisions- und Richtigkeitskontrollen und die regelmäßige Teilnahme an externen Ringversuchen. Zusätzlich ist eine Überprüfung der Referenzbereiche der verwendeten Methoden in jedem Labor wünschenswert.

Sinnvoll ist, wenn die im Einzelfall erforderliche Stufendiagnostik – möglichst in Kenntnis der klinischen Fragestellung und der bestehenden Therapie – durch den endokrinologisch erfahrenen Arzt festgelegt wird, der auch die Interpretation der Ergebnisse vornehmen sollte.

Wichtigster Parameter zum Beleg der Euthyreose ist das basale TSH. Es stehen heute immunometrische Methoden zur Verfügung, die eine analytische Sensitivität von 0,005 bis 0,05 mU/l aufweisen. Sie erlauben eine sichere Unterscheidung zwischen normalen und erniedrigten TSH-Spiegeln und machen eine Abgrenzung euthyreoter und hyperthyreoter Kollektive möglich. Konventionelle Radioimmunoassays der sog. ersten Generation sollen wegen ihrer geringen Sensitivität nicht mehr eingesetzt werden. Die zu verwendenden TSH-Assays müssen die in Tabelle 3 genannten Qualitätskriterien erfüllen.

Die hier geforderten Kriterien müssen durch das jeweilige Labor überprüfbar eingehalten werden. Es ist daher erforderlich, daß insbesondere die funktio-

Tabelle 3 Qualitätskriterien für TSH-Assays

- Die funktionelle Sensitivität eines Assays, definiert als die niedrigste TSH-Konzentration, die mit einem Interassay-Variationskoeffizienten (VK) von ≤ 20 % bestimmt wird. Sie muß vom anwendenden Labor überprüft werden; die funktionelle Sensitivität soll ≤ 0,1 mU/l betragen.
- keine Kreuzreaktion mit anderen Glykoproteinhormonen (LH, FSH, hCG), (< 0,01 % möglichst < 0,001 %)
- Parallelität von Verdünnungskurven von Patientenserum zur Standardkurve (± 10 %)
- präzise Wiederfindung von zum Patientenserum hinzugefügten Standardmaterial (± 10 %)
- Messung von WHO- oder Medical Research Council (MRC)-Standards mit ± 5 % des erwarteten Wertes
- funktionelle Sensitivität: sichere Trennung von euthyreoten und hyperthyreoten Patientenkollektiven (Überlappung < 1 %)
- keine Interferenz mit heterophilen (Anti-Maus-)Antikörpern
- kein „high-dose-hook-Effect" bis zu einer TSH-Konzentration von 300 mU/l

nelle Sensitivität des verwendeten Testverfahrens in jedem Labor überprüft wird. Wegen der häufigen Verwendung des basalen TSH als einzigem Parameter zur Prüfung der Schilddrüsenfunktion sollte die Messung in Doppelbestimmung erfolgen. Der Referenzbereich für das basale TSH liegt in den meisten Verfahren zwischen 0,4 und 4 mU/l. Da die Häufigkeitsverteilung des Referenzbereichs euthyreoter Patienten nach links verteilt ist, sollten jedoch bereits TSH-Werte über 3 mU/l im Auge behalten bleiben.

Bei normalem basalen TSH-Spiegel kann in der Regel auf die zusätzliche Bestimmung der Schilddrüsenhormone verzichtet werden. Liegt der TSH-Spiegel außerhalb des Referenzbereichs, ist grundsätzlich die Bestimmung der Schilddrüsenhormon-Konzentrationen erforderlich. Bei Hypothyreose finden sich erhöhte TSH-Spiegel (> 4 mU/l), bei der Hyperthyreose supprimierte TSH-spiegel (< 0,05 mU/l). Werte im Bereich zwischen 0,05 und 0,4 mU/l können eine beginnende Funktionsstörung anzeigen. In allen diesen Fällen ist eine weiterführende Diagnostik erforderlich.

TRH-Test

Wird das basale TSH nach den o. g. Qualitätskriterien bestimmt, bietet der TRH-Test in der Regel keine zusätzliche Information. Die Durchführung des TRH-Testes ist heute nur noch in Problemfällen, z. B. im stationären Bereich, bei schweren extrathyreoidalen Erkrankungen (Non-thyroidal-Illness (NTI)) und gleichzeitigem Verdacht auf eine Schilddrüsenerkrankung oder beim Vorliegen einer hypophysären oder hypothalamischen Erkrankung indiziert.

Bestimmung von Schilddrüsenhormonen

Da nur die freien Schilddrüsenhormone die aktuelle Schilddrüsenfunktion reflektieren, sollten nur sie zur Funktionsdiagnostik herangezogen werden. Eine alleinige Bestimmung von Gesamt-T_4 ohne Parameter für die Proteinbindung ist als obsolet anzusehen. Bei T_3 kann aufgrund der geringeren Proteinbindung anstatt der Bestimmung von fT_3 auch das Gesamthormon bestimmt werden. Standardverfahren zur indirekten Messung der freien Schilddrüsenhormone sind: die Indexmethode, das Zweischritt-Verfahren mit „Analog-Tracerverfahren" und das Zweischritt-Verfahren; Zweischritt-Verfahren und neue Einschritt-Verfahren sind weniger störanfällig als die älteren „Analog-Tracerverfahren" und sollten im stationären Bereich bei multimorbiden Patienten bevorzugt eingesetzt werden. Dennoch kommen in bestimmten Situationen Fehlbeurteilungen vor (Tabelle 4).

Tabelle 4 Umstände, die zu einer Fehlbeurteilung freier Schilddrüsenhormone führen können

- Anwendung bestimmter Medikamente (z. B. Lipidinfusionen, Plasmaproteinpräparationen, Barbiturate, Heparin, Salicylate, Furosemid)
- schwer kranke Patienten mit „Nicht-Schilddrüsenkrankheiten" (non thyroidal illness, NTI)
- angeborene familiäre Dysalbuminämie (Analog-Tracer-Methoden)
- das Vorliegen von Schilddrüsenhormon-Antikörpern (nur bei Analog-Tracer-Methoden)

Bestimmung von Schilddrüsen-Antikörpern

Zur Abgrenzung einer Immunthyreopathie kann die Bestimmung von Schilddrüsen-Antikörpern erforderlich werden. Gefordert werden quantitative Verfahren (RIA, IRMA, ELISA) unter Verwendung von Referenzpräparationen. Bei der Bestimmung von Antikörpern gegen die Schilddrüsen-Peroxidase (TPO-Antikörper) dient die Referenzpräparation des Medical Research Council 66/387. Niedrig positive Befunde werden bei älteren Menschen ohne Schilddrüsenerkrankungen und bei Patienten mit nicht immunogener Schilddrüsenerkrankung gefunden. Niedrig titrige positive Antikörper haben daher keine diagnostische Bedeutung. Hohe Antikörper-Titer finden sich bei der chronisch-lymphozytären Thyreoiditis Hashimoto, der atrophischen Thyreoiditis und dem Morbus Basedow. Erhöhte Antikörper gegen Thyreoglobulin sind bei Hashimoto Thyreoiditis und atrophischer Thyreoiditis in 60–70 % der Patienten und bei Morbus Basedow bei 20–40 % der Patienten zu erwarten. Niedrige Titer werden bei nicht immunogenen Schilddrüsenerkrankungen und selten bei Gesunden beobachtet. Bei einem Nachweis erhöhter TPO-Antikörper ist die Bestimmung von Thyreoglobulin-Antikörpern in der Regel entbehrlich.

Schilddrüsensonographie

Die Schilddrüsensonographie stellt heute wegen der einfachen Durchführbarkeit und der fehlenden Belastung für den Patienten das wichtigste und als erstes einzusetzende bildgebende Verfahren in der Schilddrüsendiagnostik dar. Andere Verfahren, insbesondere die Schilddrüsen-Szintigraphie, sollte erst bei Vorliegen eines Sonographiebefundes mit gezielter Fragestellung angeschlossen werden. Geeignet sind B-Mode-Ultraschallgeräte mit Linear- oder Sektor-Schallkopf und einer Frequenz von mindestens 5–7,5 MHz. Wünschenswert ist – um auch große Strumen und Strumen mit retrosternalen Anteilen möglichst vollständig darzustellen und in ihrer Längsausdehnung richtig vermessen zu können – die zusätzliche Verwendung eines Sektorschallkopfes mit einer Sendefrequenz von 3,5–5 MHz. Die Verwendung einer Wasservorlaufstrecke kann zur besseren Ankoppelung des Schallkopfes an die Halsweichteile und zur Optimierung des Bildausschnittes von Vorteil sein. Auf eine möglichst konstante Einstellung der Schalleistung und Verstärkung ist zu achten. Herdbefunde mit einem Durchmesser von > 3 mm sollten zuverlässig erkannt werden. Der untersucherabhängige Fehler in der Volumenberechnung (Länge = × Breite; × Tiefe; in cm × 0,5) liegt zwischen 10 und 30 %. Eine schriftliche Dokumentation des sonographischen Befundes mit den in Tabelle 5 aufgeführten Inhalten ist unbedingt erforderlich.

Tabelle 5 Inhalte der schriftlichen Dokumentation bei sonographischer Befundung der Schilddrüse

- errechnetes Volumen
- Besonderheiten in Lage und Form
- Beurteilung der Binnenstruktur (echoarm – echoreich – echonormal; homogen – inhomogen)
- exakte Beschreibung umschriebener Herdbefunde durch Lokalisation, Größe (in drei Ebenen), Echogenität und Begrenzung
- Beurteilung benachbarter Strukturen im Halsbereich (besonders cervikale Lymphknoten, Nebenschilddrüsen-Region)
- Ergänzung durch Foto- oder Videoprint

Schilddrüsen-Szintigraphie

Die Schilddrüsen-Szintigraphie erlaubt eine Beurteilung des globalen und regionalen Funktionszustandes der Schilddrüse. Am häufigsten angewendet wird die Szintigraphie mit Tc-99m. Sie ist indiziert in der Abklärung der euthyreoten Struma mit tastbaren und/oder sonographisch abgrenzbaren Knoten (Durchmesser ≥ 1 cm), bei manifester oder latenter Hyperthyreose, wenn der Verdacht auf das Vorliegen einer fokalen oder diffusen Autonomie besteht, in diagnostisch unklaren Fällen, in der Abklärung der immunogenen Hyperthyreose vom Typ Morbus Basedow und der chronisch lymphozytären Thyreoiditis und in Form einer Wiederholungsuntersuchung nach ablativer Therapie.

Indikation für ein Suppressionsszintigramm

Besteht bei euthyreoter Stoffwechsellage und nicht supprimiertem basalem TSH-Spiegel der Verdacht auf eine fokale oder diffuse Autonomie, ist die Durchführung eines Suppressionsszintigramms erforderlich. Hiermit ist es möglich, Menge und Aktivität des autonomen Schilddrüsengewebes abzuschätzen. Vom Vorliegen einer relevanten Autonomie ist bei einem erhöhten Tc-99m-Uptake unter Suppressionsbedingungen auszugehen. Als Grenzwert werden regional unterschiedliche Werte zwischen 1 bis 2 % angesehen.

Eine effektive Suppression ist durch eine Gabe von 150–200 µg Levothyroxin über 14 Tage möglich oder aber durch eine 4–6wöchige Gabe von 2 µg Levothyroxin/kg Körpergewicht. Alternativ ist auch die einmalige Gabe von 3 mg Levothyroxin mit Durchführung der Szintigraphie 14 Tage später möglich. Die TSH-Suppression sollte bei der Untersuchung durch die Bestimmung des basalen TSH belegt werden. Die Gabe von Schilddrüsenhormonen bei bereits endogen supprimiertem TSH (< 0,1 mU/l) ist obsolet.

Kontraindiziert ist das Schilddrüsen-Szintigramm in der Schwangerschaft. Bei Kindern und Jugendlichen sollte die Indikation zur Schilddrüsen-Szintigraphie besonders streng gestellt werden.

Punktionszytologie der Schilddrüse

Bei klinisch und/oder sonographisch malignomverdächtigen Schilddrüsenknoten ist die punktionszytologische Untersuchung der Schilddrüse indiziert, wenn der Knotendurchmesser 1 cm überschreitet. Die Punktion sollte von einem in dieser Technik erfahrenen Arzt vorgenommen werden. Die Häufigkeit von Punktaten, die wegen Zellarmut nicht beurteilbar sind, sollte unter 10 % betragen.

Eine Zuordnung von Schilddrüsenerkrankungen zu Schilddrüsenfunktionsstörungen ist im Flußdiagramm der Abb. 1 zu entnehmen.

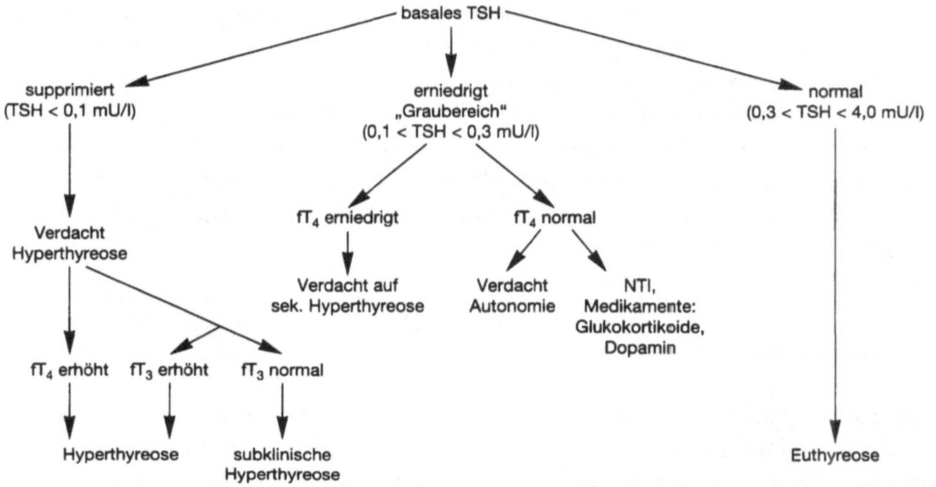

Abb. 1 Schema zur Primärdiagnostik bei Verdacht bzw. Ausschluß einer Schilddrüsenfunktionsstörung.

Das diagnostische Vorgehen ist in Abb. 2 nochmals zusammengefaßt. Grundsätzlich muß eine sorgfältige Anamnese einschließlich der Anamnese iodhaltiger Medikamente und anderer Medikamente, die die Schilddrüsenfunktion beeinflussen können, erfolgen und eine körperliche Untersuchung vorgenom-

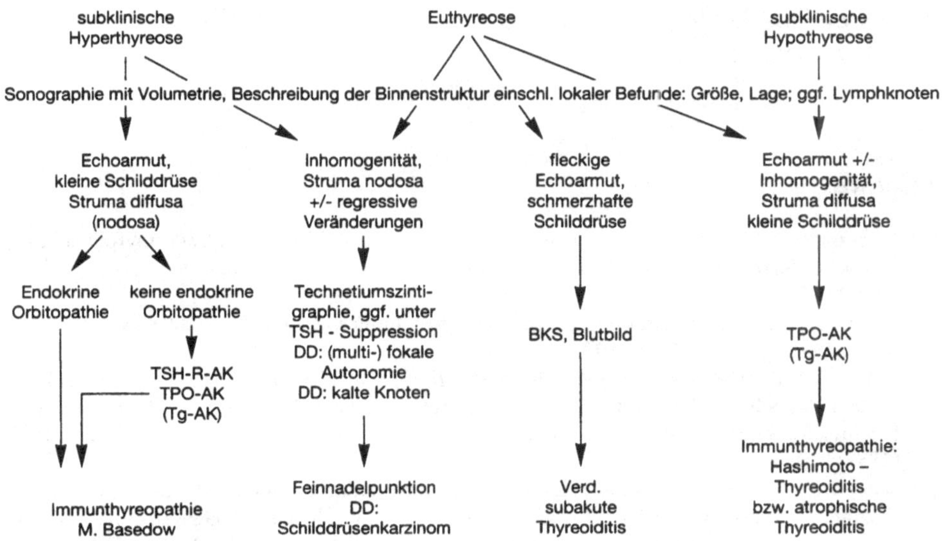

Abb. 2 Diagnostisches Vorgehen (nach Pickardt und Horn 1997).

men werden. Der Ausschluß einer Autoimmunerkrankung der Schilddrüse ist in therapeutischer Hinsicht wichtig, da es bei prädisponierten Personen durch eine Iodidbehandlung zu einer Aktivierung der Immunthyreopathie kommen kann. Eine subjektiv störende Lokalsymptomatik muß auch andere Differentialdiagnosen, wie ein Zenker'sches Divertikel, Mediastinalprozesse sowie Entzündungen und Tumoren benachbarter Organe einbeziehen. Ferner muß auch an ein psychogenes Globusgefühl und Hyperventilationssyndrom gedacht werden [2, 4].

Kontrolluntersuchungen

Nach Einleitung einer medikamentösen Therapie der Struma mit euthyreoter Stoffwechsellage sollte eine Verlaufskontrolle nach drei Monaten erfolgen. Bestimmt wird das basale TSH (Zielwert > 0,4–2 mU/l) und ggfs. fT_4 und T_3. Eine sonographische Kontrolluntersuchung ist frühestens nach einem halben Jahr sinnvoll. Im weiteren Verlauf sollten jährliche Kontrollen einschließlich Sonographie vorgenommen werden. Nach Beendigung der medikamentösen Therapie und anschließender Iodidprophylaxe sind Kontrollen in 1–2jährigen Abständen ausreichend. Weitere Untersuchungen können jedoch im Einzelfall erforderlich sein.

Bei einer Therapie mit Iodid in einer Dosierung von 200 µg/Tag ist selbst bei prätherapeutisch nicht sicher ausgeschlossener Schilddrüsenautonomie nicht mit der Entwicklung einer iodinduzierten Hyperthyreose zu rechnen. Ein prätherapeutisches Suppressionsszintigramm zum Ausschluß einer Autonomie ist daher nicht obligat zu fordern.

Literatur

[1] Berghout, A., W.U. Wiersinga, N.J. Smits et al.: Interrelationships between age, thyroid volume, thyroid nodularity and thyroid function in patients with sporadic nontoxic goiter. Am. J. Med. *89* (1990) 602.

[2] Hörmann, R.: Schilddrüsenkrankheiten, Leitfaden für Praxis und Klinik. Blackwell Wissenschafts-Verlag, Berlin – Wien 1997.

[3] Saller, B., I. Esser, K. Horn, F. Jockenhövel, M. Klett, J. Köbberling, C. Moll, A. v. z. Mühlen, F. Raue, O. Schober, Th. Schürmeyer, F. Schuppert, K. Mann: Diagnostik und Therapie von Schilddrüsenkrankheiten. Empfehlung zur Qualitätssicherung – Teil I. Der Internist *38* (1997) 177.

[4] Schuppert, F., G. Brabant, H. Dralle, A. Güters, R. Hehrmann, G. Hintze, M. Hüfner, G. Kahaly, K. Mann, B. Saller, H. Schicha, P.M. Schumm-Draeger, A. v. z. Mühlen: Diagnostik und Therapie von Schilddrüsenkrankheiten. Empfehlung zur Qualitätssicherung – Teil II. Der Internist *38* (1997) 272.

Diskussion

Bauch:
Welche Stellung messen Sie der Bestimmung des Interleukin 6 in der Differentialdiagnostik der iodinduzierten Hyperthyreose bei, wie es bei den Italienern geübt und bei der ETA 97 auch wieder vorgestellt wurde?

Mann:
Ja, ich hatte schon gesagt, was wir hier empfehlen, sind Leitlinien und Empfehlungen für den allgemeinen Gebrauch für jedermann. Die Interleukin-6-Bestimmung hat sicher einen Stellenwert. Aber das ist nichts, was wir heute allgemein als Methode empfehlen wollen für diese Diagnose. Und mit dem Arsenal, was ich angeboten habe, kommen wir praktisch in allen Fällen für die Diagnostik zurecht. Aber ich möchte noch eine Bemerkung zu dem Iod machen: Herr Gärtner hat sehr schön gezeigt, daß die 200 µg ausreichend sind. Die größeren Studien, die definitiv die Effektivität der Therapie belegt haben, sind mit höheren Dosen gemacht worden. Und deshalb ist das natürlich immer noch ein Spielraum der Diskussion.

Therapie der euthyreoten Struma – pro Iod

R. Gärtner

Einleitung

Die endemische Struma entsteht auf dem Boden einer dauerhaften Unterversorgung der Schilddrüse mit Iodid. Dies ist weltweit durch epidemiologische Untersuchungen gesichert [9, 10]. Eine ausreichende Iodversorgung verhindert mit Ausnahme von sporadischen Strumen, die etwa 3–5 % aller Strumen ausmachen, die Neuentstehung von endemischen Strumen. Bei Kindern und Jugendlichen bilden sich die Strumen unter einer Iodidsubstitution vollständig zurück. Da es in der Bundesrepublik noch keine ausreichende Iodprophylaxe gibt beträgt der Anteil an endemischen Strumen etwa 50 % aller 18–70jährigen Einwohner [11].

Trotz dieses Wissens um die Bedeutung von Iod bei der Strumaentwicklung galt in den letzten drei bis vier Jahrzehnten der Grundsatz, daß euthyreote Strumen mit Schilddrüsenhormonen in einer TSH-suppressiven Dosierung behandelt werden sollten. Diese Empfehlungen beruhten keineswegs auf gesicherten Therapiestudien, sondern auf rein pathophysiologischen Überlegungen, die davon ausgegangen waren, daß TSH den alleinigen Wachstumsfaktor für die Schilddrüse darstellt [7]. Die meisten Therapiestudien wurden nur für kurze Zeit durchgeführt, und es wurde dabei nicht berücksichtigt, was wirklich innerhalb einer relativ kurzen Zeit (Monate) beim Erwachsenen zu einer Volumenreduktion der Schilddrüse führen kann.

Für die palpatorische bzw. sonographisch dokumentierte Volumenänderung der Schilddrüse können eine oder mehrere der folgenden Faktoren verantwortlich sein:

- Durchblutung
- Ausmaß der Hypertrophie der Thyreozyten
- Follikelinhalt (Thyreoglobulingehalt) = Kolloidgehalt
- Veränderung der Thyreozytenzahl und des Bindegewebsanteiles (Hyperplasie)

Eine gesteigerte Durchblutung der Schilddrüse ist das erste Zeichen einer gesteigerten Aktivität [8, 14]. Stress bzw vermehrte Katecholaminwirkung führt ebenfalls zu einer kurzfristigen Vergrößerung der Schilddrüse, die bis zu 50 % des Volumens betragen kann [1] und wahrscheinlich ausschließlich durch eine gesteigerte Durchblutung hervorgerufen ist. Eine weitere rasche, innerhalb von Wochen entstehende, Volumenzu- oder -abnahme wird durch die Zunahme (Hypertrophie) bzw. Abnahme des Zellvolumes der Thyreozyten hervorgerufen. Diese kurzfristigen Volumenänderungen sind sicher durch eine direkte TSH-Wirkung hervorgerufen, die aber auch unter dem Einfluß vom Iodgehalt der Schilddrüse steht [6, 18]. Aber da die Wirkung von TSH auch abhängig vom Iodgehalt der Schilddrüse ist, sind diese raschen Volumenschwankungen zumindest teilweise auch Iod-abhängig.

Wir wissen heute, daß TSH keinen unmittelbaren wachstumsstimulierenden Effekt auf die Schilddrüsenzellen hat, sondern daß vielmehr lokale Wachstumsfaktoren die Zellproliferation steuern. Somit sind die primären Voraussetzungen zur TSH-suppressiven Therapie in Frage gestellt [5, 6, 18].

Therapieempfehlung

Nach den älteren Empfehlungen der Sektion Schilddrüse der Deutschen Gesellschaft für Endokrinologie galt als Therapieempfehlung nach Ausschluß von Funktionsstörungen die TSH-Suppression mit Schilddrüsenhormon für die Dauer eines Jahres, danach Iodidsubstitution mit 100 µg Iodid zur Prophylaxe [16]. Dies galt für erwachsene Patienten mit diffusen Strumen und Strumen mit kalten Knoten. Kinder und Jugendliche sollten nur mit 100 µg Iodid pro Tag allein behandelt werden.

In der Praxis hat sich aber gezeigt, daß die meisten Patienten über Jahre bis Jahrzehnte mit Schilddrüsenhormon in einer TSH-suppressiven Dosis behandelt wurden. Der Grund hierfür war die klinische Erfahrung, daß nach Absetzen von Schilddrüsenhormon die Struma innerhalb weniger Wochen bis Monate wieder nahezu das Ausgangsvolumen erreicht hatte. Der Effekt der TSH Suppression ist also wie oben schon erwähnt offensichtlich lediglich ein Rückgang der Hypertrophie, nicht aber der Hyperplasie und die TSH-Suppression ist keine kausale, sondern nur eine symptomatische Therapie der Iodmangelstruma, was sich im Tierversuch auch bestätigen läßt [18].

Obwohl es sich bei der endemischen Struma um ein so häufiges Krankheitsbild handelt, wurde in Deutschland erst eine einzige prospektive, randomisierte, multizentrische Therapiestudie durchgeführt [12]. Hier hat sich gezeigt, daß Iodid (400 µg/die) ebenso effektiv bezüglich einer Volumenreduktion innerhalb von 4–8 Monaten Therapie ist wie eine TSH-suppressive Therapie mit Levothyroxin. Als wesentlicher Vorteil der Iodidtherapie hat sich erwiesen, daß nach Absetzen der Therapie die Schilddrüsen unverändert klein blieben, wohingegen bei den Patienten, die mit Schilddrüsenhormon behandelt worden waren, bereits nach 4 Monaten das Ausgangsvolumen wieder erreicht war. Es hat sich somit wiederum bestätigt, was die Praxis schon gezeigt hatte. Es hat sich aber auch bestätigt, was vom Tierversuch her bekannt war, nämlich daß durch die TSH-Suppression nur die Hypertrophie vorübergehend symptomatisch behandelt wird, nicht aber kausal der Iodmangel und damit die Hyperplasie beseitigt wird [18]. Die Kombination von Schilddrüsenhormon und Iodid (100 µg Thyroxin + 100 µg Iodid) war vergleichbar effektiv bezüglich einer Volumenreduktion. Nach Absetzen dieser Kombinationstherapie kam es aber auch hier wieder zu einer Zunahme der Strumagröße, allerdings geringer als bei den Patienten, die mit Thyroxin allein behandelt worden waren. Dies bringt somit gegenüber Iodid allein keinerlei Vorteil.

Zur Behandlung der endemische Struma stehen also heute mehrere Konzepte kontrovers zur Diskussion [17]:

1) TSH-Suppression mit Levothyroxin (ca. 1,5–2,5 µg/kg Körpergewicht) für ein Jahr, danach Umsetzen auf eine Iodidprophylaxe mit 100 µg–200 µg Iodid pro Tag. (Empfehlung der Sektion Schilddrüse der Deutschen Gesellschaft für Endokrinologie) [16].
2) Hochdosierte Iodidtherapie (200 µg–500 µg Iodid) für ca. $^1/_2$ Jahr, danach Prophylaxe mit 200 µg Iodid pro Tag
3) Substitution von Iodid (200 µg) zur Therapie und Prophylaxe
4) Kombination von Thyroxin (100 µg + 100 µg Iodid pro Tag)

Um die angesprochenen Iodiddosen zu verstehen, muß man sich die epidemiologischen Daten über die Iodversorgung in Deutschland und die als notwendig für die ausreichende Schilddrüsenfunktion erkannten Iodiddosen vergegenwärtigen. Die mittlere Iodaufnahme in Deutschland auch bei täglicher Verwendung von iodiertem Speisesalz liegt bei etwa 60–70 µg pro Tag. Der tatsächliche Bedarf aber liegt bei Erwachsenen etwa bei 200–250 µg pro Tag so daß sich eine Differenz von ca. 200 µg Iodid pro Tag ergibt [9]. Höhere Iodiddosen zur Therapie wurden aus der Vorstellung heraus verwendet, die Schilddrüse schneller mit Iodid aufzufüllen. Ob dies tatsächlich notwendig ist bzw. gelingt, ist allerdings nicht ausreichend gesichert und nach unseren eigenen Erfahrungen eher unnötig. Nach den Untersuchungen von Leisner et al. [13] nimmt die Aufnahme von Iodid in die Schilddrüse mit zunehmendem Alter ab. Auch wenn es für 200 µg Iodid noch keine prospektiv randomisierten Studien gibt, ist nicht zu erwarten, daß diese schlechter im Ergebnis ausfallen würden als die Studie mit 400 µg Iodid.

In den Ländern, in denen eine ausreichende Iodidsubstitution durch ausreichende Iodprophylaxe gewährleistet ist, hat die Strumaprävalenz signifikant auch bei Älteren abgenommen, was für die Effizienz der Iodidsubstitution und damit der alleinigen Iodidtherapie spricht [10]. Darüberhinaus ist diese effiziente Iodsubstitution auch kostengünstig, da eine Überprüfung der TSH-Suppression wegfällt. Die anfangs hochdosierte Iodidtherapie birgt die Gefahr in sich, daß bei Vorliegen einer disseminierten Autonomie, die nicht erkannt wurde, eine Hyperthyreose ausgelöst werden kann.

Für die Praxis würden wir daher vorschlagen, wenn entsprechend den Richtlinien der Deutschen Gesellschft für Endokrinologie [20] eine Iodmangelstruma mit Euthyreose diagnostiziert wurde, 200 µg Iodid pro Tag zu verordnen, nach 6 Wochen das basale TSH zu überprüfen, und wenn dieses normal ist, die Substitution mit derselben Dosis mindestens bis zum 40. Lebensjahrzehnt fortzuführen.

Es bleibt die Frage zu diskutieren, welche Strumen medikamentös behandelt werden sollten. Bei Kindern und Jugendlichen ist dies unumstritten, diese sollten alle mit Iodid (100–200 µg pro Tag) behandelt werden. Bei Erwachsenen bis etwa zum 40. Lebensjahr erscheint die medikamentöse Strumatherapie ebenso noch sinnvoll, jenseits dieses Alters aber ist dies, obwohl keine ausreichend validen Studien vorliegen, höchstwahrscheinlich nur in Einzelfällen sinnvoll. Die Gefahr, daß bei länger bestehenden Strumen bereits degenerative Veränderungen aufgetreten sind bzw. ein heterogenes Gewebe mit autonomen Bezirken vorliegt ist groß [19]. Sehr große nodösen Strumen, vor allem auch wenn sie mechanische Komplikationen verursachen wie eine Trachealkompression oder eine obere Einflußstauung, sollten der Radioiodtherapie bzw. Operation zugeführt werden und nicht mehr medikamentös behandelt werden.

Man war früher davon ausgegangen, daß auch nodöse Strumen mit kalten Knoten durch eine TSH-suppressive Therapie sinnvoll zu behandeln seien. Neuere Studien, die die sonographische Volumenbestimmung als Verlaufskontrolle zugrunde legen, haben eindeutig gezeigt, daß kalte Knoten unter einer Thyroxintherapie nicht kleiner werden, dieser Therapieansatz also nicht sinnvoll ist [3, 4, 15]. Nach den diagnostischen Richtlinien der Deutschen Gesellschaft für Endokrinologie müssen kalte Knoten durch Feinnadelpunktion zytologisch abgeklärt werden [20]. Bei Ausschluß einer Malignität sollte dann eine Iodidsubstitution mit 200 µg Iodid zur Verhinderung eines weiteren Wachstums der Schilddrüse und damit möglicherweise weiterer Knotenbildungen durchgeführt werden.

Über viele Jahre galt der Grundsatz, daß nach einer Resektion einer Iodmangelstruma eine lebenslange Schilddrüsenhormon – Substitution durchgeführt werden muß. Auch hier hat sich ein Wandel vollzogen: nur noch die Patienten sollten mit Schilddrüsenhormon substituiert werden, deren Schilddrüsenrest zu klein ist, um bei ausreichender Iodzufuhr genügend Schilddrüsenhormone zu produzieren. Alle anderen Patienten sollten lediglich 200 µg Iodid zur ausreichenden Substitution erhalten. Langjährig angelegte Studien, die diese Empfehlung stützen, fehlen ebenso wie langjährige Studien, die die Effizienz der Thyroxintherapie belegen. Die pathophysiologischen Vorstellungen und die epidemiologischen Daten allerdings stützen diese Empfehlung der alleinigen Iodidprophylaxe.

Zusammenfassung

Die TSH-Suppression mit Levothyroxin war über viele Jahre die einzig anerkannte Therapie einer Iodmangelstruma. In den letzten Jahren ist dieses Therapiekonzept aber in Frage gestellt worden. Es hat sich nämlich gezeigt, daß TSH allein nicht Wachstum und Funktion stimuliert, sondern daß lokale Wachstumsfaktoren in der Schilddrüse in Abhängigkeit von dem intrathyreoidalen Iodgehalt das Wachstum der Schilddrüse regulieren. In klinischen Studien sowie tierexperimentellen Untersuchungen konnte gezeigt werden, daß die schnellen Volumenänderungen unter einer TSH-Suppression im wesentlichen nur auf den Rückgang der hypertrophen, nicht aber der hyperplastischen Veränderungen zurückzuführen sind. Die ausreichende Iodidsubstitution hingegen scheint beides, Hypertrophie und Hyperplasie zumindest der jugendlichen Struma, erfolgreich zu behandeln. Eine bisher nicht gelöste Frage ist, ob die hyperplastischen Veränderungen bei länger bestehenden Strumen beim Erwachsenen überhaupt noch einer konservativen Therapie zugänglich sind oder ob hier nur ein Verhindern eines weiteres Wachstums durch eine Iodidsubstitution möglich ist. Kalte Knoten sind keiner medikamentösen Therapie zugänglich, die Indikation zur Behandlung jedoch ist die Vermeidung weiterer Knotenbildungen.

Literatur

[1] Buckels, J. A. C., A. M. C. Webb, A. Rhodes: Is paroxysmal thyroid swelling due to phaeochromocytoma a forgotten physical sign? British Med. J. *287* (1983) 1206–1207.

[2] Dumont, J. E., C. Maenhaut, I. Pirson, M. Baptist, P. P. Roger: Growth factors controlling the thyroid gland. In: D. M Robertson A. C. Herington (guest eds.): Bailliere's Clinical Endocrinology and Metabolism: Growth factors in endocrinology, pp. 727–754. Bailliere Tindall, London – Philadelphia – Sydney – Tokyo – Toronto 1991.

[3] Edmonds, C.: Treatment of sporadic goitre with thyroxine. Clin. Endocrinol (Oxf.) *36* (1992) 21–23.

[4] Gharib, H., E. M. James, J. W. Charboneau, J. M. Naessens, K. P. Offord, C. A. Gorman: Suppressive therapy with levothyroxine for solitary thyroid nodules. A double-blind controlled clinical study. N. Engl. J. Med. *317* (1987) 70–75.

[5] Gärtner, R.: Strumatherapie mit Schilddrüsenhormon oder Iodid? DMW *112* (1987) 987–989.
[6] Gärtner, R.: Thyroxine treatment of Benigne Goiter. Acta med. Austriaca *21* (1994) 44–47.
[7] Greer, M. A., E. B. Astwood: Treatment of simple goiter with thyroid J. Clin. Endocrinol. Metab. *13* (1953) 1312–1331.
[8] Greer, M. A., H. Studer, J. W. Kendall: Studies on the pathogenesis of colloid goiter. Endocrinol *81* (1967) 623–632.
[9] Gutekunst, R., H. Smolarek, U. Hasenpusch, P. Stubbe, H. J. Friedrich, W. G. Wood, P. C. Scriba: Goiter epidemiology: thyroid volume, iodine excretion, thyroglobulin and throtropin in Germany and Sweden. Acta Endocrinol *112* (1986) 484–501.
[10] Gutekunst, R., P. C. Scriba: Goiter and iodine deficiency in Europe. The European Thyroid Association report as updated in 1988. J. Endocrinol. Invest. *12* (1989)209–220.
[11] Hampel, R., Th. Kühlberg, K. Klein, J.-U. Jerichow, E.-G. Pichmann, V. Clausen, I. Schmidt: Medizinische Klinik *90* (1995) 324–329.
[12] Hintze, G., D. Emrich, J. Köbberling: Treatment of endemic goitre due to iodine deficiency with iodine, levothyroxine or both: results of a multicentre trial. Europ. J. Clin. Invest. *19* (1989) 527–534.
[13] Leisner, B., B. Henrich, D. Knorr, R. Kantlehner: Effect of iodide treatment on iodine concentration and volume of endemic non-toxic goitre in childhood. Acta Endocrinol *108* (1985) 44–50.
[14] Marine, D., W. W. Williams: The relation of iodin to the structure of the thyroid gland. The Archives of Internal Medicine *I* (1906) 349–383.
[15] Reverter, J. L., A. Lucas, I. Salinas, L. Audi, M. Foz, A. Sanmarti: Suppressive therapy with levothyroxine for solitary thyroid nodules. Clin. Endocrinol. (Oxf.) *36* (1992) 25–28.
[16] Scriba, P. C., et al.: Schilddrüsenfunktionsdiagnostik und die Diagnose von Schilddrüsenkrankheiten. Empfehlungen der Sektion Schilddrüse der Deutschen Gesellschaft für Endokrinologie. Int. Welt *8* (1985) 50–57, 78–86.
[17] Sriba, P. C., R. Gärtner, A. E. Heufelder: Kontroversen in der Behandlung benigner Schilddrüsenerkrankungen. Internist *35* (1994) 346–354.
[18] Stübner, D., R. Gärtner, W. Greil, K. Gropper, G. Brabant, W. Permanetter, K. Horn, C. R. Pickardt: Hypertrophy and hyperplasia during goitre growth and involution in rats-separate bioeffects of TSH and iodine. Acta. Endocrinol. *116* (1987)537–548.
[19] Studer, H., H. J. Peter, H. Gerber: Natural heterogeneity of thyroid cells: The basis for understanding thyroid function and nodular goiter growth. Endocrine Reviews *10,2* (1989) 125–135.
[20] Ziegler, R., C. R. Pickardt, R. P. Willig: Rationelle Diagnostik in der Endokrinologie. pp 42–78. Hrsg. Deutsche Gesellschaft für Endokrinologie. Georg Thieme Verlag Stuttgart – New York 1993.

Diskussion

Hehrmann:
Was ist die Logik hinter der Unterscheidung einer prophylaktisch-substitutiven Iodiddosis bis zu 200 μg von einer therapeutischen Dosis von 500 μg. Wo ist der Vorteil von 500 μg gegenüber 200 μg Iodid ohne Inkaufnahme unerwünschter Effekte?

Gärtner:
Ich habe das vielleicht nicht expressis verbis gesagt, aber im Laufe der Dias sind die 500 µg verschwunden und es waren nur noch 200 µg da, weil die Substitution sicher effizienter ist, und die höheren Dosen eher gefährlich sind und nicht mehr bringen. Das heißt, die Schilddrüse kann nicht mehr aufnehmen. Das war also primär die Vorstellung, daß in München etwa 150 µg Iod pro Gramm in der Schilddrüse waren, d.h. also 700 bis 800 µg gefehlt haben pro Gramm Schilddrüsengewebe und deswegen kalkuliert worden ist, wir brauchen schneller ausreichend Iod. Aber das ist sicher etwas, was gedanklich zwar richtig sein mag, es sich aber in der Praxis nicht bestätigt hat.

Schwedes:
Herr Gärtner, ich habe auch noch mal eine Frage zur Substitution mit Iodid. Sie wollen mit 200 µg substituieren. Wir haben aber, wie wir heute früh gelernt haben, 60 bis 80 µg pro Tag in der Nahrung, damit sind wir ja schon über dem physiologischen Bereich oder nicht?

Gärtner:
Also ich glaube, das sind Spitzfindigkeiten. 200 bis 300 µg ist das, was der Mensch braucht, und ob es jetzt 260 oder 280 µg sind, ist völlig egal.

Welche Patienten mit Strumen bzw. nach einer Schilddrüsen-Operation sollten mit Thyroxin und nicht mit iodhaltigen Präparaten behandelt werden?

M. Grußendorf

Historisches

Die Therapie der Struma im Iodmangelgebiet Deutschland hat sich in den letzten 10 Jahren grundlegend gewandelt. Anfang der siebziger Jahre hat man (nachdem mit dem TRH-Test jetzt ein Maß für den thyreotropen Stimulus verfügbar war) die auf den ersten Blick logische Schlußfolgerung gezogen, daß das Ziel einer Strumabehandlung unbedingt die komplette Suppression von TSH im TRH-Test sein mußte [7]. Noch im Jahre 1986 schrieb C. R. Pickardt, daß die „Standardtherapie der Struma des Erwachsenen die Schilddrüsenhormon-Behandlung in TSH suppressiver Dosis" sei [8]. Durch die damals schon begonnenen tierexperimentellen Untersuchungen insbesondere von Gärtner (die im vorangegangenen Beitrag ausführlich dargestellt wurden) kam es zu einer „erdrutschartigen" Umorientierung der wissenschaftlichen Thyreologie in den letzten 10 Jahren: Iodid sollte jetzt das Therapeutikum der ersten Wahl bei der Behandlung einer Iodmangelstruma sein. Für den Einsatz von Schilddrüsenhormonen gibt es jetzt nur noch eine relativ kleine Indikationsliste (s. Tabelle 1) die im folgenden diskutiert werden soll.

Tabelle 1

Absolute Indikationen für die Behandlung mit Thyroxin (und nicht mit Iodid oder Iodid + Thyroxin) bei Patienten mit

- Z. n. Schilddrüsenoperation, sehr kleine Schilddrüsenreste, Hypothyreose (Ausnahme: Schwangerschaft)
- differenziertem Schilddrüsenkarzinom in der Nachsorge
- mit Struma und latenter oder manifester Hypothyreose
- mit Struma und hoch titrigen Antikörpern (auch in der Schwangerschaft!)
- bekanntem Morbus Basedow in Remission, deren Struma an Größe zunimmt (auch in der Schwangerschaft!)

Relative Indikation für die Bevorzugung von Thyroxin bei

- Patienten mit Strumen mit kompensierten Autonomien, die an Größe zunehmen
- Patienten mit Strumen und mittelhoch titrigen Antikörpern und/oder ausgeprägter diffuser Echoarmut im Sonogramm
- Patienten mit Strumen, die überprüfbar iodhaltige Präparate nicht vertragen.

Indikation zur Therapie mit Thyroxin bei Patienten mit Schilddrüsenerkrankungen

Es gibt heute nur noch 3 Patientengruppen, bei denen die Therapie mit Thyroxin für vertretbar gehalten wird:

1) Patienten mit zu wenig funktionierendem Schilddrüsengewebe

2) Patienten mit ausgeprägter Autoimmunthyreopathie

3) Patienten mit Schilddrüsenautonomien.

ad 1: Es steht außer Frage, daß Patienten, die nach einer ausgedehnten Strumaresektion nur noch kleine Schilddrüsenreste haben und daher *hypothyreot* sind, mit Schilddrüsenhormonen behandelt werden müssen, eine Iodidgabe wäre unsinnig. Dies gilt auch für Patienten mit *Hypothyreosen anderer Ursachen* (z. B. Zustand nach Radioiodtherapie, radiogene Hypothyreose, Autoimmunthyreopathie) und insbesondere in der Nachsorge des differenzierten Schilddrüsenkarzinoms, bei letzterem ist die Gabe von Iodid natürlich kontraindiziert.

ad 2: Die Frage der „richtigen" Therapie (Thyroxin versus Iodid) bei Patienten mit Autoimmunthyreopathie und *euthyreoter* Stoffwechsellage wird derzeitig sehr kontrovers diskutiert. Aus epidemiologischen Untersuchungen ist bekannt, daß die Inzidenz der Autoimmunthyreopathien nach Einführung genereller Nahrungsmitteliodierung bzw. nach prophylaktischen Iodgaben deutlich anstieg [2, 5, 12]. Im Tiermodell kann ebenfalls bei prädisponierten Tieren mit allerdings sehr hohen Ioddosen regelmäßig eine Autoimmunthyreoiditis ausgelöst werden (Übersichten bei [3, 9]). Es ist bisher nicht beschrieben, daß der Ausgleich des Iodmangels bei Patienten mit Autoimmunthyreoiditis diese verstärken und zu einer Schilddrüsendysfunktion führen kann, bei Patienten mit Morbus Basedow in Remission kann dies allerdings zu einer Exacerbation der Hyperthyreose führen. Dies wird in der folgenden Kasuistik beschrieben:

Kasuistik:	F. H. 35 Jahre alt, weiblich
Anamnese:	1984 M. Basedow, E0 Ib, IIb, Hyperthyreose, Therapie mit Thiamazol bis 1986, dann Remission
Befund:	(1987) Größenzunahme der Struma von 28 auf 38 ml; E0 Ia, IIa. Euthyreose
Labor:	(1987) T_4 8,3 µg%; T_3 1,6 ng/ml; TSH 1,3 mU/l; TRAK 14; MAK 2800
Verlauf:	daraufhin *Therapie mit Thyroxin 100 µg/d*, darunter (20. 12. 1988): T_4 11,1 µg%; T_3 1,7 ng/ml; TSH 0,2 mU/l; TRAK 12; MAK 2100

am 20. 12. 1988 *zusätzliche Gabe von Iodid 100 ug/d.* Nach 1 Woche *subjektiv Hyperthyreose*, daher WV: (10. 1. 89): T_4 16,9 µg %; T_3 3,2 ng/ml, TSH < 0,01 mU/l

Therapie: mit Thiamazol, später Radioiod

Aus diesem Grund sehen wir bei euthyreoten Struma-Patienten mit hochtitrigen Antikörpern oder einer immunogenen Hyperthyreose in der Anamnese von einer Iodidgabe ab und therapieren lediglich mit Thyroxin – dies gilt auch für schwangere Patienten.

ad 3: Ob die Gabe von 200 µg/d Iodid bei Patienten mit funktionell kompensierter Autonomie (TSH normal) tatsächlich eine Hyperthyreose auslösen kann, ist bis heute nicht geklärt und wird von vielen bezweifelt: Trotzdem geben wir solchen Patienten bei Wachstum der Struma sicherheitshalber Thyroxinpräparate, bis gesicherte Studien vorliegen.

Probleme bei der Therapie mit Thyroxin

Resorptionsstörungen

Weitgehend unbekannt ist, daß es (sehr selten) enterale Resorptionsstörungen für Schilddrüsenhormone gibt; wir haben eine hypothyreote Patientin beobachtet, die sowohl Thyroxin (3 000 µg/d) als auch T_3 (500 µg/d) nicht resorbierte und daher parenteral substituiert werden mußte [4]. Auch die Abhängigkeit der Resorption vom Fasergehalt der Ernährung wurde beschrieben [6], was eventuell bei Kostumstellungen bedeutsam sein kann.

Nebenwirkungen

Während man früher die Gabe auch von hohen Thyroxindosen für unbedenklich hielt und daher (wie oben erwähnt) für die optimale Behandlung der Struma eine komplette Suppression von TSH im TRH-Test forderte [7, 8], wird dies in letzter Zeit ebenfalls kritischer gesehen: Es wurde unter der hochdosierten Thyroxin-Therapie sowohl eine Einschränkung der kardialen Funktionsreserve eindeutig nachgewiesen [1] als auch eine deutlich vermehrte Häufigkeit von Vorhofflimmern bei Patienten mit supprimiertem TSH beschrieben [10]. Die früher postulierte erhöhte Osteoporoserate unter Thyroxin-Therapie wurde in letzter Zeit widerlegt: lediglich bei postmenopausalen Frauen wurde eine signifikant niedrigere Knochendichte unter voll suppressiver Thyroxin-Therapie nachgewiesen [11]. Aus diesem Grund sollte der TSH-Wert unter der Schilddrüsenhormontherapie nicht unter 0,3 mU/l liegen (optimaler Bereich 0,3 – 0,6 mU/l).

Verschreibungspraxis in Deutschland

Zusammenfassend muß man konstatieren, daß heute eine pathophysiologisch begründete Thyroxin-Therapie nur noch bei ca. 5 % der Patienten mit Schilddrüsenerkrankungen erforderlich ist; Tabelle 2 zeigt jedoch, daß Thyroxin immer noch mit weitem Abstand am häufigsten verschrieben wird. Dies ist sicher die Folge der historischen Entwicklung (s. o.) und wird sich erfahrungsgemäß nur langsam ändern. Zu berücksichtigen ist auch, daß die in dieser Thematik hochspezialisierten Thyreologen beim Symposium „Schilddrüse 1977“ genauso fest von der Richtigkeit der voll suppressiven Thyroxin-Therapie überzeugt waren wie jetzt („Schilddrüse 1997“) von der Iodidtherapie, so daß sich die Frage stellt, was im Jahre 2017 noch von den uns jetzt richtig erscheinenden pathophysiologischen Überlegungen übrig bleiben wird.

Tabelle 2 Verschreibungspraxis in Deutschland 1997 (nach Auskunft der Pharmaindustrie)

Reine Thyroxinpräparate	60 %
Reine Iodidpräparate	20 %
Kombinationen Iod + Thyroxin	20 %

Literatur

[1] Biondi, B., S. Fazio, A. Cuocolo et al.: Impaired cardiac reserve and exercise capacity in patients receiving long-term thyrotropin suppressive therapy with levothyroxine. J. Clin. Endocrinol. Metabol. *81* (1996) 4224.

[2] Boukis, M.A., D.A. Koutras, A. Souvatzoglou et al.: Thyroid hormone and immunological studies in endemic goiter. J. Clin. Endocrinol. Metabol. *57* (1983) 859.

[3] Brown, T.R., N. Bagchi: The role of iodine in the development of autoimmune thyroiditis. Intern. Rev. Immunol. *9* (1992) 167.

[4] Grussendorf, M., D. Wassenberg, G. Bremer et al.: Complete inhibition of intestinal absorption of Thyroxine and Triiodothyronine in a hypothyroid patient infected with Giardia Lamblia. Ann. Endocrinol. *52, 1* (1991) 16.

[5] Harach, H.R., D.A. Escalante, A. Onativia et al.: Thyroid carcinoma and thyroiditis in an endemic goiter region before and after iodine prophylaxis. Acta endocrinol. *108* (1985) 55.

[6] Liel, Y., I. Harmann-Boehm, S. Shany: Evidence for a clinical important adverse effect of fiber – enriched diet on the bioavibility of Levothyroxine in adult hypothyroid patients. J. Clin. Endocrinol. Metabol. *80* (1996) 857.

[7] Pickardt, C.R., F. Erhardt, K. Horn et al.: Kontrolle der Schilddrüse-Hormonbehandlung der blanden Struma durch Bestimmung der Serum TSH Spiegel nach TRH-Belastung. Klin. Wochenschr. *50* (1972) 1138.

[8] Pickardt, C.R.: Therapie der Iodmangelstruma. Dtsch. Med. Wochenschr. *11* (1986) 1810.

[9] Rendl, J., W. Börner: Iod und Autoimmunthyreoiditis. Nuklearmediziner *3, 16* (1993) 209.

[10] Sawin, C.T., A. Geller, P.A. Wolf et al.: Low serum thyrotropin concentrations as a risk for atrial fibrillation in older persons. N. Engl. J. Med. *331* (1994) 1249.

[11] Uzzan, B., J. Campos, M. Cucherat et al.: Effects on bone mass of long term treatment with thyroid hormones: a meta-analysis. J. Clin. Endocrinol. Metabol. *81* (1996) 4278.
[12] Weaver, D.K., R.H. Nishiyami, W.D. Burton et al.: Surgical thyroid disease: A survey before and after iodine prophylaxis. Arch. Surg. 92 (1966) 796.

Diskussion

Buchali:
Herr Grußendorf hat die Verteilung der Medikation angegeben und auch über die Faktoren dazu berichtet, die eigentlich historisch bedingt sind. Vor zwei Jahren haben wir uns hier aber geeinigt, daß man einen Patienten, der gut läuft, z. B. unter L-Thyroxin-Medikation, nicht unbedingt umstellen müßte. Ich weiß nicht, wie Ihre Stellungnahme jetzt dazu ist.

Grußendorf:
Meine persönliche Stellungnahme ist durchaus, wenn es gut läuft und er damit zufrieden ist, daß ich ihn lasse. Die offizielle Stellungnahme haben Sie gehört, nach ein bis zwei Jahren Thyroxin sollte man ihn auf Iodid umstellen. Jeder weiß, was das bedeutet, einen Patienten auf ein neues Präparat umzustellen, so daß ich der Meinung bin, daß man das individuell gestalten soll. Sie sehen, daß das wachsweich ist, und das entspricht eben der Diskrepanz zwischen den 60 % (tatsächliche Anwendung) und den 5 % („wissenschaftliche“ Indikation zur Thyroxin-Therapie).

Scriba:
Nur damit es nicht untergeht: besteht Einigkeit bei den Referenten und dem Saal, daß niemand gezeigt hat, daß nach mehr als 6 Monaten Therapie noch eine weitere Verkleinerung zu erreichen ist? Ist das korrekt, oder gibt es da Widerspruch?

Hehrmann:
Ich habe noch eine kurze Bemerkung zum Vortrag Grußendorf und wenn ich darf, möchte ich noch eine Folie zeigen. Herr Grußendorf hat ja heute morgen schon und jetzt auch wieder honorigen Mitgliedern dieser Schilddrüsenfamilie ihre nicht mehr haltbaren Äußerungen von vor zwanzig Jahren unter die Nase gerieben, und es ist ja ganz selbstverständlich, wir leben im Zeittempo. Die Halbwertszeit des Wissens beträgt 7 bis 10 Jahre, und dazu gibt es ein schönes literarisches Zitat, was ich Ihnen nicht vorenthalten will. Aus den Geschichten von Herrn Keuner von Bertolt Brecht heißt es: „woran arbeiten Sie“, wurde Herr Keuner gefragt, er antwortete: „ich habe viel Mühe, ich bereite meinen nächsten Irrtum vor“.*

* Bertolt Brecht: Geschichten des Herrn Keuner z. B. Frankfurt a. Main 1979, S. 13, „Mühsal der Besten“.

Therapie der Iodmangelstruma – Stellenwert der Kombinationstherapie

G. Hintze

Einleitung

Die Therapie der euthyreoten Iodmangelstruma hat sich während der letzten Jahre geändert [1]. An die Seite der bis vor kurzem vorherrschenden alleinigen Therapie mit Levothyroxin ist die alleinige Iodgabe sowie die Möglichkeit einer Kombinationstherapie von Levothyroxin und Iod getreten. Dabei wird Levothyroxin als Monotherapie so dosiert, daß TSH nicht supprimiert ist. Vielmehr wird ein TSH-Spiegel im unteren Grenzbereich angestrebt. Die Iodmonotherapie stellt die physiologischste Vorgehensweise dar, ist doch der alimentäre Iodmangel die Hauptursache für die Entwicklung der Struma. Zur Kombinationsbehandlung werden 75–150 µg Levothyroxin mit 100–200 µg Iod kombiniert und gleichzeitig verabreicht.

Vorliegene Untersuchungen

Eine Reihe Studien zu den genannten drei Therapieverfahren wurden während der vergangenen 10 Jahre publiziert. [2–7, 11–14] Bei allen diesen Untersuchungen war die entscheidende Fragestellung, welches der Therapieverfahren die sinnvollste Vorgehensweise darstellt, d.h. ob eines der Therapieverfahren zu einer stärkeren Strumaregression führt.

Bereits 1983 publizierten Schumm et al. [2] eine Arbeit bei 53 Patienten mit sonographisch diffuser Struma, die prospektiv über 12 Monate entweder mit 100 µg Iod, mit 100 µg Levothyroxin oder mit einer Kombination aus 100 µg Iod und 100 µg Levothyroxin behandelt wurden. Während in der erstgenannten Gruppe keine Änderung der Schilddrüsengröße zu verzeichnen war, war bereits nach 6 Monaten in Gruppe 2 eine Abnahme um rund 20 % und in Gruppe 3 eine Abnahme um rund 30 % zu dokumentieren. Eine 1986 publizierte Arbeit von Koutras et al. [3] bei 100 Erwachsenen, die in einer offenen, prospektiven Untersuchung verschiedene Therapiemöglichkeiten (einschließlich Placebo) über einen sechsmonatigen Zeitraum verglichen, ergab die beste Rückbildung unter 150 µg Levothyroxin und 150 µg Iod in Kombination (ca. im Mittel 29,7 %). Die alleinige Iodzufuhr mit 300 µg Kaliumiodid führte nur zu einer Abnahme um 19,9 %. In der 1988 publizierten Arbeit von Pfannenstiel [4] wurde ebenfalls eine Therapie mit 150 µg Levothyroxin der Kombinationstherapie mit 100 µg Levothyroxin und 100 µg Iodid gegenübergestellt. In dieser prospektiven, offenen Untersuchung bei 74 Erwachsenen wurde in der Therapiegruppe, die die Kombination erhielt, eine Abnahme der Strumagröße um im Mittel 30,3 % verzeichnet, während in der erstgenannten Gruppe nur eine Abnahme von 25,2 % dokumentiert wurde.

Die umfangsreichste bisher vorliegende Untersuchung zu diesem Thema wurde von unserer Arbeitsgruppe 1989 vorgelegt [5]. Sie basierte auf zwei früheren Untersuchungen an jeweils kleineren Patientengruppen. Dabei wurden in einer prospektiven, doppelt-blinden und randomisierten Untersuchung insgesamt 166 Patienten mit sonographisch diffuser Struma entweder einer Medikation mit 150 µg Levothyroxin pro Tag (Gruppe A), oder einer Medikation mit 400 µg Iod pro Tag (Gruppe B), oder einer Kombinationstherapie aus 75 µg Levothyroxin und 200 µg Iod pro Tag (Gruppe C) zugeführt. Die Patienten nahmen die Medikation über 8 Monate ein. In Gruppe A war eine Abnahme um 32,1 % zu erzielen, in Gruppe B um 37,3 % und in Gruppe C um 38,7 %. Zwar war der Unterschied zwischen diesen drei Therapiegruppen nicht statistisch signifikant, dennoch bestätigte sich hier, wie auch in früheren Untersuchungen, ein tendenziell stärkerer Rückgang der Schilddrüsengröße bei der Kombinationstherapie. Im Auslaßversuch wiederum war in der Gruppe A nach vier weiteren Monaten nur noch eine geringe Verminderung der Schilddrüsengröße (um –12 %) gegenüber dem Ausgangswert zum Zeitpunkt 0 zu verzeichnen, während in Gruppe B der Therapieerfolg mit –32,5 % erhalten werden konnte, und auch in Gruppe C mit –26,3 % (verglichen mit dem Ausgangswert) nur eine geringe Wiederzunahme der Schilddrüsengröße dokumentiert wurde. Interessanterweise war in der mit Iod therapierten Gruppe nur eine geringe Reduktion des TSH-Spiegels zu verzeichnen. Dies bedeutet, daß der identische Therapieerfolg wie in den beiden anderen Gruppen erzielt werden konnte, ohne daß TSH vermindert oder gar supprimiert war.

Eine vor einem Jahr publizierte Arbeit von Grußendorf [6] stellte die Kombinationstherapie aus 75–150 µg Levothyroxin und 150 µg Iod über 36 Wochen einer Therapie mit 75–150 µg Levothyroxin in individueller Dosis gegenüber. Therapieziel bei der letztgenannten Patientengruppe war es, den TSH-Spiegel zwischen 0,3–0,6 mU/l zu halten. Interessant ist die Studie deswegen, weil alle 94 Patienten bereits eine Levothyroxin-Vortherapie erhalten hatten. Dennoch war in der erstgenannten Gruppe eine Abnahme der Strumagröße um 18,5 % und in der Levothyroxin-Monotherapie-Gruppe eine Abnahme um 16,8 % zu erzielen. Dieser Unterschied ist ebenfalls nicht signifikant. Auch eine vor einigen Monaten publizierte Arbeit von Peters et al. [7] bei Patienten mit sonographisch diffuser Struma bestätigte die Effektivität der Kombinationstherapie. Die Autoren verglichen eine Levothyroxin-Monotherapie in TSH-suppressiver Dosis (Gruppe 1, TSH 0,1–0,3 mU/l) mit der alleinigen Gabe von 400 µg Iod (Gruppe 2) und mit der Kombinationstherapie aus 100 µg Iod und 100 µg Levothyroxin täglich (Gruppe 3). Nach 6 Monaten war in der erstgenannten Gruppe eine Größenreduktion um 39 % zu erzielen, verglichen mit 34 % in Gruppe 2 und ebenfalls 39 % in Gruppe 3. Auch dies war nicht signifikant unterschiedlich.

Von entscheidender klinischer Bedeutung ist die Frage, wieviel der in einer Kombinationstherapie zugeführten Ioddosis der Schilddrüse zugeführt wird. Aus diesem Grunde ist die 1991 publizierte Arbeit von Saller et al. [8] von besonderem Interesse. Die Autoren verglichen bei insgesamt 20 Patienten mit einer sonographisch diffusen Struma den intrathyreoidalen Iodgehalt bei einer viermonatigen Therapie mit entweder 100 µg Levothyroxin und 100 µg Iod in Kombination oder einer Iodmonotherapie mit 500 µg Iod täglich. Die prospektiv und doppelt-blind angelegte Untersuchung bestätigte anhand des fluoreszenzszintigraphisch bestimmten intrathyreoidalen Iodgehaltes, daß erwartungsgemäß bei einer Iodmonotherapie ein starker und in jedem Fall signifikanter Anstieg der intrathyreoidalen Iodkonzentration zu dokumentieren war. Hingegen war bei Patienten mit einer Kombinationstherapie kein Anstieg zu verzeichnen. In manchen Fällen war nach einer vorangegangenen Iodmonotherapie sogar ein Rückgang des intrathyreoidalen Iodgehaltes festzustellen. Dennoch meinen die Verfasser, daß im Vergleich zu einer Levothyroxinmonotherapie der Kombinationstherapie der Vorzug zu geben ist, da – obwohl dies nicht anhand des intrathyreoidalen Iodgehaltes belegt werden konnte – eine weitere Verarmung des intrathyreoidalen Iodpools vermieden werden kann. Ferner kommen sie zu dem Schluß, daß der therapeutische Effekt einer Kombinationstherapie dadurch gesteigert werden kann, daß höhere Ioddosen und niedigere Levothyroxinmengen als Kombination verabreicht werden.

Vor- und Nachteile der verschiedenen Therapieprinzipien

Die *Monotherapie mit Levothyroxin* ist, wie alle Untersuchungen bestätigt haben, therapeutisch effektiv und führt zu einer Reduktion der Strumagröße. Weitere Vorteile dieser Therapie sind, daß es keine Auslösung iodinduzierter Hyperthyreosen gibt, Autoimmunphänomene nicht induziert werden und in vergangenen Jahrzehnten hinreichend Erfahrungen mit der Dosierung von Levothyroxin gesammelt werden konnten. Ein Nachteil ist jedoch, daß es sich um eine wenig physiologische Vorgehensweise handelt. Es wird die Hypertrophie, nicht die Hyperplasie der Thyreozyten beseitigt. Levothyroxin soll bei Schwangeren nicht als Monotherapie verabreicht werden, da die Substanz nach derzeitiger Kenntnis nicht plazentagängig ist. Darüber hinaus wurden bei TSH-suppressiver Dosis eine Zunahme der Osteoporose und ein Anstieg der Frakturrate beschrieben. Eine zu hohe Dosierung von Levothyroxin birgt darüber hinaus die Gefahr, zum Krankheitsbild der Hyperthyreosis factitia zu führen.

Hingegen ist die *Iodmedikation* pathophysiologisch sinnvoll. Sie führt zu einer sicheren Beseitigung des kausalen intrathyreoidalen Iodmangels. Über eine Hemmung lokaler Wachstumsfaktoren kommt es auch zu einer Beendigung der Hyperplasie der Thyreozyten. Darüber hinaus wird eine gewisse Wirkung auf die TSH-Konzentration und somit auch eine Verminderung der Hypertrophie angenommen. Wesentliche Nachteile sind die immer wieder diskutierten Fragen der Möglichkeit einer Verschlimmerung oder gar Auslösung von Autoimmunphänomenen der Schilddrüse. Die in Deutschland am umfangreichsten diskutierte Frage ist das Risiko der Auslösung einer iodininduzierten Hyperthyreose. Nach dem derzeitigen Kenntnisstand wird jedoch in der üblicherweise empfohlenen Dosis von 200–400 µg nur in geringem Ausmaß ein Anstieg der Hyperthyreoserate zu erwarten sein. So zeigten Schneider et al. 1992 [9], daß selbst bei Vorliegen einer signifikanten Autonomie die Gabe von 200 µg Iod täglich nur bei rund 5 % der Patienten einen Anstieg der Schilddrüsenwerte erwarten läßt. Die Autoren stellten darüber hinaus fest, daß es sich bei diesen „Risikopatienten“ um Personen mit klinisch relevanter Autonomie handelt, d.h. Technetium-Uptake unter Suppressionsbedingungen von über 3 %. Die *Kombinationstherapie* vereint grundsätzlich die genannten Vor- und Nachteile der Monotherapie. Aufgrund der geringen Dosierung der Einzelsubstanzen ist das individuelle Nebenwirkungsrisiko aber geringer als bei einer Monotherapie.

Therapieempfehlungen

Auf der Grundlage der vorliegenden Studien hat die Sektion Schilddrüse vor kurzem Therapieempfehlungen publiziert [10], die als mögliche Indikationen einer Kombinationstherapie folgende Patientengruppen benennen:

Bei jüngeren Erwachsenen mit einer Struma diffusa gilt zwar die Iodmonotherapie als die physiologischste Vorgehensweise, jedoch wird eine vergleichbare Volumenreduktion durch eine Levothyroxinmonotherapie oder eine Kombinationstherapie erzielt. Einen höheren Stellenwert hat die Kombinationstherapie bei Personen im höheren Lebensalter (z.B. über 40 Jahren). Hier wird man in aller Regel mit der Iodmonotherapie bis zum Vorliegen weiterer Erfahrungen noch zurückhaltend sein, weswegen die Kombinationstherapie aus Levothyroxin und Iod sowie die Levothyroxin-Monotherapie zu bevorzugen sind. Gerade bei dieser Personengruppe ist die Kombinationstherapie durchaus pathophysiologisch begründet, sie ist effektiv und nebenwirkungsarm.

Einen sicher hohen Stellenwert hat die Kombinationstherapie bei schwangeren Patientinnen. Hier soll Levothyroxin nicht als Monotherapie durchgeführt werden, andererseits besteht bei vielen Kollegen die Furcht vor der Auslösung von Autoimmunphänomenen bei zu hoher Ioddosis. Aus diesem Grunde wird bei diesem Patientenkreis häufig die Kombinationstherapie als Therapie der Wahl empfohlen.

Besteht eine Struma nodosa, so kommen ebenfalls alle drei genannten medikamentösen Therapieverfahren prinzipiell in Betracht, wenn eine Autonomie weitgehend ausgeschlossen ist. Allerdings wird in nicht wenigen Fällen keine Therapieindikation gestellt. Bei einer knotig umgewandelten Schilddrüse ist nach dem derzeitigen Kenntnisstand eine nennenswerte Verkleinerung der Strumagröße durch medikamentöse Verfahren nicht zu erzielen. Wird eine Therapieentscheidung gefällt, stellt auch hier die Kombinationstherapie eine sinnvolle Maßnahme dar, da sie über das geringste Risikoprofil verfügt.

Die Therapie mit Levothyroxin alleine oder in Kombination sollte für max. zwei Jahre durchgeführt werden. Eine weitere strumaverkleinernde Wirkung der Levothyroxinmedikation ist nach diesem Zeitpunkt nicht zu erwarten. Daher sollte nach dem Therapieerfolg eine prophylaktische Iodsupplementierung (z.B. 200 µg Iod täglich) vorgenommen werden.

Eine weitere mögliche Indikation der Kombinationstherapie besteht bei Patienten nach nicht radikal durchgeführter Schilddrüsenresektion. Besteht keine oder nur eine geringe Hypothyreose, kann eine Kombination verabreicht werden. Dabei führt der Levothyroxinanteil zu einer Normalisierung eines beispielsweise gering erhöhten TSH-Wertes, der ausreichend hoch dosierte Iodanteil zu einer Beseitigung des Iodmangels und Abnahme der Follikelproliferation.

Literatur

[1] Hintze, G., J. Köbberling: Iodine vs Thyroxine. A changing concept of therapy in endemic goiter? Klin. Wschr. *65* (1987) 583–589.

[2] Schumm, P.-M., K.H. Usadel, P.H. Althoff, W.D. Strohm, P.D. Maul, K. Schöffling: Strumalangzeittherapie mit Thyroxin und Iodid. Inn. Med. *10* (1983) 203–207.

[3] Koutras, D.A., K.S. Karaiskos, G.D. Piperingos, J. Kitsopanides, M.A. Boukis, D. Makriyannis, A. Souvatzoglou, J. Sfontouris, K. Evangelopoulou, S.D. Moulopoulos, K. Katsouyanni, D. Trichopoulos: Treatment of endemic goitre with iodine and thyroid hormones, alone or in combination. Endocrinol. Experiment. *20* (1986) 57–65.

[4] Pfannenstiel, P.: Therapie der endemischen Struma mit Levothyroxin und Iodid. Dtsch. med. Wschr. *113* (1988) 326–331.

[5] Hintze, G., D. Emmerich, J. Köbberling: Treatment of endemic goitre due to iodine deficiency with iodine, levothyroxine or both: results of a multicentre trial. Europ. J. clin. Invest *19* (1989) 527–534.
[6] Grußendorf, M.: Therapie der euthyreoten Iodmangelstruma. Wirksamkeit der Kombination aus L-Thyroxin und 150 µg Iodid im Vergleich zu Mono-L-Thyroxin. Med. Klin. *91* (1996) 489–493.
[7] Peters, H., D. Hackel, H. Schleusener: Behandlung der euthyreoten Struma. Vergleichbare Volumenreduktion mit 400 µg Iodid, 100 µg Levothyroxin kombiniert mit 100 µg Iodid oder individuell dosiertem Levothyroxin. Med. Klin. *92* (1997) 63–67.
[8] Saller, B., R. Hoermann, M.M. Ritter, R. Morell, T. Kreisig, K. Mann: Course of thyroid iodine concentration during treatment of endemic goitre with iodine and a combination of iodine and levothyroxine. Acta Endocrinol. (Copenhagen) *125* (1991), 125–130.
[9] Schneider, D., K. Joseph, H. Höffken, H. Kümmel, R. Nebe, H.-J. Skamel, J. Stapp, U. Welcke: Werden Patienten mit funktioneller thyreoidaler Autonomie durch Optimierung der täglichen Iodzufuhr gefährdet? In: H.D. Röher, B. Weinheimer (Hrsg.): Therapie der Struma, S. 400–404. Walter de Gruyter, Berlin – New York 1992.
[10] Becker, W., H. Dralle, I. Esser, R. Gärtner, A. Grüters, R. Hehrmann, J. Herrmann, K. Horn, M. Hüfner, G. Kahaly, C.R. Pickardt, F. Raue, C. Reiners, H. Schicha, H. Schleusener, O. Schober, S. Schröder, P.C. Scriba: Diagnostik und Therapie von Schilddrüsenkrankheiten, Empfehlung zur Qualitätssicherung. Internist *38* (1997), 272–280.
[11] Olbricht, T., H.-G. Hoff, G. Benker, R. Wagner, D. Reinwein: Sonographische Volumetrie der Schilddrüse zur Verlaufskontrolle bei der Thyroxin- und Iodidbehandlung der blanden Struma. Dtsch. med. Wschr. *22* (1985), 863–866.
[12] Hotze, A., A. Bockisch, B. Briele, M. Horst, J. Ruhlmann, H.J. Biersack: Therapie der Iodmangelstruma mit Levothyroxin und einer Kombination aus Iodid und Levothyroxin. Nuc. Compact *20* (1989) 166–170.
[13] Feldkamp, J., T. Seppel, M. Mühlmeyer, A. Becker, R. Santen, R. Schlaghecke, F.A. Horster: Therapie der endemischen Struma mit Iodid oder L-Thyroxin bei älteren Patienten. Dtsch. med. Wschr. *121* (1996), 1587–1591.
[14] Leisner, B., B. Henrich, D. Knorr, R. Kantlehner: Effect of iodide treatment on iodide concentration and volume of endemic non-toxic goitre in childhood. Acta Endocrinol. (Copenhagen) *108* (1985) 44–50.

Diskussion

Herrmann:
Warum soll nach den Empfehlungen der Sektion Schilddrüse bei über 40jährigen Patienten nicht mit Iodid begonnen werden sondern mit Thyroxin? Der Ausschluß von Autonomien (Sonographie, Szintigramm) sollte sicher auch in dieser Altersgruppe vor der Verordnung von T_4 oder Iodid stehen.

Hintze:
Herr Herrmann, ich habe mich hier bezogen auf eine Empfehlung der Sektion Schilddrüse. Sie haben natürlich vollkommen recht, daß wir bei Patienten im Alter von über 40 Jahren zunächst eine Diagnostik durchführen sollten, inwieweit eine Autonomie relevanten Ausmaßes vorliegt. Ich stimme Ihnen zu:

wenn nach allen uns zur Verfügung stehenden klinischen oder sonstigen Parametern eben keine relevante Autonomie besteht, dann könnte man durchaus eine der anderen Therapieverfahren, z. B. auch eine Iod-Monotherapie, durchführen. Ich kann mir aber vorstellen, daß die so fixierten Empfehlungen auch unter dem Aspekt entstanden sind, daß man eine gewisse Scheu hat, normativ vielleicht der Iodtherapie auch bei älteren Patienten die Möglichkeit einzuräumen, um nicht doch möglicherweise mal eine Hyperthyreose dadurch auszulösen. Nur, dies ist gerade eine Patientengruppe, bei der ich mich durchaus mit der Kombinationstherapie anfreunden könnte.

Müller:
Frage bzw. Kommentar an Herrn Hintze oder an alle: Sie haben es gezeigt, Herr Hintze. Der Widerspruch, den Herr Herrmann schon aufgedeckt hat, warum man über 40jährige nun nicht mit Iodid behandelt, wird bei diesen Empfehlungen durch das Argument verstärkt, daß dann nach zwei Jahren aufgehört werden soll, und diese Älteren dann doch wieder mit 200 μg Iodid behandelt werden. Das steht da drin, und das ist ein gewisser Widerspruch.

Gärtner:
Das wesentliche Problem ist, daß man sich bei einem 40jährigen wirklich fragen muß, ob die Therapie überhaupt sinnvoll ist. Das heißt, kann eine 40 Jahre bestehende zum Teil fibrös umgewandelte Drüse überhaupt noch kleiner werden, medikamentös? Und ich glaube, man sollte eigentlich akzeptieren, daß das nicht möglich ist.

Studie zum Ausmaß der TSH-Suppression und Volumenreduktion bei der Therapie der endemischen Struma im Iodmangelgebiet durch Thyronajod® und Jodthyrox®

B. Klemenz, H. Wieler, G. Kahaly, P. Willkomm, J. Ruhlmann

Einleitung

Die Kombinationstherapie der endemischen Struma im Iodmangelgebiet hat vor dem pathogenetischen Hintergrund einer Schilddrüsen-(SD)-Hyperplasie und -Hypertrophie in den letzten Jahren zunehmend an Bedeutung gewonnen [1, 2, 4, 5, 9, 11]. Gegenüber einer kompletten TSH-Suppression vermeidet man mit einer substitutiven Levothyroxin-(LT_4)-Dosierung die iatrogene subklinische Hyperthyreose mit konsekutiver Iodverarmung der SD [2, 6] und potentiellen Organdysfunktionen (Osteoporose, Herzrhythmusstörungen) [16]. Durch die zusätzliche Iodidapplikation in relativ niedriger Dosierung sind iodinduzierte Hyperthyreosen und die Induktion autoimmunologischer Phänomene unwahrscheinlich [7, 10, 15]. Ziel dieser randomisierten Multicenter-Studie war es, das Ausmaß der TSH-Suppression und Größenreduktion der endemischen Struma im Iodmangelgebiet nach 12wöchiger Kombinationstherapie mit gewichtsangepaßter LT_4-Dosis gegenüber einem fixen Kombinationspräparat zu untersuchen.

Material und Methoden

105 Patienten (64 m/41 w) mit euthyreoter Struma diffusa schlossen die Studie nach 12 Wochen ab. Nach Randomisierung erhielten die Patienten der *Gruppe A* täglich eine körpergewichtsadaptierte LT_4-Dosis von 1,4 µg/kg KG (<55 kg, n = 6: 75 µg LT_4 + 150 µg Iodid, Thyronajod® 75; 55–75 kg, n = 26: 100 µg LT_4 + 150 µg Iodid, Thyronajod® 100; >75 kg, n = 24: 125 µg LT_4 + 150 µg Iodid, Thyronajod® 125, Fa. Henning Berlin GmbH). In *Gruppe B* erhielten alle Patienten ein fixes Kombinationspräparat (100 µg LT_4 + 100 µg Iodid, Jodthyrox®, Fa. Merck KGaA; n = 58). Die klinische Untersuchung bei Studienbeginn und -ende umfaßte nach Erhebung der Anamnese und des Hyperthyreose-Scores die sonographische Bestimmung des Schilddrüsenvolumens. Zur TSH-Bestimmung wurde ein kommerziell erhältlicher ELISA-Assay verwendet (Enzymun-Test TSH®, Boehringer Mannheim Immundiagnostica:

untere Nachweisgrenze: 0,03 µIE/ml, Referenzbereich: 0,23–4,0 µIE/ml). Die statistische Auswertung erfolgte mit einem kovarianzanalytischen Modell, t-, Wilcoxon- und Fisher's Exact Test (Signifikanzniveau von $\alpha = 0{,}05$).

Ergebnisse

Patienten. Beide Behandlungsgruppen unterschieden sich nicht bezüglich Alter, Körpergewicht (KG) und Körpergröße, Strumagröße und bTSH-Konzentration (Tabelle 1).

Tabelle 1 Allgemeine Patientenparameter. Gruppe A: gewichtsadaptierte LT_4-Dosierung (75, 100 oder 125 µg plus 150 µg Iodid/d). Gruppe B: 100 µg LT_4 plus 100 µg Iodid/d

	Gruppe A	Gruppe B	Unterschied
n =	54	51	n. s.
Alter (Jahre, MW, Min.–Max.)	27,4 18–40	28,6 20–43	n. s.
Geschlecht	m: 33 w: 21	m: 31 w: 20	n. s. n. s.
Körpergewicht (kg, MW, Min.–Max.)	74,4 52–103	75,3 51–108	n. s.
Körpergröße (cm, MW, Min.–Max.)	177,5 156–196	178,6 162–195	n. s.
Strumagröße (in ml, MW ± SD)	41,18 ± 14,08	36,13 ± 10,94	n. s. p = 0,052
bTSH (µIE/ml; Median, Min.–Max.)	0,95 0,31–3,70	1,18 0,21–3,42	n. s.

Veränderungen des basalen TSH (bTSH). Nach 12wöchiger Behandlung war der TSH-Serumspiegel in beiden Gruppen deutlich abgefallen. In der gewichtsadaptiert behandelten Gruppe A zeigte sich eine Tendenz zu niedrigeren TSH-Konzentrationen (0,17 µIE/ml gegenüber 0,35 µIE/ml) (Tabelle 2). Betrachtet man die Anzahl der Patienten mit kompletter TSH-Suppression (< 0,1 µIE/ml), so ist der Unterschied mit 24 von 54 Patienten in Gruppe A gegenüber 10 von 51 in Gruppe B signifikant; das gilt auch für die Gewichtsklassen über 55 kg (Gruppe A: 44 % gegenüber 20 % in Gruppe B; Abb. 1 und 2). Bei insgesamt nur sieben Patienten unter 55 kg ist für diese Gruppe eine sinnvolle statistische Aussage nicht möglich.

Schilddrüsenvolumen-Veränderungen. Beide Kombinationspräparate reduzierten das Schilddrüsenvolumen um jeweils 24 %.

Tabelle 2 TSH-Serumkonzentrationen (µIE/ml; Median, Min.–Max), Schilddrüsenvolumina (in ml; Median, Min.–Max) bei Studienbeginn und -ende. Gruppe A: gewichtsadaptierte LT_4-Dosierung (75–125 µg + 150 µg Iodid/d). Gruppe B: 100 µg LT_4 plus 100 µg Iodid/d (n. s.: nicht signifikanter Gruppenunterschied)

		Gruppe A (Thyronajod 75–125®)	Gruppe B (Jodthyrox®)	Gruppen-unterschied
TSH	initial (µIE/ml; Median, Min.–Max)	0,95 (0,31–3,70)	1,18 (0,21–3,42)	n. s.
	Studienende	0,17 (0,00–1,13)	0,35 (0,00–1,50)	n. s.
SD-Volumen	initial (ml; MW ± SD)	41,2 (± 14,1)	36,1 (± 10,9)	n. s.
	Studienende	30,7 (± 12,5)	25,8 (± 7,0)	n. s.
Volumen-reduktion	(MW ± SD)	24 % (± 16,9)	24 % (± 19,0)	

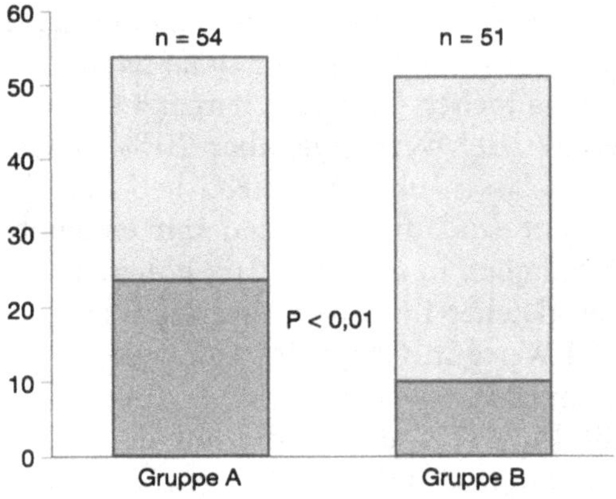

Abb. 1 Häufigkeitsverteilung der Patienten mit vollständig supprimierten TSH-Serumkonzentrationen bei Studienende. Gesamtgruppenvergleich (Fisher's exact Test: p < 0,01).

Diskussion

Die Kombinationstherapie der endemischen Struma diffusa im Iodmangelgebiet bei jüngeren Erwachsenen führte sowohl unter individueller Levothyroxingabe als auch mit einer fixen Kombination zu einem Absinken der

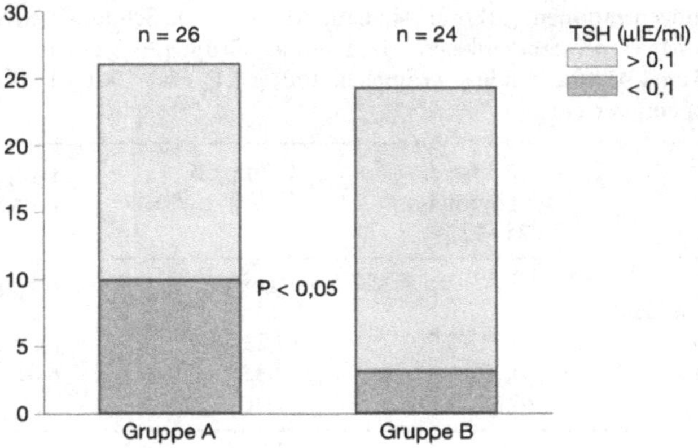

Abb. 2 Häufigkeitsverteilung der Patienten mit vollständig supprimierten TSH-Serumkonzentrationen bei Studienende. Vergleich der Patienten in der Gewichtskategorie von 55–75kg KG (Fisher's exact Test: $p < 0{,}05$).

TSH-Serumspiegel und zu einer raschen und deutlichen Größenreduktion der Schilddrüse und bestätigt damit frühere Untersuchungen [1, 3–5, 8–11].

Die Ergebnisse der vorliegenden Studie sind aber insofern überraschend, als das primäre Ziel der gewichtsangepaßten Levothyroxinbehandlung, nämlich den TSH-Serumspiegel in einen niedrignormalen Bereich zu senken, nicht erreicht wurde. In der substitutiv behandelten Gruppe A hatten 44 % der Patienten einen komplett supprimierten TSH-Wert gegenüber 20 % in Gruppe B. Auch für die einzelnen Gewichtsklassen über 55 kg KG ließ sich diese Beobachtung nachweisen. Interessant sind die Patienten mit einem KG von 55–75 kg, deren Therapie sich lediglich in der um 50 µg höheren Iodiddosis in Gruppe A unterschied. Unter gleicher Levothyroxindosis waren ebenfalls häufiger total supprimierte TSH-Werte in Gruppe A nachweisbar. Schon in früheren Arbeiten hatten Schumm et al. sowie Hotze und Mitarbeiter gleichartige Beobachtungen gemacht [4, 13] und den Einfluß der zusätzlichen Iodidgabe auf den TSH-Serumspiegel diskutiert. Der pathophysiologische Wirkmechanismus dieses Phänomens ist aber nach wie vor im einzelnen nicht geklärt [3, 8, 11, 12]. Eine höhere Iodidgabe als 100 µg/d scheint therapeutisch sinnvoll zu sein [14], denn fluoreszenzszintigraphisch konnte von Saller et al. gezeigt werden, daß 100 µg Iodid kombiniert mit 100 µg Levothyroxin täglich bei Erwachsenen mit Iodmangelstruma die intrathyreoidalen Iodspeicher nicht auffüllen konnten [12]. Es muß einschränkend zu den Ergebnissen der Studie bemerkt werden, daß sich kein signifikanter Unterschied der Gruppe A und B für die TSH-Serumkonzentrationen nachweisen ließ und die Streubreite der TSH-Werte groß war, so daß unsere Beobachtungen in zukünftigen Studien validiert werden müssen.

Da es keine pathophysiologischen Argumente für eine vollständige TSH-Suppression gibt, vielmehr niedrignormale TSH-Konzentrationen anzustreben sind, ist wahrscheinlich für die Behandlung der endemischen Struma diffusa bei jüngeren Erwachsenen eine tägliche Levothyroxindosis von 1 µg pro kg KG in Kombination mit 150 µg Iodid ausreichend.

Literatur

[1] Einenkel, P., K.H. Bauch, G. Benker: Treatment of juvenile goitre with levothyroxine, iodine or a combination of both: the value of ultrasound greyscale analysis. Acta Endocrinol. (Copenhagen) *127* (1992) 301–306.

[2] Grußendorf, M.: Therapie der euthyreoten Iodmangelstruma – Wirksamkeit der Kombination aus L-Thyroxin und 150 µg Iodid im Vergleich zu Mono-L-Thyroxin. Med. Klin. *91* (1996) 489–493.

[3] Hintze, G., D. Emrich, J. Köbberling: Treatment of endemic goitre due to iodine deficiency with iodine, levothyroxine or both: results of a multicentre trial. Eur. J. Clin. Invest. *19* (1989) 527–534.

[4] Hotze, A., A. Bockisch, B. Briele et al.: Therapie der Iodmangelstruma mit Levothyroxin und einer Kombination aus Iodid und Levothyroxin. Nuc. Compact *20* (1989) 166–170.

[5] Koutras, D.A., K.S. Karaiskos, G.D. Piperingos et al.: Treatment of endemic goiter with iodine and thyroid hormones, alone or in combination. Endocrinol. Exp. (Bratisl.) *20* (1986) 57–65.

[6] Leisner, B., B. Henrich, D. Knorr et al.: Effect of iodide treatment on iodine concentration and volume of endemic goiter in childhood. Acta Endocrinol. (Copenhagen) *108* (1985) 44–50.

[7] Luster, M., W. Reinhardt, R. Haase et al.: Der Effekt niedrigdosierter Iodidgaben bei Patienten mit positivem Antikörperstatus. Nuklearmedizin *33* (1994) A84.

[8] Olbricht, T., H.G. Hoff, R. Wagner et al.: Sonographische Volumetrie der Schilddrüse zur Verlaufskontrolle bei der Thyroxin- und Iodidbehandlung der blanden Struma. Dtsch. med. Wschr. *110* (1985) 863–866.

[9] Pfannenstiel, P.: Therapie der endemischen Struma mit Levothyroxin und Iodid. Dtsch. med. Wschr. *113* (1988) 326–331.

[10] Ridder-Dircks, A.: Vergleichende Untersuchungen zur medikamentösen Therapie der euthyreoten Struma – eine prospektive Studie. Inauguraldissertation 1979, Göttingen.

[11] Rönnefahrt, G., E. Kauf, F. Deschner et al.: Therapie der Iodmangelstruma bei Jugendlichen mit Iodid oder einer Kombination von Iodid und Levothyroxin unter besonderer Berücksichtigug der Lipidparameter. Klin. Pädiatr. *208* (1996) 123–128.

[12] Saller, B., R. Hoermann, M.M. Ritter et al.: Course of thyroid iodine concentration during treatment of endemic goitre with iodine and a combination of iodine and levothyroxine. Acta Endocrinol (Copenhagen) *125* (1991) 662–667.

[13] Schumm, P.M., K.H. Usadel, W.D. Strohm et al.: Strumalangzeittherapie mit Thyroxin und Iodid. Inn. Med. *10* (1983) 203–207.

[14] Schumm-Draeger, P.-M.: Medikamentöse Strumatherapie. Iodid, Schilddrüsenhormone oder kombinierte Therapie. Innere Medizin *48* (1993) 592–598.

[15] Stover, C., G. Kahaly: Iodid vs. Levothyroxin bei Iodmangelstruma – eine Doppelblindstudie. In: Röher, H.D., B. Weinheimer (Hrsg.): Schildrüse 1991. Therapie der Struma, S. 94–96. Walter de Gruyter, Berlin – New York 1992.

[16] Tenerz, A., R. Forberg, R. Jansson: Is a more active attidude warranted in patients with subclinical thyrotoxicosis? J. Intern. Med. *228* (1990) 229–233.

Diskussion

Schumm-Draeger:
Aktuelle Ergebnisse an xenotransplantierten gesunden Schilddrüsengeweben, die unter einer Iodmangelsituation Hypertrophie und Hyperplasie entwickelten, zeigen, daß bei therapeutischem Einsatz der jeweils ausgetestet effektivsten Dosis von Levothyroxin (T_4) und Iodid (I) der beste Behandlungserfolg mit einer Therapie aus T_4 und I im Verhältnis 1 : 2 erzielt wurde. Hypertrophie und Hyperplasie der Schilddrüsentransplantate waren optimal in dieser Therapiegruppe zurückgebildet, mit signifikant besserem Ergebnis im Vergleich zur jeweils gleich dosierten Monotherapie. Diese experimentellen Daten untermauern die vorgestellten klinischen Studienergebnisse einer optimalen Strumatherapie mit 75 µg T_4 + 150 µg I.

Grauer:
Mit ist aufgefallen, daß die TSH-Spiegel initial in beiden Gruppen zwar nicht signifikant aber doch leicht unterschiedlich waren. Könnte das nicht auch zu dem unterschiedlichen Ansprechen beigetragen haben, genauso wie die höhere Ioddosierung?

Klemenz:
Wir haben gesehen, daß die Streubreite doch erheblich war. Die TSH-Werte lagen zwischen 0,4 bis 3,7 und damit innerhalb des Normbereichs. Der Gruppenunterschied war nicht signifikant.

Effektivität einer Strumatherapie mit L-Thyroxin bei über vierzigjährigen Patienten – eine retrospektive Studie

J. Meller, B. Wollmann, M. Hüfner, W. Becker

Einleitung

Eine Vielzahl von Studien haben die Effektivität einer Strumatherapie mit L-Thyroxin bei Patienten bis 40 Jahre belegen können [1]. Für diese Altersgruppe kann eine Volumenabnahme von 30–40 % erwartet werden. Zur Zeit gibt es nur wenige Daten, die Aussagen darüber enthalten, ob durch eine Strumatherapie bei älteren Patienten ein vergleichbarer Therapieeffekt erzielbar ist [2]. Vor dem Hintergrund einer steigenden KHK-Prävalenz in diesem Patientenkollektiv interessiert zudem die Frage, ob eine suppressive L-Thyroxin-Medikation zum Erreichen des Therapieziels erforderlich ist, oder ob eine nicht suppressive Therapie mit entsprechend geringeren Nebenwirkungen ausreicht. Ziel dieser retrospektiven Studie war es, diese Fragen anhand eines Kollektivs von über vierzigjährigen Patienten zu klären.

Patienten und Methoden

Aus den Patienten, die zwischen 1987 und 1995 in der Schilddrüsenambulanz der nuklearmedizinischen Klinik der Universität Göttingen untersucht worden waren, wurden 76 Patienten nach folgenden Kriterien für die Studie ausgewählt:

- Alter über 40 Jahre (Patienten), bzw. 18–30 Jahre (Kontrollgruppe)
- Euthyreote Stoffwechsellage
- Schilddrüsenvolumen 25–80 ml
- keine schilddrüsenspezifische Medikation im Jahr vor Therapiebeginn
- L-Thyroxintherapie (2 µg / kg / die) über 6–12 Monate
- Suppressionsszintigraphischer Ausschluß einer funktionell relevanten Autonomie (TCUs < 1,6 %)

54 Patienten über 40 Jahre (85 % Frauen, 15 % Männer) und 22 jüngere Patienten (68 % Frauen, 32 % Männer), die als Kontrollgruppe dienten, wurden in die Studie aufgenommen. Diese Patienten wurden nach dem Sonographiebefund weiter unterteilt je nachdem, ob bei ihnen eine Struma diffusa oder

nodosa vorlag. Als Struma nodosa definierten wir Strumen mit dem Nachweis mindestens eines sonographischen Herdbefundes > 1 cm. Eine Struma diffusa wurde bei Fehlen sonographischer Läsionen dieser Größe angenommen.

- *Gruppe A:* Patienten älter als 40 Jahre, Struma diffusa; n = 33.
- *Gruppe B:* Patienten älter als 40 Jahre, Struma nodosa; n = 21.
- *Gruppe C:* Patienten zwischen 18–30 Jahren, Struma diffusa; n = 13.
- *Gruppe D:* Patienten zwischen 18–30 Jahren, Struma nodosa; n = 9.

Bei allen Patienten erfolgte vor Therapiebeginn und nach 6–12 Monaten eine Schilddrüsensonographie (PICKER, LS 5000) mit einem 5-MHz-Schallkopf. Das Schilddrüsenvolumen wurde nach der Methode von Brunn et al. [3] bestimmt. Volumenänderungen wurden jeweils auf das gesamte Schilddrüsenvolumen bezogen.

Bei allen Patienten erfolgte ein Suppressionsszintigramm mit ^{99m}Tc nach standardisierter Vorbereitung mit L-Thyroxin (2 Wochen 75 µg gefolgt von 2 Wochen 150 µg). Eine funktionell relevante Autonomie galt dann als ausgeschlossen, wenn der Suppressionsuptake unter dem für den Göttinger Raum ermittelten oberen Grenzwert von 1,6 % lag [4].

Die Laborparameter T_3U, TT_3, TT_4, FT_3I, FT_4I sowie TSH basal wurden vor Therapieeinleitung und nach 6–12 Monaten unter Therapie (keine Tabletteneinnahme am Tag der Untersuchung) bestimmt.

Bei den im Ergebnisteil angegebenen Meßwerten handelt es sich um Mittelwerte ± Standardabweichungen. Der statistische Vergleich zwischen den Mittelwerten vor und unter Therapie mit L-Thyroxin erfolgte mit dem Wilcoxon matched pair rank-Test. Die Signifikanzprüfung der Ergebnisse in den Gruppen A und B im Vergleich zu den Gruppen C und D erfolgte durch den Wilcoxon Mann-Whitney-Test.

Ergebnisse

Nach 6–12 Monaten einer Therapie mit L-Thyroxin nahm das Schilddrüsenvolumen signifikant in Gruppe A, Gruppe C sowie in Gruppe D ab. In Gruppe B blieb das SD-Volumen nahezu unverändert (Tabelle 1). Die Indizes für die freien Hormonkonzentrationen in den einzelnen Gruppen sind in Tabellen 2 und 3 dargestellt. Die mittleren Indizes von freiem Triiodthyronin (FT_3I) waren unter L-Thyroxintherapie signifikant ($p < 0{,}01$) in Gruppe A und B erhöht. In Gruppe C und D hingegen fand sich keine signifikante Erhöhung. Die Indizes für freies Thyroxin (FT_4I) waren in allen Gruppen unter der L-Thyroxintherapie signifikant erhöht. FT_3I und FT_4I von Gruppe A und B unterschieden sich nicht signifikant von den entsprechenden Werten in den

Tabelle 1 Schilddrüsenvolumen vor und unter L-Thyroxintherapie nach 6–12 Monaten

	Patienten n	Volumen (ml) vor Therapie	Volumen (ml) nach Therapie	Volumen-abnahme	p
Studiengruppen					
Gruppe A	33	39,6 ± 12,8	33,7 ± 13,7	14,8 %	< 0,001
Gruppe B	21	44,9 ± 17,1	42,9 ± 16,8	4,5 %	n.s
Kontrollgruppen					
Gruppe C	13	39,9 ± 13,4	33,5 ± 11,5	16,0 %	< 0,05
Gruppe D	9	37,9 ± 15,1	30,4 ± 14,9	19,8 %	< 0,05

Tabelle 2 FT_3I vor und unter Therapie mit L-Thyroxin

	FT_3I vor Therapie	FT_3I unter Therapie	p
Studiengruppen			
Gruppe A	140,7 ± 31,0	159,6 ± 40,4	< 0,01
Gruppe B	143,8 ± 25,4	176,8 ± 35,1	< 0,01
Kontrollgruppen			
Gruppe C	147,6 ± 21,2	160,7 ± 25,3	n.s
Gruppe D	158,6 ± 22,2	167,2 ± 34,9	n.s

Tabelle 3 FT_4I vor und unter Therapie mit L-Thyroxin

	FT_4I vor Therapie	FT_4I unter Therapie	p
Studiengruppen			
Gruppe A	7,2 ± 1,7	10,6 ± 2,9	< 0,001
Gruppe B	7,2 ± 1,3	11,5 ± 3,8	< 0,001
Kontrollgruppen			
Gruppe C	7,6 ± 1,4	10,9 ± 3,1	< 0,05
Gruppe D	7,6 ± 1,0	11,2 ± 2,7	< 0,05

Tabelle 4 TSH basal vor und unter Therapie mit L-Thyroxin

	TSH (μU/ml) vor Therapie	TSH (μU/ml) nach Therapie	p
Studiengruppen			
Gruppe A	0,64 ± 0,54	0,10 ± 0,32	< 0,001
Gruppe B	0,66 ± 0,51	0,16 ± 0,25	< 0,001
Kontrollgruppen			
Gruppe C	0,77 ± 0,38	0,11 ± 0,19	< 0,001
Gruppe D	0,69 ± 0,42	0,15 ± 0,20	< 0,01

jeweiligen Kontrollgruppen. In allen Gruppen kam es unter L-Thyroxin zu einem signifikanten bzw. hochsignifikanten Abfall der basalen TSH-Werte (Tabelle 4). Im Ausmaß des Abfalls war zwischen den einzelnen Gruppen kein signifikanter Unterschied feststellbar. In keiner Gruppe bestand eine Beziehung zwischen TSH-Suppression und Volumenabnahme.

Diskussion

Unsere Ergebnisse belegen, daß eine Strumatherapie mit L-T_4 bei über vierzigjährigen Patienten mit Iodmangelstruma diffusa erfolgversprechend ist, und sie stehen somit in Übereinstimmung zu den bislang publizierten Daten zu dieser Altersgruppe [2]. Die erzielbare Volumenreduktion bei den älteren Patienten unterschied sich dabei nicht signifikant von jener, die in der entsprechenden Kontrollgruppe von jüngeren Patienten erzielt werden konnte. Dies spricht dafür, daß eine Iodmangelstruma diffusa unabhängig vom Patientenalter therapeutisch gut durch L-Thyroxin zu beeinflussen ist. Eine Korrelation zwischen dem Ausmaß der TSH-Suppression und dem Ausmaß der erzielten Volumenreduktion konnten wir bei unseren Patienten nicht feststellen, was sich mit den Erfahrungen, die andere Arbeitsgruppen bei jüngeren Patienten gemacht haben, weitgehend deckt.

Ältere Patienten unserer Studie mit Struma nodosa profitierten andererseits so gut wie nicht von einer L-Thyroxintherapie, was mit der geringen Beeinflußbarkeit bereits regressiv umgewandelten Schilddrüsengewebes bei dieser Patientengruppe zusammenhängen dürfte. In diesem Zusammenhang ist es überraschend, daß sich die größte Volumenreduktion (–19,8 %) in der Gruppe D (jüngere Patienten mit Struma nodosa) fand. Dabei wird aber der nachweisbare Therapieeffekt aufgrund der kleinen Gruppengröße (n = 9) möglicherweise überschätzt.

Zusammenfassend kann man die Daten unserer Studie dahingehend interpretieren, daß eine aktive Strumatherapie mit L-Thyroxin auch bei älteren Patienten erfolgreich sein kann, solange es noch nicht zu einer regressiven oder autonomen Umwandlung der Struma gekommen ist. Empfehlenswert ist dabei eine Dosierung, die zu keiner vollständigen Suppression des TSH führt. Einerseits ist der hierdurch zu erwartende Therapieeffekt dem durch eine suppressive Therapie erzielbaren äquivalent, andererseits vermeidet man hierdurch kardiale Effekte [5], die bei älteren Patienten vor dem Hintergrund einer mit dem Lebensalter steigenden KHK-Prävalenz problematischer einzuschätzen sind als bei ansonsten gesunden jüngeren Patienten. Zukünftige prospektive Studien sollten überprüfen, ob durch eine Kombination von L-Thyroxin mit Iodid ein zusätzlicher Therapieeffekt zu erzielen ist.

Literatur

[1] Benker, G.: Medical treatment of nontoxic goiter. In: Nauman, J., D. Glinoer, L.E. Braverman et al. (Hrsg.): The thyroid and iodine. Schattauer, Stuttgart – New York 1997.
[2] Biondi, B., S. Fazio, C. Carella et al.: Cardiac effects of long term thyreotropin-suppressive therapy with levothyroxine. J. Clin. Endocrinol. Metab. *77* (1993) 334–338.
[3] Brunn, J., U. Block, G. Ruf et al.: Volumetrie der Schilddrüse mittels Real-time-Sonographie. Dtsch. Med. Wschr. *106* (1981) 1338–1340.
[4] Emrich, D.: Functional autonomy of goiter. Nuklearmedizin *33* (1994) 263–267.
[5] Feldkamp, J., T. Seppel, A. Becker et al.: Therapie der endemischen Struma mit Iodid oder L-Thyroxin bei älteren Patienten. Dtsch. Med. Wschr. *121* (1996) 1587–1591.

Diskussion

Scriba:
Herr Meller, ich habe nicht ganz genau verstanden, wie das mit Ihren Kontrollgruppen war. Könne Sie es noch mal wiederholen? Ich glaube, es könnte anderen auch so gegangen sein.

Meller:
Gruppe C waren Patienten zwischen 20 und 35 Jahren mit Struma diffusa und Gruppe D waren Patienten zwischen 20 und 35 Jahren mit Struma nodosa, wobei wir als Struma nodosa Strumen mit Herdbefunden größer als 1 cm in der Sonographie definieren.

Mann:
Bei wievielen Patienten war das TSH supprimiert? Kam es zu einer Volumenabnahme der Knoten, der diffusen Struma oder beidem?

Meller:
Es waren in allen Gruppen ca. die Hälfte der Patienten supprimiert, die anderen waren über 0,1. Die Struma ist kleiner geworden, das Knotenvolumen ist nicht kleiner geworden. Es gab keine Korrelation zur Suppression. Also das Ausmaß der Suppression korrelierte nicht mit der Strumaverkleinerung.

Gärtner:
Welchen Sinn sehen Sie darin, bei älteren Patienten eine fast noch normalgroße Schilddrüse zu verkleinern?

Meller:
Dazu möchte ich natürlich sagen, daß Volumenverkleinerungen ja auch in-Studien bei jüngeren Patienten mit 15 % durchaus als Erfolg beurteilt wur-

den. Ich wüßte jetzt nicht, wieso ich das einem über 40jährigen vorenthalten sollte.

Feldkamp:
Ich hatte vor zwei Jahren eine Studie vorgestellt, eine prospektive Studie mit einem großen Patientenkollektiv, es wurde Iod und L-Thyroxin gegeben. Wir beobachteten in beiden Patientengruppen Volumenabnahmen von 15 und 16 %. Und ich kann jetzt zwei Jahre später sagen, daß wir dieses Ergebnis halten konnten. Iod wirkt auch bei älteren Patienten, wenn man eine Autonomie ausschließt.

Meller:
Wir hatten auch versucht, retrospektiv Patienten zu untersuchen, die 500 µg Iodid als Therapie erhalten hatten. Das sind leider so wenige gewesen, daß man da keine statistisch vernünftigen Angaben machen kann. Bei denen, die wir untersucht haben, hat sich das Schilddrüsenvolumen nach unserer Erfahrung nicht verkleinert.

Grußendorf:
Ich gratuliere Ihnen zu Ihrer Studie, sie zeigt, daß eine Therapie der Struma im höheren Alter durchaus sinnvoll ist, da diese Strumen auf jeden Fall nicht wachsen, sondern sogar noch etwas an Größe abnehmen. Das Ziel der Strumatherapie ist in erster Linie die Verhinderung des Wachstums.

Gärtner:
Wir haben ja gezeigt, Herr Leisner hat es gezeigt, und es wird jetzt in Würzburg wieder gezeigt, daß unter dieser TSH-suppressivenTherapie der Iodmangel, also die Ursache für die Struma gehalten wird. Was machen Sie dann nach zwei Jahren? Warum geben Sie den Patienten nicht Iod, wenn Sie schon was tun wollen, dann haben Sie denselben Effekt und Sie haben kausal therapiert.

Meller:
Ich möchte noch einmal betonen, daß es eine retrospektive Studie ist, ich würde das prospektiv sicherlich anders machen. Es geht mehr um die Frage „passiert über 40 Jahren noch was?“

Levothyroxin oder die Kombination aus Iod und Levothyroxin als Prophylaxe der Rezidivstruma im Iodmangelgebiet

T. Negele, F. Spelsberg

Einleitung

Deutschland zählt nach wie vor zu den iodärmsten Ländern Europas. Mit über 100 000 Schilddrüsenoperationen im Jahr liegt es an der Spitze aller Länder. Keine andere gutartige Erkrankung führt nach operativer Sanierung derart häufig zu einem Rezidiv wie die Struma. Roux (zitiert nach [59]) formulierte dies bereits zu Beginn dieses Jahrhunderts so: „Jeder Kropfoperierte verläßt den Operationstisch mit der Anwartschaft auf ein Rezidiv". Die derzeit vorliegenden Daten zur Häufigkeit der Rezidivstruma zeigen, daß im Iodmangelgebiet ohne Rezidivprophylaxe je nach Definition der Rezidivstruma die Häufigkeit zwischen 2,7 und 80 % liegt [13, 59]. Durch eine konsequente, medikamentöse Rezidivprophylaxe kann die Rezidivstruma zwar nicht verhindert, deren Häufigkeit jedoch um den Faktor 3 bis 10 gesenkt werden [59].

Der alimentäre Iodmangel als Ursache für die hohe Strumaprävalenz in Deutschland ist seit 1975 bekannt [24, 25, 26]. Trotz weiterer Belege in zahlreichen Publikationen ist das Problem bis heute nicht gelöst [24, 25, 28, 31, 54]. In weniger als 5 % ist ein benigner, nicht entzündlich verursachter, euthyreoter Kropf die Folge von anderen Faktoren [50]. Die Vorstellung von der Pathogenese der Iodmangelstruma wurde bis Mitte der achtziger Jahre unseres Jahrhunderts durch die TSH-Hypothese dominiert. Eine vermehrte hypophysäre TSH-Freisetzung bzw. erhöhte Sensitivität der iodarmen Schilddrüse gegenüber TSH galt als der wesentliche Faktor in der Entstehung der Struma unter Iodmangelbedingungen [7, 8, 19, 22, 40]. Inzwischen konnte gezeigt werden, daß der entscheidende Modulator für das Zellwachstum der intrathyreoidale Iodmangel selbst ist, der über eine Aktivierung verschiedener Regulationsmechanismen, etwa der Freisetzung lokal wirkender Wachstumsfaktoren zur Proliferation der Schilddrüsenzellen führt [11, 18, 20, 21].

Die Notwendigkeit einer medikamentösen Rezidivprophylaxe nach beidseits subtotaler Strumaresektion mit „kleinem Schilddrüsenrest" im Iodmangelgebiet ist unbestritten. In Frage kommen hierfür Schilddrüsenhormone, Iodid oder deren Kombination.

Material und Methoden

Studiendesign

In einer prospektiven, randomisierten, doppelblinden und sonographisch kontrollierten Studie wurden im Zeitraum von 1991 bis 1996 82 Patienten entweder mit 100 µg Levothyroxin (SDH-Gruppe: n = 43) oder mit 100 µg Levothyroxin und 200 µg Iodid (ISDH-Gruppe: n = 39) postoperativ für 6 Wochen bis ein Jahr nachbehandelt.

Einschlußkriterien in die Studie waren:

- Patienten mit präoperativ euthyreoten Knotenstrumen
- postoperatives Schilddrüsenrestvolumen von mehr als 4 ml
- subtotale Strumaresektion beidseits
- weibliche und männliche Patienten im Alter von 18 bis 60 Jahren

Schilddrüsenvolumenbestimmungen erfolgten prä-, intra- und postoperativ nach 6 Wochen, 3, 6 und 12 Monaten. Vor Behandlungsbeginn sowie zu allen Nachuntersuchungszeitpunkten wurden Schilddrüsenfunktionsparameter, Thyreoglobulin und die Iodidausscheidung im Spontanurin untersucht. Messungen von TSH-Rezeptor-Autoantikörpern, Antikörpern gegen Thyreoglobulin und Antikörpern gegen thyreoidale Peroxidase fanden vor Therapiebeginn und nach Therapieende statt.

Die Behandlung wurde abgebrochen, wenn unter Therapie entweder das basale TSH über 3,5 µU/ml anstieg, eine Volumenzunahme der Schilddrüse von mehr als 25% auftrat oder „Unerwünschte Ereignisse" dazu zwangen.

Laboruntersuchungen

Triiodthyronin (Gesamt-T_3), Thyroxin (Gesamt-T_4) und Thyreoidea-stimulierendes Hormon (TSH) wurden mit einem Lumineszenz-Enzym-Immuno-Assay (LIA) am ACS (Automatisches Chemilumineszenz System) der Firma Ciba-Corning gemessen. Thyroxinbindendes Globulin (TBG) und TSH-Rezeptorautoantikörper (TRAK) wurden nach manuellem Ansatz mit einem Radio-Immuno-Assay (RIA) der Firma BRAHMS im Counter der Firma Berthold bestimmt. Für Messungen der Antikörper gegen Thyreoglobulin (TAK) und Antikörper gegen thyreoidale Peroxidase (TPO-Antikörper) wurde ein indirekter Partikel-Agglutinationstest der Firma Mast Diagnostika herangezogen. Das Thyreoglobulin (hTG) wurde mit einem Lumineszenz-Enzym-Immuno-Assay (LIA) im Luminometer 160 der Firma Nichols gemessen. Die Bestimmung der Harniodausscheidung erfolgte mittels einer modifizierten Cer-Arsenitmethode [72].

Schilddrüsenvolumetrie

Nach entweder sonographisch oder intraoperativ durch den Operateur gemessenen Ausdehnungen beider Schilddrüsenlappen wurde das Volumen (ml) der Schilddrüse nach der Formel: Länge (cm) × Breite (cm) × Tiefe (cm) × 0,5 berechnet. Echobinnenmuster, Herdbefunde und insbesondere Seitenunterschiede wurden gesondert festgehalten. Alle Untersuchungen erfolgten mit einem Sonographiegerät der Firma General Electrics und einem 7,5 MHz-Linearschallkopf im Real-Time-Verfahren durch stets denselben, erfahrenen Untersucher.

Statistische Auswertung

Die meisten Werte sind als Mittelwerte mit Standardabweichung (MW ± SD) oder als Mittelwerte mit Standardabweichung des Mittelwertes ($\bar{x}$ ± SEM) angegeben. Für alle angewandten Testverfahren beträgt das Signifikanzniveau $\alpha = 5\,\%$, zweiseitig.

Sämtliche statistischen Tests zur „Überprüfung auf Vergleichbarkeit der Behandlungsgruppen“ und zur „Analyse der Behandlungseffekte“ wurden von der Abteilung für Biometrie der Firma Merck, Darmstadt unter Verwendung des Software Paketes SAS durchgeführt.

Beendete ein Patient die Studie vorzeitig, wurde sein letzter vorhandener Wert nach dem Ausgangswert in die Auswertung einbezogen. Dieses Vorgehen heißt Last Observation Carried Forward Methode und wird künftig als LOCF-Methode abgekürzt. Die LOCF-Methode fand Anwendung für die Zeitpunkte 3, 6 und 12 Monate nach Therapiebeginn.

Daten zum Auftreten und zur Art „Unerwünschter Ereignisse“, Beurteilungen des Untersuchers und der Patienten zur Verträglichkeit sind in relativen Häufigkeiten angegeben und Unterschiede mit dem Vierfelder-χ^2-Test auf Signifikanz untersucht.

Ergebnisse

Vergleich der Behandlungsgruppen vor Behandlungsbeginn

Zum Zeitpunkt vor Behandlungsbeginn 5–7 Tage postoperativ wurden die zwei Behandlungsgruppen bezüglich Alter (Tabelle 1), Körpergröße, Körpergewicht, Haupt- und Nebenzielvariablen (Tabelle 2) auf Vergleichbarkeit geprüft. Es fanden sich keine signifikanten Unterschiede. Das intraoperativ gemessene Schilddrüsenrestvolumen betrug innerhalb der ISDH-Gruppe im Mittel 6,53 ml und innerhalb der SDH-Gruppe 6,83 ml. Auch hier fand sich kein signifikanter Unterschied.

Tabelle 1 Alter der Patienten innerhalb der einzelnen Behandlungsgruppen (total) und getrennt für Männer und Frauen: Anzahl (n), Mittelwert (MW), Standardabweichung (SD), kleinster Wert (Min), Median und größter Wert (Max)

	ISDH-Gruppe			SDH-Gruppe		
Alter [Jahre]	Männer	Frauen	Total	Männer	Frauen	Total
n	14	25	39	17	26	43
MW	43,4	43,1	43,2	47,0	41,0	43,3
SD	12,69	10,36	11,09	8,65	8,59	9,02
Min	22	22	22	26	26	26
Median	47,0	43,0	44,0	49,0	41,5	44,0
Max	58	59	59	59	55	59

Tabelle 2 ISDH-Gruppe und SDH-Gruppe vor Behandlungsbeginn: Anzahl der Meßwerte (n), Mittelwerte (MW) und Standardabweichungen (SD) der Variablen TSH_b, T_4/TBG-Quotient, T_3, hTG und Iodidausscheidung mit Angabe der Maßeinheiten

		ISDH-Gruppe			SDH-Gruppe		
	Einheit	n	MW	SD	n	MW	SD
TSH_b	μU/ml	38	6,55	5,67	43	5,81	5,06
T_4/TBG-Quotient		32	0,24	0,07	35	0,24	0,06
T_3	ng/dl	38	95,63	36,97	43	96,79	25,88
hTG	ng/ml	38	183,12	384,43	43	167,10	221,75
Iodidausscheidung	μg/g Kreatinin	24	122,64	76,78	21	105,73	69,18

Auswertung hinsichtlich der Wirksamkeit der Prüfmedikamente

Veränderung der Schilddrüsenvolumina

Die sonographisch gemessenen Schilddrüsenvolumina waren 6 Wochen postoperativ um durchschnittlich 26,7 % größer als intraoperativ ermittelt. 3 Monate postoperativ entsprachen sie den intraoperativ gemessenen, um dann im weiteren Verlauf in beiden Gruppen nochmals signifikant bis zum 12. Monat abzufallen (Abb. 1). Untersucht wurde das Vorhandensein eines möglichen Medikationseffektes auf die Abnahme des Schilddrüsenvolumens im Vergleich zum Ausgangswert 6 Wochen nach Therapiebeginn. Die getesteten Faktoren waren:

- Behandlungsgruppe,
- Zeit,
- und Interaktion von Behandlung und Zeit.

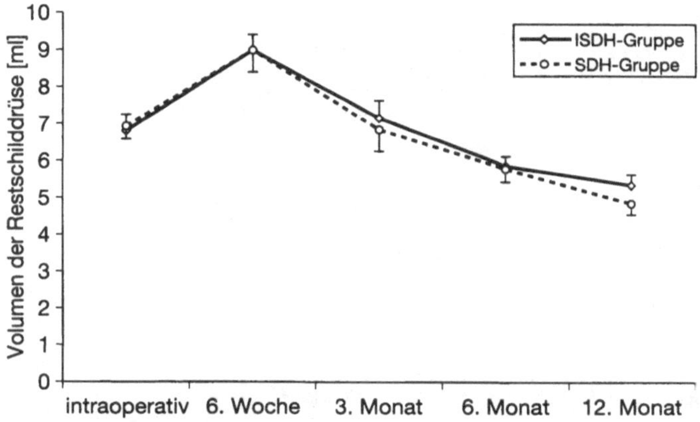

Abb. 1 ISDH-Gruppe (n = 39) vs. SDH-Gruppe (n = 43): Mittelwert ± Standardfehler der Schilddrüsenvolumina zu den unterschiedlichen Untersuchungszeitpunkten; LOCF-Methode.

Es fand sich ausschließlich ein signifikanter Zeiteffekt ($p < 0{,}0001$). Das Schilddrüsenrestvolumen nahm in beiden Behandlungsgruppen von der 6. Woche bis zum 12. Monat ab. Es waren weder Unterschiede zwischen den Behandlungsgruppen noch Unterschiede zwischen der Interaktion von Zeit und Behandlungsgruppe nachweisbar.

Vergleich der TSH_b-Konzentrationen

Im paarweisen Vergleich fanden sich für beide Gruppen keine signifikanten Unterschiede der TSH_b-Konzentrationen zu allen Zeitpunkten der Nachuntersuchungen (Abb. 2). Betrachtet man die Differenzen zum Ausgangswert

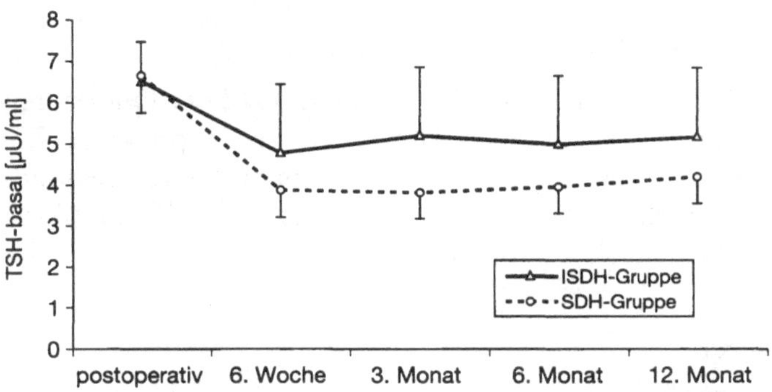

Abb. 2 ISDH-Gruppe (n = 39) vs. SDH-Gruppe (n = 43): Mittelwert ± Standardfehler der TSH_b-Konzentrationen zu den verschiedenen Untersuchungszeitpunkten postoperativ, nach 6 Wochen, nach 3, 6 und 12 Monaten; LOCF-Methode.

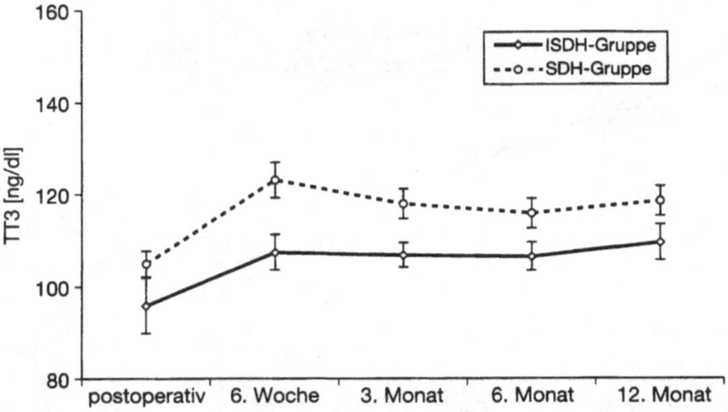

Abb. 3 ISDH-Gruppe (n = 39) vs. SDH-Gruppe (n = 43): Mittelwert ± Standardfehler der T_3-Konzentrationen zu den verschiedenen Untersuchungszeitpunkten postoperativ, nach 6 Wochen, nach 3, 6 und 12 Monaten; LOCF-Methode.

postoperativ vor Behandlungsbeginn, so lagen die mittleren TSH_b-Konzentrationen in beiden Gruppen zu allen Zeitpunkten signifikant niedriger.

Vergleich der T_3-Konzentrationen

Für T_3 fand sich ausschließlich zum Zeitpunkt 6 Wochen nach Behandlungsbeginn eine signifikant höhere, mittlere Konzentration in der SDH-Gruppe ($p < 0{,}05$). Betrachtet man die Differenzen zum Ausgangswert postoperativ vor Behandlungsbeginn, so lagen die mittleren T_3-Konzentrationen in der SDH-Gruppe zu allen Zeitpunkten signifikant höher (Abb. 3).

Vergleich der T_4/TBG-Quotienten

Im paarweisen Vergleich fanden sich für die mittleren T_4/TBG-Quotienten keine signifikanten Unterschiede zu allen Untersuchungszeitpunkten. Betrachtet man die Differenzen zum Ausgangswert postoperativ vor Behandlungsbeginn, so lagen die mittleren T_4/TBG-Quotienten zu allen Zeitpunkten in beiden Gruppen signifikant höher (Abb. 4).

Vergleich der hTG-Spiegel

Zu den Zeitpunkten 6 Wochen, 3 und 6 Monate nach Behandlungsbeginn konnten keine Unterschiede der mittleren hTG-Spiegel nachgewiesen werden. 12 Monate nach Therapiebeginn zeigte sich innerhalb der ISDH-Gruppe ein

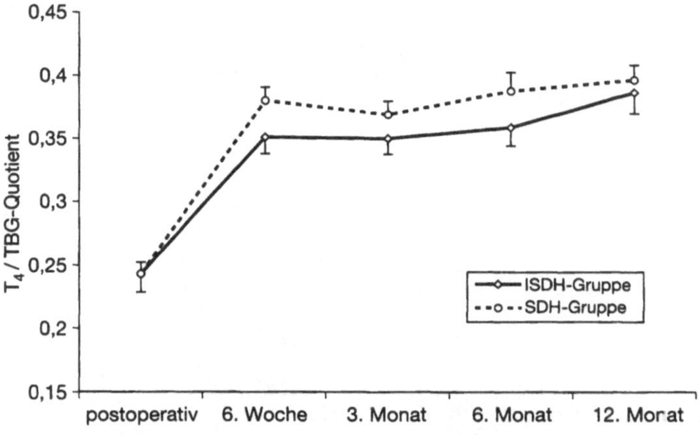

Abb. 4 ISDH-Gruppe (n = 39) vs. SDH-Gruppe (n = 43): Mittelwert ± Standardfehler der T_4/TBG-Quotienten zu den verschiedenen Untersuchungszeitpunkten postoperativ, nach 6 Wochen, nach 3, 6 und 12 Monaten; LOCF-Methode.

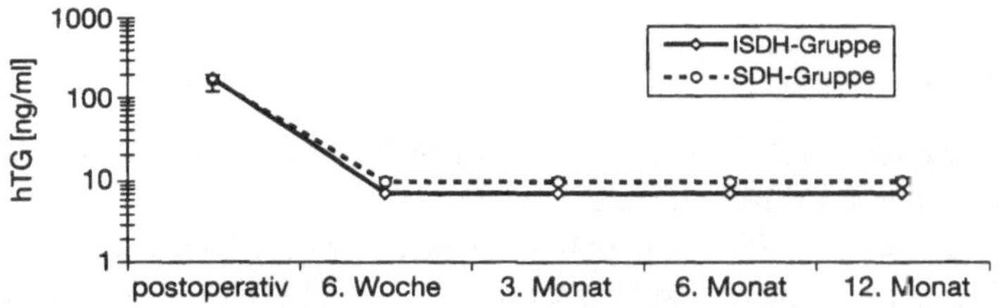

Abb. 5 ISDH-Gruppe (n = 39) vs. SDH-Gruppe (n = 43): Logarithmus des Mittelwerts ± Standardfehler der hTG-Konzentrationen zu den Untersuchungszeitpunkten postoperativ, nach 6 Wochen, nach 3, 6 und 12 Monaten.

signifikant niedrigerer ($p < 0{,}05$) mittlerer Thyreoglobulinspiegel. Betrachtet man die Differenzen zu den Ausgangswerten vor Therapiebeginn, so lagen in beiden Gruppen die Thyreoglobulinspiegel zu allen Nachuntersuchungszeitpunkten signifikant niedriger (Abb. 5).

Vergleich der Iodidausscheidung im Spontanurin

Vor Therapiebeginn lag der Median der Iodurie bei 92,1 µg Iod/g Kreatinin. Unter Therapie stieg die Iodurie innerhalb der ISDH-Gruppe erwartungsgemäß signifikant an und unterschied sich zu allen Nachuntersuchungszeitpunkten signifikant von der SDH-Gruppe (Abb. 6).

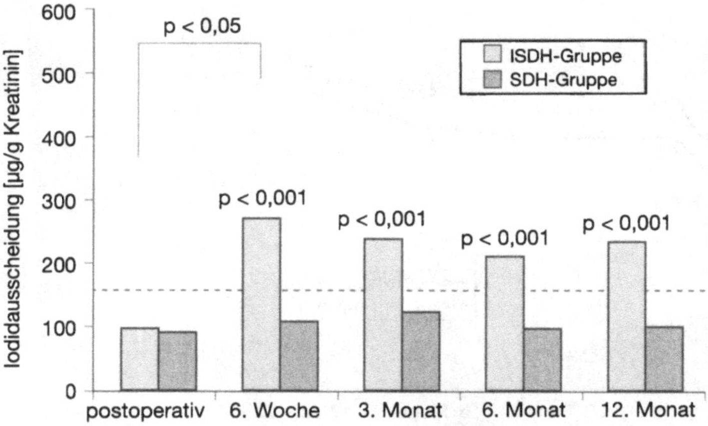

Abb. 6 ISDH-Gruppe (n = 39) vs. SDH-Gruppe (n = 43): Mediane der Iodidausscheidung im Spontanurin zu den verschiedenen Untersuchungszeitpunkten postoperativ, nach 6 Wochen, nach 3, 6 und 12 Monaten; von der WHO geforderte Mindestversorgung von 150 µg Iodid pro Tag (- - -); LOCF-Methode.

Vergleich der Therapieabbruchrate

Zum Zeitpunkt 6 Wochen nach Therapiebeginn mußte bei 33 % der SDH-Gruppe und bei 31 % der ISDH-Gruppe die Therapie abgebrochen werden. Hauptgrund innerhalb beider Gruppen war eine erhöhte TSH_b-Konzentration größer als 3,5 µU/ml. Diejenigen Patienten aus der ISDH-Gruppe und SDH-Gruppe, deren basale TSH-Konzentrationen nach 6 Wochen im Normbereich lagen, unterschieden sich bezüglich Alter, Körpergröße, Körpergewicht und Geschlechtsverteilung nicht von denjenigen, deren TSH_b-Konzentrationen nach 6 Wochen erhöht waren. Vor Therapiebeginn, etwa 5–7 Tage postoperativ war die hypothyreote Stoffwechsellage innerhalb der ersten Untergruppe (TSH_b nach 6 Wochen normal) weniger stark ausgeprägt als innerhalb der zweiten (TSH_b nach 6 Wochen erhöht). Das intraoperativ gemessene Restvolumen der Schilddrüse lag in der ersten Untergruppe nur gering höher, die Iodidausscheidung war vor Therapiebeginn etwas besser. Ein Jahr postoperativ lagen die mittleren basalen TSH-Spiegel bei Patienten, die nach 6 Wochen „gut eingestellt" waren, innerhalb der ISDH-Gruppe niedriger als innerhalb der SDH-Gruppe.

Vergleich der Schilddrüsenantikörper-Titer

Bezüglich der Schilddrüsenantikörper traten in keiner Behandlungsgruppe wesentliche Veränderungen während der Therapie auf. Bei einem Patienten konnte bei normalem Ausgangswert unter der Behandlung mit 100 µg Levothyroxin ein Anstieg der TPO-Antikörper festgestellt werden.

Auswertung zur Verträglichkeit der Prüfmedikamente

Häufigkeit, Art und Intensität „Unerwünschter Ereignisse"

Innerhalb der SDH-Gruppe trat ein „Unerwünschtes Ereignis" auf, welches als Hauptgrund zum Therapieabbruch geführt hat. Dies war die Verschlechterung einer vorbestehenden rheumatoiden Arthritis. Innerhalb der ISDH-Gruppe führte kein „Unerwünschtes Ereignis" als Hauptgrund zu einem vorzeitigen Therapieabbruch. Schwere „Unerwünschte Ereignisse" traten in keiner der zwei Behandlungsgruppen auf. 85 % aller Patienten der ISDH-Gruppe und 84 % der SDH-Gruppe berichteten über mindestens ein „Unerwünschtes Ereignis" während der gesamtem Behandlungszeit (ausgenommen Hypo- und Hyperthyreose). Am häufigsten traten „Unerwünschte Ereignisse" innerhalb der ersten 6 Wochen der Behandlung auf. Im weiteren Verlauf klagten in beiden Gruppen etwa 50 % der Patienten über mindestens ein „Unerwünschtes Ereignis" pro Nachuntersuchungstermin. Die Intensität „Unerwünschter Ereignisse", gemessen an den Abstufungen „leicht", „mittel" und „schwer" war in beiden Gruppen gleich. Auch die Art „Unerwünschter Ereignisse" unterschied sich nicht. Am häufigsten wurden Gewichtszunahme, Müdigkeit, grippaler Infekt und Antriebsarmut als „Unerwünschtes Ereignis" genannt.

Beurteilung von Wirksamkeit und Verträglichkeit sowie Compliance

Unterschiede in der Beurteilung der Wirksamkeit und Verträglichkeit durch den Untersucher und durch die Patienten konnten nicht festgestellt werden. Die Compliance der Patienten war in allen drei Behandlungsgruppen gleich gut.

Diskussion

Schilddrüsenvolumetrie

Durch den Einsatz der Schilddrüsensonographie kann die Effizienz einer medikamentösen Strumabehandlung in vergleichsweise kurzer Zeitspanne von 6 bis 12 Monaten sehr gut objektiv festgestellt werden [47, 51, 59, 62]. Hier besteht das entscheidende Problem bei der Rezidivprophylaxe. Der Nachweis der Effektivität einer Rezidivprophylaxe, gemessen an der erneuten Zunahme des Schilddrüsenvolumens, benötigt mindestens 5, besser 15 bis 20 Jahre

[15, 59]. Die postoperative Schilddrüsensonographie wird erschwert durch traumatisch bedingte Gewebsveränderungen. Dies können Serome, ödematöse Schwellungen, intrathyreoidale Ischämien, Hämatome, Ligaturen und seröse entzündliche Reaktionen sein [14, 16, 17, 36, 60, 66]. Eine Volumetrie der Restschilddrüse war bei allen Patienten 6 Wochen postoperativ möglich. Die Mittelwerte streuten zu diesem Zeitpunkt allerdings am stärksten. Dies ist als Zeichen der erschwerten Abgrenzung zum parathyreoidalen Gewebe und der Miteinbeziehung des serösen Wundödems in die Messung zu werten. Fokale Läsionen fanden sich bei nahezu allen Patienten 6 Wochen postoperativ. Zu einem „Rezidiv" im Sinne der vorgegebenen Definition im untersuchten Kollektiv kam es nicht.

Pickardt und Scriba [52] zeigten 1991, daß die vom Chirurgen intraoperativ ermittelten Schilddrüsenrestvolumina bei der Heilung und Vernarbung postoperativ kleiner werden. Es liegt nahe, daß ein Rückgang der operationsbedingten Veränderungen, kombiniert mit einer zunehmenden Bindegewebsvermehrung und Kontraktion des Gewebes die Volumenminderung bewirken. Dieser Vorgang scheint unabhängig von einer gleichzeitigen medikamentösen Therapie zu sein, sowie nach den vorliegenden Ergebnissen, auch unabhängig von einer ausreichenden Iodversorgung der Restschilddrüse im Iodmangelgebiet.

Schilddrüsenfunktionsparameter

Bereits 5–7 Tage postoperativ wiesen 59 % aller Patienten einen erhöhten TSH_b-Spiegel auf. Es ist hinreichend bekannt, daß das Ausmaß einer passageren postoperativen Hypothyreose im wesentlichen von der Qualität und der Größe des verbliebenen Schilddrüsenrestes sowie von einer schonenden Operationstechnik abhängt [1, 2, 4, 10, 23, 57, 67, 69]. Bei jeweils einem Drittel der Patienten beider Gruppen persistierten bereits postoperativ erhöhte TSH_b-Konzentrationen 6 Wochen nach Therapiebeginn oder es kam zu einer Erhöhung der TSH_b-Konzentrationen, so daß schon zu diesem Zeitpunkt die Therapie abgebrochen werden mußte.

Da es sich bei dem Kombinationspräparat Levothyroxin 100 µg mit Iodid 200 µg um ein noch nicht vom Bundesgesundheitsamt zugelassenes Arzneimittel handelt, wurde zunächst die Wirksamkeit im Vergleich mit Levothyroxin 100 µg untersucht. Bezüglich der Hauptzielvariablen T_4/TBG-Quotient und TSH_b konnten keine Unterschiede der Wirksamkeit im Verlauf der Behandlung festgestellt werden. Zu einem signifikanten Anstieg der mittleren T_3-Konzentrationen kam es nach 6 Wochen innerhalb der SDH-Gruppe, nicht der ISDH-Gruppe. Der Anstieg der T_3-Konzentrationen innerhalb beider Gruppen ist Folge der Substitutionstherapie mit Schilddrüsenhormon.

Die Schilddrüse ist in der Lage, auf eine Iodverarmung nicht nur morphologisch, sondern auch funktionell zu reagieren. Dies geschieht durch die sogenannte „kompensatorische T_3-Mehrsekretion“ [19, 34, 62]. Hierbei wird relativ mehr T_3 als T_4 von der Schilddrüse freigesetzt, und somit Iod eingespart. Dies könnte erklären, warum in der ISDH-Gruppe nur ein geringerer Anstieg der T_3-Konzentrationen gefunden wurde als in der SDH-Gruppe (Abb. 3). Eine schlechtere Bioverfügbarkeit des Hormonanteils im Kombinationspräparat als Ursache hierfür ist unwahrscheinlich, da die mittleren basalen TSH-Konzentrationen in beiden Gruppen gleichsinnig abgefallen waren (Abb. 2).

Die Arbeitsgruppe um Wahl [68, 69, 70] zeigte bereits 1983 und 1985, daß eine postoperative, adäquate Iodsubstitution die gleiche Wirkung besitzt, wie sie bei der nichtoperierten blanden Struma bekannt ist. Sie schlossen aus ihren Ergebnissen, daß Patienten nach subtotaler Strumaresektion wegen nichtautonomer Knotenstruma generell mit Levothyroxin substituiert werden sollten. Alle anderen Patienten sollten, je nach Funktion des Restschilddrüsengewebes, entweder mit Levothyroxin substituiert oder mit Iodid allein nachbehandelt werden. Studien über postoperative Rezidivprophylaxe mit kombinierter Gabe von Iod und Schilddrüsenhormon bei Patienten mit „kleinem“ Schilddrüsenrest liegen bisher nicht vor. In der vorliegenden Arbeit könnte der geringere Anstieg der T_3-Konzentrationen innerhalb der ISDH-Gruppe als positiver Effekt des Iodanteils gewertet werden. Ein signifikanter Anstieg des T_4/T_3-Quotienten war allerdings nicht zu beobachten.

Die mittleren TSH_b-Konzentrationen und T_4/TBG-Quotienten unterschieden sich zwischen den beiden Gruppen zu allen Nachuntersuchungszeitpunkten nicht. Die Therapieabbruchrate wegen „Unerwünschter Ereignisse“ und/oder Erhöhung des basalen TSH unterschied sich ebenfalls nicht. Es kann als gesichert gelten, daß der Hormonanteil von 100 µg Levothyroxin im Kombinationspräparat annähernd dieselbe Wirksamkeit zeigt, wie dies seit langem von dem Monopräparat mit 100 µg Levothyroxin und dem Kombinationspräparat Levothyroxin 100 µg und Iodid 100 µg bekannt ist [38, 49]. Betrachtet man das basale TSH als pharmakodynamischen Parameter der Bioverfügbarkeit von Levothyroxin, so sind beide Präparate, Levothyroxin 100 µg und das Kombinationspräparat bioäquivalent.

Die Kombinationstherapie richtet sich gegen Hyperplasie und Hypertrophie in der Schilddrüse gleichermaßen. Sie bewirkt eine Abnahme der Follikelgröße und des Kolloidgehalts der Schilddrüse. Die Wirkung der Kombinationstherapie im Rahmen der Strumatherapie wurde in verschiedenen Publikationen beschrieben [12, 38, 49, 61]. Die Ergebnisse waren kongruent. Patienten unter Kombinationstherapie zeigten eine raschere und ausgeprägtere Suppression der stimulierten TSH-Konzentrationen als Patienten unter Monotherapie mit T_4. Im Unterschied zur Levothyroxin-Monotherapie bleibt infolge des Iodid-Anteils die Verkleinerung der Struma auch nach Absetzen der kombinierten Behandlung für wenige Monate bestehen. Offensichtlich kommt es bei gleichzeitiger Gabe von Levothyroxin und Iodid zur Ergänzung des thyreoidalen Iodpools [33]. Im Anschluß an die medikamentöse Therapie euthyreoter Strumen nach etwa 12 Monaten sollte eine lebenslange Rezidivprophylaxe mit 100 bis 200 µg Iodid/die erfolgen [27, 35, 39, 43, 44, 48, 49, 50, 61].

Diese Erkenntnisse aus der Pharmakotherapie der euthyreoten Iodmangelstruma sind nicht ohne weiteres auf die Rezidivprophylaxe nach Operation euthyreoter Knotenstrumen übertragbar. So ist die operative Volumenreduktion der Schilddrüse zwar vergleichbar mit einer medikamentösen Verkleinerung, die Ausgangssituation der darauffolgenden Rezidivprophylaxe ist jedoch grundsätzlich verschieden:

1. Je nach Resektionsausmaß und Qualität des restlichen Schilddrüsengewebes kann eine passagere oder permanente, latente oder manifeste Hypothyreose auftreten.
2. Ein intrathyreoidaler Iodmangel liegt vor Beginn der Rezidivprophylaxe meist immer noch vor.
3. Das Durchschnittsalter der operierten Patienten ist deutlich höher als das, der erfolgreich medikamentös therapierten.
4. Ein pharmakologischer Therapieversuch präoperativ zeigte meist nicht den gewünschten Erfolg.
5. Die knotigen und regressiven Veränderungen sind bei Patienten, die zur Operation kommen, ausgeprägter, und das Volumen der Iodmangelstrumen ist größer.
6. Nach sachgerechter Operation muß eine iodinduzierte Hyperthyreose nicht befürchtet werden.
7. Eine starke Einflußnahme auf die Compliance der Patienten ist direkt postoperativ gut möglich.

Ziele der postoperativen Therapie und Rezidivprophylaxe sollten demnach sein:

1. Herstellen und Aufrechterhalten einer euthyreoten Funktionslage. Dies beseitigt den TSH-abhängigen Wachstumsreiz und verbessert die Befindlichkeit der Patienten.
2. Ausgleichen des intrathyreoidalen Iodmangels.

3. Die Gelegenheit der Einflußnahme auf den Patienten noch während des stationären Aufenthaltes wahrnehmen und schon früh einen geeigneten Nachuntersuchungsplan erarbeiten.

Kein Ziel postoperativ ist es:

1. Das vorhandene Schilddrüsenrestgewebe weiter zu verkleinern.
2. Die einwirkende Noxe Iodmangel weiter bestehen zu lassen.

Iodidausscheidung im Spontanurin

Vor Therapiebeginn betrug der Median aller Patienten (n = 66) 92,1 µg Iodid/g Kreatinin (Abb. 6). Hampel und Mitarbeiter untersuchten 1993/94 in 32 Regionen Deutschlands die Iodidausscheidung im Spontanurin bei insgesamt 5 932 Personen aller Altersgruppen, bei denen seitens der Schilddrüse weder diagnostisch noch therapeutisch zuvor interveniert worden war [27, 28, 29, 30]. Hierfür verwendeten sie dieselbe Methode wie in der vorliegenden Studie [72]. Der Median betrug bei ihren Untersuchungen 72,4 µg Iodid/g Kreatinin. Nur 9 % hatten eine ausreichende Iodversorgung mit über 150 µg/die, 17 % lagen zwischen 100 und 150 µg, 55 % zwischen 50 und 100, 17 % zwischen 25 und 50, 2 % sogar unter 25 µg. Berücksichtigt man die Tatsache, daß in der vorliegenden Arbeit ausschließlich Patienten mit lange bekannter, euthyreoter Iodmangelstruma untersucht wurden, so verwundert es, daß trotz meist medikamentöser Therapie präoperativ die Mehrzahl der Patienten einen nach WHO Iodmangel Grad II aufwiesen. Keinen Iodmangel hatten lediglich 23 % der Patienten. Unter 25 µg Iodid/g Kreatinin lag keiner der Patienten, zwischen 25 und 50 µg lagen 8 %. Entsprechend den Ergebnissen von Hampel und Mitarbeitern befand sich die Mehrzahl aller Patienten (50 %) zwischen 50 und 100 µg und 19 % der Patienten zwischen 100 und 150 µg. Diese Zahlen belegen eindrucksvoll, daß mehr als zwei Drittel der Patienten mit lange bekannter Iodmangelstruma trotz regelmäßiger ärztlicher Betreuung im alimentären Iodmangel zur Operation kommen.

Innerhalb der ISDH-Gruppe stieg die mittlere Iodidausscheidung erwartungsgemäß unter Therapie signifikant an und lag während des gesamten Nachuntersuchungszeitraumes über der von der WHO geforderten Mindestversorgung von 150 µg/die (Abb. 6). Auch innerhalb der SDH-Gruppe war ein geringer Anstieg der Iodidausscheidung zu erkennen. Dieser läßt sich durch die Hormonsubstitution erklären. Das beim Abbau von Schilddrüsenhormonen frei werdende Iodid wird zum Teil ebenfalls über die Nieren ausgeschieden oder geht erneut in den Iodkreislauf mit ein. Nur ein geringer Anteil der Hormonmetaboliten und des aufgenommenen oder freiwerdenden Iodids wird über den Stuhl ausgeschieden [50].

Thyreoglobulin

Die Thyreoglobulinkonzentration im Blut wird auch als Parameter für die morphologische Integrität der Schilddrüse diskutiert [50]. Synthese und Freisetzung von Thyreoglobulin werden durch TSH, schilddrüsenstimulierende Immunglobuline und intrathyreoidalen Iodmangel angeregt. Bereits 1991 untersuchten Ruhlmann und Mitarbeiter [58] in einer offenen, randomisierten Studie Patienten mit euthyreoter, diffuser Struma hinsichtlich der Wirkung von 200 µg Iodid, im Vergleich mit einem Levothyroxin-Präparat, welches in individueller, suppressiver Dosierung verabreicht worden war. Unter anderem stellten sie in der Iodid-Gruppe einen gegenüber der Kontrollgruppe ausgeprägteren Abfall der hTG-Konzentrationen fest.

Feldkamp und Mitarbeiter [13] verglichen in einer prospektiven, randomisierten und sonographisch kontrollierten Studie zur Prophylaxe der Rezidivstruma im Iodmangelgebiet die postoperative Therapie von 200 µg Iodid/die mit einer Schilddrüsenhormontherapie von 150 µg/die. Die Thyreoglobulinspiegel lagen im gesamten Verlauf in der Iodid-Gruppe niedriger und fielen noch signifikant innerhalb eines Jahres ab. Ähnliche Beobachtungen konnten in der vorliegenden Arbeit gemacht werden. Nach zunächst signifikantem Abfall in beiden Gruppen lagen die hTG-Konzentrationen innerhalb der ISDH-Gruppe während der gesamten Behandlungsdauer niedriger. Ein Jahr nach Therapiebeginn war dieser Unterschied erstmals signifikant (Abb. 5). Da sich zu diesem Zeitpunkt weder die Schilddrüsenrestvolumina noch die basalen TSH-Konzentrationen, noch die übrigen Funktionsparameter voneinander unterschieden, ist dieser Effekt wahrscheinlich dem Iodanteil im Kombinationspräparat zuzuschreiben. Möglicherweise übt Iod einen positiven Einfluß auf die morphologische Integrität der Restschilddrüse aus.

Derzeitige Empfehlungen zur Rezidivprophylaxe

Gestützt auf pathophysiologische Überlegungen wurden bis Ende der achtziger Jahre zwei Konzepte der Rezidivprophylaxe verfolgt:

1. Generelle lebenslange Rezidivprophylaxe mit Levothyroxin, wie sie von Steiner und Pimpl gefordert wird, entweder substitutiv oder suppressiv [53, 64, 65]

2. Individuelle Rezidivprophylaxe, wie sie von der Arbeitsgruppe um Röher und Wahl eingeführt wurde [39, 56, 57, 68, 69, 70]

Bei der individuellen Rezidivprophylaxe erhalten Patienten mit funktionsgerecht resezierter Schilddrüse und ausreichend großem funktionsfähigen Restschilddrüsengewebe eine reine Iodprophylaxe. Zuvor wird aber postoperativ eine einjährige überbrückende Schilddrüsenhormonmedikation vorgenommen, die eine passagere postoperative Funktionsstörung ausgleichen soll [6, 55, 70]. Eine generelle lebenslange Rezidivprophylaxe wird von diesen Autoren nur bei persistierend erhöhten TSH-Konzentrationen sowie ggf. nach subtotaler Resektion beidseits empfohlen [5, 36, 57, 71]. Sowohl mit Schilddrüsenhormon als auch mit Iod ist die Rezidivprophylaxe pathophysiologisch begründbar. Eine Kombinationstherapie mit nichtsuppressiven Levothyroxindosen und einer substitutiven Iodzufuhr, die bereits bei der konservativen Strumatherapie mit Erfolg angewandt wird, ist seit 1990 nach Schicha [59] und Spelsberg [63] bei der Rezidivprophylaxe in Betracht zu ziehen.

Bei genereller, lebenslanger Rezidivprophylaxe mit Schilddrüsenhormon empfiehlt die Mehrzahl der Autoren eine substitutive Dosierung [3, 15, 42, 46, 53, 64, 65]. Dies bedeutet eine Einstellung der TSH_b-Konzentrationen etwa zwischen 0,3 und 2,0 U/l. Diese Empfehlung ist nicht das Ergebnis aus kontrollierten Studien über einen ausreichend langen Zeitraum. Sie resultiert vielmehr aus folgenden pathophysiologischen Überlegungen: Einerseits soll der vorhandene funktionsfähige Schilddrüsenrest nicht vollständig supprimiert werden, sondern teilweise seine Funktion aufrechterhalten, andererseits soll eine übermäßige Stimulation der Restschilddrüse durch einen niedrigen TSH-Spiegel vermieden werden.

Andere Autoren haben dagegen, wie dies lange Zeit mit Erfolg bei der Behandlung der Struma mit Euthyreose praktiziert wurde, eine suppressive Rezidivprophylaxe mit Schilddrüsenhormon gefordert [16, 17, 45]. Es ist zu befürchten, daß insbesondere bei älteren Patienten dies eher zu Nebenwirkungen und zu einem Absetzen des Medikamentes führt. Nach Pickardt haben die neuen Erkenntnisse zur Pathophysiologie in den letzten Jahren die Rolle des thyreotropen Hormons TSH bei der Entstehung der Struma relativiert und damit der suppressiven Schilddrüsenhormontherapie die rationale Basis entzogen [52].

Im allgemeinen wird heute eine differenzierte postoperative Nachkontrolle und Nachbehandlung nach Operation euthyreoter Knotenstrumen durchgeführt. Sie berücksichtigt einerseits die vorbestehende Schilddrüsenerkrankung und andererseits das Ausmaß der operativ erfolgten Reduktion und bezieht somit das zur Verfügung stehende Schilddrüsenrestgewebe mit ein. Dieses Vorgehen ist vergleichbar der medikamentösen Behandlung nichtoperierter Schilddrüsenkranker.

Einigkeit besteht darin, nach subtotaler Strumaresektion eine unmittelbare Substitutionstherapie mit Schilddrüsenhormon in einer Dosierung von 75 bis 150 µg Levothyroxin pro Tag zu beginnen, sofern der Schilddrüsenrest kleiner als 8 bis 10 ml ist [9, 10, 50, 70, 71]. Bei einem Restvolumen von weniger als 6 ml ist der Unterfunktionszustand mit Iod allein nicht mehr zu kompensieren [9, 10, 23, 56, 57, 71]. Zu der Frage, zu welchem Zeitpunkt oder ob überhaupt Iodid zusätzlich verabreicht werden soll, finden sich in der Literatur uneinheitliche Angaben.

In der vorliegenden Arbeit wurde bei Patienten, deren basale TSH-Konzentration 6 Wochen nach Therapiebeginn 3,5 µU/ml überschritt, die Therapie abgebrochen. Aufschlußreich ist die Betrachtung der Patienten, die nach 6 Wochen „zufriedenstellend“ medikamentös therapiert waren. Dies waren innerhalb der ISDH-Gruppe 27 von 39 Patienten (69,2 %) und innerhalb der SDH-Gruppe 28 von 43 Patienten (65,1 %). Nach einem Jahr lagen bei diesen Patienten innerhalb der ISDH-Gruppe die mittleren TSH_b-Konzentrationen zwar nicht signifikant, jedoch niedriger als in der SDH-Gruppe. Ähnliche Beobachtungen publizierten verschiedene Autoren bei vergleichenden Therapiestudien der Iodmangelstruma mit Levothyroxin und einer Kombination aus Iod und Levothyroxin [12, 38, 41, 49, 61].

In beiden Gruppen hatten diejenigen Patienten, deren Therapie abgebrochen werden mußte, im Mittel niedrigere intraoperativ gemessene Schilddrüsenrestvolumina von 5,67 ml (ISDH-Gruppe) und 6,35 ml (SDH-Gruppe) gegenüber denen, die „gut eingestellt“ waren mit 6,75 ml und 6,86 ml. Die hypothyreote Funktionslage vor Therapiebeginn war bei den Patienten, die nach 6 Wochen erhöhte basale TSH-Spiegel aufwiesen, deutlich stärker ausgeprägt. Keine Unterschiede fanden sich beim Körpergewicht, der Körpergröße und im Alter der Patienten. Es kann daraus geschlossen werden, daß der wichtigste Faktor für die voraussichtlich erforderliche Dosis an Schilddrüsenhormon zur Substitution der postoperativen Hypothyreose, die basale TSH-Konzentration 5–7 Tage postoperativ ist.

In beiden Gruppen lag der Median der Iodidausscheidung bei Patienten, die später hypothyreot wurden, vor Therapiebeginn deutlich niedriger (ISDH-Gruppe: 67,7 µg Iodid/g Kreatinin; SDH-Gruppe: 62,8 µg Iodid/g Kreatinin) als bei denen, die erfolgreich weiter behandelt werden konnten (ISDH-Gruppe: 105,4 µg Iodid/g Kreatinin; SDH-Gruppe: 91,8 µg Iodid/g Kreatinin). Daß dies einen Einfluß auf die postoperative Schilddrüsenfunktion hat, kann anhand der Ergebnisse der vorliegenden Studie nur vermutet werden.

Die kombinierte Gabe von Levothyroxin 100 µg und Iodid 200 µg erhöhte das Risiko von Nebenwirkungen im Vergleich mit dem Monopräparat 100 µg Levothyroxin nicht. Dies konnte bereits mehrfach für andere Kombinationspräparate mit geringerem Anteil an Iodid gezeigt werden [49]. Bei der globalen Beurteilung durch die Patienten wurde das Kombinationspräparat hinsichtlich der Verträglichkeit gleich bewertet wie das Monopräparat. Die Beurteilung des Untersuchers hinsichtlich Verträglichkeit und Wirksamkeit war ebenfalls für beide Präparate identisch. Die Compliance der Patienten war sehr gut, was unter anderem die Bestimmungen der Iodidausscheidung im Spontanurin, die Beurteilung des Untersuchers, als auch die fristgerechte Einhaltung der Nachuntersuchungstermine belegen.

Zusammenfassung

In einer prospektiven, randomisierten, doppelblinden und sonographisch kontrollierten Studie wurde die Wirksamkeit und Verträglichkeit einer neuen Kombinationstherapie mit 200 µg Iodid und 100 µg Levothyroxin verglichen mit der Monotherapie mit 100 µg Levothyroxin im Verlauf des ersten postoperativen Jahres. Bezüglich der Veränderungen des Schilddrüsenvolumens und der Schilddrüsenfunktionsparameter fanden sich keine wesentlichen Unterschiede innerhalb beider Behandlungsgruppen. Verträglichkeit und Nebenwirkungen waren vergleichbar. Eine Induktion von Autoimmunphänomenen wurde nicht beobachtet. Es zeigten sich Hinweise für eine bessere und schnellere Wiederherstellung der funktionellen und morphologischen Integretität der Restschilddrüse durch das Kombinationspräparat. Vor Therapiebeginn bestand bei fast zwei Drittel aller Patienten trotz regelmäßiger ärztlicher Betreuung ein nach WHO korrekturbedürftiger, alimentärer Iodmangel. Dieser konnte lediglich durch die Gabe des Kombinationspräparates dauerhaft ausgeglichen werden.

Solange in Deutschland der endemischen Iodmangelstruma nicht durch gesetzlich geregelte Maßnahmen entgegnet wird, ist einer kombinierten Therapie mit Iod und Hormon in der Rezidivprophylaxe nach beidseitiger subtotaler Strumaresektion euthyreoter Knotenstrumen mit „kleinem Schilddrüsenrest" der Vorzug zu geben.

Literatur

[1] Aagaard, J., M. Blichert-Toft, C. K. Axelsson et al.: Spontaneous pituitary-thyroid function after surgical treatment of nontoxic goitre. Acta Chir. Scand. *150* (1984) 123–127.

[2] Arlt, B., W. Brinkmann, H.-K. Beyer: Schilddrüsenoperationen. Med. Welt *31* (1980) 550–555.

[3] Bartels, H., E. Erdt, I. Haluszcynski: Sind Rezidive nach Resektionen benigner Schilddrüsenerkrankungen vermeidbar? Fortschr. Med. *100* (1982) 1108–1110.

[4] Blichert-Toft, M., J. Egedorf et al.: Function of pituitary-thyroid axis after surgical treatment of non-toxic nodular goitre. Acta Med. Scand. *206* (1979) 15–19.

[5] Börner, W.: Zur Rezidivprophylaxe der blanden Struma nach operativer Behandlung. In: Scriba, P. C., K.-H. Rudorff, B. Weinheimer (Hrsg.): Schilddrüse 1981, S. 345–351. Thieme, Stuttgart – New York 1982.

[6] Börner, W., A. Weber, E. Moll et al.: Spontanverlauf der Schilddrüsenfunktion nach Resektion euthyreoter Strumen. In: H.A.E. Schmidt, G. Riccabona (Hrsg.): Die klinische Relevanz der Nuklearmedizin, S. 442–445. Schattauer-Verlag, Stuttgart–New York 1980.
[7] Bray, G.A.: Increased sensitivity of the thyroid in iodine-depleted rats to the goitrogenic effects of thyrotropin. J. Clin. Invest. *47* (1968) 1640–1649.
[8] Bürgi, H.: Pathophysiologie des euthyreoten Kropfes. Therapiewoche *30* (1980) 962.
[9] Dralle, H.: Chirurgische Therapie. In: Köbberling, J., C.R. Pickardt (Hrsg.): Struma, S. 7–13. Springer-Verlag, Berlin – Heidelberg – New York 1990.
[10] Dralle, H., R. Pichlmayr: Risikominderung bei Rezidiveingriffen wegen benigner Struma. Chirurg *62* (1991) 169–175.
[11] Dugrillon, A., W. Uedelhoven et al.: Identification of d-iodolactone in iodide treated human goiter and its inhibitory effect on proliferation of human thyroid follicles. Hormon. Metab. Res. *26* (1994) 465–469.
[12] Einenkel, D., K. Bauch, G. Benker: Treatment of juvenile goitre with levothyroxine, iodide or a combination of both: the value of ultrasound grey-scale analysis. Acta Endocrinol. (Copenhagen) *127* (1992) 301–306.
[13] Feldkamp, J., T. Seppel, A. Becker et al.: Iodid oder L-Thyroxin als Prophylaxe der Rezidivstruma im Iodmangelgebiet. Ergebnisse einer prospektiven, randomisierten und sonographisch kontrollierten Studie. Vortrag zur 2. Jahrestagung der Nordrhein-Westfälischen Gesellschaft für Endokrinologie und Diabetologie. Essen, 18. Januar 1997.
[14] Fischer, W.: Ergebnisse einer sonographischen Studie zur postoperativen Beurteilung subtotal resezierter Strumen. Akt. Endokrinol. Stoffw. *8* (1987) 137.
[15] Freyschmidt, P.: Die euthyreote Struma. Diagnostik, Vorbereitung, Nachbehandlung und Rezidivprophylaxe. Ergebn. Chir. Orthop. *54* (1970) 72–111.
[16] Fritzsche, H.: Die resezierte Struma. Diagnose, Rezidivprophylaxe, Therapie. Acta Med. Austr. *13*, Suppl. *34* (1986) 3–38.
[17] Fritzsche, H.: Ist das gutartige Strumarezidiv zu verhindern? – Internistische Aspekte. Acta Chir. Austr. (Sonderheft) 1988, 6–8.
[18] Gärtner, R.: Growth factors of thyroid. Exp. Clin. Endocrinol. *101* (1993) 83–91.
[19] Gärtner, R.: Struma – Pathophysiologie und Definition des Krankheitsbildes. In: Köbberling, J., C.R. Pickardt (Hrsg.): Struma. Springer-Verlag, Berlin – Heidelberg – New York 1990, 7–13.
[20] Gärtner, R.: Thyroid growth in vitro. Exp. Clin. Endocrinol. *100* (1992) 32–35.
[21] Gärtner, R., G. Bechtner: Advances in pathogenesis of goiter. Thyroidology Clin. Exp. 1990, 93–98.
[22] Goretzki, P.E., D. Koob, T. Koller et al.: The effect of thyrotropin and cAMP on DNA synthesis and cell growth of human thyrocytes in monolayer culture. Surgery *100* (1987) 1053–1057.
[23] Goretzki, P.E., J. Witte, H.-D. Röher: Chirurgie der gutartigen Struma. Klinikarzt *6* (1994) 247–251.
[24] Gutekunst, R., U. Magiera, H.-M. Teichert: Iodmangel in der Bundesrepublik Deutschland. Med. Klinik *88* (1993) 525–528.
[25] Gutekunst, R., H. Smolarek, U. Hasenpusch et al.: Goitre epidemiology: thyroid volume, iodine excretion, thyroglobulin, and thyrotropin in Germany and Sweden. Acta Endocrinol. (Copenhagen) *112* (1986) 494.
[26] Habermann, J., G. Heinze, K. Horn et al.: Alimentärer Iodmangel in der Bundesrepublik Deutschland. Dtsch. med. Wschr. *100* (1975) 494–501.
[27] Hampel, R.: Therapie von Iodmangelstrumen und Rezidivprophylaxe mit Thyroxin und Iodid. Der Kassenarzt *10* (1995) 52–61.
[28] Hampel, R.: Pathogenese, Differentialdiagnose und Epidemiologie der Iodmangelstruma im Wandel der Zeit – eine Flurbereinigung. In: Pfannenstiel, P., L.-A. Hotze (Hrsg.): Neue und vergessene Aspekte der Therapie von Iodmangelstrumen. Verhandlungsbericht des

14. Wiesbadener Schilddrüsengespräches, Februar 1996, S. 11–21. Pmi Verlagsgruppe, Frankfurt am Main 1996.

[29] Hampel, R., T. Kühlberg, K. Klein et al.: Strumaprävalenz in Deutschland größer als bisher angenommen. Med. Klin. *90* (1995) 324–329.

[30] Hampel, R., T. Kühlberg, H. Zöllner et al.: Thema: Iodversorgung. Der Kassenarzt *29–30* (1995) 33–35.

[31] Hampel, R., K. Rönsch: Trotz Verwendung von Iodsalz zur individuellen Speisenzubereitung bleibt ein Iodmangel I. Grades in Deutschland bestehen. Inn. Med. *48* (1993) 401–403.

[32] Hegedüs, L., J.M. Hansen, D. Veiergang et al.: Does prophylactic thyroxine treatment after operation for non-toxic goitre influence thyroid size? Brit. Med. J. *294* (1987) 801–803.

[33] Hintze, G., D. Emrich, J. Köbberling: Treatment of endemic goiter due to iodine deficience with iodine, levothyroxine or both: results of a multicentre trail. Europ. J. Clin. Invest. *19* (1989) 527–534.

[34] Horn, K., D. Koeppen, C.R. Pickardt et al.: Normalisierung des T_3/T_4-Quotienten im Serum bei Strumapatienten unter Kaliumiodid. Ein Beispiel der Autoregulation der Schilddrüse. Klin. Wschr. *53* (1975) 94–95.

[35] Horster, F. A.: Medikamentöse Therapie der gutartigen Struma mit Euthyreose. Klinikarzt *6* (1994) 23.

[36] Horster, F. A., H.-D. Röher: Diagnostik der Schilddrüsenfunktion nach Schilddrüsenoperation. Dtsch. med. Wschr. *111* (1986) 672–673.

[37] Hotze, L.-A.: Radioiodtherapie der durch Iodmangel entstandenen funktionellen Autonomie – ein heißes Eisen. Substitution und Rezidivprophylaxe nach Strumaresektion bzw. nach Radioiodtherapie. In: Pfannenstiel, P., L.-A. Hotze (Hrsg.): Neue und vergessene Aspekte der Therapie von Iodmangelstrumen, S. 69–76. Verhandlungsbericht des 14. Wiesbadener Schilddrüsengespräches, Februar 1996. Pmi Verlagsgruppe, Frankfurt am Main 1996.

[38] Hotze, A., A. Bockisch, B. Briele et al.: Therapie der Iodmangelstruma mit Levothyroxin und einer Kombination aus Iodid und Levothyroxin. Nuc. Compact. *20* (1989) 166–170.

[39] Hüfner, M.: Nachsorge nach medikamentöser Strumatherapie. In: Röher, H.D. (Hrsg.): Therapie der Struma, S. 281. Walter de Gruyter, Berlin – New York 1992.

[40] Hüfner, M., G. Konrad: Funktion der Hypothalamus-Hypophyse-Schilddrüsen-Achse bei der blanden Struma. Therapiewoche *31* (1981) 1511.

[41] Kahaly, G., V. Mihaljevic, J. Beyer et al.: Thyroxin vs Iod und Thyroxin – Vergleich der TSH-suppressiven Wirkung. Schweiz. med. Wschr. *119* (1989) 59–64.

[42 Koch, G., K. de Heer, B. Rauchenberger: Rezidivstruma mit und ohne Rezidivprophylaxe. Med. Welt *29* (1978) 1787–1789.

[43] Köbberling, J.: Pathogenese des Strumarezidivs nach Strumaresektion. In: Pickardt, C. R., H. Schleusener, B. Weinheimer (Hrsg.): Schilddrüse 1983. Thieme, Stuttgart – New York 1985.

[44] Köbberling, J.: Strumatherapie heute. Med. Klin. *87* (1992) 374–377.

[45] Kologlu, S., N. Baskal, L.B. Kologlu: The value of L-thyroxine in the suppressive therapy of euthyroid nodules and in the prevention of the post-thyroidectomy recurrences. J. Clin. Endocrinol. *26* (1988) 89–98.

[46] Oberdisse, K.: Anorganisches Iod oder Hormoniod in der Behandlung des Rezidivkropfes? Wiener med. Wschr. *46* (1963) 829–833.

[47] Olbricht, Th., H.-G. Hoff, G. Benker et al.: Sonographische Volumetrie der Schilddrüse zur Verlaufskontrolle bei der Thyroxin- und Iodidbehandlung der blanden Struma. Dtsch. Med. Wschr. *22* (1985) 863–866.

[48] Pfannenstiel, P.: Iodmangelstruma. Diagnose – Therapie – Prävention. Dt. Ärzteblatt *15* (1993) 1102–1113.
[49] Pfannenstiel, P.: Therapie der endemischen Struma mit Levothyroxin und Iodid – Ergebnisse einer multizentrischen Studie. Dtsch. med. Wschr. *24* (1988) 326–331.
[50] Pfannenstiel, P., B. Saller: Schilddrüsenkrankheiten: Diagnose und Therapie. In: Henning Berlin (Hrsg.). 2. Aufl. Berliner Med. Verl.-Anst., Berlin 1992.
[51] Pickardt, C.R., W. Igl, B. Leisner et al.: Sonographische Volumetrie bei der Therapie der blanden Struma. Akt. Endokr. *4* (1983) 90–93.
[52] Pickardt, C.R., P.C. Scriba: Was erwartet der Internist vom Chirurgen bei Operation gutartiger Schilddrüsenerkrankungen? Chirurg *62* (1991) 157–161.
[53] Pimpl, W.: 40 Jahre Rezidivprophylaxe nach Schilddrüsenoperation in Österreich. Acta Chir. Austr. *16* (1984) 25–34.
[54] Rafferzeder, M., W. Greil, G. Bechtner et al.: Insufficient iodine supplementation by voluntary use of iodinated salt. Exp. Clin. Endocr. *102* Suppl. 1, (1994) 134.
[55] Reiners, Chr., A. Weber, K. Baum et al.: Ergebnisse der Verlaufsbeobachtung nach Resektion blander Strumen. In: Scriba, P.C., K.-H. Rudorff, B. Weinheimer (Hrsg.): Schilddrüse, S. 357–368. Thieme, Stuttgart – New York 1982.
[56] Röher, H.-D., P.E. Goretzki, A. Frilling: Indikation und Grundzüge der chirurgischen Therapie von Schilddrüsenerkrankungen. Radiologe *29* (1989) 119–124.
[57] Röher, H.-D., P. Goretzki, R. Wahl et al.: Aktuelle Gesichtspunkte zur Strumarezidivprophylaxe. Therapiewoche *30* (1980) 6405–6408.
[58] Ruhlmann, J., A. Hotze, A. Bockisch et al.: Therapie der euthyreoten, diffusen Struma mit 200 µg Iodid täglich im Vergleich zu reinem Levothyroxin. Nuc. Compact. *22* (1991) 111–114.
[59] Schicha, H.: Die Rezidivstruma. Med. Welt *41* (1990) 525–533.
[60] Schmidt, K.J., Th. Hewel, L. Abt et al.: Sonografische Untersuchungen der Restschilddrüse nach klassischer subtotaler Resektion und selektiver Operation adenomatös umgebauter Strumen. Aktuelle Chirurgie *27* (1992) 285–288.
[61] Schumm, P.-M., K.H. Usadel, P.H. Althoff et al.: Strumalangzeittherapie mit Thyroxin und Iodid. Inn. Med. *10* (1983) 203–207.
[62] Scriba, P.C.: Schilddrüsenfunktionsdiagnostik und die Diagnose von Schilddrüsenkrankheiten. Nuklearmediziner *1* (1985) 67–94.
[63] Spelsberg, F., H. Schmitz, M. Janson: Moderne Therapie der Schilddrüsenerkrankungen. Immer noch große Sorgen mit der Rezidivstruma. Ärztl. Praxis *47* (1990) 18–21.
[64] Steiner, H.: Rezidivprophylaxe nach Schilddrüsenoperationen. Wiener Med. Wschr. *127* (1977) 161–164.
[65] Steiner, H., G. Zimmermann: Reinterventionen an der Schilddrüse – Das Strumarezidiv. Chirurg *50* (1979) 531–536.
[66] Thaler, W.: Schilddrüsensonographie in der Chirurgie. Zbl. Chir. *112* (1987) 280.
[67] Wahl, R.A.: Effekte der Iodsubstitution nach Schilddrüsenoperationen. In: Pfannenstiel, P. (Hrsg.): Iod und Schilddrüse, S. 31–43, Pmi Verlagsgruppe, Frankfurt am Main 1987.
[68] Wahl, R.A., Ch. Hornstein, M. Grußendorf et al.: Ansätze zu einer differenzierten Rezidivprophylaxe nach Strumaoperationen. Langenbeck's Arch. Chir. Suppl. 1978, 161–165.
[69] Wahl, R.A., M. Hüfner, K. Joseph et al.: Zur Funktion der Restschilddrüse nach Operation blander und autonomer Knotenstrumen. Therapiewoche *33* (1983) 3915–3922.
[70] Wahl, R.A., K. Joseph, E. Bögner et al.: Thyroid function after surgery for autonomous and non-autonomous nodular goitre – effect of iodide-substitution. Klin. Wschr. *63* (1985) 812–820.
[71] Wahl, R.A., K. Joseph, E. Bögner et al.: Möglichkeit differenzierter Rezidivprophylaxe nach chirurgischer Therapie blander und autonomer Knotenstrumen. Einfluß von Iod auf

die postoperative Schilddrüsenfunktion. In: Röher, H.D., R.A. Wahl (Hrsg.): Chirurgische Endokrinologie, S 89–103. Thieme, Stuttgart – New York 1983.

[72] Wawschinek, O., O. Eber, W. Petek et al.: Bestimmung der Harniodausscheidung mittels einer modifizierten Cer-Arsenit-Methode. Berichte der ÖGKC *8* (1985) 13–15.

Diskussion

Biersack:
Als Hauptmessage habe ich mitgenommen, daß das Iod, was Sie geben, im Urin ausgeschieden wird.

Negele:
Wir haben die Compliance überprüft.

Mann:
Der Nachbeobachtungszeitraum von einem Jahr erscheint mir bei dieser sehr schönen Studie noch zu kurz, um etwas über mögliche Rezidive zu sagen. Prinzipiell erscheint die Kombinationstherapie Iodid + Levothyroxin vorteilhaft, da im Iodmangelgebiet der Iodmangel hierdurch ausgeglichen wird. Wenn nach drei Monaten die TSH-Spiegel um 3,5 mU/l liegen, erscheint uns dies zu hoch und die Levothyroxin-Medikation zu gering. Der mittlere Referenzbereich des TSH liegt bei Euthyreose deutlich niedriger (1,5 bis 2 mU/l) in sensitiven Assays und dieser sollte zumindest angestrebt werden.

Grußendorf:
Ich finde 4 bis 10 ml keinen kleinen Rest. Weniger als 2 ml halte ich für einen kleinen Rest, und dann finde ich es nicht sinnvoll.

Klemenz:
Mich überraschen die relativ hohen TSH-Serumspiegel von > 4 mU/l unter Therapie. Welchen Zielbereich für die TSH-Werte war von Ihnen primär angestrebt?

Negele:
Postoperativ lagen die TSH-Werte sehr wohl in diesem Bereich: 5 bis 7, fielen dann ab, und unser angestrebter Bereich war 3,5 mU/l.

Risiko der postoperativen Hypocalcaemie und der Rekurrensparese in Abhängigkeit vom operativen Vorgehen

R. A. Wahl, I. Rimpl

Die Strategie der selektiven (= morphologiegerechten und funktionskritischen) Strumaresektion erfordert Variabilität der Taktik und Versiertheit in der Darstellung von Nervus recurrens und Nebenschilddrüsen. Ziele der Operation sind 1. die vollständige Knotenentfernung, unabhängig von ihrer Position und Größe und 2. die Erhaltung von möglichst viel knotenfreiem Normalgewebe. Ziel 1 hat Vorrang. Die klassisch-subtotale Resektion hat ihren Platz in diesem Konzept da, wo nur dorsal-paratracheal knotenfreies Normalgewebe vorliegt. Bei begrenzten selektiven Resektionen können meist ein dorsal-paratrachealer Anteil und Teile des oberen Pols belassen werden. Bei ausgedehnten selektiven Resektionen bleibt lediglich ein oberer Polrest zurück. Häufig ist die Lobektomie erforderlich. Es war zu klären, inwieweit die spezifischen postoperativen Komplikationen vom Ausmaß der Resektion einerseits und von der Handhabung der dorsalen Strukturen (Nervus recurrens, Nebenschilddrüsen) andererseits abhängen.

Methodik

Bei 1143 konsekutiven Erstoperationen benigner Knotenstrumen erfolgte die Dokumentation der Handhabung von Nervus recurrens und Nebenschilddrüsen im OP-Bericht. Prä- und postoperative Laryngoskopie durch einen unabhängigen HNO-Arzt sowie Serum-Calciumbestimmungen präoperativ und am 1., 3. (und 5.) postoperativen Tag waren obligatorisch. Postoperative Rekurrensparesen und postoperative Hypocalcaemien wurden bis zu einem Jahr nachuntersucht.

Ergebnisse

Rekurrensparesen

Die Analyse bezieht sich auf insgesamt 1928 „Nerves at risk". Frühpostoperative Rekurrensparesen traten insgesamt bei 2,4 % der „Nerves at risk" auf, permanente Paresen verblieben jedoch nur bei 0,3 %. Die Häufigkeit frühpostoperativer Paresen nahm mit der Radikalität der Operation von 1,2 % bei der klassisch-subtotalen Resektion bis auf 4,8 % bei der vollständigen Lobektomie zu. Hinsichtlich permanenter Paresen finden sich jedoch keine Unterschiede mehr in bezug auf die unterschiedlich radikalen Operationsverfahren (0,2 % – 0,4 %), (Abb. 1).

Abhängigkeit von Darstellung und Manipulation des Nerven: Identifizierende Darstellung ohne weitere Mobilisation hatte das geringste Risiko frühpostoperativer und völlige Vermeidung des Risikos permanenter Paresen zur Folge. Darstellung mit darüber hinausgehender längerstreckiger Mobilisation des Nerven war von einer erhöhten Rate frühpostoperativer Paresen (3,1 %) begleitet, bei jedoch sehr guter Rückbildungsrate von 10 : 1, so daß permanente Paresen nur bei 0,3 % persistierten. Nicht-Darstellung des Nerven zeitigte mit 1,7 % ein scheinbar niedrigeres Risiko im frühpostoperativen Verlauf, Rekurrensparesen persistierten jedoch bei 0,6 %. Am Beispiel der klassisch-subtotalen Resektion (dorsal-paratrachealer Rest) kann diese Abhängigkeit von der Manipulation des Nerven verdeutlicht werden (Abb. 2): Mobilisation des Nerven zeitigte ein höheres Risiko frühpostoperativer Paresen als die identifizierende Darstellung.

In keinem Fall persistierte jedoch in dieser Untergruppe eine Parese. Nach unterlassener Darstellung des Nerven war im frühpostoperativen Verlauf zunächst keine signifikante Erhöhung des Risikos zu bemerken, diese demaskierte sich jedoch im weiteren Verlauf aufgrund der sehr schlechten Rückbildungsrate von Rekurrensparesen nach unterlassener Darstellung.

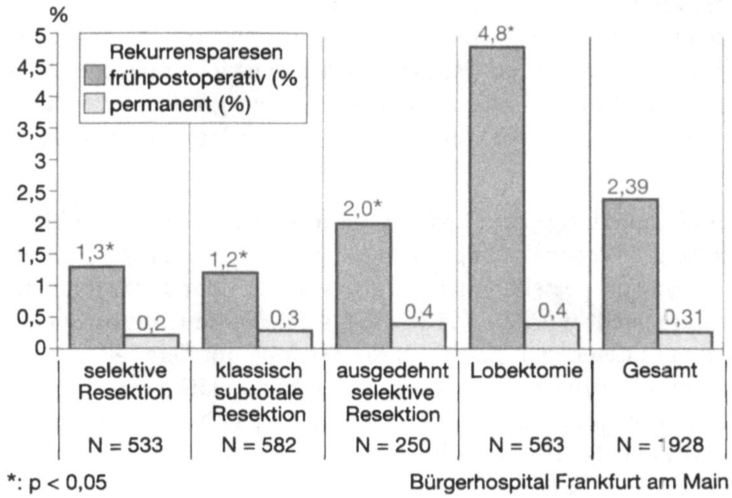

Abb. 1 Postoperative Rekurrensparesen. Abhängigkeit von der Ausdehnung der Operation am Schilddrüsenlappen bezogen auf „nerves at risk", N = 1928.

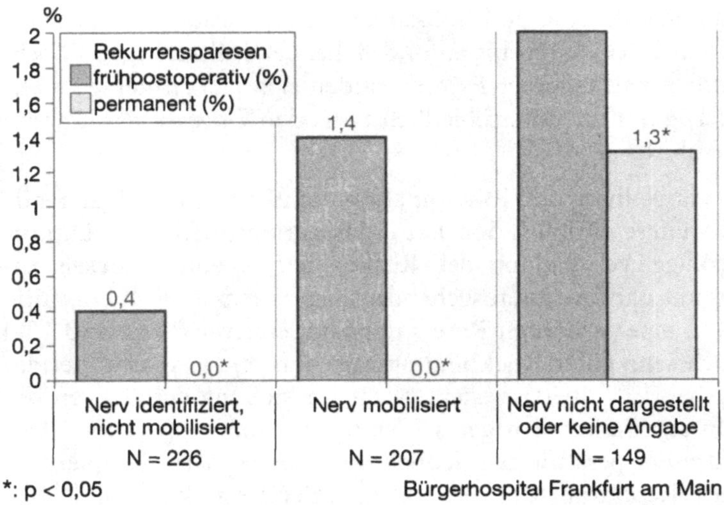

Abb. 2 Postoperative Rekurrensparesen nach klassisch subtotaler Resektion. Abhängigkeit von der Manipulation am Nerven bezogen auf „nerves at risk", N = 582.

Postoperative Hypocalcaemien

Da nach einseitigen Resektionen keine Hypocalcaemien auftraten, wurden lediglich 579 konsekutive beidseitige Resektionen analysiert: Die Gesamtrate frühpostoperativer Hypocalcaemien erscheint mit 5,5 % recht hoch (berücksichtige aber die angewandten strengen Kriterien), die Rate permanenter Hypocalcaemien mit 0,9 % vertretbar niedrig. Hinsichtlich der frühpostoperativen Hypocalcaemien zeigte sich eine signifikante Abhängigkeit vom Ausmaß der beidseitigen Resektion, mit erhöhtem Risiko bei den beidseits ausgedehnten Verfahren (lediglich 1 bis 2 obere Polreste erhalten). Eine signifikante Abhängigkeit permanenter Hypocalcaemien von der Ausdehnung der Operation zeigt sich nicht (Abb. 3).

Abhängigkeit von Darstellung und Manipulation der Nebenschilddrüsen: Frühpostoperative Hypocalcaemien waren im Trend häufiger, wenn 3–4 Nebenschilddrüsen dargestellt wurden, als wenn 2 oder mehr Nebenschilddrüsen nicht dargestellt wurden (7,1 % vs. 4,4 %). Diese frühpostoperativen Hypocalcaemien bildeten sich jedoch in der Gruppe mit Darstellung der Mehrzahl der Nebenschilddrüsen vollständig zurück, so daß keine permanente Hypocalcaemie verblieb. Dem gegenüber bildeten sich frühpostoperative Hypocalcaemien nach Nicht-Darstellung von 2 und mehr Nebenschilddrüsen schlecht zurück (ca. 2 : 1), so daß die Rate permanenter Hypocalcaemien mit 1,5 % hier signifikant erhöht war ($p < 0,05$). Abb. 4 demonstriert eindrucksvoll die Zunahme frühpostoperativer Hypocalcaemien mit zuneh-

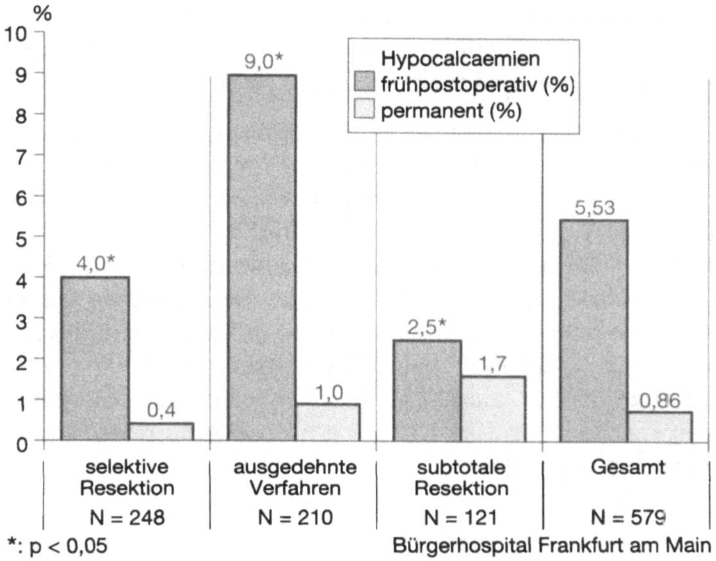

Abb. 3 Postoperative Hypocalcaemien. Abhängigkeit von Taktik und Ausdehnung der beidseitigen Erstoperation benigner Knotenstrumen, N = 579.

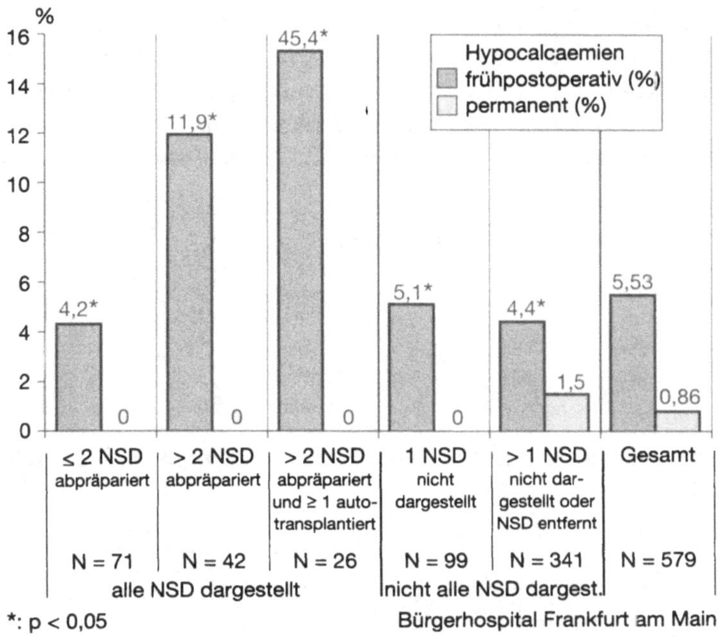

Abb. 4 Postoperative Hypocalcaemien. Abhängigkeit von intraoperativer Darstellung und Manipulation der Nebenschilddrüsen (NSD) bei beidseitigen benignen Strumen, N = 579.

mendem Ausmaß der Manipulation an den Nebenschilddrüsen, bis zu 15,4 % ($p < 0,05$), wenn mehr als 2 Nebenschilddrüsen von der Schilddrüse abpräpariert und mindestens eine autotransplantiert werden mußten.

Wie schon erwähnt, bildeten sich jedoch sämtliche diesbezüglichen frühpostoperativen Hypocalcaemien vollständig zurück, wenn mindestens 3 Nebenschilddrüsen dargestellt worden waren. In der relativ großen Gruppe ($n = 341$) mit Nicht-Darstellung von 2 oder mehr Nebenschilddrüsen (wie schon erwähnt, frühpostoperative Hypocalcaemien in 4,4 %, permanente in 1,5 %) finden sich 57 Fälle mit beidseits klassisch-subtotaler Resektion. In dieser Untergruppe zeigte sich das höchste Risiko permanenter postoperativer Hypocalcaemien (3,5 %; $p < 0,05$). Die Häufigkeit frühpostoperativer Hypocalcaemien war in dieser Untergruppe identisch, diese bildeten sich also nicht zurück. Im frühpostoperativen Zeitraum war das erhöhte Risiko permanenter Hypocalcaemien noch nicht erkennbar.

Folgerung

Die Strategie der selektiven Strumaresektion kann mit sehr niedrigen permanenten Komplikationsraten verfolgt werden. Nervus recurrens und Nebenschilddrüsen sollen grundsätzlich dargestellt werden. Darüber hinausgehende Manipulationen an diesen Strukturen sind auf das Notwendigste zu beschränken, da sie eine Zunahme des frühpostoperativen Komplikationsrisikos zeitigen. Bei guter Rückbildung ist jedoch die Häufigkeit permanenter Komplikationen signifikant niedriger, als wenn die dorsalen Strukturen nicht dargestellt werden. Dies gilt auch und insbesondere für die klassische beidseits subtotale Resektion.

Literatur kann beim Verfasser angefordert werden.

Diskussion

Grußendorf:
Wie war die Zusammensetzung der Operateure, gab es Unterschiede nach Weiterbildungsstand?

Wahl:
Es wurde nach Operateuren ausgewertet. Letztlich haben sie sich doch aber alle an das Konzept gehalten, und es finden sich keine signifikanten Unterschiede zwischen den Operateuren. Bevor einer selber eine Schilddrüse operiert in unserer Klinik, hat er schon zweihundert assistiert.

Usadel:
Wie lange haben Sie die Ca-Spiegel nachuntersucht, um sicher zu sein, daß eine permanente Hypokalzämie ausgeschlossen war?

Wahl:
Ich kann Ihnen keine genauen Daten darüber geben, wie lange die jeweiligen Rekurrensparesen bzw. die jeweiligen Hypokalzämien dauerten. Sondern wir haben nachuntersucht bzw. nachgefragt, in den unklaren Fällen nachuntersucht und haben den Schnitt ein Jahr postoperativ genommen. Die Dauer dieser Komplikationen hat jeden beliebigen Zeitraum innerhalb eines Jahres nach der Operation.

Biersack:
Kann man die passageren Hypokalzämien so erklären, daß diese Nebenschilddrüsen temporär ischämisch werden, weil sie die zuführenden Arterien ligieren, oder wie kann man das erklären?

Wahl:
Ja, bei diesem Operationskonzept darf natürlich der Stamm der Arteria thyreoidea inferior nicht ligiert werden, sondern bei den einzelnen Ästen direkt am Eintritt in die Schilddrüsenkapsel. Es muß unter Sicht der Gefäßstiel, der kleine Ast aus der Inferior, der die jeweilige Nebenschilddrüse versorgt, dargestellt werden. Und der muß bei der Ablösung und Mobilisation der Nebenschilddrüse erhalten werden (erfordert Lupenpräparation in der Regel).

Scriba:
Solche Ergebnisse werden verglichen mit den Ergebnissen anderer guter oder sehr guter Operateure. Das Besondere ist ja, wenn ich Sie richtig verstanden habe, die Konsequenz, mit der Sie dafür sorgen, daß es keine Rezidivstruma gibt, weil kein Knoten stehengeblieben ist.

Wahl:
Das ist ja wieder eine andere Geschichte. Trotz dieses Konzepts bleiben in 5 % der resezierten Lappen, sonographisch, kleine Knötchen zurück mit weniger als 1 cm Durchmesser, aber eben nicht in 50 %.

Scriba:
Können Sie darüber Angaben machen, wie bei den 2000 Fällen die Rezidivrate läuft?

Wahl:
Nein, das kann ich noch nicht.

Postoperative Befindlichkeit nach Strumektomie in Abhängigkeit von der Größe der belassenen Schilddrüsenreste

D. Vaillant-Rieder, M. Grußendorf

1 Einleitung

Im täglichen Umgang mit strumektomierten Patienten erlebt man immer wieder, dass viele Betroffene mit dem Operationsergebnis unzufrieden sind und z.B. über Globusgefühle, eine allgemeine Leistungsminderung, depressive Verstimmungen sowie eine unerwünschte Gewichtszunahme klagen.

Ziel unserer retrospektiven Studie war es nun, herauszufinden, ob sich ein Zusammenhang nachweisen ließ zwischen der Größe der belassenen Schilddrüsenreste und der postoperativen Befindlichkeit sowie den Komplikationsraten des Eingriffs und der Auswahl der durchgeführten Rezidivprophylaxe bzw. Substitutionstherapie.

2 Methode

Dazu wurden 290 wegen einer Struma oder Autonomie strumektomierte Patienten zwischen 1–5 Jahre postoperativ mittels eines Fragebogens um ihre Einschätzung des Operationserfolges gebeten. Der Rücklauf betrug 76 %, entsprechend 219 Patienten.

Der Fragebogen beinhaltete unter anderem Fragen nach der Zufriedenheit mit dem Operationsergebnis, nach zurückgebliebenen Komplikationen, lokalen Beschwerden, Leistungsminderung, Depressivität und dem Gewichtsverlauf.

Die Größe der Schilddrüsenreste war frühestens 6 Monate postoperativ sonographisch ermittelt worden [1]. Entsprechend dem Ergebnis wurden alle Patienten in zwei Gruppen eingeteilt [2]:

Gruppe 1 beinhaltete alle Patienten mit einem Schilddrüsenrestvolumen unter 8 ml, im Durchschnitt 3,6 ml. In diese Gruppe fielen 2/3 der Patienten (n = 156).

Gruppe 2 umfaßte das restliche Drittel der Patienten mit einem Schilddrüsenrestvolumen von 8 ml oder darüber, durchschnittlich 11,7 ml (n = 63).

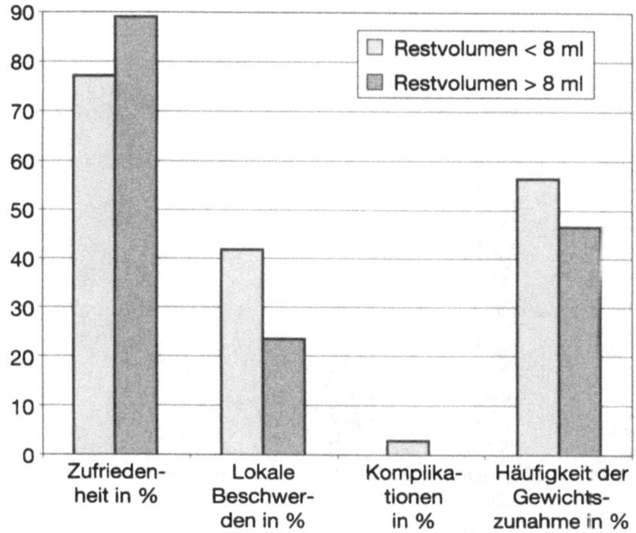

Abb. 1 Postoperative Befindlichkeit, abhängig vom Schilddrüsenrestvolumen.

3 Ergebnisse

3.1 Postoperatives Befinden, abhängig vom Restvolumen

3.1.1 Zufriedenheit

Insgesamt waren in unserer Untersuchung 79 % aller Patienten mit dem Operationserfolg zufrieden. Patienten mit einem Restvolumen unter 8 ml waren zu 77 % zufrieden, von denen mit einem Restvolumen ≥ 8ml jedoch fast 90 %. Diese Patienten waren jedoch im Mittel fast 6 Jahre jünger gewesen.

3.1.2 Lokale Beschwerden

Bei der Häufigkeit der lokalen Beschwerden in Abhängigkeit vom Restvolumen ergaben sich statistisch signifikante Unterschiede: Während 42 % der Betroffenen mit einem Restvolumen < 8 ml vorwiegend über Globusgefühle klagten, waren dies in der Gruppe mit dem größeren Restvolumen nur knapp 24 %, also nur etwa die Hälfte.

3.1.3 Komplikationen

Bei unseren 219 Patienten war es zu 4 permanenten Recurrensparesen sowie einem Hypoparathyreoidismus gekommen. Obwohl die Patienten mit dem

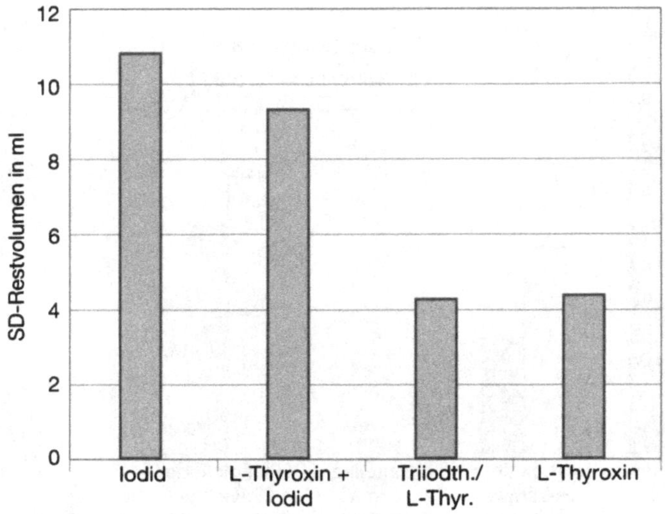

Abb. 2 Schilddrüsenrestvolumen und Art der durchgeführten Rezidivprophylaxe.

größeren Restvolumen 1/3 aller Patienten ausmachten, litt keiner dieser Patienten an einer bleibenden Komplikation.

3.1.4 Gewichtsverlauf

Der überwiegende Teil aller Patienten hatte nach der Strumektomie zugenommen.Patienten mit einem Restvolumen < 8 ml klagten jedoch häufiger darüber, nämlich zu 57 % gegenüber 47 % bei den Patienten mit dem größeren Restvolumen.

3.2 Postoperatives Befinden, abhängig von der Rezidivprophylaxe

Eine Rezidivprophylaxe mit Iodid alleine oder einer Kombination L-Thyroxin/Iodid setzt ein ausreichend großes SD-Restvolumen voraus, um eine Euthyreose einerseits und eine ausreichende Iodutilisation andererseits zu gewährleisten. Entsprechend lag bei uns das mittlere SD-Restvolumen bei Patienten mit einer Iodid-Mono oder Kombinationstherapie bei ca. 10 ml gegenüber durchschnittlich nur 5 ml bei den Patienten, die nur L-Thyroxin oder die Kombination Triiodthyronin/L-Thyroxin einnahmen.

3.2.1 Zufriedenheit

Am zufriedensten waren Patienten mit einer kombinierten L-Thyroxin/Iodid-Therapie (nämlich zu 100 %), gefolgt von denen mit ausschließlicher Iodid-

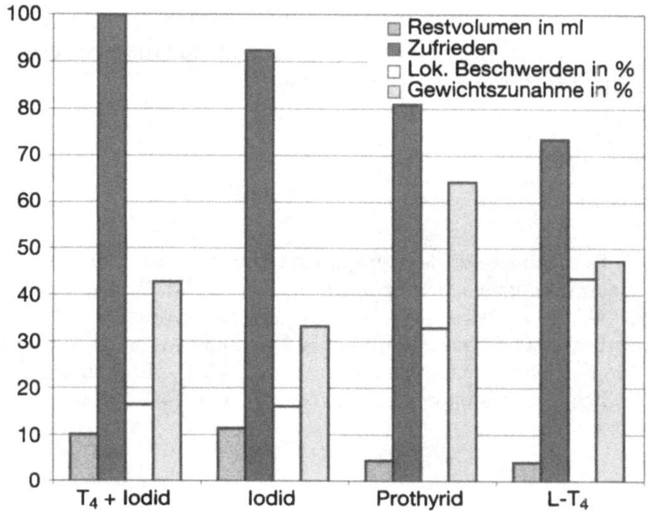

Abb. 3 Postoperative Befindlichkeit, abhängig von der durchgeführten Rezidivprophylaxe.

einnahme (92 %). Demgegenüber waren nur 74 % bis 82 % der übrigen Patienten zufrieden.

3.2.2 Lokale Beschwerden

Auch bei der Häufigkeit der Lokalbeschwerden zeigte sich die Überlegenheit der Iodidtherapie. Diese Patienten gaben zu 16 % lokale Probleme an gegenüber 37 % aller Patienten.

3.2.3 Leistungsminderung, Depressivität und Gewichtsverlauf

Patienten mit einer Iodidtherapie klagten signifikant seltener unter einer Leistungsminderung seit dem Eingriff, waren deutlich seltener depressiv geworden und hatten auch seltener eine unerwünschte Gewichtszunahme zu beklagen.

4 Schlußfolgerung

In unserer retrospektiven Untersuchung korrelierte das subjektive Wohlbefinden positiv mit der Größe der belassenen Schilddrüsenreste, möglicherweise weil bei größeren Resten eine Rezidivprophylaxe mit Iodid alleine oder in Kombination mit Thyroxin durchgeführt werden konnte und die Komplikationsraten deutlich niedriger lagen. Allerdings sollten diese Ergebnisse in einer prospektiven Studie überprüft werden, bevor daraus weiterreichende Konsequenzen für die Therapie gezogen werden.

Literatur

[1] Schmidt, K.-G., G. Rothenbuchner: Sonographische Untersuchung der Restschilddrüse nach Resektion adenomatös umgebauter Strumen. In: Börner, W., B. Weinheimer (Hrsg.): Schilddrüse 1989, S. 547–549. Walter de Gruyter, Berlin – New York 1991.

[2] Rendl, J., M. Scheubeck, W. Börner: Einfluß des Restvolumens auf die postoperative Schilddrüsenfunktion der euthyreoten Struma. In: Röher, H.-D., B. Weinheimer (Hrsg.): Schilddrüse 1991, S. 302–310. Walter de Gruyter, Berlin – New York 1992.

Diskussion

Reiners:
Waren die Indikationen für die Operation in den beiden Gruppen mit großen und kleinen Resten unterschiedlich?

Vaillant-Rieder:
Nein, sondern das waren Patienten aus Stuttgart, die überwiegend in zwei großen Krankenhäusern operiert wurden, die etwas unterschiedlich vorgehen. Bei den Diagnosen war kein so großer Unterschied.

Dralle:
Ein geringeres Resektionsausmaß ist verständlicherweise mit geringeren Lokalbeschwerden verbunden als ausgedehntere Resektionen. Wie war der postoperative Zeitverlauf der Lokalbeschwerden? Wenn tatsächlich geringere Resektionen mit einem besseren postoperativen Verlaufsergebnis verbunden wären, hätte dies eine enorme Konsequenz für das operative Konzept der Strumaresektion.

Vaillant-Rieder:
Die Angaben waren längstens 5 Jahre nach der Operation und frühestens ein Jahr danach, also war das nicht früh postoperativ.

Biersack:
Herr Dralle, das ist ganz richtig. Wir tendieren ja auch zur near total Resektion bei multinodösen Strumen, weil ja oft nach zehn bis zwanzig Jahren die Autonomien auftreten. Die Frage ist natürlich auch, wenn ich 11 ml zurücklasse, wie ist der Funktionszustand des Gewebes? Reicht hinterher wirklich Iod aus?

Grußendorf:
Ja, man muß sagen, daß alle diese Patienten euthyreot waren und nicht etwa erhöhte TSH-Spiegel hatten.

Scriba:
Ach – die waren von Ihnen, die Patienten?

Grußendorf:
Ich hatte sie nicht operiert, ich habe die nur nachbetreut zusammen mir Frau Vaillant-Rieder. Und man muß – Sie sagen nun ja gerade das Gegenteil. Ich finde das schon sehr beeindruckend, daß die relativ großen Reste so viel besser abschneiden als die sehr kleinen Reste. Bezüglich der Rezidivprophylaxe muß man auch sagen, daß es noch nicht ausgestanden ist. Warum sollen nicht normal große gute belassene Reste, die konsequent mit Iod und Thyroxin behandelt werden, so bleiben?

Hotze:
Warum kommt es zu Körpergewichtszunahme nach Schilddrüsenoperationen?

Vaillant-Rieder:
Es ist offensichtlich bei vielen Patienten auch zu einer Appetitsteigerung gekommen. Das waren zumTeil Patienten, die das T_3/T_4-Präparat bekommen und stark zugenommen hatten.

Müller:
Kann der Ausfall von Calcitonin nach totaler Strumektomie einen Einfluß auf das Befinden haben?

Hehrmann:
Ich möchte versuchen, darauf zu antworten. Calcitonin ist entwicklungsgeschichtliches Relikt und hat überhaupt keine physiologische Wirkung. Also wird das Fehlen auch keine Befindlichkeitsstörung machen.

Aber ich wollte gerne noch einmal die Frage von Herrn Reiners verstärken: ich finde es unheimlich wichtig nachzugucken, welche der Patienten denn nun einen Morbus Basedow hatten und welche nicht.

Vaillant-Rieder:
Es waren keine Morbus Basedow-Patienten, das habe ich wahrscheinlich vergessen zu sagen, es waren nur Patienten, die eine Struma nodosa hatten oder eine Autonomie.

Hehrmann:
Also das ist schon wichtig, bei den größeren Resten kann kein Basedow – bei uns jedenfalls nicht – darunter gewesen sein.

Scriba:
Also die Frage, warum die an Gewicht zugenommen haben, bleibt im Raum stehen, das muß man einfach sagen. Und Herr Grußendorf muß noch mal nachschauen, ob die, die zugenommen haben, ein bißchen mehr autonom waren oder ob da irgend etwas war.

Iodid-Substitution zur Struma-Prophylaxe mit 200 µg täglich oder 1500 µg wöchentlich?

M. Breidt, R. Wahl, E. Kallee

Einleitung

Die Bundesrepublik Deutschland zählt zu den Gebieten, in denen Strumen endemisch auftreten [1]. Als Ursache dieser Strumen gilt der Iodmangel. Iod wird mit der Nahrung zugeführt. Die WHO empfiehlt zur Verhinderung endemischer Strumen eine Iodzufuhr von 150–300 µg/Tag, die Deutsche Gesellschaft für Ernährung 180–200 µg/Tag [2]. Da die Iodzufuhr mit der Nahrung auch bei Verwendung von iodiertem Speisesalz meist unter 100 µg/Tag liegt [3], wird eine zusätzliche Iodid-Einnahme in Tablettenform zur Strumaprophylaxe empfohlen. Dies gilt insbesondere für Kinder und Jugendliche. Als eine effektive Dosierung für Iodid-Tabletten gelten 200 µg/Tag.

Problemstellung

Es sollte untersucht werden, ob sich mit der täglichen Einnahme von 200 µg Iodid vergleichbare Effekte erzielen lassen wie mit der Einahme von 1500 µg Iodid einmal pro Woche. Die Dosis von 1500 µg Iodid wurde als Iodid-Präparat (Jodetten® depot Henning) eingenommen, während die Dosis von 200 µg Iodid in Form von Diiodtyrosin (= 1/2 Tablette Strumedical® 400 Henning) eingenommen wurde. Aus Diiodtyrosin wird im Magen-Darm-Trakt das Iod praktisch vollständig freigesetzt und steht dem Organismus dann als Iodid zur Verfügung [4]. Außerdem werden Diiodtyrosin-Tabletten im Vergleich zu Iodid-Tabletten als pharmazeutisch stabiler angesehen [4].

Versuchsanordnung

Versuchspersonen

Insgesamt 25 freiwillige Probanden im Alter zwischen 21 und 47 Jahren aus Tübingen und Umgebung. Zum Zeitpunkt der Untersuchung lag bei keinem Probanden eine Schilddrüsen- oder andere Stoffwechselerkrankung vor.

Die Probanden hatten innerhalb der letzten 7 Monate vor Versuchsbeginn und während der Studie weder Kontakt mit iodhaltigen Kontrastmitteln noch mit iodhaltigen Medikamenten.

Für den achtwöchigen Versuch mußten die Probanden auf den Verzehr von Meeresfischen und Meeresfrüchten verzichten.

Die Probanden wurden in 2 Gruppen aufgeteilt:

Gruppe A (6 Frauen, 7 Männer) erhielt wöchentlich 1 Tablette zu 1500 µg Kaliumiodid.

Gruppe B (6 Frauen, 6 Männer) erhielt täglich 200 µg Iod in Form von Diiodtyrosin. Die Tabletten-Einnahme erfolgte jeweils morgens vor dem Frühstück.

Material

Für die Iodbilanzierung wurde die renale Iodsekretion als ausreichend angesehen, obgleich weitere Ausscheidungswege, nämlich Faeces und Schweiß, eigentlich mitzuberücksichtigen wären.

Die Iodbilanzierung erfolgte im Sammelurin, der jeweils von 0.00–24.00 Uhr in 2-Liter-Polyethylenbehältern gesammelt wurde. Nach der Volumenermittlung wurden ca. 10 ml des gesammelten Urins in Polyethylenröhrchen überführt und bis zur Weiterverarbeitung bei 4 bis 7 °C gelagert. Sammelte ein Proband den Urin einmal nicht vollständig, so vermerkte er es und schätzte die fehlende Menge ab. Dies war nur bei 9 von 558 Urinproben der Fall. Die Urine der Gruppe A mußten am Tag der Iodid-Einnahme für die Iodanalyse verdünnt werden.

Methode

Gesamtiodbestimmung mittels eines PBI-Autoanalyzers® der Firma Technicon. Die Proben wurden bei 300 °C sauer verascht und das Iodid wurde nach Sandell und Kolthoff bestimmt, wobei das gelbe Ce^{4+}-Ion durch arsenige Säure unter Katalyse von Iodid zum farblosen Ce^{3+}-Ion reduziert wurde. Die Extinktionsänderung ist eine Funktion der Iodkonzentration. Die Proben wurden mit und ohne internen Standard gemessen, um Interferenzen zu erfassen [5]. VK der Methode 6 % (n = 20).

Ergebnisse

Die Harnvolumina pro 24 h betrugen bei den Männern 1377 ± 467 ml und bei den Frauen 1420 ± 457 ml. Grobe Sammelfehler konnten damit ausgeschlossen werden. In den Wissenschaftlichen Tabellen Geigy werden die Harnvolumina mit 1360 ml/24 h für Männer und mit 1130 ml/24 h für Frauen angegeben.

Der Variationskoeffizient der Iodausscheidung betrug bei 5 Probanden an 6 aufeinanderfolgenden Tagen im Mittel 21 % (14–26 %).

Probandengruppe A (1500 μg Iodid/Woche)

Abb. 1 zeigt die Iodausscheidung einschließlich der basalen Iodausscheidung im Verlauf von 8 Wochen am Vortag und am Tag der einmaligen Einnahme von 1500 μg/Woche bei n = 13 Probanden.

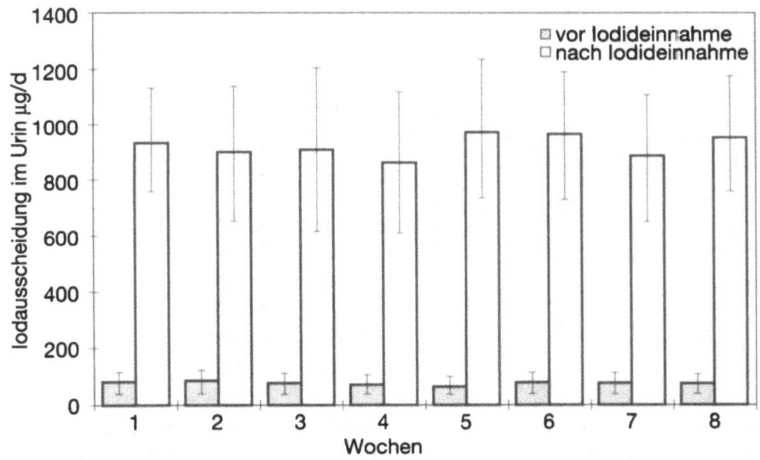

Abb. 1 Iodausscheidung (einschließlich der Basalausscheidung) der Gruppe A (n = 13) im Verlauf von 8 Wochen, gemessen am Vortag und am Tag der einmaligen Einnahme von 1500 μg Iodid pro Woche. Mittlere Iodausscheidung am Tag vor Tabletteneinnahme 74 ± 23 μg/d. Dargestellt sind die Mittelwerte und Standardabweichungen.

Der Mittelwert der renalen Iodausscheidung über 8 Wochen vor Iodid-Einnahme betrug 74 ± 23 μg/d und am Tag der Tabletteneinnahme 938 ± 166 μg/d. Bereits 4 Tage nach Tabletten-Einnahme waren die Ausgangswerte wieder erreicht.

Durch Aufsummieren der korrigierten Iodausscheidungen (also nach Abzug der mittleren basalen Iodausscheidung von 74 μg/d) läßt sich ermitteln, daß von der künstlichen Iodzufuhr von einmal 1500 μg/Woche im Durchschnitt nur 963 μg/Woche (= 65 %) zusätzlich zur basalen renalen Iodauscheidung ausgeschieden wurden. Die Differenz ist teils durch Iodspeicherung in den Iodmangel-Schilddrüsen und durch Iodidretention im Körperwasser, teils durch Ausscheidung in den Faeces und im Schweiß zu erklären.

Probandengruppe B (200 µg Iodid als Diiodotyrosin/Tag)

Im Durchschnitt wurden in der ersten Woche pro Tag 159 ± 36 µg Iod (ca. 40 % der künstlichen Zufuhr) und in der 8. Woche 219 ± 48 µg Iod (ca. 70 % der künstlichen Zufuhr) renal ausgeschieden. Die basale Iodauscheidung betrug im Vorversuch über 7 Tage gemittelt 80 ± 22 µg/d. Zugleich wird deutlich, daß 8 Wochen noch nicht ausreichen, um die Summe von normaler täglicher Iodzufuhr von 80 µg + 200 µg künstlicher Iodzufuhr zu erreichen. Abb. 2 zeigt den Anstieg der Iodausscheidung unter der Einnahme von 200 µg Iodid über 8 Wochen.

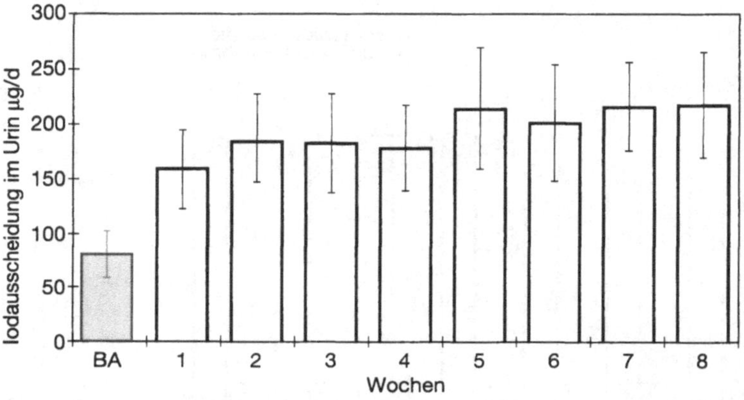

Abb. 2 Iodausscheidung einschließlich der Basalausscheidung (BA) der Gruppe B (n = 12) an zwei Tagen pro Woche während der täglichen Einnahme von 200 µg Iodid (in Form von Diiodtyrosin) über 8 Wochen. Dargestellt sind der Durchschnitt von Tag 1 + 2 und die zugehörigen Standardabweichungen. Die Basalausscheidung wurde über 7 Tage im Vorversuch ermittelt. Die Iodausscheidung nähert sich innerhalb von 8 Wochen asymptotisch einem Grenzwert. Dies spricht für eine allmähliche Absättigung der Schilddrüse mit Iod.

Von der künstlichen Iodidzufuhr pro Woche von 7 × 200 µg wurden in der ersten Woche insgesamt nur 553 µg Iod (ca. 40 %) zusätzlich ausgeschieden, in der 8. Woche allerdings bereits 931 µg. Dies sind ca. 67 % der künstlichen Zufuhr. Dieser Anstieg ist zugleich ein Beweis für den vorbestehenden Iodmangel und die allmähliche Absättigung der Schilddrüse mit Iod.

Diskussion

Nach der Einnahme von 1500 µg Iodid steigt die renale Iodausscheidung zunächst stark an und fällt anschließend sofort wieder stark ab. Dies ist folgendermaßen zu erklären: Die Halbwertszeit des Iodids im Plasma beträgt nach Pilz-Mittenburg [6] ca. 4 Stunden. Nach der Resorption des Iodids ins Plasma erfolgt der Ausstrom in den extravaskulären Raum, der ca. 10–15mal größer ist als der vaskuläre. Gleichzeitig beginnt die renale Iodidausscheidung. Erst später kommt es zu einem allmählichen Rückstrom in den intravaskulären Raum.

Für die Einstellung eines Gleichgewichts zwischen Iodaufnahme und Iodausscheidung sind die biologische Ganzkörper-Halbwertszeit und die Entspeicherungs-Halbwertszeit der Schilddrüse von Bedeutung. Letztere beträgt ca. 40 Tage [7]. Nach ca. 6 Wochen ist damit ein Gleichgewichtszustand zwischen Iodaufnahme und Iodausscheidung und eine Auffüllung der Schilddrüsen-Speicher zu erwarten. Dies deckt sich auch ganz gut mit unseren Beobachtungen, denn ab der 4. Woche näherte sich in der Gruppe B (täglich 200 µg Iodid) der Anstieg der Iodauscheidung asymptotisch einem Grenzwert. Für die Einstellung eines stabilen Gleichgewichts zwischen Iodzufuhr und Iodausscheidung dürften die 8 Wochen allerdings noch nicht ausreichen.

Schlußfolgerung

Zwischen der wöchentlichen Einnahme von 1500 µg Iodid oder der täglichen Einnahme von 200 µg Iodid (= 1400 µg/Woche) besteht kein erheblicher Unterschied. In beiden Fällen werden im Verlauf von 8 Wochen rund 65 % des aufgenommenen Iodids mit dem Urin ausgeschieden. Rund 35 % verteilen sich auf die Iodspeicherung in der Schilddrüse, auf die Retention im Körperwasser und in Form von Schilddrüsenhormonen in den Organen sowie in den Faeces.

Literatur

[1] Hampel, R., T. Kühlberg, K. Klein, J.-U. Jerichow, E.-G. Pichmann, V. Clausen, I. Schmidt: Strumaprävalenz in Deutschland größer als bisher angenommen. Med. Klin. *90* (1995) 324–329.

[2] Scriba, P.C., C.R. Pickardt: Iodprophylaxe in Deutschland. Gibt es ein Risiko? Deutsches Ärzteblatt (Köln) *92* (1995) 1529–1531.

[3] Hampel, R., Rönsch, K.: Trotz Verwendung von Iodsalz zur Speisezubereitung bleibt ein Iodmangel I. Grades in Deutschland bestehen. Z. Gesamte Inn. Med. *48* (1993) 401–403.

[4] Meinhold, H., R. Finke, U. Bogner, H. Schleusener: Pharmacokinetics and urinary excretion of orally administered diiodotyrosine. Acta Endocrinol. (Copenhagen) *116* (1987) 395–398.

[5] Wahl, R., W. Pilz-Mittenburg, E. Kallee: Resorption von Iod aus der Nahrung und Ausscheidung von Iod über den Harn. Z. Ernährungswiss. *34* (1995) 269–276.

[6] Pilz-Mittenburg, K.: Nachweis und Trennung von Iodid und organisch gebundenem Iod in biologischen Flüssigkeiten. Inaugural-Diss., Tübingen 1984.

[7] Kallee, E.: Response to F.A. Horster (Letter to the Editor), Nuc. Compact (GIT, Darmstadt) *20* (1989) 37–38.

Diskussion

Mann:
Es ist sehr schön, daß Sie das mal so gezeigt haben. Trotzdem erhebt sich für mich die Frage: wenn Sie da auf einen Schlag soviel Iod geben und das auch nach einem Tag schon ausgeschieden wird, ob das wirklich das gleiche ist für die Schilddrüse, als wenn man täglich 200 µg gibt.

Breidt:
Wenn man das aufsummiert, wie wir das gemacht haben, pro Woche, was jetzt an Iod zusätzlich ausgeschieden wurde, so kann man eben das Ergebnis erhalten, daß es in beiden Studien der gleiche Prozentsatz ist.

Allgemeine Diskussion

Scriba:
Herr Mann, was halten Sie davon: neulich habe ich gelesen (es kam, glaube ich, sogar aus Heidelberg), daß man bei den Strumen, besonders bei Knotenstrumen, Calcitonin mitmessen soll.

Mann:
Ja, das ist eine schwierige Frage. Dazu gibt es eine größere Studie aus Wien, und es gibt eine italienische Studie, und zwar an etwa 800 Patienten. Es wurden Knoten untersucht, und man hat tatsächlich durch die Calcitoninbestimmung im Serum einige Fälle herausfischen können, die ein medulläres Schilddrüsenkarzinom haben. Die Frage ist, ob man das als Screening anbieten und diesen Aufwand betreiben soll. Ich möchte deswegen als Eckdaten vielleicht noch sagen: es gibt auch unspezifische Calcitoninerhöhungen, z. B. bei Niereninsuffizienz; wahrscheinlich sogar bei diskreter Niereninsuffizienz und auch andere Zustände, wo es leicht erhöhte oder sogar mäßig bis stark erhöhte Calcitoninspiegel gibt. Das heißt, die Spezifität in einem unselektionierten Krankengut ist nicht sehr gut, so daß die Calcitoninbestimmung als generelles Screening bei jedem Schilddrüsenknoten nicht empfohlen werden kann.

Scriba:
Ich denke mir, daß die Sektion Schilddrüse sich irgendwann zu der Frage äußern wird.

Mann:
Man erhebt gerade noch entsprechend ausreichende Eckdaten, um das auch untermauern zu können, aber das wird, denke ich, in der Richtung ausfallen.

Grauer:
Mehr ein Kommentar: die Empfehlung war eigentlich nicht, bei jedem Strumaknoten Calcitonin zu bestimmen, sondern, wenn man sich bei dem Strumaknoten entschließt, ihn zu operieren, dann präoperativ Calcitonin zu bestimmen, weil es dann einen Einfluß hätte auf das operative Vorgehen. Ich denke, das ist vielleicht eher konsenzfähig.

Scriba:
Vielen Dank für die Klarstellung. Jetzt zu den drei medikamentös-therapeutischen Richtlinien, die wir diskutieren wollten: also der Monotherapie mit Iod, vertreten durch Herrn Gärtner – die Herrschaften hatten ja die Aufgabe, sich

hier ein bißchen kontrovers auseinanderzusetzen. Die Kombinationspräparate von Herrn Hintze, und Herr Grußendorf sprach über die Monotherapie. Gibt es da noch übriggebliebene Fragen?

Buchali:
Ich habe noch eine Frage, die an Herrn Gärtner und auch an Herrn Hintze geht: es ist ja nachgewiesen worden, daß der antistrumigene Effekt von Iodid länger anhält. Aber die Studie, auf die sich bezogen wird, ist dann nach 12 Monaten beendet worden. Die Frage ist ganz einfach: ist das nur ein protrahierter Effekt, und wenn man die Studie länger ausdehnen würde auf zwei oder drei Jahre nach Ende der Therapie, wird dann die Struma doch wieder größer?

Hintze:
Man muß in der Tat damit rechnen, wenn man keine Rezidivprophylaxe betreibt, daß es dann irgendwann eben zu einer erneuten Verarmung des intrathyreoidalen Iod-Pools kommt (so die Vorstellung). Die Studie war in der Tat so angelegt: 8 Monate Therapie und dann vier Monate ohne Therapie zuwarten. Die Empfehlungen sehen ja heute so aus, daß man, wenn man eine Therapie, z. B. mit Levothyroxin beendet, dann eine Rezidivprophylaxe mit z. B. 200 µg Iod durchführt. Das halte ich für wichtig.

Biersack:
Ich habe noch eine kurze Frage auch an Herrn Hintze und an Herrn Grußendorf: wie ist das mit der Suppressivität des TSH? Soll man nicht doch nach dem Alter (wir haben gerade von über 40jährigen gesprochen), soll man nicht auch doch bei jüngeren Patienten den suppressiven Effekt von Levothyroxin zur Volumenreduktion bei jungen Leuten, die ganz herzgesund sind, ausnutzen?

Hintze:
Ich kann nur meinen persönlichen Eindruck wiedergeben und bin einer suppressiven L-Thyroxinmedikation nicht zugeneigt (aus den vorhin skizzierten Gründen). Ich hatte ja versucht auch vorzustellen, daß dies eine mögliche Indikation der kombinierten Therapie mit vielleicht günstigerem Nebenwirkungsspektrum sein könnte.

Grußendorf:
Nun muß man natürlich sagen, daß wir früher die Patienten immer nur suppressiv behandelt haben und zwar so, daß der TRH-Test negativ sein mußte, sonst waren sie nicht ausreichend behandelt. Und deswegen tue ich mich relativ leicht, auch wenn ein jüngerer Patient unter 0,3 oder 0,2 geht. Aber häufig schalte ich dann auch um auf ein Kombinationspräparat in letzter Zeit.

Besonderheiten in verschiedenen Altersstufen

Epidemiologie, Prophylaxe und Therapie des Iodmangels – Besonderheiten im Kindes- und Jugendalter

H. Willgerodt, E. Keller, B. Stach

Besonderheiten bei Neugeborenen

Im Kindes- und Jugendalter weist die Schilddrüse eine höhere Sensibilität gegenüber einem Iodmangel auf als bei Erwachsenen. Besonders deutlich äußert sich dies in der Fetal- und Neonatalperiode. Bei unzureichender Iodaufnahme während der Schwangerschaft ist die Inzidenz der Struma connata erhöht. Eine Prävalenz angeborener Strumen von mehr als 1 % ist daher zugleich ein Hinweis auf einen Iodmangel bei der Gesamtbevölkerung der betreffenden Region [1, 3]. Neben einer möglichen durchaus ernstzunehmenden mechanischen Behinderung der Atmung, geht die Struma connata bei etwa der Hälfte der Neugeborenen mit einer transitorischen Hypothyreose einher [10, 11, 13, 14, 24], erkennbar an einer erhöhten TSH-Konzentration im Blut (Abb. 1) und erniedrigten Werten für die peripheren Schilddrüsenhormone (Abb. 2). Weiterhin ist in Regionen mit einem alimentären Iodmangel

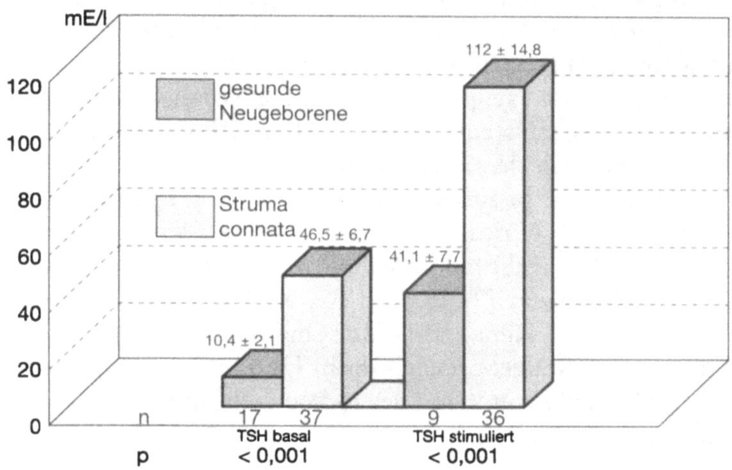

Abb. 1 Konzentrationen des basalen und des stimulierten TSH bei Kindern mit angeborener Struma und gesunden Neugeborenen ohne Struma am 3. bis 5. Lebenstag.

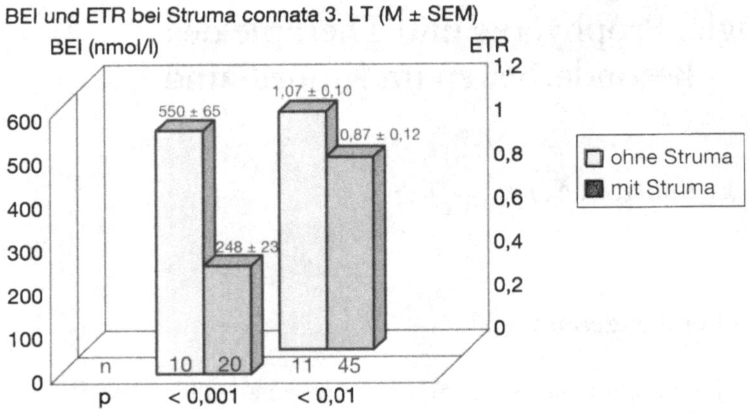

Abb. 2 Butanolextrahierbares Iod (BEI linke Säulen) und Effective Thyroxine Ratio (ETR rechte Säulen) bei Kindern mit angeborener Struma und bei gesunden Neugeborenen am 3. Lebenstag.

die Rückrufrate im TSH-Neugeborenenscreening erhöht, die in Ländern mit ausreichender Iodversorgung unter 0,2 % liegt [3, 11]. In Regionen mit ausgeprägtem Iodmangel entsprechend einem Grad III nach der Definition der WHO führt die dadurch hervorgerufene Hypothyreose des Fetus und Neugeborenen zu schweren Störungen der Entwicklung des Zentralnervensystems, die unter dem Begriff des endemischen Kretinismus seit langem bekannt sind [1, 28].

In Mitteleuropa ist dank zahlreicher, wenngleich unterschiedlich wirksamer Programme zur Bekämpfung des Iodmangels der endemische Kretinismus seit Jahrzehnten beseitigt. Für die als Folge eines weniger ausgeprägten Iodmangels, entsprechend einem Grad II nach der Definition der WHO, auftretende transitorische Hypothyreose des Neugeborenen wird ebenfalls seit langem die Möglichkeit einer nachteiligen Beeinflussung der Entwicklung des ZNS in Erwägung gezogen [1]. Obgleich derartige weniger ausgeprägte Schädigungen bei moderatem Iodmangel nicht einfach nachzuweisen und zu verifizieren sind, gilt heute eine nachteilige Wirkung mit milden bleibenden Schädigungen, von denen besonders Frühgeborene aber auch zum Termin geborene Kinder betroffen sind, als gesichert [2, 18, 19]. Als weitere Folgen des Iodmangels während der Fetal- und Neonatalperiode sind das Gewicht und das Volumen der Schilddrüse bei Neugeborenen erhöht [3, 5, 11] und der intrathyreoidale Iodumsatz, abhängig vom Grad des Iodmangels, mehr oder weniger stark beschleunigt (Tabelle 1).

Die ausgeprägte Empfindlichkeit der Schilddrüse von Feten und Neugeborenen gegenüber Veränderungen der Iodversorgung äußert sich andererseits

Tabelle 1 Schilddrüsengewichte, Iodgehalt und Umsatzrate des intrathyreoidalen Iods bei Neugeborenen in Orten mit unterschiedlicher alimentärer Iodzufuhr (nach Delange et al. [3])

Stadt	Iodaufnahme bei Erwachsenen (µg/Tag)	Schilddrüsen von Neugeborenen Gewicht (g)	Iodgehalt (µg)	Turnoverrate des intrathyreoidalen Iod (%/Tag)
Toronto (Kanada)	600–800	1 ± 0,12 (13)	292 ± 47	17
Brüssel (Belgien)	51	0,76 ± 0,25 (4)	81 ± 9	62
Leipzig (1984/85)	38,7	3,27 ± 0,39 (10)	43 ± 6	125

auch in einem raschen Rückgang der Häufigkeit angeborener Strumen und in der Normalisierung der erhöhten Rückrufrate im TSH-Screening bei einem Anstieg der Iodaufnahme. So sank die Häufigkeit der Struma connata nach Einführung der gesetzlichen Iodprophylaxe in der ehemaligen DDR rasch auf weniger als 1 % ab [11, 16], obgleich die renale Iodausscheidung bei Neugeborenen z. B. in Leipzig lediglich von 2,17 ± 0,18 µg/dl (M ± SEM) vor der Prophylaxe auf 3,39 ± 0,36 µg/dl zugenommen hatte [25]. Dieser Wert liegt deutlich unter dem Schwellenwert von 10 µg I/dl, bei dessen Unterschreitung mit dem endemischen Auftreten von Strumen bei Kindern und Jugendlichen zu rechnen ist [3]. Auch in anderen Regionen wurde der Wert von 10 µg I/dl bei weitem nicht erreicht [11]. Trotz eines vorübergehenden Abfalls der Iodausscheidung in den neuen Bundesländern nach der Wiedervereinigung Deutschlands und dem damit einhergehenden Wegfall der gesetzlich vorgeschriebenen Prophylaxe kam es nicht zu einem erneuten Anstieg der Recall-Rate im Screening oder einer Zunahme der Struma connata [11, 16].

Schulkinder und Jugendliche

Der in ganz Deutschland herrschende alimentäre Iodmangel manifestierte sich auch in einer erhöhten Prävalenz juveniler Strumen, wie zahlreiche Untersuchungen aus den siebziger und achtziger Jahren sowohl aus den alten Bundesländern als auch aus der ehemaligen DDR belegen [7, 8, 11, 23]. Die bereits erwähnte gesetzliche Iodprophylaxe in der ehemaligen DDR und eine allmähliche Lockerung der strengen gesetzlichen Vorschriften über die Verwendung von iodiertem Speisesalz für die Zubereitung von Speisen in der Gemeinschaftsverpflegung und in Gaststätten [20] hatten zu einem Anstieg der Iodausscheidung auch bei Schulkindern und Jugendlichen in beiden deutschen Staaten geführt [7, 26]. Dieser Trend wurde nach der Wiedervereinigung in den neuen Bundesländern zunächst unterbrochen, wo es ähnlich wie bei Neugeborenen zu einem deutlichen Rückgang der renalen Iodausscheidung auch bei Kindern und Jugendlichen kam [11, 16, 26]. Darüber hinaus muß betont werden, daß die alleinige Verwendung von iodiertem Speisesalz in Haushalten nicht ausreicht, um eine den Empfehlungen der WHO entsprechende optimale Iodaufnahme von mindestens 150 µg täglich bei Jugendlichen zu gewährleisten [11, 12, 21, 26]. Erst mit der breiten Verwendung von iodiertem Salz für die gewerbliche und industrielle Lebensmittelherstellung ist dieses Ziel zu erreichen.

Aktuelle Situation der Iodversorgung

Die aktuelle Situation der Iodversorgung stellt sich etwas unübersichtlich dar. In einer 1995 publizierten, breit angelegten Studie, die allerdings nicht gezielt auf Kinder und Jugendliche ausgerichtet war, berichteten Hampel et al. über eine Strumaprävalenz von etwa 50 % bei Kindern und Jugendlichen in der Pubertät [9]. Dagegen beobachteten Liesenkötter et al. 1997 [15] eine deutliche Abnahme des Schilddrüsenvolumens bei Berliner Schulkindern im Vergleich zu früheren Untersuchungen und einen deutlichen Anstieg der renalen Iodausscheidung. Ähnliche Resultate erbrachte auch eine kürzlich publizierte europäische Studie [3]. Dies entspricht auch eigenen Untersuchungen an Leipziger Schulkindern, die einen Anstieg der Iodausscheidung im Urin auf mehr als 10 µg/dl ergaben. Wahrscheinlich bestehen derzeit noch beträchtliche regionale Unterschiede, so daß die in Berlin und Leipzig beobachtete günstige Entwicklung hin zu einer ausreichenden Iodversorgung nicht auf die Situation in der gesamten BRD übertragen werden darf. Das bedeutet selbstverständlich auch, daß die Bemühungen um eine wirksame Iodprophylaxe, vor allen Dingen aber um die Durchsetzung einer generellen Verwendung von Iodsalz zur gewerblichen und industriellen Herstellung von Lebensmitteln, unbedingt fortgesetzt werden müssen.

Behandlung der Iodmangelstruma

Iodmangelstrumen bei Kindern und Jugendlichen bieten die besten Voraussetzungen für eine Behandlung mit Iodid. Da die Entwicklung lokaler Autonomien in Form unilokulärer und multilokulärer Adenome sowie disseminierter Autonomien in Iodmangelstrumen einen längeren Zeitraum erfordert, sind derartige Veränderungen bei Kindern viel seltener als bei Erwachsenen. Damit ist die Gefahr der Entwicklung einer Hyperthyreose bei einem Anstieg der Iodaufnahme gering. Weiterhin sind in den Strumen von Kindern und

Jugendlichen weitaus weniger regressive und bindegewebige Veränderungen anzutreffen als bei Erwachsenen, so daß die Möglichkeit zur Reduktion des Schilddrüsenvolumens unter Therapie ebenfalls höher ist als bei Erwachsenen. Zu Beginn der Therapie kann eine Kombination von Iodid mit L-Thyroxin durchaus einen günstigen additiven Effekt ausüben [6]. Nach etwa 6 bis 9 Monaten ist dann von der L-Thyroxingabe keine zusätzliche Rückbildung des Schilddrüsenvolumens mehr zu erwarten, die Behandlung sollte als Monotherapie mit Iodid fortgesetzt werden.

Bestimmung der Iodausscheidung bei Kindern

Abschließend sei auf das Problem der quantitativen Beurteilung der Iodversorgung durch die Bestimmung der Iodausscheidung im Urin bei Kindern hingewiesen. Im Kindesalter nimmt die Kreatininausscheidung deutlich rascher zu als die renale Iodausscheidung. Aus diesem Grunde entsteht bei der Angabe der renalen Iodausscheidung, bezogen auf 1 g Kreatinin, der falsche Eindruck einer Abnahme der Iodausscheidung mit zunehmenden Lebensalter [7, 15]. Es erweist sich daher als wesentlich günstiger, zur Beurteilung der Iodausscheidung dessen Konzentration im Urin in µg/dl zu wählen. Dies gilt auch für Neugeborene, da in den ersten Lebenstagen die Kreatininausscheidung noch starken Schwankungen unterliegt.

Literatur

[1] Delange, F., P. Bourdoux, P. Ketelbant-Balasse et al.: Transient primary hypothyroidism in the newborn. In: Dussault, J.H., P. Walker (Hrsg): Congenital Hypothyroidism. Chapter 16, S. 275–301. Marcel Dekker Inc., Butterworths – New York 1983.

[2] Delange, F., A. Dalhem, P. Bourdoux et al.: Increased risk of primary hypothyroidism in preterm infants. J. Pediatrics *105* (1984) 462–469.

[3] Delange, F., P. Bourdoux, M. Laurence et al.: Neonatal thyroid function in iodine deficiency. In: Delange, F., J. T. Dunn, D. Glinoer (Hrsg.): Iodine Deficiency in Europe. A Continuing Concern, S. 199–207. Plenum Press, New York 1993.

[4] Delange, F., G. Benker, Ph. Caron et al.: Thyroid volume and urinary iodine in European schoolchildren: standardization of values for assessment of iodine deficiency. Europ. J. Endocrinol *136* (1997) 180–187.

[5] Einenkel, D., B. Stach: Zur Effektivität der interdisziplinären Iodprophylaxe bei Neugeborenen. Sozialpäd. Praxis und Klinik *14* (1992) 21–27.

[6] Einenkel, D., K.H. Bauch, G. Benker: Treatment of juvenile goitre with levothyroxine, iodide or a combination of both: the value of ultrasound grey-scale analysis. Acta Endocrinol (Copenhagen) *127* (1992), 301–306.

[7] Gutekunst, R., U. Magiera, H.M. Teichert: Iodmangel in der Bundesrepublik Deutschland. Med. Klin. *88* (1993), 525–528.

[8] Habermann, J., H.G. Heinze, K. Horn et al.: Alimentärer Iodmangel in der Bundesrepublik Deutschland. Dtsch. med. Wschr. *100* (1975), 1937–1945.

[9] Hampel, R., Th. Kühlberg, K. Klein et al.: Strumaprävalenz in Deutschland größer als bisher angenommen. Med. Klin. *90* (1995), 324–329.

[10] Heidemann, P.H., P. Stubbe, J. Habermann: Die hypothyreote Iodmangelstruma im Neugeborenenalter. Dtsch. med. Wschr. *104* (1979), 423–427.

[11] Hesse, V.: Iodprophylaxe bei Kindern – Auswirkungen vor und nach der Wiedervereinigung Deutschlands. Blackwall Wissenschaftsverlag Berlin – Wien 1997.

[12] Hintze, G., D. Emrich, K. Richter et al.: Effect of voluntary intake of iodinated salt on prevalence of goitre in children. Acta Endocrinol (Copenhagen) *117* (1988), 333–338.

[13] Homoki, J., J. Birk, U. Loos et al.: Thyroid function in term newborn infants with congenital goiter. J. Pediatr. *86* (1975), 753–758.

[14] Kellner, R., F. Nagel, R. Schobes et al.: Untersuchungen zur Schilddrüsenfunktion von Neugeborenen mit endemischer Struma connata. 1. Mitteilung: T_4-Werte, FT_4-Indices, ETR- und T_3-Werte im Serum. Z. Klin. Med. *42* (1987), 217–220.

[15] Liesenkötter, K.P., A. Kiebler, S. Frank et al.: Deutliche Verbesserung der Iodversorgung bei Berliner Schulkindern. 46. Jahrestagung der deutschen Gesellschaft für Kinderheilkunde Berlin, 2.–4.5.1997.

[16] Meng, W., A. Schindler, J. Bednar et al.: Die alimentäre Iodversorgung der Bevölkerung in den neuen Bundesländern nach dem Erliegen der allgemeinen Strumaprophylaxe. Akt. Ernähr.-Med. *19* (1994) 18–24.

[17] Remer, T., S. Stark, M. Kersting et al.: Die Körperoberfläche als geeigneter Bezugsparameter der Iodurie zur altersunabhängigen Beurteilung der Iodversorgung von Kindern – Evaluierung des Iodversorgungszustandes von Kindern und Jugendlichen der „Dortmunder Langzeitstudie". Akt. Ernähr.-Med. *17* (1992) 187–191.

[18] Reuss, M.L., N. Paneth, J. A. Pinto-Martin et al.: The relation of transient Hypothyroxinemia in preterm infants to Neurologic Development at two years of age. N. Engl. J. Med. *334* (1996) 821–827.

[19] Sara, L., F. Delange, A. Belfiore et al.: Transient impairment of thyroid function in newborn from an area of endemic goiter. I. Clin. Endocrinol. Metab. *59* (1984) 90–95.

[20] Scriba, P. C., C. R. Pickardt: Iodprophylaxe in Deutschland – Gibt es ein Risiko? Dtsch. Ärztebl. *21* (1992) 1529–1531.

[21] Vitti, P., E. Martino, F. Aghini-Lombardi et al.: Thyroid Volume measurement by ultrasound in children as a tool for the assessment of mild iodine deficiency. J. Clin. Endocrinol. Metab. *79* (1994) 600–603.

[22] Weber, P., F. Manz, M. Klett et al.: Die Bedeutung von iodiertem Speisesalz für die Iodversorgung von Erwachsenen und Kindern. Mschr. Kinderheilkd. *135* (1987) 137–142.

[23] Willgerodt, H., B. Stach, E. Keller: Alimentärer Iodmangel und Strumahäufigkeit im Raum Leipzig: Z. Klin. Med. *42* (1987) 229–231.

[24] Willgerodt, H., E. Herm, D. Sorger et al.: TRH-stimulierte TSH-Sekretion, Effective Thyroxine Ratio und Butanolextrahierbares Iod bei Struma connata. Dt. Gesundh.-Wesen *39* (1984) 1937–1941.

[25] Willgerodt, H., B. Stach, Ch. Ockert et al.: Erste Hinweise über die Wirkung der Iodprophylaxe auf die Iodversorgung Neugeborener. Z. Klin. Med. *44* (1989) 283–285.

[26] Willgerodt, H., B. Stach: Iodmangel – Iodmangelstruma: Neue Probleme in den neuen Bundesländern. Kinderarzt *26* (1995) 1601–1603.

[27] Xue-Yi, C., J. Xin-Min, D. Zhi-Hong et al.: Timing of vulnerability of the brain to iodine deficiency in endemic cretinism. N. Engl. J. Med. 26 (1994) 1739–1744.

Diskussion

Willgerodt:
Sie meinen, ab wann man eine Iodprophylaxe bei Kleinkindern machen soll?

Klemenz:
Ja, halten Sie die prophylaktische Gabe von Iod bei Kleinkindern für nötig?

Willgerodt:
Grundsätzlich bei der derzeitigen Situation in Deutschland: ja. Aber es gibt auch schon Gegenden, das haben wir heute morgen gehört, die jetzt ausreichend mit Iod versorgt sind, wobei das Medianwerte sind und auch in den Gegenden, von denen wir das gehört haben, immer noch Kinder unterversorgt sind. Also: grundsätzlich ja.

Klett:
Ja, das ist eine Frage, die immer wieder an die Pädiatrie gestellt wird und insofern ist diese Anwort ganz wichtig.

Differentialtherapie der euthyreoten Struma – Besonderheiten in der Schwangerschaft

H. G. Bohnet

Die Therapie einer Struma in der Schwangerschaft und in der Postpartalperiode ist eine interdisziplinäre Herausforderung und setzt eine subtile Differentialdiagnose voraus. Der in der Schwangerschaft ansteigende Iod- bzw. Schilddrüsenhormonbedarf führt zu verschiedenen Störungen der fetalen Entwicklung [1] und zu diversen klinischen, jedoch meist uncharakteristischen Symptomen bei der Mutter, die deshalb häufig unerkannt bleiben, was auch auf die Struma zutrifft. Etwa ein Viertel aller Frauen geht, ohne daß sie (und der betreuende Arzt!) davon Kenntnis haben, mit einer Struma in die Gravidität [2]. Mehr als die Hälfte aller „gesunden" Schwangeren entwickeln eine Struma bis zum 3. Trimenon, wenn keine Iodprophylaxe durchgeführt wird, und mindestens ein Drittel weist postpartal eine (latente) hypothyreote Stoffwechsellage auf [3]. Selbst wenn von Beginn einer Schwangerschaft an täglich konsequent 200 µg Iod zur Strumaprophylaxe verabreicht wurden, vergrößerte sich die Schilddrüse in einer prospektiven Studie bei 9 von 29 (ca. 30 %) Graviden über ein Gesamtvolumen von 18 ml; darüber hinaus wiesen sie im 3. Trimenon eine leicht hypothyreote Stoffwechsellage auf (siehe Tabelle 1, [4]). Bei Zwillingsschwangerschaften entwickelt praktisch jede

Tabelle 1 SD-Parameter euthyreoter Schwangerer, die trotz Iod-Sustitution (200 µg/die) eine Struma entwickeln

Trimenon	TSH (µE/ml)	fT_4 (pg/ml)	SD-Vol (ml)	Iod (µg/g Kreatinin)
I	1,4 ± 0,9	12,3 ± 1,5	14,9 ± 2,4	71 ± 37
II	3,0 ± 1,2	9,6 ± 1,9	16,2 ± 3,2	163 ± 56
III	3,6 ± 1,4	8,1 ± 2,1	19,7 ± 3,4	199 ± 63

n = 9

Schwangere eine Struma, auch wenn eine Strumaprophylaxe mit 200 µg Iod pro Tag durchgeführt wurde. (unveröffentlichte, eigene Beobachtung). Damit gibt es verschiedene Möglichkeiten der Schilddrüsenfunktionsveränderung in der Schwangerschaft:

I. Euthyreote Frauen mit gesunder Schilddrüse entwickeln in der Schwangerschaft
   1 keine Struma
   1.1 keine Struma, aber eine Hypothyreose
   1.1.1 aufgrund einer Exazerbation einer chronisch silenten Immunthyreopathie (vorwiegend Hashimoto-Thyreoiditis)

2 eine Struma, die
2.1 euthyreot bleibt
2.2 von einer Hypothyreose begleitet wird
2.2.1 aufgrund einer individuellen unzulänglichen Iodversorgung
2.2.2 Manifestierung einer Hashimoto-Thyreoiditis o. ä.

II. Frauen mit präexistent unerkannter euthyreoter Struma bekommen in der Schwangerschaft
1 eine größere Struma
2 eine Hypothyreose

III. Euthyreote Frauen mit behandelter präexistenter Struma bzw. Hypothyreose entwickeln in der Schwangerschaft
1 keine Struma
1.1 keine Struma, aber eine Hypothyreose
2 eine Struma, die
2.1 euthyreot bleibt
2.2 von einer Hypothyreose begleitet wird

Tabelle 2 Häufigkeit von Schilddrüsenfunktionsstörung und -erkrankung in der Schwangerschaft bzw. post Partum

n	SS Dauer (Wo)	Hypothyeose latent fT_4 (≥ 9 pg/ml)		manifest TSH (> 3 µE/ml)		isoliert erniedrigtes fT_4 (< 9 pg/ml)	
			+ MAK		+ MAK		+ MAK
4982	– 18	10 %	21 %	2 %	29 %	7 %	3 %
8328	≥ 18	9 %	17 %	3 %	21 %	17 %	4 %
1157	≥ 36 bzw. P. P.	30 %	33 %	14 %	41 %	16 %	4 %

Daß die oben aufgeführten Möglichkeiten von Schilddrüsenfunktionsstörungen und -erkrankungen nicht nur theoretisch bestehen, zeigt Tabelle 2. Auf der Basis von ca. 15 000 Wertepaaren kann demonstriert werden, daß bis zum zweiten Trimenon die latente und manifeste Hypothyreose mit zusammen 12 % zu Buche schlägt, was geringer ist als in einem Kollektiv von Frauen mit Kinderwunsch [5]. Dies unterstreicht indirekt die Hypothese und den klinischen Eindruck, daß sich eine hypothyreote Stoffwechsellage auf die Eireifung negativ auswirkt und zur weiblichen Sterilität beiträgt. Auch die Ursachenhäufigkeit der Hypothyreose ist konstant; die Hashimoto-Thyreoiditis dürfte mit etwa einem Fünftel für die Schilddrüsen-Unterfunktion verantwortlich gemacht werden, der Rest auf einen Iodmangel zurückzuführen sein.

Der alleinige Abfall des freien Thyroxin (fT_4) während einer Schwangerschaft verdoppelt sich im Übergang vom ersten in das zweite Trimenon. Begleitet wird dies relativ selten durch erhöhte Anti-Thyroxinperoxidase-Antikörper (hier als MAK = mikrosomale Antikörper bezeichnet). Die Ursache für den T_4-Abfall bleibt unklar. Dennoch sei dahingestellt, ob der Fetus wegen seines zunehmenden Schilddrüsenhormonbedarfs sich *auch* aus dem maternalen Kompartiment bedient und Schilddrüsenhormone „abzieht". Hierfür spricht, daß die Ausdifferenzierung der Plazenta ein kontinuierlicher Prozeß ist, währenddessen sich auch die Plazentaschranke ausbildet. Es ist davon auszugehen, daß der Fetus ab etwa dem zweiten Trimenon zunehmend selbst für seinen Bedarf Schilddrüsenhormon produziert, was u. a. von seiner Iodversorgung abhängen dürfte; die Ausschließlichkeit der Selbstversorgung ist allerdings in Frage zu stellen. So finden sich bei Frühgeborenen trotz optimaler Iodversorgung verminderte T_4-Serumkonzentrationen (Referenzen bei [6]). Vorgeburtliche T_4-Gaben an die Mutter erhöhen die T_4-Konzentrationen im Nabelschnurblut [7]. Es ist nachgewiesen, daß das TRH, ein Tripeptid, vom maternalen in den fetalen Kreislauf übergeht, und daß selbst Makromoleküle, wie sie die maternalen Schilddrüsen-Antikörper darstellen, im Fetalkreislauf nachzuweisen sind. Insofern erscheint es unlogisch, daß Schilddrüsenhormone, d. h. Dipeptide, auch nicht bis zu einem gewissen Grade plazentagängig sein sollen. Unsere Daten, wonach in der zweiten Hälfte der Schwangerschaft die Inzidenz des fT_4-Abfalles nicht mehr zunimmt, könnten allerdings unterstreichen, daß die Entwicklung der Plazentaschranke zu diesem Zeitpunkt weitgehend abgeschlossen ist und in der Tat das maternale Schilddrüsenhormon kaum mehr in größerem Umfang in den Fetalkreislauf gelangen dürfte.

Aus dem Dargelegten lassen sich folgende differentialtherapeutische Schlüsse ziehen:

Möglichst auf der Basis eines normalen Schilddrüsen-Sonographiebefundes sollte jede Schwangere das Äquivalent von mindestens 200 µg Iod, besser mehr (z. B. 300 µg), zusätzlich zur Nahrungsaufnahme erhalten; bei Zwillingsgraviden sollten es nach unserer Einschätzung 500 µg sein, damit einer Struma- bzw. Hypothyreoseentwicklung vorgebeugt wird. Im dritten Trimenon, z. B. um die 30. Schwangerschaftswoche, ist insbesondere bei Auftreten einer klinischen Symptomatik TSH und fT_4 zu bestimmen, um ggf. neben Iod auch Thyroxin zu substituieren.

Ist keine Sonographie der Schilddrüse gemacht, wäre die Iodsupplementierung, wie oben beschrieben, vorzunehmen; es sollte jedoch bereits im zweiten Trimenon, z. B. um die 16. Schwangerschaftswoche eine orientierende Diagnostik mittels TSH und fT_4 (und evtl. MAK) vorgenommen werden. Bei Nachweis einer Euthyreose ist die Iodprophylaxe fortzuführen, ansonsten kommt bei Über- bzw. Unterschreiten des normalen TSH- bzw. fT_4-Spiegels eine zusätzliche nicht-suppressive Thyroxin-Gabe in Betracht; da der Schilddrüsenhormonbedarf während der Schwangerschaft ansteigt, muß eine individuelle Dosisanpassung erfolgen, die erfahrungsgemäß von etwa 75 µg am Anfang der Schwangerschaft auf etwa 125 µg im dritten Trimenon aufgestockt werden muß.

Bei florider Hashimoto-Thyreoiditis der Mutter erfolgt eher eine suppressive Levothyroxin-Therapie, wobei in Abhängigkeit von TSH, fT_3- und fT_4-Substitutionsdosen von 100 bis 200 µg eingesetzt werden müssen. Ab etwa der 36. Schwangerschaftswoche und während der Laktationsphase verabreicht man zusätzlich 100 µg Iod pro Tag, damit der Fetus bzw. das Neugeborene über die Muttermilch ausreichend mit Iod versorgt werden. Die tägliche Gabe von 50 µg Iod an das gestillte Neugeborene erscheint darüber hinaus sinnvoll, wenn die MAK-Titer bei der Mutter exzessiv erhöht sind (> 500 E/ml).

Literatur

[1] Bohnet, H. G., U. A. Knuth, M. J. Seeler: Schilddrüsenfunktionsströungen und -erkrankungen in der Schwangerschaft und Wochenbett. – Prophylaxe, Diagnostik und Therapie. Geburtsh. u. Frauenheilk. *55* (1995) M134–M136.

[2] Bohnet, H. G.: Strumaprophylaxe und -therapie. Der inform. Arzt *12* (1991) 1563–1566.

[3] Bohnet, H. G., U. A. Knuth, M. J. Seeler, J. M. Stranzinger: Schilddrüsenkrankheiten in der Schwangerschaft und Stillperiode. In: Pfannenstie, P. (Hrsg.): Schilddrüse und Zeiten hormoneller Umstellung: Pubertät, Schwangerschaft und Klimakterium, S. 54–58. Pmi Verlagsgruppe Frankfurt am Main 1992.

[4] Kocak, S., H. G. Bohnet, J. Stranzinger, P. Pfannenstiel: Which dose of iodine supplementation prevents development of goiter and changes in thyroid hormones during pregnancy? 39th Symposion German Society of Endocrinology (DGE), Leipzig, March 1–4, 1995. In: Program of Plenary Sessions and Advance Abstracts of Short Communications. Experimental and Clinical Endocrinology & Diabetes, Suppl. 1, Vol. *103*, S. 77, Heidelberg – Leipzig 1995.

[5] Bohnet, H. G., K. Fiedler, F. A. Leidenberger: Subclinical hypothyreoidism and infertility. Lancet II (1981) 1278.

[6] Morreales de Escobar, G.: Feto-maternal thyroid hormone relationship in iodine deficiency: an experimental approach. Merck European Thyroid Symposium. In: Nauman, J., D. Glinoer, L. E. Braverman, U. Hostalek (Hrsg.): The Thyroid and Iodine. Schattauer, Stuttgart – New York 1996.

[7] Thorpe-Beeston, J. G., K. H. Nicolaides: Maternal and fetal thyroid function in pregnancy. The Parthenon Publishing Group, New York – London 1995.

Diskussion

Wollmann:
Kommentar: das Dogma „kein transplacentarer Transport von Schilddrüsenhormonen" ist falsch. Die Argumentation des Vortrages bedarf der Korrektur

- fT_4-Abfall durch andere Faktoren erklärbar
- Molekulargröße kein Argument, da große Moleküle (Immunglobuline) transportiert werden
- Bezug auf fetale Schilddrüsenwerte ist falsch

Die Definition der Hypothyreose bei Frühgeborenen ist völlig offen. Sie können das TSH als Parameter nicht heranziehen, diese Kinder haben allesamt hypothyreote Stoffwechselwerte. Wir haben T_4-Werte, die runtergehen bis 2, wir haben T_3-Werte, die runtergehen unter die untere Nachweisgrenze des Assays. Trotzdem, nach allem, was wir wissen, bringt eine Substitution mit Thyroxin der Gesamtgruppe nichts. Es mag sein, daß es am unteren Rand dieser Population eine kleine Gruppe gibt, die von einer Substitution profitieren könnte.

Bohnet:
Das wollte ich hören, daß hier nicht alles klar ist.

Wollmann:
Was ich sagen will: sie sind nicht hypothyreot.

Wahl:
Wir haben vorhin gesehen, daß 200 µg Iodid pro Tag mit 1500 µg Iodid pro Woche äquivalent sind. Nun meine Frage an Herrn Bohnet: würden Sie Schwangere mit 1500 µg Iodid pro Woche behandeln? Denn ich könnte mir vorstellen, daß das für den Foeten eine große Dusche an Iodid ist.

Bohnet:
Ja, das habe ich gemacht, und es ist gleich wie die 200 µg-Gabe.

Pickardt:
Im Hinblick auf die Daten der Tübinger Arbeitsgruppe, vorgestellt von M. Breidt in der vorhergehenden Sitzung des heutigen Tages, aus denen hervorgeht, daß nach der Einnahme von 1500 µg Iodid pro Woche die Urinausscheidung an 4 von 7 Tagen nicht über den niedrigen Ausgangswert ansteigt, und im Hinblick auf die geringe thyreoidale Iodreserve der foetalen Schilddrüse (Glinoer, D.: The regulation of thyroid function in pregnancy: path ways of endocrine adaption from physiology to pathology, Endocrine reviews *18*

(1997) 404–433) empfiehlt es sich, während der Schwangerschaft und Stillzeit die Iodidprophylaxe mit einer täglichen Iodeinnahme von 200 µg pro Tag durchzuführen. Selbst wenn die Substitution mit 1500 µg Iodid pro Woche zu einer Iodanreicherung in der mütterlichen Schilddrüse führt, darf daraus nicht auf eine ausreichende Versorgung der foetalen Schilddrüse geschlossen werden.

Bohnet:
Es gibt ja nur Wenige, die wirklich eine Chordeocentese gemacht haben, das heißt die Nabelschnur in vivo punktiert haben und bei den Foeten TSH, FT_4 usw. gemessen haben. Aber mit einer Iodexposition ist das noch nicht gemacht worden, wir geben natürlich das Iodpräparat der Mutter und damit indirekt.

Iod und Schilddrüsenfunktion im Alter

J. Herrmann

Die Datenlage zum Thema „Iod und Schilddrüsenfunktion im Alter“ ist spärlich, die Befunde zu Physiologie, Pathophysiologie und Erkrankungshäufigkeit sind widersprüchlich.

Physiologie und diagnostische Parameter

Tabellen 1 und 2 fassen das zusammen, was als einigermaßen gesichert hinsichtlich Stoffwechsel und physiologische Veränderungen der Schilddrüsenfunktion im Alter gelten kann: Der 24-Std.-uptake von Radioiod nimmt ab, bei 80jährigen beträgt der absolute Iod-uptake nur noch 60 %, die Iod-Clearance nimmt ab, ebenso wie die Hormon-Synthese, die renale Iod-Elimination und der hormonelle periphere Umsatz [33].

Während hier weitgehende Übereinstimmung besteht, sind die Ansichten zu den diagnostischen Parametern und topischen Befunden teilweise erheblich widersprüchlich: Trotz Abnahme der T_4-Produktionsrate bleibt die T_4-Konzentration im Serum gleich [33, 12]. Die T_3-Konzentrationen werden da-

Tabelle 1 Iodstoffwechsel im Alter

–	Prozentualer 24-Std.-Radioiod-Uptake	erniedrigt
–	Absoluter RI-Uptake auf 60 %	erniedrigt
–	Iodid-Clearance	erniedrigt
–	Renale Iod-Elimination	erniedrigt
–	Hormonsynthese-Rate	erniedrigt
–	Peripherer Hormon-Umsatz	erniedrigt

Tabelle 2 Diagnostische Schilddrüsen-Parameter im Alter

–	T_4-Konzentration	→
–	T_3-Konzentration	↓→
–	TSH-Konzentration	↓→↑
–	TSH-Reserve (TRH-Test)	↓→
–	Grundumsatz	↓→
–	Schilddrüsen-Volumen	↓→↑

gegen als erniedrigt oder unverändert beschrieben, über TSH-Spiegel, die TSH-Reserve im TRH-Test oder den Grundumsatz bestehen unterschiedliche Ansichten, ebenso wie über das Schilddrüsen-Volumen im Alter [33, 12].

Schilddrüsenerkrankungen

Auch in bezug auf die pathologischen Veränderungen, die Häufigkeit von Schilddrüsen-Erkrankungen bestehen in der Literatur erhebliche Diskrepanzen:

Gesichert ist wohl, daß die Prävalenz knotiger Veränderungen in alten Schilddrüsen eindeutig zunimmt. Sektions-Befunde von Mortensen [23], nach denen bei Hochbetagten fast regelhaft Knoten in den Schilddrüsen gefunden werden, wurden durch neuere Untersuchungen [10, 13] bestätigt.

Über die Prävalenzen von manifesten und latenten Hyperthyreosen, das Auftreten von Schilddrüsen-Antikörpern, der Thyreoiditis und von Hypothyreosen, sowie von Schilddrüsen-Karzinomen bestehen dagegen erhebliche Widersprüche; ein Umstand, der umso eher dringend der Klärung bedarf, als ja gerade alte Patienten in ihrer Multimorbidität durch begleitende Schilddrüsen-Erkrankungen, die Häufigkeit kardio-vaskulärer, psychischer und tumoröser Erkrankungen, die Einnahme differenter Medikamente und durch diagnostische Prozeduren ganz erheblich gefährdet werden können.

Erst in den letzten Jahren wurde durch vergleichende Untersuchungen von Robuschi, Laurberg und Szabolcs [18, 28, 40] klar, daß ein Teil der Diskrepanzen durch die Unterschiede in der Iodversorgung der alten Probanden erklärt werden kann. In Iodmangelgebieten ist das Struma-Volumen größer, die Zahl von Hyperthyreosen höher, während bei ausreichender oder erhöhter Iodzufuhr die Prävalenz von Antikörpern, Autoimmunphänomenen und die Hypothyreoseraten zunimmt (Tabelle 3).

Tabelle 3 Prävalenz von manifesten und latenten Hypothyreosen im Alter

niedrige bis mittlere Iodversorgung				hohe Iodversorgung			
Präval.	Land	Autor	Jahr	Präval.	Land	Autor	Jahr
4,2 %	Ungarn	Szabolcs	1997	16,0 %	Ungarn	Szabolcs	1997
2,2 %	Dänemark	Laurberg	1995	13,4 %	Island	Laurberg	1995
5,0 %	Deutschland	Herrmann	1981	20,3 %	USA	Sawin	1979
3,3 %	Deutschland	Hintze	1991	13,2 %	USA	Rosenthal	1987
3,3 %	Ungarn	Szabolcs	1995	5,0 %	USA	Robuschi	1987
10,0 %	Italien	Pinchera	1995	7,3 %	USA	Baghi	1990
				13,3 %	USA	Martinez	1993

Den saubersten und überzeugendsten Beweis für diese Zusammenhänge brachte eine Untersuchung von Szabolcs [40] aus Ungarn an 446 alten Altersheiminsassen aus Gegenden unterschiedlicher Iodversorgung. Während frühere Untersuchungen Kollektive aus unterschiedlichen Regionen, also Dänemark mit Island, Italien mit den USA, Europa mit Japan verglichen, liegt der besondere Wert der Szabolcs'schen Studie darin, daß er Probanden aus einer einheitlichen Gegend, dem Karpatenbecken, untersuchte, bei denen genetische und sozio-ökonomische Ursachen für die Ergebnisse ausgeschlossen und nur die unterschiedliche Iodversorgung relevant waren: Ausreichende Iodversorgung normalisierte das Schilddrüsen-Volumen, reduzierte die Strumaprävalenz um 2/3 und die Nodularität um den Faktor 6 (Tabelle 4).

Tabelle 4 Prävalenz von Strumen und Hyperthyreosen bei Altenheiminsassen aus Gegenden unterschiedlicher Iodversorgung (Szabolcs 1997)

	Iod im Urin (µg/g Kreatinin) 72 N = 119	100 N = 86	513 N = 92
SD-Volumen	21,9 ml	13,6 ml	15,1 ml
Struma-Prävalenz	39,4 %	16,4 %	12,2 %
Nodularität	20,2 %	16,2 %	3,3 %
manifeste Hyperthreose	0 %	1,5 %	0 %
latente Hyperthreose	3,4 %	1,5 %	0 %

Simultan wurde die Rate an manifesten und latenten Hyperthyreosen mit Verbesserung der Iodzufuhr drastisch vermindert, während die Prävalenz von manifesten und latenten Hypothyreosen mit der Iodexposition erheblich anstieg, wobei unter hoher Iodzufuhr fast jeder 5. Alte eine latente Unterfunktion aufwies (Tabelle 5).

Tabelle 5 Prävalenz von Hyperthyreosen und TPO- und TG-Antikörpern bei Altenheiminsassen aus Gegenden unterschiedlicher Iodversorgung (Szabolcs 1997)

	Iod im Urin (µg/g Kreatinin) 72 N = 119	100 N = 135	513 N = 92
manifeste Hyperthreose	0,8 %	1,5 %	7,6 %
latente Hyperthreose	4,2 %	10,4 %	23,9 %
Antikörper-Prävalenz	19,3 %	24,4 %	22,8 %

Als Ergebnis wird durch diese Untersuchung der Wert einer Normalisierung der Iodzufuhr für die Reduktion von Struma-Volumen, knotigen Veränderungen und latenten Hyperthyreosen klar bewiesen. Gleichzeitig ist aber auch zu ersehen, daß mit erhöhter Iodzufuhr die Hypothyreose-Rate ansteigt, so daß es zumindest in den USA und Japan geraten erscheint, sorgfältig durch TSH-Screening nach solchen latenten Hypothyreosen in der alten Bevölkerung zu fahnden.

Schließlich sollten Studien zur Prävalenz von Schilddrüsen-Dysfunktionen generell die Iodversorgung der untersuchten Probanden berücksichtigen.

Hypothyreose und Schilddrüsen-Antikörper

Es ergibt sich natürlich die Frage, wie diese hohe Rate von Hypothyreosen unter erhöhter Iodzufuhr zustande kommt. Läßt sich die Hypothyreose z. B. durch eine parallele Zunahme von Autoimmunphänomenen erklären? (s. Tabelle 6)

Tabelle 6 Autoimmunphänomene der Schilddrüse im Alter

Hohe Prävalenz zirkulierender Antikörper bei Frauen		
– 10,2 %	Roti	Italien
– 13,8 %	Konno	Japan
– 27,1 %	Szabolcs	Deutschland
– 44,0 %	Martinez	USA
Fokale, lymphozytäre Thyreoiditis autoptisch bei 20–40 %		
AK-*Titer* korreliert mit Hypothyreose-Rate		
AK-*Prävalenz* korreliert *nicht* streng mit Hypothyreose-Rate		

Die Prävalenz von Antikörpern nimmt konstant mit dem Alter auf 10–44 % zu [17, 22, 23, 31, 37]. Autoptische Untersuchungen ergaben eine fokale lymphozytäre Thyreoiditis bei 20–40 % [7, 26]. Dabei war zwar die Höhe der Antikörper-Titer ein Prädiktor für die Entwicklung einer Hypothyreose [34]; die Antikörper-Prävalenz stimmte aber keineswegs mit der Hypothyreose-Rate überein [5, 30, 32] und war auch unabhängig von der Iodversorgung [41].

Als Erklärung für diese zunächst überraschenden Zusammenhänge muß angenommen werden, daß die Hypothyreose nicht nur durch iodinduzierte Autoimmunphänomene – hochiodiertes Thyreoglobulin erhöht seine Antigenität – [2, 28, 36], sondern auch durch direkte negative Effekte eines erhöhten thyreoidalen Iodangebotes auf seine Organifikation bewirkt wird. Auf diesen Mechanismus, der an einem positivem Perchlorat-Test abzulesen ist, hat Braverman bereits 1971 [4] hingewiesen. Solch einen Organifikationsdefekt fand Inada [13] bei 15 von 17 alten Probanden ohne Antikörper-Nachweis als Erklärung für deren subklinische Hypothyreose.

Inwieweit TSH-blockierende Antikörper, die von Steel [33] bei 25 % seiner Hypothyreose-Patienten nachgewiesen wurden, zusätzlich in der Pathogenese der Unterfunktion eine Rolle spielen, muß durch weitere Untersuchungen erhärtet werden.

Klinisch wichtig ist, darauf hinzuweisen, daß nach den Szabolcs'schen Befunden schon Iodexpositionen um 500 µg die Autoimmunphänomene und den Defekt in der Organifikation auslösen und eine Hypothyreose bewirken können. Solche, im hohen physiologischen Bereich liegenden Iod-Dosen sind demnach zumindest für Alte ungünstig, zumal Konno [16] nachweisen konnte, daß zwar die chemisch bedingten, nicht aber die autoimmunbedingten Hypothyreosen nach Reduktion der Iodzufuhr wieder verschwanden.

Schilddrüsen-Karzinome

Noch auf eine weitere, klinisch wichtige Beobachtung muß im Zusammenhang mit dem Ausgleich eines Iodmangels oder diätetisch hoher Iodzufuhr hingewiesen werden: Mindestens drei vergleichende Studien der letzten Jahre zeigten eine Zunahme – und zwar absolute Zunahme – nicht nur der Hypothyreosen- oder Antikörper-Raten, sondern auch der Prävalenz papillärer Karzinome [3, 9, 18]. Im Alter über 70 Jahre lag die Malignomrate von Schilddrüsen-Knoten bei 16,5 %.

Wir sind sicher aufgefordert, unter der Verbesserung der Iodmangel-Situation bei uns auch dieser potentiellen Gefahr in unserem diagnostischem Suspicium Rechnung zu tragen.

Struma und Hyperthyreosen

Auch die Angaben zur Struma- und Hyperthyreose-Prävalenz sind in der Literatur diskrepant [8, 13, 19, 41], wofür wiederum vor allem die unterschiedliche Iodversorgung verantwortlich ist: Auch im Alter nimmt die Struma-Prävalenz in Iodmangelgebieten zu und unter hoher Iodversorgung ab: Im Iodmangel finden sich Vergrößerungen nach sonographischen Kriterien bei 7 bis 38 % der Alten, unter ausreichender Iodversorgung lediglich bei 2 bis 12 %, wobei der Anteil um den Faktor 2 bis 4 höher liegt, wenn allein die Frauen betrachtet werden (Tabelle 7).

Tabelle 7 Struma-Prävalenz im Alter

niedrige und mittlere Iodversorgung				hohe Iodversorgung			
Präval.	Land	Autor	Jahr	Präval.	Land	Autor	Jahr
7,5 %	Dänemark	Laurberg	1995	2,0 %	Island	Laurberg	1995
27,9 %	Ungarn	Szabolcs	1997	12,2 %	Ungarn	Szabolcs	1997
38,3 %	Deutschland	Hintze	1991				
11,3 %	Ungarn	Gönczi	1994				

Tabelle 8 Prävalenz manifester und latenter Hyperthyreosen im Alter

niedrige und mittlere Iodversorgung				hohe Iodversorgung			
Präval.	Land	Autor	Jahr	Präval.	Land	Autor	Jahr
8,5 %	Dänemark	Laurberg	1995	0 %	Island	Laurberg	1995
3,9 %	Ungarn	Szabolcs	1997	0 %	Ungarn	Szabolcs	1997
6,5 %	Deutschland	Szabolcs	1990	1,6 %	England	Tunbridge	1977
3,4 %	Ungarn	Szabolcs	1995	0,15 %	Japan	Okamura	1989
				2,5 %	USA	Baghi	1990
				6,0 %	England	Parle	1991
				0,6 %	Japan	Konno	1993
				1,5 %	USA	Jayme	1994

Parallel dazu ändern sich die Prävalenzen der latenten und manifesten Hyperthyreosen (Tabelle 8): Während im Iodmangel bei 2 bis 8 % Hyperthyreosen gefunden wurden, ist unter hoher Iodzufuhr diese Rate drastisch reduziert, in einigen Untersuchungen werden keine Hyperthyreosen bzw. erniedrigte TSH-Werte mehr beobachtet [1, 17, 15, 19, 25, 27, 39, 40, 41, 42].

Vor dem Hintergrund zunehmender Autonomien im Iodmangel sollten die Auswirkungen einer chronischen oder plötzlichen Erhöhung der Iodzufuhr beachtet werden:

Deckart et al. [6] konnten 1989 zeigen, daß nach Einführung des iodierten Salzes in der damaligen DDR es vor allem der ältere Bevölkerungsanteil war, in dem die Hyperthyreoserate anstieg.

Wenn man weiter bedenkt, daß im klinischen Bereich iodhaltige Medikamente, Kontrastmittel und besonders das Amiodarone vor allem bei alten Patienten eingesetzt werden und bei mehr als 50 % der manifestierten Alters-Hyperthyreosen eine Iodexposition vorausging, ist es sicher einleuchtend, daß wir uns um die Gefährdung besonders dieses Bevölkerungsanteils durch iodinduzierte Hyperthyreosen kümmern müssen: Ein routinemäßiges obligates TSH-Screening zumindest bei alten Klinikspatienten als Teil der Erstuntersuchung und eine großzügige Indikation zur Sonographie vor Iodexpositionen sollten selbstverständlich sein. Iodinduzierte Hyperthyreosen sind vor allem im Alter nicht als Bagatellen abzutun, sondern bedeuten gravierende Erhöhung von Morbidität und Mortalität zumindest dieses Personenkreises.

Thyreotoxische Krisen

In den von uns [11] und Kallee [15] früher publizierten größeren Serien von thyreotoxischen Krisen waren es immer die Alten – nämlich 12 von 15 bei uns –, die die schweren Krisen zeigten und darin starben. Mehr als die Hälfte unserer Todesfälle betraf alte Patienten, denen Iod appliziert wurde, ohne daß die zugrunde liegende Hyperthyreose beachtet worden war.

Und auch in den Erhebungen von Lederbogen und Reinwein von 1992 [20] zur Häufigkeit von thyreotoxischen Krisen waren überwiegend Alte betroffen, wobei der Schweregrad der Krise mit dem Alter zunahm.

In der neueren Umfrage von 1995 waren 89 % der Krisen iodinduziert und die trotz Frühoperation weiterbestehende Letalitätsrate von 12,5 % betraf nur die iodinduzierten Krisen. Schon latente Hyperthyreosen, umsomehr manifeste, sind im Alter mit einer erheblichen Morbidität vor allem am Herz-Kreislauf-System, aber auch in bezug auf die zerebrale Funktion und das Skelett belastet. Szabolcs et al. konnten eine erhöhte Sterblichkeit bei alten, chronisch Kranken auch bei nur latenter Hyperthyreose feststellen [38].

Zusammenfassung und Konsequenz

Zusammenfassend sollte festgehalten werden, daß die Prävalenz der Hypothyreose im Iodmangelgebiet auch im Alter relativ niedrig ist, daß aber schon leicht supraphysiologische Erhöhungen der Iodzufuhr die Hypothyreoseraten ansteigen lassen, wobei sowohl nicht reversible Autoimmunphänomene als auch reversible toxische Mechanismen beteiligt sind.

Durch Ausgleich des Iodmangels gehen auch im Alter Struma-Volumen, Nodularität und die Prävalenz von Hyperthyreosen zurück.

Solange die Iodmangel-Situation noch nicht behoben ist, muß vor allem die derzeitige Generation von Alten den Tribut für die Vorteile der nächsten aus der verbesserten Iodierung zahlen, indem weiterhin mit iodinduzierten Hyperthyreosen bei ihnen zu rechnen ist, die selbst in ihrer latenten Form Risiken vor allem für das Herzkreislauf- und Knochen-System darstellt. Angesichts der Schwierigkeiten einer klinischen Diagnose sollten Schilddrüsen-Dysfunktionen im Alter durch routinemäßigen Einsatz von TSH-Bestimmungen und Sonographie erfaßt werden.

Literatur

[1] Baghi, N., T. R. Brown, R. F. Parish: Thyroid dysfunction in adults over 55 years. A study in an urban U.S. community. Arch. Intern. Med. *150* (1990) 785–787.

[2] Beck, K.: Importance of cytolytic activity and dietary iodine in the pathogenesis of postpartum thyroiditis. Allergy *44* (1989) 161–166.

[3] Belfiore, A., G. L. Larosa et al.: Cancer risk in patients with cold thyroid nodules: relevance of iodine intake, sex, age and multinodularity. Am. J. Med. *93* (1992) 363–369.

[4] Braverman, L. E., S. H. Ingbar, A. G. Vagenakis et al.: Enhanced susceptibility to iodine myxedema in patients with Hashimoto's disease. J. Clin. Endocrinol. Metab. *32* (1971) 51–55.

[5] Brochmann, H., T. Bjoro, P. T. Gaarder et al.: Prevalence of thyroid dysfunction in elderly subjects. A randomized study in a Norwegian rural community. Acta Endocrinol (Copenhagen) *117* (1988) 7–12.

[6] Deckart, H., F. Behringer, E. Deckart: Zur Hyperthyreoseinzidenz im Raum Berlin-Brandenburg vor und nach Iodsalz-Supplementierung. In: Börner, W., B. Weinheimer, (Hrsg): Primäre Diagnostik und Verlaufskontrolle der Struma. Schilddrüse 1989, S. 246–250. Walter de Gruyter Verlag, Berlin – New York 1991.

[7] Denham, M. J., E. J. Wills: A clinico-pathological survey of thyroid glands in old age. Gerontology *26* (1980) 160–166.

[8] Gönczi, J., I. Szabolcs, Z. Kovacs et al.: Ultrasonography of the thyroid gland in hospitalized, chronically ill geriatric patients: Thyroid volume, its relationship to age, disease, and the prevalence of diffuse and nodular goiter. J. Clin. Ultrasound *22* (1994) 257–261.

[9] Harach, H. R., E. D. Williams: Thyroid cancer and thyroiditis in the goitrous region of Salta, Argentina, before and afer iodine prophylaxis. Clin. Endocrinol *43* (1995) 701–706.

[10] Hegedus, L., H. Perrild, L. R. Poulsen et al.: The determination of thyroid volume by ultrasound and its relationship to body weight age and sex in normal subjects. J. Clin. Endocrinol Metab. *56* (1983) 260–264.

[11] Herrmann, J., E. Heinen, H. J. Kröll et al.: Thyroid function and thyroid hormone metabolism in elderly people. Low T_3-Syndrome in old age? Klin. Wochenschr. *59* (1981) 315–323.

[12] Hintze, G., J. Windeler, J. Baumert et al.: Thyroid volume and goiter prevalence in the elderly as determined by ultrasound and their relationship to laboratory indices. Acta Endocrinol (Copenhagen) *124* (1991) 12–18.

[13] Inada, M., M. Mishikawa, I. Kawai: Hypothyroidism associated with positive results of the perchlorate discharge test in elderly patients. Am. J. Med. *74* (1983) 1010–1015.

[14] Jayme, J. J., P. W. Ladenson: Subclinical thyroid dysfunction in the elderly. Trends Endocr. Met. *5* (1994) 80–86.

[15] Kallee, E., R. Wahl, K. H. Secker et al.: Thyreotoxische Krisen: Symptomatik und Therapie. Med. Klinik *68* (1973) 1689–1696.

[16] Konno, N., K. Yuri, H. Taguchi et al.: Screening for thyroid disease in an iodine sufficient area with sensitive thyrotropin assays and serum thyroid autoantibodies and urinary iodide determinations. Clin. Endocrinol *38* (1993) 273–281.

[17] Kristensen, H.L., S. Vadstrup, N. Knudsen et al.: Development of hyperthyroidism in nodular goiter and thyroid malignancies in an area of relative low iodine intake. J. Endocrinol. Invest. *18* (1995) 41–43.

[18] Lauerberg, P., A.B. Hreidarsson, K. B. Petersen et al.: High frequency of goiter and subclinical hyperthyroidism in a low iodine intake area versus high frequency of sub-clinical hypothyroidism in a high iodine intake area. A comparative epidemiological study in elderly subjects. Thyroid *5*, Suppl. *1* (1995) Abstract 273.

[19] Laurberg, P., K.M. Pedersen, H. Vestergaard et al.: High incidence of multinodular toxic goiter in the elderly population in an low iodine intake area versus high incidence of Graves' disease in the young in a high iodine intake area: Comparative survey of thyrotoxicosis epidemiology in East-Jutland Denmark and Iceland. J. Internal Med. *229* (1991) 415–420.

[20] Lederbogen, S., D. Reinwein: Epidemiologische Daten zur thyreotoxischen Krise, eine retrospektive Untersuchung. Akt. Endokr. Stoffw. *13* (1992) 82–84.

[21] Mariotti, S., P. Sansoni, G. Barberino et al.: Thyroid and other organ-specific autoantibodies in healthy centenarians. Lancet *339* (1992) 1506–1508.

[22] Martinez-Weber, C., P.F. Wallach, P. Lefkowitz et al.: Prevalence of thyroid autoantibodies in ambulatory elderly women. Mount Sinai J. Med. *60* (1993) 156–160.

[23] Mortensen, J.D., L.B. Woolner, W.A. Bennett: Gross and microscopic findings in clinically normal glands. In: Thomas, C.C. (Hrsg): Transactions of the American Goiter Association, S. 1270–1280, 1956.

[24] Okamura, K., K. Ueda, H. Sone et al.: A sensitive thyrostimulating hormone assay for screening of thyroid function disorders in elderly Japanese. J. Am. Geriatrics Soc. *33* (1989) 317–322.

[25] Okayasu, I., S. Hatakeyama, J. Tanaka et al.: Is focal chronic autoimmune thyroiditis an age-related disease? Differences in incidence and severity between Japanese and British. J. Pathol. *163* (1991) 257–264.

[26] Parle, J.V., J.A. Franklyn, K.W. Cross et al.: Prevalence and follow-up of abnormal thyrotrophin (TSH) concentrations in the elderly in the United Kingdom. Clin. Endocrinol *34* (1991) 77–83.

[27] Reinhardt, W., T.L. Paul, E.M. Allen et al.: Effect of L-thyroxine administration on the incidence of iodine induced and spontaneous lymphocytic thyroiditis in the BB/Wor-rat. Endocrinology *122* (1988) 1179–1181.

[28] Robuschi, G., M. Safran, L. E. Braverman et al.: Hypothyroidism in the Elderly. Endocr. Rev. *8* (1987) 142–153.

[29] Rosenthal, M. J., W. C. Hunt, P. J. Garry: Thyroid failure in the elderly. Microsomal antibodies as discriminant for therapy. J. Am. Med. Ass. *258* (1987) 209–213.

[30] Roti, E., E. Gardini, R. Minelli et al.: Prevalence of anti-thyroid peroxidase antibodies in serum in the elderly: Comparison with other tests for anti-thyroid antibodies. Clin. Chem. *38* (1992) 88–92.

[31] Sawin, C.T., S.T. Bigos, S. Land et al.: The aging thyroid. Relationship between elevated serum thyrotropin level and thyroid antibodies in elderly patients. Am. J. Med. *79* (1985) *591–595.*

[32] Scherbaum, W.A., G.H. Scholz: Diagnosis and treatment of thyroid diseases in the aging. In: Scherbaum, W.A., W.G. Rossmanith (Hrsg.): The Endocrinology of Aging, S. 113–130. Walter de Gruyter, Berlin – New York 1995.

[33] Steel, N.R., J.J. Taylor, M. Holcombe et al.: Antibodies that block stimulation by TSH or TSAb of thyroid hormone secretion in primary hypothyroidism. Autoimmunity *1* (1988) 81–90.

[34] Sucendick, R.S., D.M. Heedergen, T. R. Brown et al.: The incorporation of dietary iodine into thyroglobulin increases ist immunogenicity. Endocrinology *120* (1987) 2078–2084.
[35] Scherbaum, W.A., G. Stöckle, J. Wichmann et al.: Immunological and clinical characterization of patients with untreated euthyroid and hypothyroid autoimmune thyroiditis. Antibody-spectrum, response to TRH and clinical study. Acta Endocrinol (Copenhagen) *100* (1982) 373–381.
[36] Szabolcs, I., W. D. Bernard, F. A. Horster: Thyroid autoantibodies in hospitalized chronic geriatric patients: Prevalence, effects of age, nonthyroidal clinical state, and thyroid function. J. Am. Geriatrics Soc. *43* (1995) 670–673.
[37] Szabolcs, I., O. Dohan, W.D. Bernard et al.: Increased mortality rate in chronically ill patients with suppressed thyrotropin concentrations: a follow-up-study from an iodine deficient area. 10th Intern. Congress of Endocrinology June 1996, San Francisco. Abstr. P3–1053.
[38] Szabolcs, I., Z. Kovacs, J. Gonczi et al.: Prevalence of thyroid dysfunction in different geriatric subpopulations from a moderatly iodine-deficient Hungarian region. Comparative clinical and hormonal screening. Europ. J. Endocrinol. *133* (1995) 294–299.
[39] Szabolcs I., C. Ploenes, W. Bernard, J. Herrmann: Screening of geriatric patients for thyroid dysfunction with thyrotropin-releasing-hormone test, sensitive thyrotropin and free thyroxine estimation. Horm. and Metab. Res. *22* (1990) 298–302.
[40] Szabolcs, I., J. Podoba, J. Feldkamp et al.: Comparative screening for thyroid disorders in old age in areas of iodine deficiency, long term iodine prophylaxis and abundant iodine intake. Clin. Endocrinology (1997), accepted for publication.
[41] Tunbridge, W.M. G., D.C. Evered, R. Hall et al.: The spectrum of thyroid disease in a community. The Wikham Survey. Clin. Endocrinol. 7 (1977).

Diskussion

Weyer:

Welchen Nutzen versprechen Sie sich von der Sonographie bei alten Leuten? Sie haben doch gezeigt, daß fast jeder alte Patient einen Knoten in der Schilddrüse hat, und mit der Sonographie sind Sie doch sicherlich nicht in der Lage, Fehlfunktionen oder beginnende Fehlfunktionen aufzudecken. Wenn Sie schon eine Konsequenz fordern, dann doch bitte den gezielteren und häufigeren Einsatz der Schilddrüsen-Szintigraphie, nämlich nur so sind Autonomien aufzudecken.

Herrmann:

Da bin ich nicht ganz Ihrer Meinung. Sonographie und Szintigraphie haben natürlich eine unterschiedliche diagnostische Qualität: Der Ultraschall ist als Fortsetzung der klinischen Untersuchung ubiquitär und ohne großen technischen Aufwand verfügbar, steht somit in der vordersten Reihe der bildgebenden Verfahren. Mit ihm kann die Eingangswahrscheinlichkeit, daß knotige Veränderungen überhaupt vorliegen, erhöht werden. Somit können die Szin-

tigraphie zur Klärung der Funktion dieser Knoten gezielt eingesetzt und unnötige Untersuchungen und Kosten vermieden werden.
Sie haben sicher recht mit Ihrem Vorschlag, angesichts der Häufigkeit knotiger Veränderungen in alten Schilddrüsen nach sonographischem Hinweis auch im Alter scintigraphische Klärungen selbstverständlich und rechtzeitig anzustreben.

Müller:
Man kann den Vorschlag von Herrn Herrmann nur unterstützen, bei älteren Klinikpatienten die basale TSH-Messung routinemäßig durchzuführen. Wir haben das in unserer Abteilung einmal für ein Jahr nachuntersucht und in mehr als 15 % erniedrigte TSH-Spiegel gefunden. Bei der weiteren Diagnostik (u. a. Sonographie und Szintigraphie) fanden sich stets Ursachen für die (Grenzwert)-Hyperthyreose, in der Regel eine multifunktionale Autonomie.

Hehrmann:
Der Aussage, daß gerade im Alter die Grenzen zwischen physiologischer und ausreichender Iodzufuhr und zu hoher Iodzufuhr sehr eng beieinander liegen, wird eindeutig zugestimmt. 500 μg/Tag als „hohe physiologische Zufuhr" zu bezeichnen, wird nicht zugestimmt. Nirgendwo (außer Zentralchina mit Trinkwasserquellen mit ca. 500 μg Iod je Liter und Japan mit dem Konsum von Tangarten) ist eine Iodzufuhr von 500 μg physiologisch, sondern immer artifiziell herbeigeführt.

Herrmann:
Trotzdem würde ich Alten auch keine 300 μg anbieten.

Frühe Diagnose von neonataler Hyperthyreose

I. Gomez, H.J. Gallowitsch, E. Kresnik, P. Mikosch, M. Molnar, P. Lind

Epidemiologie

Die Schilddrüsenantikörper inklusive TRAK werden diaplazentär von der Mutter auf den Fötus übertragen [6] und verursachen bei annähernd 1 % der Babys von Müttern die an einer Immunthyreopathie vom Typ des Morbus Basedow erkrankt sind, eine neonatale Hyperthyreose [8]. In der Literatur gibt es an die hundert beschriebene Fälle [2]. Die Mortalität der unbehandelten neonatalen Thyreotoxikose beträgt 15–20 %.

Ätiologie

Die neonatale Hyperthyreose ist in der Mehrzahl der Fälle eine selbstlimitierte Erkrankung von der Dauer einiger Wochen bis Monate. Für die seltener dokumentierten, protrahierten und/oder bis ins Schulalter rezidiverenden Verläufe kongenitaler Hyperthyreose wurde eine genetische Disposition vermutet. 1995 wird von Kopp et al bei einem Kind mit persistierender kongenitaler Hyperthyreose eine Mutation des Thyrotropin-Rezeptorgens nachgewiesen [6].

Pathophysiologie

Die Permeabilität der Plazenta für Immunglobulin nimmt ab der 22. Schwangerschaftswoche signifikant zu [1]. Zur Geburt ist die Höhe des TRAK-Spiegel im mütterlichen und Nabelschurblut identisch [11].

Eine Analyse der bekannten Fälle neonataler Hyperthyreose zeigte, daß sich die kritische Höhe von LATS und LATS-P (TRAK) bei 10 U/l bewegt. Bei Werten von 20 U/l waren alle Neugeborenen hyperthyreot wobei das Geschlechterverhältnis 1:1 beträgt [3, 8].

Biochemie

Die Angaben zur biologischen Halbwertszeit der Schilddrüsenantikörper schwanken von einigen Tagen bis zu einigen Wochen [10] in Abhängigkeit von der Konzentration und dem Dilutionsgrad der Schilddrüsenantikörper. Gerade bei niedrigen TRAK Titern der Mutter ist es schwierig die Stoffwechselsituation des Kindes sicher zu prognostizieren [9].

Fallbericht

Wir beschreiben den Fall einer neonatalen Hyperthyreose, der bei einem Neugeborenen einer 29 Jahre alten Mutter mit Morbus Basedow auftrat. Eine erste Schwangerschaft vor Jahren endete mit einem Spontanabort in der 16. Schwangerschaftswoche. Während der 2. Schwangerschaft wurde die Patientin vom Gynäkologen vorgestellt und ein Morbus Basedow diagnostiziert, welcher medikamentös thyreostatisch behandelt wurde (Propylthiouracil anfangs 120 mg/die, Erhaltungsdosis 60 mg/die). Die spontane Geburt erfolgte in der 37. Schwangerschaftswoche. Die Mutter war zur Zeit der Geburt peripher euthyreot und unter laufender thyreostatischer Therapie.

Schilddrüsenhormonwerte der Mutter am Tag der Geburt:

fT_4	10,46 pmol/l
TT_3	3,85 pmol/l
bTSH	0,03 mU/l
TAK	< 40 U/ml
TPO	< 40 U/ml
TRAK	491 U/l

Schilddrüsenhormonwerte im Nabelschurblut:

fT_4	15,1 pmol/l
TT_3	2,9 pmol/ml
bTSH	0,17 mU/l
TAK	< 40 U/ml
TPO	< 40 U/ml
TRAK	551 U/l

Im Nabelschurblut waren die peripheren Schilddrüsenhormone im Normbereich, das bTSH deutlich supprimiert. Der Apgar-Score des neugeborenen männlichen Babys 8/8.

Das Geburtsgewicht betrug 2430 g, die Länge 49 cm. Das Kind wurde als zu klein für sein Gestationsalter qualifiziert (SGA).

Der Diameter und die Konsistenz der Plazenta waren normal.

Wegen des Verdachtes auf systemische Infektion wurde das Kind mit klinischen Zeichen der Hyperthermie, Tachypnoe, BE von 4,9 mmol/l, Glucose 49 mg%, erhöhter Gamma-GT und CRP an die Abteilung für Neonatologie überstellt und eine Antibiotika-prophylaxe eingeleitet. Am 5. Tag nach der Geburt erfolgte auf Grund des klinischen Verdachtes auf Hyperthyreose: Tachycardie, Hepatomegalie, Herzinsuffizienz, Exophthalmus und zittriger Erregungslage, Hyperthermie, Gewichtsabnahme, Exsiccose die Labordiagnose einer manifest hyperthyreoten Stoffwechsellage mit hohem TRAK-Wert.

Die Schilddrüsenhormonwerte des Neugeborenen am 5. Tag nach der Geburt:

fT_4	130,58 pmol/l
TT_3	9,04 pmol/ml
bTSH	<0,03 mU/l
TRAK	541 U/l.

Unter thyreostatischer und Intensivtherapie inklusive Propranolol, Flüssigkeitssubstitution, und einer hyperkalorischen Diät besserte sich der Zustand des Neugeborenen schnell. Das Ergebnis der wiederholten Schilddrüsen-Antikörperkontrolle ist in Abb. 1 graphisch dargestellt.

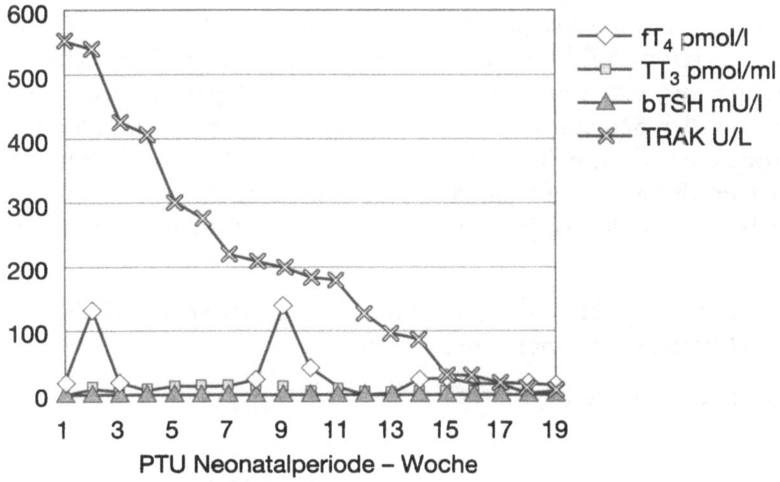

Abb. 1 Schilddrüsenhormonwerte und Schilddrüsenantikörper des Neugeborenen unter Propylthiouracil bis zur 19. Lebenswoche.

Die TRAK-Titer zeigten einen kontinuierlich abfallenden Verlauf,nach dem 1. Lebensmonat um 27 %, nach dem 2. Lebensmonat um 67 %, nach dem 3. Lebensmonat um 84 % und nach dem 4. Lebensmonat um 97 %. Im 5. Lebensmonat konnte der TRAK nicht mehr nachgewiesen werden. Der Säugling war stabil euthyreot, die thyreostatische Therapie mit Propylthiouracil konnte abgesetzt werden. Hormonkontrollen im 1. und 2. Lj. bestätigten eine euthyreote Stoffwechsellage.

Methoden

TRAK wurde mit einem kompetitiven Radiorezeptorassay nachgewiesen, (TSH Rezak® Medipan Diagnostika), Serum-TPO (AMA) wurde mit einem direkten Assay nachgewiesen vom Typ der Radioligandenassays (Cent-AK anti-TPO®, Medipan Diagnostika). Serum-TAK wurde ebenfalls mit einem direkten Radioligandenassay durchgeführt (Cent-AK Anti-Tg®, Medipan Diagnostika). Die Gesamt-T_3 Messung wurde mit einem RIA-Verfahren durchgeführt (RIA-gnost CIS bio international).

TSH und fT_4 wurden mit einem kombinierten TSH-IRMA-fT_4 RIA-Assay durchgeführt (SimulTRAC fT_4 [^{57} Co]/TSH[125 J] Becton Dickinson).

Zusammenfassung

Beim Nachweis von SD-AK im Verlauf einer Schwangerschaft ist von den Untersuchern eine gute interdisziplinäre Kommunikation mit den involvierten Fachärzten (Gynäkologe, Hausarzt, Pädiater) anzustreben. Die rechtzeitige Entscheidung zur individuellen Therapie [5, 8, 11] gewährleistet den optimalen Verlauf der Schwangerschaft. Die Ergebnisse der Schilddrüsenhormonkontrollen im 2. und 3. Trimester, sowie der klinischen Untersuchung: fötaler Herzrhythmus und sonographische Untersuchung des Körperwachstums insbesondere der Skelettreifung bilden die Grundlage zur Therapieentscheidung.

Die Einschätzung der neonatalen Entwicklung des Kindes erfordert die Bestimmung der Schilddrüsenhormone und Antikörper

- aus dem Serum des Nabelschurblutes
- am Tag 1–3
- in der 6. Lebenswoche und später je nach individuellem Verlauf und Ätiologie der neonatalen Schilddrüsen-Dysfunktion.

Eine derart standartisierte Verlaufskontrolle ist die Voraussetzung für eine beruhigende Aufklärung der Mutter, schafft Möglichkeiten zur Beibehaltung einer harmonischen Stillphase und einer sicheren weiteren Entwicklung des Kindes [4].

Literatur

[1] Burrow, G.N., D.A. Fischer, P.R. Larsen: Maternal and Fetal Tyroid Function. N. Eng. J. Med. *331, 16* (1994) 1972–1978.

[2] Hollingworth, D.R., C.Ch. Mabry: Congenital Graves Disease. AMJ Dis. Child *130* (1976) 148–155.

[3] Hollingworth, D.R.: Neonatal Hyperthyroidism. Pediat. adolesc. Endocr. *14* (1985) 210–222 (Karger Basel 1995).

[4] Kampmann J.P., J.M. Hansen, K. Johansen: Propylthiouracil in Human milk-revision of a Dogma. The Lancet *5* (1980) 736–737.

[5] Karpman, B.A., D. Rapoport, S. Filetti et al: Treatment of Neonatal Hyperthyroidism due to Grave's Disease with Sodium Ipodate. J. Clin. Endocrin. and Metabol. *64, 1* (1987) 119–123.

[6] Kopp, P., J. Van Sande, J. Parma et al.: Brief report: Congenital Hyperthyroidism caused by a Mutation in the Thyrotropinrezeptorgene. N. Eng. J. Med. *332* (1995) 150–154.

[7] Lazarus, J.H.: Thyroxin Excess and Pregnancy. AMA *21, 2* (1994) 53–56.

[8] Munro D.S., S.M. Dirmikis, H. Humphries et al.: The Role of Thyroid Stimulating Immunoglobulines of Graves' Disease in Neonatal Thyrotoxicosis. Br. J. Ostetrics and Gyn. *85* (1978) 837–843.

[9] Root, A.W.: The Role of Maternal Autoimmun-Thyroid-Diseaase in Neonatal Hyperthyroidism. AJDC *146* (1992) 1029–1030.

[10] Smith, B.R., S.M. McLachlan, J. Furmaniak: Autoantibodies to the Thyrotropin Receptor, Endocrine Reviews *9, 1* (1988) 106–120.

[11] Zakarija, M., J.M. McKenzie, W.H. Hoffman: Prediction and Therapy of Intrauterine and Late-onset Neonatal Hyperthyroidism. J. Clin. Endocrin. and Metabol. *62, 2* (1986) 368–371.

Diskussion

Grußendorf:

Wir haben bei der diesjährigen Sitzung der European Thyroid Association eine Mittagssitzung über Schwangerschaft und Hyperthyreose gemacht und sind zu folgendem Ergebnis gekommen, daß alle Mütter mit einem TRAK über 50 sehr gefährdet sind, auch Kinder mit dem gleichen TRAK und mit einer späteren Hyperthyreose zu gebären. Das heißt, wenn diese Mütter noch thyreostatisch behandelt werden, wie die von Ihnen beschriebene, ist es noch drei oder vier Tage in Ordnung, so wie Sie es ja auch sehr gut gezeigt haben, aber diese Kinder müssen natürlich unbedingt überprüft werden, wie Sie es auch sagen. Noch viel komplizierter ist es, wenn diese Mütter an der Schilddrüse operiert wurden, einen hohen TRAK haben, dann müßte man sie während der Schwangerschaft deswegen thyreostatisch behandeln, damit das Kind thyreostatisch behandelt wird. Es war ja nur deswegen bei der Geburt euthyreot, weil die Mutter thyreostatisch behandelt wurde und dadurch auch das Kind.

Gomez:
Meine Meinung ist, daß das Kind zur Geburt vielleicht nicht euthyreot war, sondern schon ein supprimiertes TSH hatte.

Grußendorf:
Aber natürlich, es wäre sehr hyperthyreot gewesen, hätte die Mutter nicht das PTU bekommen.

Gomez:
Das Kind ist am ersten Tag bei der Geburt auf die neontale Intensivstation gekommen mit dem Verdacht auf systemische Infektion.

Klett:
Also ich glaube, was an diesem Beispiel deutlich wird, ist die gute Kommunikation zwischen der Geburtshilfe, den Pädiatern und der Neonatalogie und auch der Endokrinologie.

Gomez:
Das wollte ich damit zeigen.

Longitudinaluntersuchung des Iodgehaltes im Urin und in der Muttermilch bei stillenden Frauen

J. Feldkamp, M. Schlicht, A. Becker, I. Lombeck, W. A. Scherbaum

Iodmangel stellt in vielen Ländern der Welt ein Gesundheitsproblem dar. Deutschland gilt als eine Region mit einem mildem Iodmangel (Grad I der WHO-Einteilung entsprechend einer durchschnittlichen Iodausscheidung von 50–150 µg Iod/g Kreatinin). Der Iodmangel geht einher mit einer hohen Strumaprävalenz, die mit zunehmendem Lebensalter ansteigt. Phasen deutlich erhöhten Iodbedarfs stellen Adoleszenz, Schwangerschaft und Stillzeit dar. Wachstumsprozesse erklären den erhöhten Iodbedarf in der Jugend. Während der Schwangerschaft werden durch die Zunahme der Eiweißsynthese Schilddrüsenhormone vermehrt gebunden. Es resultiert eine erhöhte Hormonproduktion mit gesteigertem Hormonumsatz. Durch die Zunahme des Gesamtverteilungsvolumens, durch Weitergabe an den Feten und durch eine erhöhte glomeruläre Filtrationsrate kommt es zu einer weiteren Iodverarmung des mütterlichen Organismus. Der Iodmangel bei schwangeren Frauen kann bereits zu Veränderungen an der Neugeborenenschilddrüse führen mit einer Zunahme der Organgröße in Abhängigkeit vom Ausmaß des Ioddefizits und zu einer deutlichen Funktionsaktivierung, erkennbar an erhöhten Thyreoglobulinspiegeln.

Ziel unserer Untersuchung war es, die Iodversorgung stillender Frauen kurz nach der Geburt zu untersuchen und den Einfluß einer Iod-Supplementation zu überprüfen.

Probandinnen und Methoden

Es wurden 56 Frauen unmittelbar vor und nach der Geburt eines Kindes rekrutiert. Von diesen 56 Frauen führten 37 Frauen (Gruppe I, 66 %) keine Iodprophylaxe durch, während 19 Frauen (Gruppe II, 34 %) regelmäßig 100 bis 200 µg Iodid täglich einnahmen. Eine Woche, zwei Wochen und 12 Wochen postpartum wurde von den Frauen Spontanurin gewonnen und auf den Iodgehalt, bezogen auf die Kreatinin-Ausscheidung, untersucht. Zu den gleichen Zeitpunkten wurde die Muttermilch ebenfalls auf den Iodgehalt untersucht. Die Frauen wurden dazu instruiert, nur Muttermilch in den vorbereiteten Probenröhrchen abzugeben, die zu einem Zeitpunkt in der Mitte einer Stillphase abgenommen wurde. Dadurch sollten Konzentrationsschwankungen im Iodgehalt der Muttermilch vermieden werden. Eine Woche nach der Geburt wurden bei den Müttern folgende Parameter im Serum untersucht: freies T_3, freies T_4, TSH, Thyreoglobulin, Antikörper gegen thyreoidale Peroxidase und Antikörper gegen Thyreoglobulin.

Der Iodgehalt in der Muttermilch und im Urin wurde mittels einer modifizierten Cer-Arsenit-Methode nach Wawschinek bestimmt.

Ergebnisse

Die durchschnittliche Iodausscheidung bei allen Frauen lag in der ersten Woche postpartum bei 84,9 µg ± 46,9 µg Iod pro Gramm Kreatinin (Median 70). Im Verlauf der Stillzeit war die Iodausscheidung rückläufig. Sie betrug 2 Wochen nach der Geburt 81,6 ± 51,1 µg Iod/g Kreatinin (Median 60) und lag am Ende des Bestimmungszeitraums bei 80 ± 51 µg Iod/g Kreatinin.

Für die Gesamtgruppe der stillenden Frauen konnte damit ein Iodmangel Grad I. diagnostiziert werden. Deutliche Unterschiede in der Höhe der Iodausscheidung bestanden zwischen den Frauen ohne und mit Iodsupplementation. Die durchschnittliche Iodexkretion in der Gruppe I (ohne Iod) lag 7 Tage postpartum bei 73,8 ± 39,8 µg Iod/g Kreatinin (Median 66). Gruppe II (mit Iod) hatte zu diesem Zeitpunkt eine mittlere Iodausscheidung von 98,7 ± 53,0 µg Iod/g Kreatinin (Median 89). Der Gruppenunterschied war mit $p = 0,05$ signifikant. Die iodsupplementierten Frauen wiesen nach 2- und 12wöchiger Stillzeit eine Iodausscheidung von 87,7 ± 49,6 µg Iod/g Kreatinin (Median 84) bzw. 93,6 ± 61,32 µg Iod/g Kreatinin (Median 75) auf. Die Iodausscheidung der nicht supplementierten Frauen blieb auch im Verlauf deutlich niedriger und lag zwei Wochen postpartum bei 76,0 ± 39,8 µg Iod/g Kreatinin (Median 52) bzw. bei 65,6 ± 31,83 µg Iod/g Kreatinin (Median 59) nach 12 Wochen.

Der Iodgehalt in der Muttermilch lag 7 Tage postpartum bei 16,8 ± 7,19 µg Iod/dl und blieb im Verlauf der Nachbeobachtung nahezu konstant. Während der Iodgehalt in der Muttermilch in der Gruppe der iodsupplementierten Frauen im Verlauf anstieg, kam es bei den Müttern ohne zusätzliche Iodaufnahme zu einem Abfall der mittleren Iodkonzentration in der Muttermilch von anfänglich 17,5 ± 9,15 (Median 16) auf 11,6 ± 5,6 µg Iod/dl (Median 12).

Bei der Bestimmung der Schilddrüsenhormonwerte zeigte sich eine euthyreote Stoffwechsellage bei allen Frauen. TSH war bei 2 Frauen supprimiert, wobei eine der beiden ein kombiniertes Iod-/Schilddrüsenhormonpräparat einnahm. Bei vier Frauen konnten Antikörper gegen thyreoidale Peroxidase nachgewiesen werden, bei einer dieser Frauen auch Antikörper gegen Thyreoglobulin. Diese vier Frauen hatten 100 µg Iodid prophylaktisch eingenommen. Der Antikörperstatus bei allen anderen Frauen war negativ.

Zusammenfassung

Es konnte gezeigt werden, daß stillende Frauen an einem milden Iodmangel (Grad I) der WHO-Definition leiden. Unter einer freiwilligen Prophylaxe mit 100 bis 200 µg Iod wird die Iodversorgung deutlich besser. Während der Iodgehalt in der Muttermilch bei Frauen unter Iodeinnahme konstant blieb und sogar leicht stieg, sank der Iodgehalt der Muttermilch bei Frauen ohne Supplementation über 3 Monate ab. Die Antikörperprävalenz in Höhe von 7,1 % entspricht der der Normalbevölkerung. Eine Iodsupplementation ist nicht mit einer erhöhten Gefahr einer Antikörperbildung gegen Schilddrüsenantigene verknüpft.

Schlußfolgerung

Eine Iodsupplementation mit 200 µg Iodid sollte in der Schwangerschaft und in der Stillzeit durchgeführt werden, um eine ausreichende Versorgung für Mutter und Kind sicherzustellen.

Literatur

[1] Delange, F.: The disorders induced by iodine deficiency. Thyroid *4* (1994) 107–128.

[2] Glinoer, D., M. Riahi, J.P. Grun, J. Kintheart: Risk of subclinical hypothyroidism in pregnant women with asymptomatic autoimmune disorders. J. Clin. Endocrinol. Metab. *79* (1994) 197–204.

[3] Glinoer, D., P. De-Nayer, F. Delange, M. Lemone, V. Toppet, M. Spehl, J.P. Grun, J. Kintheart, B. Lejeune: A randomized trial for the treatment of mild iodine deficiency during pregnancy: maternal and neonatal effects. J. Clin. Endocrinol. Metab. *80* (1995) 258–269.

[4] Gushurst, C.A., J.A. Mueller, J.A. Green, F. Sedor: Breast milk iodide: reassessment in the 1980s. Pediatrics *73* (1984) 354–357.

[5] Gutekunst, R., U. Magiera, H.-M. Teichert: Iodmangel in der Bundesrepublik Deutschland. Med. Klinik *88* (1993) 525–528.

[6] Hampel, R., T. Kühlberg, R. Klein, J.U. Jerichow, E.G. Pichmann, V. Clausen, I. Schmidt: Strumaprävalenz in Deutschland größer als bisher angenommen. Med. Klinik *90* (1995) 324–329.

[7] Johnson, L.A., H.C. Ford, J. Doran, V.F. Richardson: A survey of the iodide concentration of human milk. N. Z. Ned. *103* (1990) 393–394.

[8] Liesenkötter, K.P., W. Göpel, U. Bogner, B. Stach, A. Grüters: Earliest prevention of endemic goiter by iodine supplementation during pregnancy. Europ. J. Endocrinol *134* (1996) 443–448.

[9] Manz, F., A. Fuchs, K. Terwolbeck, B. Wiese, I. Lombeck: Iodversorgungszustand gesunder Säuglinge in Deutschland. Klein. Pädiatr. *205* (1993) 424–428.
[10] Peiker, G., B. Groppel, B. Müller, C. Greinke: Zur Iodversorgung bei Wöchnerinnen und ihren Neugeborenen. Zent.bl. Gynäkol. *111* (1989) 364–367.
[11] Sava, L., F. Delange, A. Belfiore, F. Purello, R. Vigneri: Transient impairment of thyroid function in newborn from an area of endemic goiter. J. Clin. Endocrinol Metab. *59* (1984) 90–95.
[12] Scriba, P. C., C. Beckers, A. Bürgi, F. Escobar Del Rey, M. Gembicki, A. Koutras, B. A. Lamberg, P. Langer, J. H. Lazarus, A. Querido, C. Thilly, R. Vigneri: Goitre and iodine deficiency in Europe. Report of the Subcommitee for the Study of endemic Goitre and Iodine Deficiency of the European Thyroid Association. Lancet *1* (1985) 1289–1293.
[13] Silva, J. E., S. Silva: Interrelationships among thyroxine, triiodothyronine, reverse triiodothyronine, and thyroid-stimulating hormone in iodine-deficient pregnant women and their offspring: effects of iodine supplementation. J. Clin. Endocrinol Metab. *52* (1981) 671–677.

Iodmonitoring bei Kindern: Iod-Kreatinin-Quotient versus Iodkonzentration im Urin

A. Neubert, F. Manz, T. Remer

Einleitung

Deutschland ist ein Struma-Endemiegebiet mit allgemeinem, mäßig stark ausgeprägtem Iodmangel [6, 7]. Die Folgen des Iodmangels gehören zu den häufigsten ernährungsbedingten Erkrankungen in Deutschland. Entsprechend bedürfen Maßnahmen zur Prävention von Iodmangelerkrankungen einer zuverlässigen Erfassung des Iodversorgungsstatus. Die Iodurie gilt international als anerkannter Marker der alimentären Iodversorgung.

Der Iod-Kreatinin-Quotient (I/Kr) im Urin wurde lange Zeit als geeigneter Parameter zur biochemischen Beurteilung des Iodversorgungszustandes herangezogen. Die Aussagekraft von I/Kr wurde jedoch zunehmend kritisiert. So wird beispielsweise angeführt, daß es bei niedrigem Proteinversorgungszustand aufgrund einer erniedrigten Kreatininurie zu einer Erhöhung des I/Kr und damit zu einer systematischen Überschätzung der Iodurie, d.h. zu einer Maskierung des Schweregrades eines Iodmangels kommt [2]. Auch soll I/Kr einen relativ hohen Variationskoeffizienten aufweisen [3]. Hinzu kommt, daß I/Kr im Wachstumsalter eine starke Altersabhängigkeit aufweist [12]. Aufgrund dieser Argumente wird derzeit die alleinige Bestimmung der Iodkonzentration (I-Konz) im Urin zur Beurteilung des Iodversorgungszustandes empfohlen [14]. Ein Vergleich der beiden Methoden (I/Kr vs. I-Konz) mit einer Referenzmethode (tatsächliche Iodausscheidung pro 24 h) wurde bisher für ein größeres Kollektiv gesunder Kinder noch nicht durchgeführt. Das Ziel dieser Untersuchung war es zu überprüfen, wie zuverlässig die alleinige Messung der I-Konz im Urin (im Vergleich zur Bestimmung von I/Kr) zur Beurteilung des Iodversorgungsstatus von Kindern und Jugendlichen tatsächlich ist.

Methoden und Probanden

Es erfolgte eine Querschnittanalyse der Meßdaten von Kindern und Jugendlichen im Alter von 3 bis 18 Jahren, die alle Teilnehmer der DONALD (Dortmund Nutritional and Anthropometric Longitudinally Designed) Studie waren. In 24h-Urinen einerseits und Spontanurinen andererseits wurden die Konzentrationen von Iod und Kreatinin sowie das Urinvolumen ermittelt.

Die Messung der Kreatinin-Konzentrationen wurde nach der Jaffé Methode [8] mittels „Creatinine Analyzer 2" (Beckman Instruments, Inc., CA, USA) durchgeführt. Die Bestimmung der Iodausscheidung erfolgte über die Sandell-Kolthoff-Reaktion nach saurer Veraschung [9]. Eine Kontamination durch externe Iodquellen wurde sorgfältig vermieden [10]. Körpergröße und Körpergewicht wurden im Forschungsinstitut für Kinderernährung innerhalb weniger Tage vor Sammlung der 24h-Urine gemessen. Die Berechnung der Körperoberfläche erfolgte nach der Formel von Du Bois und Du Bois ($71{,}84 \times \text{Körpergewicht}^{0{,}425} \times \text{Körpergröße}^{0{,}725} \times 10^{-4}$) und wurde durch Multiplikation mit der Standard-Körperoberfläche 1,73 m^2 korrigiert [4].

Die auf die Körperoberfläche bezogene 24h-Iodausscheidung (I-24h) wurde als Referenzvariable herangezogen [13], während I/Kr bzw. I-Konz als Testvariablen dienten. Es wurden zwei unterschiedliche Untersuchungen durchgeführt. In Untersuchung 1 wurden ausschließlich 24h-Urine von 413 Kindern und Jugendlichen im Alter von 3 bis 18 Jahren einbezogen. Sowohl die Testvariablen I/Kr bzw. I-Konz als auch die Referenzvariable I-24h wurden in demselben 24h-Urin ermittelt. Im Rahmen von Untersuchung 2 sammelten 154 Kinder im Abstand von wenigen Tagen einen 24h-Urin und einen Spontanurin. In dem 24-Urin wurde die tatsächliche I-24h als Referenzvariable ermittelt, während die Testvariablen I/Kr bzw. I-Konz in dem entsprechenden Spontanurin derselben Kinder bestimmt wurden.

Die statistische Auswertung erfolgte mittels einfacher linearer Regressionsanalyse sowie eines Klassifikations- bzw. Missklassifikationsverfahrens [5]. Zur Überprüfung der Übereinstimmung der Testvariablen mit der Referenzvariable wurde die Bland-Altman-Prozedur herangezogen [1].

Ergebnisse

Um die starke Altersabhängigkeit von I/Kr im Wachstumsalter zu kontrollieren, erfolgten die einzelnen Regressionsanalysen (mit I/Kr bzw. I-Konz als alleinig erklärender Variable) in definierten Altersklassen. Tabelle 1 zeigt die Ergebnisse der Regressionsanalysen exemplarisch für die Altersklasse der 9- bis 13jährigen. Für Untersuchung 1, d.h. für den Vergleich der Testvariablen I/Kr bzw. I-Konz mit der Referenzvariable I-24h in einem 24h-Urin zeigte sich, daß I/Kr mit einem Erklärungsanteil von 82 % deutlich mehr der Variabilität der I-24h erklärt als die I-Konz mit einem Erklärungsanteil von nur 62 %.

Die Regressionsanalyse für Untersuchung 2, d.h. für den Vergleich der im Spontanurin ermittelten Testvariablen I/Kr bzw. I-Konz mit der Referenzvariable I-24h (ermittelt im 24h-Urin desselben Kindes) ergab für I/Kr mit 24 %

Tabelle 1 Regression der Testvariablen I/Kr bzw. I-Konz mit der Referenzvariablen I-24h

Altersklasse	9–13 Jahre	
	Untersuchung 1 (nur 24h-Urin) (n = 94)	Untersuchung 2 (SP- und 24h-Urin) (n = 66)
I/Kr	$R^2 = 82\,\%$, $p < 0{,}0001$	$R^2 = 24\,\%$, $p < 0{,}0001$
I-Konz	$R^2 = 62\,\%$, $p < 0{,}0001$	$R^2 = 1\,\%$, ns

einen um 23 % höheren Erklärungsanteil der Gesamtvariabilität der Referenzvariable I-24h als die I-Konz mit einem Erklärungsanteil von nur 1 %.

Insgesamt zeigten die Regressionsanalysen in 4 definierten Altersklassen (4–5, 6–8, 9–13, 14–18 Jahre), daß I/Kr in Untersuchung 1 durchschnittlich 24 % [Range: 17–35 %] und in Untersuchung 2 durchschnittlich 10 % [Range: 2–23 %] mehr der Variabilität der Referenzvariable I-24h erklärt als die I-Konz.

Für die weitere Datenanalyse erfolgte eine Schätzung der 24h-Iodausscheidung aus den beiden Testvariablen I/Kr bzw. I-Konz mit Hilfe von alters- und geschlechtsspezifischen Durchschnittswerten [11] für die 24h-Kreatininausscheidung bzw. für das 24h-Urinvolumen. So ergibt sich der auf Basis von I/Kr ermittelte Schätzer durch Multiplikation der Testvariable I/Kr mit der durchschnittlichen 24h-Kreatininausscheidung unter Berücksichtigung des individuellen Gewichts. Zur Ermittlung des auf I-Konz beruhenden Schätzers wurde die I-Konz mit dem durchschnittlichen 24h-Urinvolumen multipliziert.

Für das Klassifikations- bzw. Missklassifikationsverfahren [5] wurden sowohl die Werte der tatsächlichen als auch die der geschätzten 24h-Iodausscheidung in Tertilen geteilt und die Quote der adäquaten Klassifikation und der deutlichen Missklassifikation ermittelt. Die Quote der adäquaten Klassifikation entspricht dem Prozentsatz an Probanden, der durch Referenz- und Testmethode in die gleiche Tertile eingeordnet wird. Die Missklassifikationsquote entspricht dem Prozentsatz an Probanden, der durch die Referenzmethode in die 1. und durch die Testmethode in die 3. Tertile eingeordnet wird und umgekehrt. Durch den auf I/Kr basierenden Schätzer wurden in Untersuchung 1 mit 76 % der Probanden deutlich mehr adäquat klassifiziert als durch den auf I-Konz beruhenden Schätzer, der 62 % der Probanden adäquat klassifizierte (Tabelle 2). Auch die Missklassifikationsquote zeigte ein Ergebnis zugunsten von I/Kr. Nur 1 % der Probanden wurden durch den auf I/Kr

Tabelle 2 Adäquate Klassifikation (Adäq.) und deutliche Missklassifikation (Miss.) der aus I/Kr bzw. I-Konz geschätzten I-24h (in %)

	Untersuchung 1 (nur 24h-Urin)		Untersuchung 2 (SP- und 24h-Urin)	
Testvariable	Adäq.	Miss.	Adäq.	Miss.
I/Kr	76	1	47	8
I-Konz	62	4	37	18

– Die Quote mit adäquater Klassifikation entspricht dem Prozentsatz an Probanden, der durch Referenz- und Testmethode in die gleiche Tertile eingeordnet wurde

– Die Missklassifikationsquote entspricht dem Prozentsatz an Probanden, der durch die Referenzmethode in die 1. und durch die Testmethode in die 3. Tertile eingeordnet wurde und umgekehrt

basierenden Schätzer deutlich missklassifiziert. Auch in Untersuchung 2 zeigte sich, daß der auf I/Kr beruhende Schätzer mehr Probanden adäquat klassifizierte (47 % vs. 37 %) bzw. eindeutig weniger Probanden deutlich missklassifizierte (8 % vs. 18 %) als der I-Konz beruhende Schätzer (Tabelle 2).

Das Bland-Altman-Verfahren beruht auf der Ermittlung von „Bias“ und „Limits of Agreement“ [1]. Der Bias gibt dabei den Mittelwert der Differenzen zwischen der Referenz- und der Testmethode an, d.h. zwischen tatsächlicher und geschätzter I-24h. Die Limits of Agreement spiegeln die Streuung der Differenzen zwischen Referenz- und Testmethode wider und entsprechen dem Bias ± 2SD. Abb. 1 zeigt Bias und Limits of Agreement für den Vergleich der tatsächlichen mit der geschätzten I-24h in Untersuchung 1. Der Bias für den Vergleich der tatsächlichen mit der über I/Kr geschätzten I-24h liegt bei –0,7 µg/d/1,73m^2 und die Limits of Agreement liegen relativ eng beieinander (Abb. 1a; –34,5 bis 33,2 µg/d/1,73m^2). Der Bias für den Vergleich der tatsächlichen mit der über I-Konz geschätzten I-24h ist dagegen mit –5,9 µg/d/1,73m^2 signifikant ($p < 0,001$) größer (Abb. 1b). Außerdem streuen die Differenzen zwischen Referenz- und Testmethode deutlich stärker als im Falle des auf I/Kr beruhenden Schätzers (Abb. 1b; I-Konz, Limits of Agreement: –66,8 bis 55,0 µg/d/1,73m^2). Die entsprechenden Ergebnisse für den Vergleich der tatsächlichen mit der geschätzten I-24h aus Untersuchung 2, d.h. für den Vergleich der Daten aus Spontan- und 24h-Urinen derselben Kinder ist in Abb. 2 dargestellt. Der Bias liegt für beide Schätzer bei etwa –7 µg/d/1,73m^2, wobei die Limits of Agreement für den Vergleich der Referenzmethode mit der über I-Konz geschätzten I-24h deutlich weiter streuen (Abb. 2b, –143,7 bis 128,1 µg/d/1,73m^2) als die Limits of Agreement für den Vergleich der tatsächlichen mit der über I/Kr geschätzten I-24h (Abb. 2a; –111,2 bis 97,3 µg/d/1,73m^2).

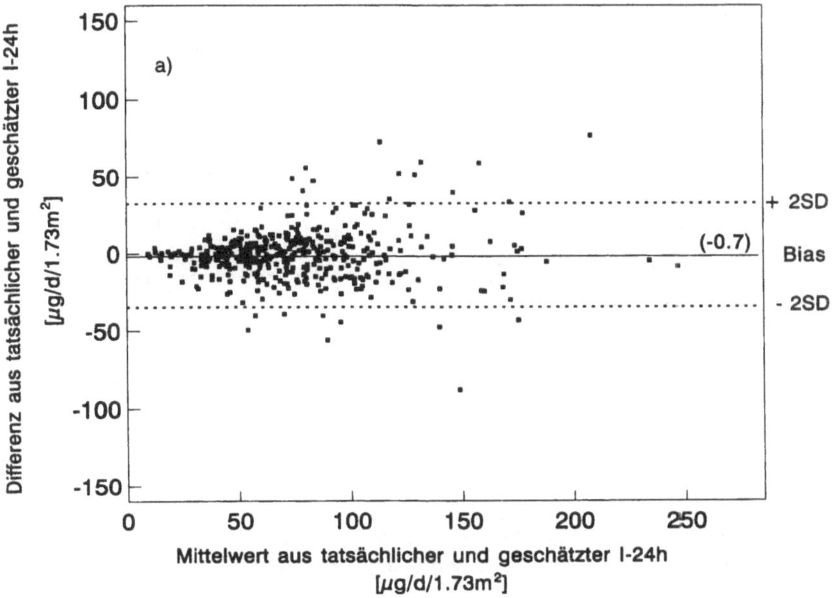

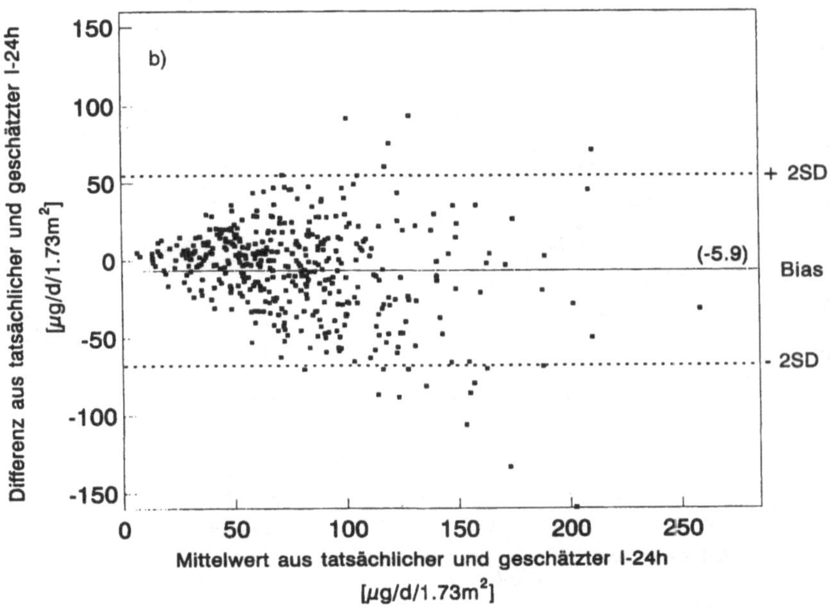

Abb. 1 „Bias" und „Limits of Agreement" für den Vergleich der tatsächlichen mit der a) über den I/Kr-Quotienten und b) über die I-Konz geschätzten I-24h Ausscheidung (Untersuchung 1; nur 24h-Urin).

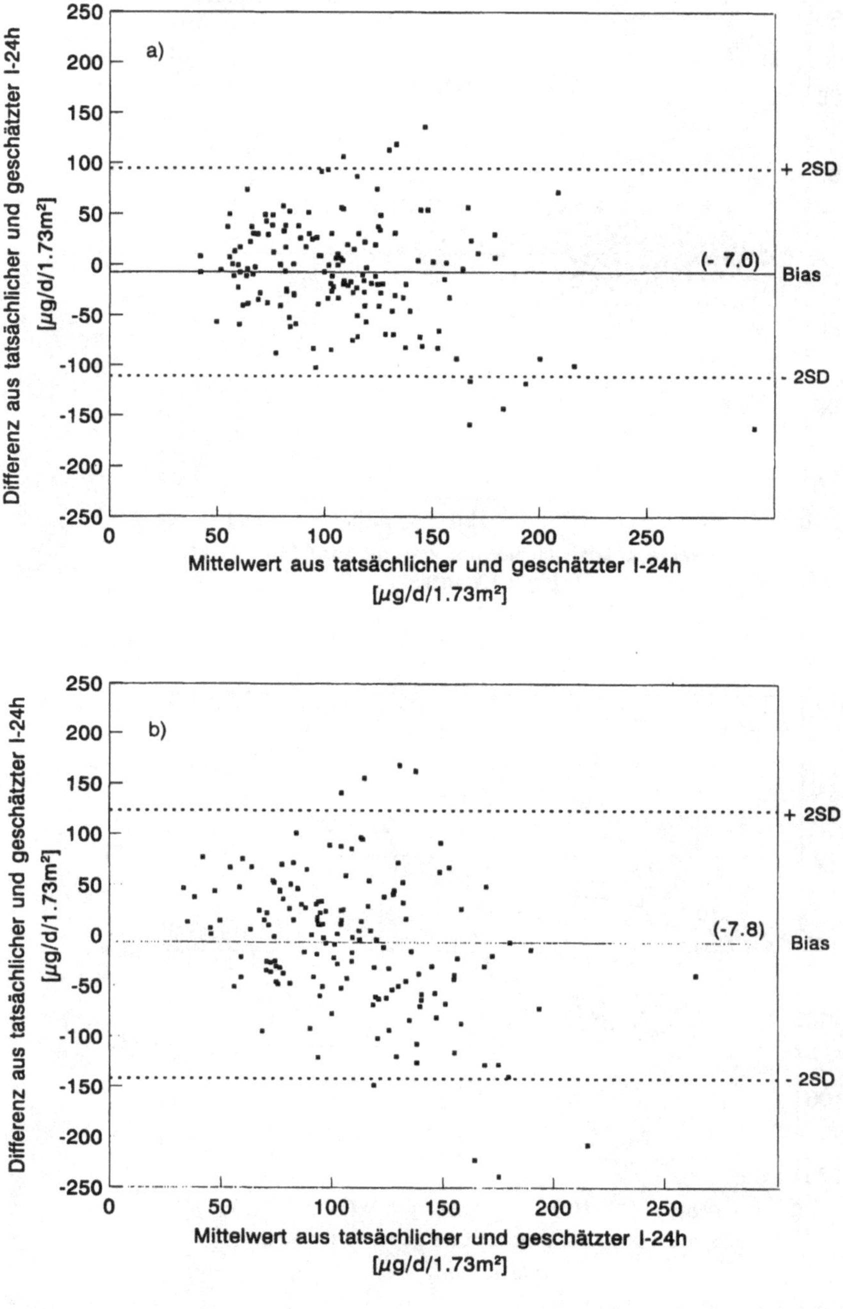

Abb. 2 „Bias" und „Limits of Agreement" für den Vergleich der tatsächlichen mit der a) über den I/Kr-Quotienten und b) über die I-Konz geschätzten I-24h Ausscheidung (Untersuchung 2; Spontan- und 24h-Urin).

Schlußfolgerungen

I/Kr erweist sich bei Kindern und Jugendlichen als der bessere Prädiktor der tatsächlichen Iodtagesausscheidung als die alleinige Bestimmung der I-Konz im Urin. Je nach untersuchter Altersklasse erklärt I/Kr bis zu > 20 % mehr der Variabilität der tatsächlichen Iodtagesausscheidung als I-Konz, wenn auch die Ergebnisse für den Vergleich von Spontan- und 24h-Urin nicht so deutlich ausfallen wie im Falle der Ermittlung der Test- und Referenzvariablen in denselben 24h-Urinen.

Der hohe Erklärungsanteil von I/Kr im 24h-Urin an der Gesamtvariabilität der tatsächlichen 24h-Iodausscheidung deutet darauf hin, daß I/Kr in längerfristig (über mehrere Stunden) gesammelten Urinen, z. B. in Nachturinen, eine hinreichend genaue Schätzung der tatsächlichen Iodtagesausscheidung erlaubt.

Bei Kontrolle des Confounders Alter zeigt sich außerdem für I/Kr ein i. d. R. geringerer Variationskoeffizient (intra- und interindividuell) als für I-Konz.

Für weitergehende wissenschaftliche Fragestellungen, wenn nicht nur der Median von Interesse ist sowie für die Beurteilung des Iodversorgungsstatus von Subpopulationen (insbesondere wenn Repräsentativität nicht sichergestellt ist) sollte daher eher I/Kr als biochemischer Indikator herangezogen werden. Voraussetzung hierfür ist allerdings die Berücksichtigung der Altersabhängigkeit der Kreatininexkretion im Wachstumsalter durch geeignete, alters- und geschlechtsspezifische Referenzwerte der 24h-Kreatininausscheidung für Kinder und Jugendliche.

Literatur

[1] Bland, J. M., D. G. Altman: Statistical methods for assessing agreement between two methods of clinical measurement. Lancet *1* (1986) 307–310.

[2] Bourdoux, P. P.: Biochemical evaluation of iodine status. In: Delange, F., J. T. Dunn, D. Glinoer (Hrsg.): Iodine deficiency in Europe, S. 119–124. Plenum Press, New York 1993.

[3] Delange, F., J. T. Dunn, D. Glinoer: General comments. In: Delange, F., J. T. Dunn, D. Glinoer (Hrsg.): Iodine deficiency in Europe, S. 474–476. Plenum Press, New York 1993.

[4] Du Bois, D., E. F. Du Bois: A formula to estimate the appropriate surface area if height and weight be known. Arch. Intern. Med. *17* (1916) 863–871.

[5] Garrow, J. S.: Validation of methods for estimating habitual diet: proposed guidelines. Eur. J. Clin. Nutr. *49* (1995) 231–232.

[6] Hampel, R., A. Gordalla, H. Zöllner et al.: Alimentäre Iodaufnahme bei Jugendlichen in Mecklenburg-Vorpommern zwischen 1993 und 1996 gestiegen. Z. Ernährungswiss. *36* (1997) 151–154.

[7] Hehrmann, R.: Iodsubstitution bei Jugendlichen. Sozialpäd. u. KiPra. *17* (1995) 699–704.

[8] Jaffé, M.: Über den Niederschlag welchen Pikrinsäure in normalem Harn erzeugt und über die Reaktion des Kreatinins. Hoppe Seylers Z. Physiol. Chem. *10* (1886) 391–400.

[9] Lorenz-Wawschinek, O., B. Tiran, O. Eber et al.: Photometric determination of iodine in urine. Exp. Clin. Endocrinol *102* (1994) 57–58.
[10] Neubert, A., T. Remer: Measurement of urinary iodine concentration. Lancet *347* (1996) 1414–1415.
[11] Neubert, A., K. Pietrzik, F. Manz et al.: Normalwerte der Kreatininausscheidung im Wachstumsalter: eine Klassifizierung unter Berücksichtigung von Körpergewicht und relativer Fettmasse. Akt. Ernähr. Med. *20* (1995) 282.
[12] Remer, T., F. Manz: The inadequacy of the urinary iodine-creatinine-ratio for the assessment of iodine status during infancy, childhood, and adolescence. J. Trace Elem. Electrolytes Heath Dis. *8* (1994) 217–219.
[13] Remer, T., S. Stark, M. Kersting et al.: Die Körperoberfläche als geeigneter Bezugsparameter der Iodurie zur altersunabhängigen Beurteilung der Iodversorgung von Kindern – Evaluierung des Iodversorgungszustandes von Kindern und Jugendlichen der „Dortmunder Langzeitstudie“. Akt. Ernähr. Med. *17* (1992) 187–191.
[14] World Health Organisation: Global prevalence of iodine deficiency disorders – MDIS Working Paper # 1. Micronutrient Deficiency Information System, WHO, Geneva 1993.

Diskussion

Reiners:
Ich hätte mir gewünscht, daß Sie außer den statischen Regressionsanalysen auch die Verteilung der Meßwerte gezeigt hätten, um einen Anhalt für die Streuung der untersuchten Variablen zu bekommen.

Neubert:
Wir haben Ausreißertests vorgenommen und die haben keine positiven Ergebnisse ergeben; also sind es keine Ausreißer, die die Korrelation verursachen. Außerdem würde ja dann zum Beispiel dieses zweite Verfahren, das Klassifikations bzw. Mißklassifikations-Verfahren auch nicht so positiv ausfallen. Wir haben noch ein weiteres statistisches Verfahren durchgeführt, das ich jetzt in der Kürze der Zeit leider nicht zeigen konnte, aber auch das zeigt ein Ergebnis zugunsten des Iod-Kreatinin-Quotienten.

Als:
Wir haben am ETA Meeting in München vor einem Jahr eine ähnliche Studie bei Erwachsenen vorgetragen. Diese Resultate sind essentiell identisch: I/Kr und I/dl weichen vom 24h-Iod ab (bis zu 30 % niedrigere Werte). Jedoch muß man bei allen Einzelwerten sehr hohe Standardabweichungen in Kauf nehmen. Die Darstellung als Boxplot oder als „Wolke“ ist deshalb wichtig.

Iodid-Levothyroxin-Therapie hypo- und euthyreoter diffuser Strumen im Kindes- und Jugendalter

K. J. Schmidt, E. Schmidt, Th. Hewel

Einleitung

Im Kindes- und Jugendalter ist die Iodsupplementierung bei euthyreoter diffuser Struma die Therapie erster Wahl, wird ein sonografisch nachweisbarer Verkleinerungseffekt im Mittel von 35 % nach Behandlungszeiten von mehreren Monaten nachweisbar [3, 4, 6, 10].

Welchen therapeutischen Nutzen eine Levothyroxin-Dosis von 50, 75 oder 100 µg mit fixierter Iodid-Gabe von 150 µg/Tag als standardisiertes Kombinationspräparat hat, wurde bei 59 Kindern und Jugendlichen mit hypo- und euthyreoter diffuser Struma prospektiv untersucht.

Die Arbeit hat das Ziel, die Wirksamkeit der Iodid-Supplementation in der Größenordnung von 150 µg unter der Levothyroxin-Medikation bei bas. TSH-Werten von 0,5–1,5 µE/ml, in Abhängigkeit von Urin-Iod-Ausscheidung und sonografischem Schilddrüsenvolumen, zu beurteilen.

Im Erwachsenenalter führt die tägliche Einnahme von 100 µg Iodid plus 100 µg Levothyroxin nicht zur Erhöhung der Schilddrüsen-Iod-Konzentration bzw. zum Ausgleich des intrathyreoidalen Iodmangels [8, 9].

Patienten und Methode

59 Kinder und Jugendliche, 47 Mädchen, 12 Knaben (Alter 3–16 Jahre) mit hypofunktioneller bis euthyreoter diffuser Iodmangelstruma, sonografisches Schilddrüsenvolumen von 7,1 ± 2,9 bis 18,6 ± 4,88 ml, wurden über 6 Monate mit einem standardisierten Levothyroxin-Iodid-Kombinationspräparat behandelt, alters- und funktionsabhängig mit 50, 75 oder 100 µg Levothyroxin, bei einer fixierten Iodsupplementierung in der Größenordnung von 150 µg.

Vor und unter der Therapie erfolgte die Bestimmung des Schilddrüsenvolumens sonografisch, der intrathyreoidalen Iodid-Konzentration durch Messung der Urin-Iod-Ausscheidung in µg/g Kreatinin und der In-vitro-Parameter: basales TSH, Gesamt-T_3, FT_4, Anti-TPO und Anti-TAK.

Ausschlußkriterien

- Vorbehandlung in den letzten 12 Monaten mit iodhaltigen und/oder Schilddrüsenhormonpräparaten,
- supprimiertes bTSH,
- thyeoidale Autoimmunphänomene,
- Knotenstrukturen.

4 Jugendliche mit faktitieller Hyperthyreose unter 125 µg Levothyroxin plus 150 µg Iod. Diese Kombination fand keine weitere Anwendung.

5 Patienten der Altersgruppe 3–7 Jahre mit supprimierten bTSH unter der Minimaldosis von 50 µg Levothyroxin plus 150 µg Iodid.

Voraussetzung für die Aufnahme in die Studie war ein bTSH von 0,5 bis 1,5 µE/ml unter der Therapie (s. Tabelle 1).

Tabelle 1 Funktionsparameter und Autoantikörper der Schilddrüse vor Therapiebeginn und nach 6 Monaten unter Behandlung mit einem standardisierten Levothyroxin-Iodid-Präparat

Hypo- und euthyreote diffuse Struma
Kinder und Jugendliche (3–16 Jahre, n = 59)

In-vitro-Parameter	Normwerte	vor Therapie	unter Therapie
bTSH µE/ml	0,5–3,6	2,37 ± 1,79	0,84 ± 0,37
FT_4 ng/dl	1,1–2,4	1,19 ± 0,37	1,53 ± 0,42
TT_3 ng/ml	1,0–2,2	1,64 ± 0,61	1,21 ± 0,29
TPO IU/ml	< 18	< 18	< 18
TAK IU/ml	< 50	< 50	< 50

Schilddrüsensonografie

Die Sonografie der Schilddrüse wurde mit einem Real-time-Scanner, Sendefrequenz 7,5 MHz, durchgeführt (Hitachi, EUB 525).

Die Bestimmung des Schilddrüsenvolumens erfolgte nach den Angaben von Brunn et al. [1].

Urin-Iod-Ausscheidung – Anwendung der Cer-Arsenit-Methode.

Ergebnisse

Unter der täglichen Verordnung von 150 µg Iodid, entsprechend 196,2 µg Kaliumiodid, kombiniert mit 50, 75 oder 100 µg L-Thyroxin, ist die Urin-

Iodid-Ausscheidung signifikant von im Mittel 72,8 ± 24 µg/g Kreatinin in der Behandlungszeit von 6 Monaten bei 3- bis 7jährigen auf 169 ± 41, 8- bis 13jährigen auf 163 ± 44 und den 14- bis 16jährigen auf 119 ± 34 µg/g Kreatinin angestiegen. Das Schilddrüsenvolumen verringerte sich, aufgeschlüsselt nach diesen Altersgruppen, um 41, 36 und 19 % (s. Tabelle 2).

Tabelle 2 Urin-Iodausscheidung/g Kreatinin vor und nach 6monatiger Behandlung mit einem standardisierten Levothyroxin-Iodid-Präparat

Hypo- und euthyreote diffuse Struma
Kinder und Jugendliche (3–16 Jahre, n = 59)

Alter (Jahre)	n	Körpergewicht (kg)	Urin-Iod-Ausscheidung (µg/g Krea) vor Therapie	unter Therapie
3–7	9	14–28		169 ± 41
8–13	32	26–49	72,8 ± 24,0	163 ± 44
14–16	18	43–58		119 ± 34

Die Altersgruppe der 14- bis 16jährigen, 18 Patienten, erhielt primär 100 µg Levothyroxin und 150 µg Iod/Tag. 8 Wochen nach Überprüfung der Funktionsparameter und dem Resultat der supprimierten Basis-TSH-Sekretion bei 11 Patienten, wurden die T_4-Dosen auf 50 bzw. 75 µg zurückgenommen.

Das standardisierte Iodid-Levothyroxin-Präparat zeigte in der Langzeitanwendung als Verabreichung von 1 Tbl. eine gute Patientenakzeptanz.

Diskussion

Behandlungsziel der Kinder und Jugendlichen mit hypofunktioneller und euthyreoter diffuser Iodmangelstruma ist eine stabile euthyreote Stoffwechsellage und Strumarückbildung nach Auffüllung des Iodpools.

Die Gabe von 150 µg Iodid/Tag erhöhte die intrathyreoidale Iodidkonzentration nach 6 Monaten bei 3- bis 13jährigen, erkennbar an den Iodurie-Werten bis auf 169 ± 41 µg/g Kreatinin, ohne daß die 14- bis 16jährigen mit 119 ± 34 µg/g Kreatinin den Sollwert von 150 µg/g Kreatinin erreichten (s. Tabelle 3).

Die Volumenreduktion betrug in der Altersgruppe der 3- bis 7- bzw. 8- bis 13jährigen 41 bzw. 36 %, bei 14- bis 16jährigen nur 19 % (s. Tabelle 3).

Unter der Suppressionswirkung der Levothyroxin-Therapie wird Iodid von der Schilddrüse aktiv aufgenommen, steigt der intrathyreoidale Iodgehalt [7],

Tabelle 3 Schilddrüsenvolumen vor Therapiebeginn und nach 6 Monaten unter Behandlung mit einem standardisierten Levothyroxin-Iodid-Präparat

Hypo- und euthyreote diffuse Struma
Kinder und Jugendliche (3–16 Jahre, n = 59)

Alter (Jahre)	n	Körpergewicht (kg)	SD-Volumen vor Therapie	SD-Volumen unter Therapie	Größenabnahme (%)
3–7	9	14–28	7,1 ± 2,9	4,19 ± 2,1	41
8–13	32	26–49	13,7 ± 5,32	8,8 ± 2,82	36
14–16	18	43–58	18,6 ± 4,88	15,1 ± 4,06	19

ist die geringe Strumarückbildung bei den 14- bis 16jährigen mit einer mittleren Iodurie von 119 µg/g Kreatinin wahrscheinlich über die geringere Iodidzufuhr zu erklären [8, 9].

Der höhere Iod- und Hormonbedarf in der Pubertät, ausgelöst durch den zunehmenden Einfluß der Sexualsteroide, Wachstumshormonsekretion und Bildung des IGF-1 in der Leber, ist verständlich [3].

Ein Autoimmunprozeß wurde durch die Iodmedikation bei den 59 behandelten Kindern nicht verursacht.

Die Ergebnisse entsprechen den aktuellen Vorstellungen der Strumagenese, der intrathyreoidale Iodmangel ist der entscheidende Modulator des Schilddrüsenwachstums, ein Anheben des intrathyreoidalen Iodgehaltes der zentrale Ansatzpunkt für die therapeutische Effektivität [2, 5, 7, 8, 9].

Die standardisierte Kombination von täglich 50, 75 und 100 µg Levothyroxin plus 150 µg Iodid ist bei Kindern und Jugendlichen im Alter von 3 bis 16 Jahren eine wirksame Alternative zur Iodid-Behandlung.

Die Behandlung mit 150 µg Iodid plus Levothyroxin ermöglicht bei Kindern und Jugendlichen mit hypothyreoter und euthyreoter diffuser Struma durch die unterschiedliche Levothyroxin-Komponente eine variable Dosierung mit besserer Compliance gegenüber indidviduellen Levothyroxin-Iodid-Kombinationen.

Besondere Indikationen sind:

- persistierende Unterfunktion unter Iodid-Medikation
- Nichtansprechen der Struma auf Iodid-Supplementierung
- Iodverarmung der vergrößerten Schilddrüse unter Levothyroxin-Langzeitbehandlung.

Zusammenfassung

Das standardisierte Iodid-Levothyroxin-Präparat mit 150 µg Iodid und bedarfsangepaßten T_4-Dosen von 50, 75 und 100 µg täglich erwies sich als ausgezeichnet wirksam bei der Behandlung der hypo- und euthyreoten juvenilen Struma der 3- bis 16jährigen.

Die Urin-Iodausscheidung und Schilddrüsenverkleinerung sind positiv korreliert.

Die geringere Urin-Iodausscheidung und Schilddrüsenverkleinerung der 14- bis 16jährigen ist erklärbar mit dem höheren Iodid- und Hormonbedarf in der Pubertät, ausgelöst durch den zunehmenden Einfluß von Sexualsteroiden, Wachstumshormonsekretion und IGF-Bildung in der Leber.

Literatur

[1] Brunn, J., U. Block, G. Ruf et al.: Volumetrie der Schilddrüsenlappen mittels Real-time-Sonographie. Dtsch. med. Wschr. *41* (1981) 1338–1340.

[2] Dugrillon, A., R. Gärtner: The Role of Iodine and Thyroid Cell Growth. Thyroidology *4* (1992) 31–36.

[3] Grüters-Kieslich, A.: Schilddrüsenkrankheiten in der Pubertät. Extracta paediatrica *16* (1993) 29–32.

[4] Hehrmann, R.: Medikamentöse Therapie der Iodmangelstruma bei Kindern, Jugendlichen, jungen Erwachsenen und Schwangeren. Sozialpädiatrie 2 (1990) 92–101.

[5] Hintze G., J. Köbberling: Effektivität und Risiken der dikamentösen Strumatherapie mit Iodid. Der Nuklearmediziner *3*, *14* (1991) 163–167.

[6] Leisner, B., B. Henrich, D. Knorr et al.: Effect of treatment on iodine concentration and volume of endemic nontoxic goitre in childhood. Acta Endocrinol (Copenhagen) *108* (1985) 44–50.

[7] Mann, K., M. Ritter, R. Morell et al.: Aufnahme von Iodid in die Schilddrüse trotz TSH-suppressiver L-Thyroxintherapie. Klin. Wochenschr. *67* (1989) 128.

[8] Saller, B., R. Hoermann, M. Ritter et al.: Therapie der Struma. 10. Konferenz der menschlichen Schilddrüse. Röher, H.-D., B. Weinheimer (Hrsg.): Schilddrüse, S. 31–39. Walter de Gruyter, Berlin – New York 1991.

[9] Saller, B., R. Hoermann, M. Ritter et al.: Course of thyroid iodine concentration during treatment of endemic goitre with iodine and a combination of iodine and levothyroxine. Acta Endocrinol (Copenhagen) *125* (1991) 662–667.

[10] Schumm-Draeger, P.-M.: Medikamentöse Strumatherapie. Iodid, Schilddrüsenhormone oder kombinierte Therapie. Innere Med. *48* (1993) 592–598.

Langzeit-Methimazol-Behandlung der autonomiebedingten Altershyperthyreose versus Radioiodtherapie

I. K. Takáts, I. Szabolcs, J. Földes, I. Földes, M. Góth, L. Kovács, O. Dohán, É. R. Rimanóczi, A. Ferencz, G. Szilágyi

Einleitung

Die Radioiodbehandlung ist die Therapie der ersten Wahl der Altershyperthyreose [4, 7, 8]. Eine nicht unwesentliche Zahl der Patienten, die vor Isotopenbehandlung Angst haben (Chernobyl) und wegen hohem Risiko nicht operiert werden können, muß jedoch thyreostatisch behandelt werden, und zwar praktisch lebenslang, da in iodarmen Gebieten die Altershyperthyreose in der Mehrheit der Fälle autonomiebedingt ist [1]. Vanderpump [9] meint, daß die Langzeit-Behandlung mit Carbimazol eine sichere Therapie der Altershyperthyreose ist und eine reale Alternative zur Radioiodtherapie darstellt. Die Ergebnisse der beiden Therapieformen sind aber bisher vergleichend nicht untersucht worden.

Die Fragestellung unserer Studie war:

Ist die Langzeit-Methimazol-Behandlung eine sichere Therapieform der Altershyperthyreose?

Sind die Ergebnisse der Langzeit-Methimazol-Behandlung mit der Radioiodtherapie vergleichbar?

Patienten und Methoden

Die Therapienergebnisse von 66, über 60 Jahre alten Patienten (13 Männer und 53 Frauen) wurden untersucht. Alle hatten eine autonomiebedingte Hyperthyreose, Patienten mit Immunhyperthyreose wurden in die Studie nicht aufgenommen.

28 Patienten wurden langzeitig mit Methimazol behandelt: Dauer der Therapie: 6–240 Monate (Median 23,5), Anfangsdosis: 5–30 mg (Median: 10 mg), Erhaltungsdosis: 2,5–15 mg (Median: 5 mg).

38 Patienten wurden mit Radioiod behandelt, 14 Patienten mit einer Dosis von 100–300 MBq, und 24 Patienten mit einer Dosis von 325–1000 MBq.

Die Nachbeobachtungszeit der beiden Gruppen, die Notwendigkeit einer zweiten Therapie bzw., einer Nachbehandlung mit Methimazol ist in Tabelle 1. aufgeführt. Die Therapieergebnisse sind in Tabelle 2 aufgeführt. Es soll betont werden, daß mit Methimazolbehandlung primär die Euthyreose bei allen Patienten erreicht werden konnte (nach 1–16 Monaten, Median: 5 Monate), die aufgeführten Schilddrüsen-Dysfunktionen in dieser Gruppe sind Relapse während der Behandlung. Insgesamt wurden 18 Relapse von klinischer und subklinischer Hyperthyreose in 14 Patienten beobachtet, in neun Fällen wegen irregulärer Einnahme der Arznei, in weiteren 6 Fällen wegen unbegründeter Dosisreduktion durch den Arzt. Die mit den Relapsen assoziierten Komplikationen waren: Hypertonie und Rhythmusstörung in 3–3 Fällen, Angina pectoris und Gewichtsabnahme bei je einem Patienten. In keinem Fall benötigten die Komplikationen eine Hospitalisation. Weder die Anfangsdosis noch die zur Euthyreose benötigte Zeit waren prädiktiv für einen Relaps.

Tabelle 1 Radioiodbehandlung der Altershyperthyreose: Nachbeobachtungszeit, Notwendigkeit der wiederholten Isotopenverabreichung und einer weitergehenden thyreostatischen Therapie im Verhältnis zur verabreichten Dosis

	100–300MBq ^{131}I	325–1000MBq ^{131}I
Nachbeobachtungszeit: von/bis (Median) Monate	24–156 (60)	18–108 (52)
Zweite Radioiodbehandlung nötig	35,7 %	20,8 %
Nachbehandlung mit Methimazol	64,3 %	37,5 %

Tabelle 2 Die Therapieergebnisse der Methimazolbehandlung und *ersten* Radioiodbehandlung im Verhältnis zur verabreichten ^{131}I-Aktivität

	Methimazol*	100–300 MBq ^{131}I	325–1000 MBq ^{131}I
Klinische Hyperthyreose (in %)	17,8	50	16,6
Latente Hyperthyreose (in %)	32,2	21,4	0
Klinische Hypothyreose (in %)	10,7	14,2	14,3
Latente Hypothyreose (in %)	21,4	0	0
Euthyreose (in %)	17,9	14,4	69,1

*Die Schilddrüsendisfunktionen unter Methimazolbehandlung sind nicht als Dauerzustände, sondern als relapse zu verstehen.

Weitergehend sind in Tabelle 2 die Therapieergebnisse der ersten Radioiodbehandlung aufgeführt. Auffallend ist der große Anteil der persistierenden Hyperthyreosen nach Radioiodbehandlung mit 100–300 MBq. Auch nach wiederholter Radioiodbehandlung, bzw. vorübergehender thyreostatischen Therapie konnte die Hyperthyreose in dieser Gruppe nur in 57% beseitigt werden (versus 100% in der Gruppe mit 325–1000 MBq). Die Beseitigung der Hyperthyreose dauerte bei Patienten, die 100–300 MBq verabreicht bekamen von 3 bis 156 Monaten (Median: 15 Monate), versus 3–60 Monate, (Median 12 Monate) bei Patienten mit 325–1000 MBq.

Besprechung

Die Ergebnisse zeigen, daß die Langzeittherapie der Altershyperthyreose mit Methimazol weder sicher noch risikenfrei ist. Zu oft treten Relapse von klinischer und subklinischer Hyperthyreose auf, die vor allem auf die ungenügende Compliance der Patienten zurückführbar sind. Zu Recht betont die Literatur die Notwendigkeit der effektiven und schnellen Beseitigung der Altershyperthyreose wegen den kardiovaskulären Komplikationen [2, 5]. Unsere Ergebnisse zeigen, daß im Alter unter Langzeit-thyreostatischer Therapie auch nach erreichter Euthyreose die sichere Aufrechterhaltung der normalen Hormonsekretion ungenügend gewährleistet werden kann.

Unsere Patienten wurden mit Radioioddosen behandelt, die entsprechend der Menge des autonomen Gewebes und des Iod-Turnover kalkuliert wurden. Dennoch konnte klar der Vorteil der höheren Radioioddosen gezeigt werden. Nach unserer Meinung soll bei Patienten mit Altershyperthyreose besonders betont werden, daß das Ziel der Radioiodbehandlung nicht die Wiederherstellung der Euthyreose, sondern die Beseitigung der Hyperthyreose ist [2, 3, 5, 6].

Zusammenfassung

Anhand der retrospektiven Untersuchung der Therapieergebnisse bei Patienten mit autonomiebedingter Altershyperthyreose (28 unter Langzeit-thyreostatischer Therapie, 38 nach Radioiodtherapie, der verabreichten Dosis nach in zwei Gruppen unterteilt) sind wir zu folgenden Schlußfolgerungen gekommen:

1. Die Langzeit-Methimazol-Behandlung der Autonomiebedingten Hyperthyreose ist bei älteren Patienten vor allem wegen ungenügender Compliance weder sicher noch risikofrei.

2. Mit kleineren Radioioddosen kann die Hyperthyreose im Alter oft nur verzögert oder überhaupt nicht erreicht werden; es sollen sichere, höhere Dosen bevorzugt werden.

Literatur

[1] Bähre, M., R. Hilgers, C. Lindermann et al.: Thyroid autonomy: Sensitive detection in vivo and estimation of its functional relevance using quantified high-resolution scintigraphy. Acta Endocrinol (Copenhagen) *117* (1988) 145–153.

[2] Berg, G.E., A.M. Michanek, E.C. Holmberg et al.: Iodine-131 Treatment of Hyperthyroidism: Significance of Effective Half-life Measurements. J. Nucl. Med. *37* (2) (1996) 228–232.

[3] Franklyn, J.A.: The Management of Hyperthyroidism. N. Engl. J. Med. *330* (1994) 1731–1738.

[4] Huysmans, C.A.M, M. Wilhelmina, T.P. Buijs, M. van de Ven et al.: Dosimetry and Risk Estimates of Radioiodine Therapy for Large, Multinodular Goiters. J. Nucl. Med. *37 (12)* (1996) 2072–2079.

[5] Lazarus, J.H.: Guidelines for the use of radioiodine in the management of hyperthyroidism: a summary. Prepared by the Radioiodine Audit Subcommittee of the Royal College of Physicians Committee on Diabetes and Endocrinology and the Research Unit of the Royal College of Physicians. J.R. Coll. Physicians Lond. *29 (6)* (1995) 464–469.

[6] Levy, E.G.: Thyroid Disease in the Elderly. Med. Clin. North Am. *75* (1991) 151–167.

[7] Mariotti, S., C. Franceschi, A. Cossarizza et al.: The Aging Thyroid. Endocr. Rev. *16 (6)* (1995) 686–715.

[8] Mokshagundam, S., U.S. Barzel: Thyroid Disease in the Elderly. J. Am. Geriatr. Soc. *41* (1993) 1361–1369.

[9] Vanderpump, M.J.P., J.A.O. Ahlquist, J.A. Franklyn et al.: Consensus statement for good practice and audit measures in the management of hypothyroidism and hyperthyroidism. BMJ *313* (1996) 539–544.

Conclusio

P. Pfannenstiel

Die Beiträge über Besonderheiten des Iodmangels in verschiedenen Altersgruppen machten erneut deutlich, daß vom Feten bis zum Greis ein Mangel und auch ein Überschuß an dem Hormonbaustein Iod zu Krankheiten der Schilddrüse führt, die durch entsprechende Prävention vermeidbar wären. Wenn auch in den letzten Jahren eine Verbesserung bei der alimentären Iodversorgung festzustellen ist, nimmt Deutschland als hochentwickeltes Industrieland die immer noch ungenügende Versorgung mit Iod weiterhin in Kauf.

Es ist erschreckend, daß immer noch bei etwa 50 % der deutschen Kinder eine vergrößerte Schilddrüse festzustellen ist, aus der sich im späteren Leben eine folgenschwere Krankheit entwickeln kann. Gerade in der Frühphase des Lebens wird die Schilddrüse vernachlässigt. Dies gilt sowohl für Ärzte als auch für die Betroffenen. Obwohl die wichtigsten Fragen zur Pathogenese, Diagnose und Therapie von Schilddrüsenkrankheiten bereits umfassend beantwortet sind und zum Standardrepertoire des Arztes gehören sollten, kümmert sich das Gesundheitswesen leider zu wenig um entsprechende vorbeugende Maßnahmen zur Verhinderung von durch Iodmangel bedingten Schilddrüsenkrankheiten.

Herr Willgerodt machte uns nochmals klar, daß mit Einsetzen der Pubertät der steigende Bedarf an Schilddrüsenhormonen und die allgemeine hormonelle Umstellung bei Iodmangel zur Größenzunahme der kindlichen Schilddrüse führen. Vor allem für Kinder aus Familien, in denen der Kropf gehäuft vorkommt, ist daher eine generelle langfristige Strumaprophylaxe mit Iod zu fordern.

Die Untersuchungen zum Iodgehalt im Harn von Neubert, Manz und Mitarbeitern zeigten, daß die Iodausscheidung im Urin ein wichtiger Parameter ist, um hinsichtlich einer Struma gefährdete Kinder zu erkennen. In der Diskussion blieb offen, ob die Iodkonzentration im Harn in µg/dl bzw. in µg/g Kreatinin angegeben werden sollte. Es empfiehlt sich grundsätzlich, beide Konzentrationen anzugeben, zumal Herr Willgerodt darauf hinwies, daß im Kindesalter die renale Kreatininausscheidung rascher ansteigt als diejenige von Iod. Neubert, Manz und Mitarbeiter halten dagegen bei Kindern den Iod-Kreatinin-Quotienten für den besseren Prädiktor der tatsächlichen Iod-Tagesausscheidung im Vergleich zur Iodkonzentration im Harn.

Wenn auch der Einsatz der Iodausscheidung im Harn sich bisher in der täglichen Routine nicht durchgesetzt hat, hat das Ergebnis meines Erachtens auch psychologische Effekte. Denn Eltern nehmen die Kropfprophylaxe mit Iod wesentlich ernster, wenn sie eine Verbesserung der Iodversorgung bei der Verlaufsuntersuchung mit Anstieg der Iodkonzentration im Harn bei gleichzeitiger Rückbildung der Schilddrüsengröße als Erfolg der Substitution erkennen. Insofern erscheint die Messung des Iodgehaltes im Harn auch in der täglichen Praxis zur Überzeugung der Notwendigkeit einer regelmäßigen Substitution von Iod und zur Überprüfung der Compliance hilfreich. Ein neuer, seit kurzem zur Verfügung stehender Schnelltest zur Überprüfung der Iodausscheidung im Harn kann für eine orientierende indirekte Abschätzung der alimentären Iodversorgung künftig hilfreich sein.

Darüber hinaus wäre es wünschenswert, wenn zum Zeitpunkt der Vorsorgeuntersuchung U9 bereits im 6. Lebensjahr ein Struma-Screening generell durch eine objektive sonographische Untersuchung der Schilddrüse eingeführt würde. Daß gerade der Tastbefund zum Nachweis einer Struma bei jungen Menschen nur eine geringe Sensitivität aufweist, ist aufgrund der anatomischen Verhältnisse nicht verwunderlich. Darauf ist auch zurückzuführen, daß bei kinderärztlichen und schulärztlichen Untersuchungen eine Struma ohne Einsatz der objektiven Ultraschallmethode leider oft übersehen wird.

Es sollte daher gefordert werden, daß der schulmedizinische Dienst bei Reihenuntersuchungen statt des Abtastens der Halsregion die objektive Ultraschallmethode zur Bestimmung der Schilddrüsengröße einsetzt. Darüber hinaus sollten die Krankenkassen einen Berechtigungsschein für eine Schilddrüsen-Sonographie an die 14- bis 16jährigen ausgeben, damit spätestens bei Eintritt in die Lehre eine Schilddrüsenuntersuchung in die ohnehin stattfindende ärztliche Jugendschutzuntersuchung einbezogen werden kann.

Dabei ist zu berücksichtigen, daß nicht alle Strumen bei Kindern durch Iodmangel bedingt sind. Die Bedeutung der Autoimmunthyreoiditis vom Typ Hashimoto, die bereits im Kindesalter auftritt, insbesondere nach höhergradiger Iodexposition, sowie der Morbus Basedow, der bei Kindern leider oft erst spät erkannt wird, sind in die differentialdiagnostischen Überlegungen einzubeziehen.

Herr Schmidt hat bei Kindern mit hypothyreoten Funktionszuständen bei Iodmangelstruma Levothyroxin und Iod supplementiert. Dadurch wurde nicht nur eine Verbesserung der Iodversorgung, sondern auch ein Ausgleich des Schilddrüsenhormonmangels bei deutlichem Anstieg der Iodausscheidung im Harn erreicht.

Allein schon die familiäre Disposition sollte bei Kindern und Jugendlichen frühzeitig an eine Schilddrüsenkrankheit denken lassen, zumal durch den medikamentösen Ausgleich des alimentären Iodmangels in Familien, in denen die Stammbäume voller Kröpfe hängen, Strumen und deren Folgekrankheiten in der nächsten Generation weitgehend vermieden werden können. Willgerodt wies mit Recht darauf hin, daß diffuse Strumen bei Kindern erfolgreich mit Iodid zurückgebildet werden können, da bindegewebige oder knotige Veränderungen – im Gegensatz zu Schilddrüsenvergrößerungen bei Erwachsenen – bei Kindern und Jugendlichen sich meist noch nicht entwickelt haben.

Herr Bohnet zeigte nochmals den seit langen bekannten Zusammenhang zwischen Iodmangel und Strumaprävalenz junger Frauen während der Gravidität auf. Etwa ein Viertel aller Schwangeren geht bereits mit einer vergrößerten Schilddrüse in die Gravidität mit weiterer Zunahme der Schilddrüsengröße im dritten Trimenon bzw. post partum.

Aus diesem Grund besteht Konsens unter Schilddrüsenexperten und auch innerhalb der Fachgesellschaften, die sich mit diesem Themenkomplex beschäftigen, daß im Iodmangelgebiet Deutschland jede Schwangere und Stillende mit 200 µg Iod pro Tag prophylaktisch versorgt werden sollte, auch wenn sie noch keine Struma entwickelt haben, zumal die Strumainzidenz im Verlauf der Gravidität bzw. der Stillzeit zunehmen kann. Hierauf haben Bohnet und Willgerodt hingewiesen.

Ob Schwangere mit Struma nur Iod oder eine Kombination von 200 µg Iod und Levothyroxin in individueller Dosierung zur Teilsuppression des thyreotropen Hormons erhalten sollen, wurde diskutiert. Ein Konsens wurde nicht gefunden. Ohne Zweifel ist jedoch eine Substitution mit Levothyroxin bei erhöhten TSH-Konzentrationen im Serum bei Schwangeren und Stillenden angezeigt. Diese Maßnahme verhindert einerseits das Wachstum der mütterlichen Schilddrüse und andererseits die Entwicklung einer angeborenen Struma und/oder einer Hypothyreose beim Kind.

Es ist meines Erachtens ein Skandal, daß die von verschiedenen Fachgruppen im Rahmen der gesetzlichen Mutterschaftsvorsorge für Schwangere und Stillende vorgeschlagene und auch von Bohnet engagiert unterstützte Substitution mit Iod bei der letzten Änderung der Mutterschaftsrichtlinien durch den Bundesausschuß der Ärzte- und Krankenkassen nur halbherzig mit folgendem Absatz aufgegriffen wurde:

„In die ärztliche Beratung sind auch ernährungsmedizinische Empfehlungen als Maßnahme der Gesundheitsförderung einzubeziehen. Dabei ist insbesondere auf eine ausreichende Iodzufuhr hinzuweisen." (Deutsches Ärzteblatt 92, 5 vom 03.02.1995, Seite B233).

Man muß annehmen, daß die Kosten für eine flächendeckende Kropfprophylaxe durch Iodtabletten während der Schwangerschaft und Stillzeit in Höhe von schätzungsweise etwa 50 Millionen DM zu dieser wachsweichen Formulierung geführt haben. Sie wird in keiner Weise dem im Iodmangelgebiet Deutschland bestehenden Problem gerecht – im Gegensatz zu unseren Nachbarländern.

Vor diesem Hintergrund sind Gynäkologen und Pädiater erneut aufgerufen, in der Schwangerschaft und Stillzeit grundsätzlich 200 µg Iod pro Tag zu verordnen. Einzige Kontraindikation sind schicksalhaft bedingte Schilddrüsenkrankheiten wie der Morbus Basedow oder die Hashimoto-Thyreoiditis. Basedow-Kranke sind auch wenn eine Remission eingetreten ist, bei einer höhergradigen Iodexposition gefährdet, ein Rezidiv mit Hyperthyreose zu entwickeln. In einer solchen Situation sollte man die Minderversorgung des heranwachsenden Kindes mit Iod im Interesse der Mutter in Kauf nehmen.

Herr Feldkamp und Mitarbeiter belegten durch aktuelle Longitudinaluntersuchungen bezüglich des Iodgehalts im Urin und in der Muttermilch bei stillenden Frauen nochmals den unverändert bestehenden Iodmangel Grad I. Sie untermauerten mit diesen Daten, daß eine Supplementation von Iod nicht nur durch die Iodversorgung der Mütter deutlich verbessert wird, sondern daß auch der Säugling durch höhere Iodkonzentrationen in der Muttermilch hinsichtlich der Iod-Versorgung seiner Schilddrüse profitiert.

Soweit Hausärzte bei Mehrfachschwangerschaften in Kontakt mit der Mutter stehen, sollten auch sie von sich aus die Prophylaxe mit Iod ansprechen und mit darauf achten, daß die Substitution in der Stillzeit fortgesetzt wird. Es wäre falsche Kollegialität, dies zu unterlassen. Auch speziell bei der Betreuung Schilddrüsenkranker engagierte Ärzte sollten in Familien mit deutlicher Disposition zur Entwicklung einer Struma immer wieder auf die Notwendigkeit der verbesserten Iodversorgung in der Frühphase des Lebens hinweisen. Bei allem Verständnis für notwendige Sparmaßnahmen dürfen wir als Schilddrüsenexperten die derzeitige Insuffizienz der Vorsorgemaßnahmen nicht akzeptieren. So selbstverständlich wie Schwangere Eisen, Kalzium oder Vitamine als Substitution erhalten, sollten sie auch „Vitamin I" für ihre notleidende Schilddrüse erhalten.

Leider werden in Übersichten über Arzneimittel in der Schwangerschaft regelmäßig die von der Ioddosis abhängigen positiven und negativen Effekte einander nicht deutlich gegenübergestellt. Sicher ist auf jeden Fall, daß bei einer Iodsubstitution von bis 200 µg pro Tag keine unerwünschten Wirkungen zu befürchten sind. Ein Iodersatz in der Schwangerschaft zur Verhütung von Strumen bei Mutter und Kind ist daher dringend geboten. Toxische Auswirkungen auf Embryo oder Fetus sind erst bei sehr hohen Iodmengen von über 1 mg pro Tag zu erwarten.

Gomez wies auf die Bedeutung der frühen Diagnose einer neonatalen Hypothyreose hin. Willgerodt erinnerte daran, daß als Folge eines moderaten Iodmangels bereits erhöhte TSH-Werte bei Neugeborenen zu beobachten sind. In diesem Zusammenhang lassen die gesetzlich vorgeschriebenen Untersuchungen auf eine konnatale Hypothyreose leider eine zunehmende Aufsplitterung beim Neugeborenen-Screening zu.

Während in anderen Ländern die segensreiche Einrichtung des postnatalen Hypothyreose-Screenings entsprechend internationaler Empfehlungen überwiegend zentralisiert vorgenommen wird, werden in Deutschland aufgrund des dezentralen Screenings und der oft schon während der ersten drei Tage nach der Entbindung erfolgenden Entlassung die Neugeborenen nicht mehr vollständig erfaßt.

Das postnatale Screening auf eine angeborene Hypothyreose, bei dem infolge des dezentral durchgeführten Programms leider nur etwa 60 % der Kinder in Deutschland erfaßt werden, muß dringend verbessert werden. Technik und Zeitpunkt der Blutentnahme sind für ein fehlerfreies Screening Voraussetzung, um deletäre Folgen für die geistige und körperliche Entwicklung der betroffenen Kinder zu vermeiden. Wenn das Hormondefizit rechtzeitig erkannt und substituiert wird, lassen sich die lebensbestimmenden Konsequenzen einer konnatalen Hypothyreose verhindern. Es gibt wenige Situationen in der praktischen Medizin, in denen Gesundheit und Wohlergehen der künftigen Generation durch ein Neugeborenen Screening positiv beeinflußt werden können. Die Früherkennung und Frühtherapie der durch das Hypothyreose-Screening erkannten angeborenen Hypothyreosen gehören sicher zu den wichtigsten Errungenschaften. Denn durch rechtzeitige und regelmäßige Substitutionstherapie wird eine normale Entwicklung der betroffenen Kinder erreicht.

Schließlich gewinnt das Thema „Schilddrüse und Alter“ zunehmend an Bedeutung, zumal im Jahre 2000 bereits ein Drittel der Gesamtbevölkerung in Deutschland älter als 60 Jahre sein wird. Herr Herrmann machte darauf aufmerksam, daß im Alter die Zahl der Strumen infolge Iodmangel und die Zahl der Hyperthyreosen infolge Iodexzeß erhöht sind.

Dadurch ist aufgrund der hohen Prävalenz der Iodmangelstruma die Morbidität älterer Menschen im Iodmangelgebiet Deutschland nicht unerheblich durch Krankheiten der Schilddrüse mitbedingt. Dabei gehören Schilddrüsenkrankheiten zu den häufigsten nicht oder nicht rechtzeitig erkannten Krankheiten des höheren Lebensalters. Die oft spärlichen und uncharakteristischen Symptome werden häufig als Alterserscheinungen verkannt. Bei der Diagnose wirkt sich außerdem die Multimorbidität älterer Menschen erschwerend aus.

Herrmann wies darauf hin, daß Schilddrüsenkrankheiten im Alter nicht nur häufiger, sondern auch ernster zu bewerten sind. Denn der alternde Organismus vermag morphologische und funktionelle Veränderungen der Schilddrüse weniger gut zu kompensieren.

Bei älteren Patienten sollten daher Schilddrüsenkrankheiten häufiger in die differentialdiagnostischen Überlegungen einbezogen werden, z.B. bei gravierender Gewichtsabnahme, unklaren abdominellen Beschwerden, Herzrhythmusstörungen und anderen Symptomen, die bei einer Schilddrüsenkrankheit vorkommen können.

Mit Recht forderte Herrmann die Bestimmung der TSH-Konzentration im Serum und eine Sonographie der Schilddrüse in dieser Altersgruppe, die meines Erachtens bereits ab dem 45. Lebensjahr als präventive Maßnahme angezeigt ist. Bei supprimierten bzw. erhöhten TSH-Werten sind weitere Diagnoseverfahren wie Szintigraphie der Schilddrüse zum Nachweis oder Ausschluß einer Schilddrüsenautonomie bzw. die Bestimmung von Schilddrüsen-Antikörpern neben der Abschätzung des Schweregrades einer Funktionsstörung der Schilddrüse durch Bestimmung der Schilddrüsenhormonkonzentrationen im Serum angezeigt.

Jenseits des 30. bis 40. Lebensjahres ist zu berücksichtigen, daß allmählich eine Atrophie des Schilddrüsenparenchyms bei gleichzeitiger Zunahme meist benigner regressiv degenerativer Veränderungen erfolgt mit Kalkherden, nodöser Umwandlung, zystischen Degenerationen sowie einer Fehlanpassung an den lange bestehenden alimentären Iodmangel. Kompensatorisch können sich Autonomien einzelner Schilddrüsenanteile entwickeln.

Die mikrofollikulären autonomen Gewebsbezirke, die sich generell den übergeordneten Regulationsmechanismen entziehen, finden sich meist neben Arealen untergehenden Schilddrüsenparenchyms. Während einerseits der Anteil der ruhenden, morphogenetisch starren Follikel innerhalb der Schilddrüse zunimmt, kommt es – insbesondere bei chronischem alimentären Iodmangel – zur Ausbildung autonom arbeitender Follikel, die sich im Szintigramm neben funktionslosen „kalten“ als überaktive „warme“ bzw. „heiße“ Areale darstellen.

Die Entwicklung einer Hyperthyreose verläuft daher im Alter oft im Verborgenen. Die bei ausgeprägtem alimentärem Iodmangel sich allmählich ausbildenden autonomen Schilddrüsenzellen und autonomen Schilddrüsenknoten, die das Ioddefizit auszugleichen versuchen, werden nicht mehr von der Hypophyse kontrolliert und produzieren unabhängig vom peripheren Bedarf Schilddrüsenhormone. Solange der Iodmangel fortbesteht, kommt es allerdings zu keiner deutlich überschießenden Synthese von Schilddrüsenhormonen. Erhöht sich jedoch plötzlich das Iodangebot, z.B. nach Gabe iodhaltiger Röntgenkontrastmittel, iodhaltiger Medikamente oder Desinfizienzien, wird die Schilddrüse zur Überproduktion von Schilddrüsenhormonen veranlaßt.

Die plötzliche Entwicklung einer durch Iodexposition induzierten Thyreotoxikose kann uns Ärzte wegen der vital bedrohlichen Situation vor schwierige diagnostische und vor allem therapeutische Probleme stellen.

Frau Takáts wies darauf hin, daß eine thyreostatische Langzeittherapie bei älteren Patienten wegen ungenügender Compliance weder sicher noch risikofrei ist. Frühzeitig sollten definitive Sanierungen der kranken Schilddrüse durch radioaktives Iod bzw. eine ausgiebige chirurgische Resektion erfolgen, insbesondere bei der durch Autonomie bedingten Hyperthyreose.

Die Inzidenz der Hypothyreose im Alter wird durch lymphozytäre Infiltrate, aber wahrscheinlich auch durch das radikalere Vorgehen bei der chirurgischen Sanierung von Strumen und Hyperthyreosen als auch als Folge einer Radioiodbehandlung in der Bevölkerung zunehmen, zumal gerade die älteren Patienten die postoperative Substitution mit Schilddrüsenhormonpräparaten selbständig absetzen, weil sie keinen Sinn in dieser Langzeittherapie erkennen können.

Wir machen in der Praxis und in der Klinik sicher daher etwas falsch, wenn wir sowohl in der Frühphase als auch in der Spätphase des Lebens bei 100 Patienten nicht ein einziges Mal die Konzentration des thyreotropen Hormons TSH im Serum messen.

Mit Empfehlungen zur Früherkennung und Frühtherapie können wir bei der Betreuung Schilddrüsenkranker wichtige Beiträge leisten, um immer mehr Menschen körperlich und geistig gesund zu erhalten.

Iodinduzierte Hyper- und Hypothyreose I

Empfehlungen der Sektion Schilddrüse zur Diagnostik

K. Mann

Einleitung

Unter vermehrter Iodgabe (> 200 µg Iodid/Tag) werden in der Bundesrepublik Deutschland bei vorbestehenden Schilddrüsenerkrankungen überwiegend Hyperthyreosen, sehr selten Hypothyreosen beobachtet. Dies betrifft vor allem ältere Patienten mit Schilddrüsenautonomie. Auch ein Morbus Basedow kann jedoch durch Iodgabe zur Entwicklung einer hyperthyreoten Stoffwechsellage induziert werden. Sehr selten ist die Koinzidienz von Autonomie und Morbus Basedow in derselben Schilddrüse (Marine-Lehnhart-Syndrom) beschrieben. Häufige Quellen einer erhöhten Iodzufuhr sind iodhaltige Röntgenkontrastmittel, Desinfizienzien (Betaisodona), topisch wirksame Medikamente, Ophthalmologica, Geriatrica, Atemwegstherapeutica, das Antiarrhythmikum Amiodaron sowie frei käufliche Algenpräparate und iodhaltige Zahnpasta.

In der Bundesrepublik Deutschland ist die Schilddrüsenautonomie die häufigste Erkrankung, die zur Hyperthyreose führt (> 50 %), während diese Erkrankung in den Vereinigten Staaten bei nur weniger als 1 % der Schilddrüsenkranken diagnostiziert wird. Ist der Grad der Autonomie gering, bestehen zunächst weder klinische Zeichen noch eine Schilddrüsenfunktionsstörung, die Hyperthyreose kann dann nach Iodgabe unvermutet beginnen.

Für den einzelnen Patienten gibt es bis heute keine prädiktiven Parameter zur Abschätzung der individuellen Gefährdung. Statistisch besteht bei belegter Autonomie ein jährliches Risiko von ca. 5 % des Auftretens einer manifesten Hyperthyreose. Aus diesen Gründen ist vor der Gabe höherer Ioddosen eine eingehendere Untersuchung notwendig. Das individuelle Risiko ist abhängig von der Iodversorgung vor der Iodgabe, der Höhe und Dauer der Iodzufuhr sowie dem Volumen und der Aktivität des autonomen Gewebes.

Diagnostik

Neben einer Familienanamnese in Bezug auf Schilddrüsenerkrankungen, einer persönlichen Anamnese auf vorbestehende Schilddrüsenerkrankung und einer detaillierten Medikamentenanamnese ist auf eine körperliche Untersuchung mit der Suche nach – auch diskreten – Symptomen einer Schilddrüsenfunktionsstörung zu achten. Bei der Palpation der Schilddrüse können Knoten entdeckt werden, die dann Anlaß zur weiteren Diagnostik sind. Die obligaten Erstuntersuchungen vor der Anwendung höherer Ioddosen sind in Tabelle 1 zusammengestellt.

Tabelle 1 Iodinduzierte Hyperthyreose. Obligate Erstuntersuchungen vor Iodbelastung und Konsequenzen

- Anamnese, körperlicher Untersuchungsbefund (vorausgegangene Iodkontamination?, frühere Hyperthyreose, Alter, Palpationsbefund)
- Basales TSH (2. oder 3. Generationsassay), bei TSH-Suppression fT_4 und T_3 (fT_3)
- Sonographie (Schilddrüsenvolumen, Knoten?)
- Bei V. a. Autonomie Bestätigung durch Suppressions-Szintigramm (Technetium-Uptake > 2 %)
- Bei Bestätigung der Autonomie/oder supprimiertem TSH < 0,01 definitive Therapie vor Iodbelastung
- Bei dringlicher Iodgabe (Röntgen-Kontrastmittel) Prophylaxe mit Perchlorat und Methimazol

Ein normales basales TSH schließt jedoch eine Schilddrüsenautonomie nicht aus. Findet sich sonographisch ein Schilddrüsenknoten über 1 cm Durchmesser, muß ein Schilddrüsen-Szintigramm und ggfs. ein Suppressionsszintigramm durchgeführt werden, um eine relevante Schilddrüsenautonomie (unifokal, multifokal) zu belegen oder auszuschließen. Bei supprimiertem TSH ist die Quantifizierung der Autonomie mittels Szintigramm sofort möglich. Liegt unter TSH-Suppressionsbedingungen ein erhöhter T_c-Uptake von > 2 % vor, besteht eine klinisch relevante Autonomie, die eine erhöhte Gefahr einer iodinduzierten Hyperthyreose beinhaltet. Auch bei einem Technetium-Uptake (TcTU) zwischen 1–2 % ist jedoch eine iodinduzierte Hyperthyreose nicht ausgeschlossen.

Wie der Tabelle 2 zu entnehmen ist, entspricht einem kritischen Suppressions-Uptake von 2 % ein kritisches Volumen einer Schilddrüsenautonomie von etwa 10 ml.

Tabelle 2 „Kritische" Menge an autonomem Schilddrüsengewebe

Autor	„Kritisches" Volumen	„Kritische" TcTUs
Joseph 1977	10 ml	2,0 %
Kreisig 1992	14 ml	2,3 %
Emrich 1993	16 ml	3,1 %
Joseph 1994	9 ml	3,1 %

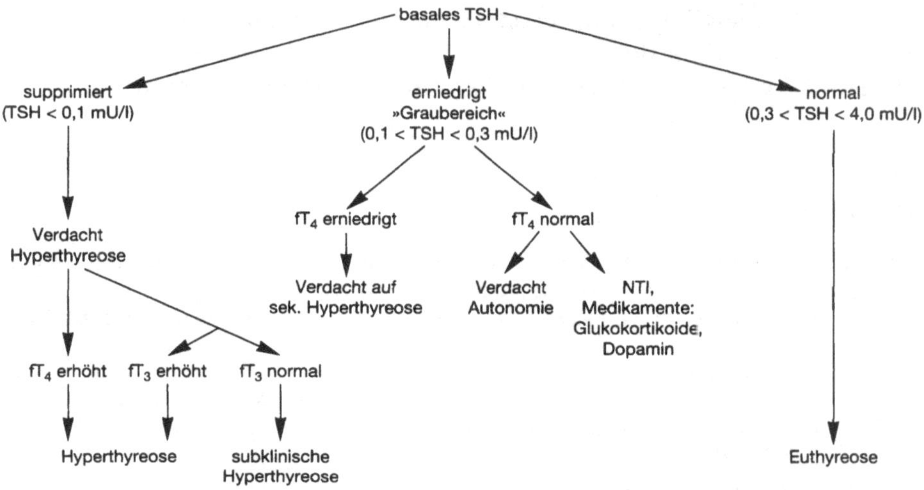

Abb. 1 Flußschema Primärdiagnostik

Besteht eine subklinische Hyperthyreose (supprimiertes TSH), normales fT_4, normales T_3 und weder sonomorphologisch noch szintigraphisch ein Hinweis für das Vorliegen einer Schilddrüsenautonomie, besteht die Indikation zur Bestimmung von Schilddrüsen-Antikörpern, um eine Immunthyreopathie zu belegen oder aber auszuschließen.

Ein Flußschema zur Primärdiagnostik von Schilddrüsenfunktionsstörungen ist der Abb. 1 zu entnehmen.

Ist eine subklinische oder manifeste Hyperthyreose belegt, sollte prinzipiell zunächst die Schilddrüsenerkrankung diagnostiziert und behandelt werden. Hierzu gehören dann Sonographie und Szintigramm (Tabelle 1). Bei nicht aufschiebbarer Anwendung höherer Ioddosen (Röntgenkontrastmittel, Amiodaron) muß die Notwendigkeit einer Prophylaxe erwogen werden.

Die iodinduzierte Hypothyreose entwickelt sich meist im Rahmen einer Immunthyreopathie (Hashimoto Thyreoiditis, atrophische Thyreoiditis) und ist bei chronischer Iodbelastung (Amiodaron-Therapie), nicht dagegen bei einer kurzfristigen Iodbelastung (Röntgenkontrastmittel) zu erwarten. Bei der postpartum-Thyreoiditis und der sog. Silent-Thyreoiditis kann auch eine niedrig dosierte Iodidtherapie zur passageren oder manifesten Hypothyreose führen. Nach Absetzen von Iodid ist die Schilddrüsenfunktion reversibel.

Zusammenfassend ist die wichtigste Maßnahme, vor Anwendung höherer Iodiddosen an eine Schilddrüsenfehlfunktion oder Schilddrüsenerkrankung zu denken und mittels Palpation, Schilddrüsensonographie und basalem TSH die Ausschlußdiagnose zu führen. Bei diesem Vorgehen ist das Risiko einer iodinduzierten Exazerbation einer Schilddrüsenerkrankung sehr gering.

Literatur

[1] Emrich, D., V. Erlenmaier, M. Pohl, H. Luig: Determination of the autonomously functioning volume of the thyroid. Eur. J. nucl. Med. *20* (1993) 410–414.

[2] Nolte, W., R. Müller, M. Hüfner: Behandlung iodinduzierter Hyperthyreosen. Med. Klin. *90* (1995) 246–253.

[3] Saller, B., I. Esser, K. Horn, F. Jockenhövel, M. Klett, J. Köbberling, C. Moll, A. v. z. Mühlen, F. Raue, O. Schober, Th. Schürmeyer, F. Schuppert, K. Mann: Diagnostik und Therapie von Schilddrüsenkrankheiten. Teil I – Diagnostik von Schilddrüsenkrankheiten. Internist *38* (1997) 177–185.

[4] Sandrock, D., Th. Olbricht, D. Emrich: Long-term follow-up in patients with autonomously thyroid adenoma. Acta Endocrinol (Copenhagen) *128* (1993) 51–55.

Diskussion

Braun:
Wie kommt der im Vergleich zu anderen zitierten Autoren wesentlich höhere Anteil iodinduzierter Hyperthyreosen bei Schicha (1980) zustande?

Mann:
Das ist sicher das Problem des Krankengutes, das untersucht wird.

Reuter:
Es wurden übereinstimmende Daten für die kritischen $TcTu_b$-Werte der Autonomie aus verschiedenen Arbeitsgruppen gezeigt. Die Werte wurden vor mehreren Jahren erarbeitet. Wie wir in den vergangenen zwei Tagen gelernt haben, ist die Iodversorgung der Bevölkerung in den letzten Jahren meßbar angestiegen. Es ist möglich, daß sich das höhere Iodangebot auf den kritischen Wert des $TcTu_b$ auswirkt. Gibt es hierzu neuere Daten, die zeigen, daß der kritische Wert des $TcTu_b$ als Parameter für den Autonomiegrad inzwischen niedriger liegt als die gezeigten Werte von 2 bis 3 %?

Mann:
Nach meiner Kenntnis gibt es dazu keine neueren Daten. Nur muß man dazu sagen, daß es um ältere Patienten geht (50 und älter), bei denen die Autonomie prädominierend ist. Bei diesen Patienten hat sich auch nicht viel geändert.

Joseph:
Ich kenne auch keine neuen Daten bzw. bei dem bißchen Iod, bei dem geringen Anstieg, den wir beobachtet haben, macht sich das noch nicht bemerkbar. Erst jenseits von 200 µg Iod zusätzlich pro Tag würde man eine Änderung erwarten.

Szabolcs:
Ist es richtig, einen TSH-Wert von 0,3 mU/l mit normalem FT_4 als subklinische Hyperthyreose einzuordnen? Ist es nicht richtiger, diesen Bereich als Autonomie zu bezeichnen?

Mann:
Ein TSH von 0,3 bedeutet sicher noch keine Hyperthyreose. Wenn man mit den neuen Assays mißt, geht der Referenzbereich etwa bis 0,1.

Vom Iodoptimum zum Iodexzeß

R. Hehrmann

Der Versuch, im Rahmen der alimentären Iodversorgung und der Prophylaxe und Therapie des Iodmangels eine Abgrenzung des Iodoptimums vom Iodexzeß vorzunehmen, beinhaltet zunächst eine möglichst exakte Definition des Iodoptimums. Dabei sind folgende Fragen zu beantworten:

- Wo liegt die Untergrenze des Iodoptimums? (bzw. die Obergrenze des Iodmangels ?)
- Welche Folgen hat die Unterschreitung des Iodoptimums (bzw. der Iodmangel) ?
- Wo liegt die Obergrenze des Iodoptimums?
- Welche Risiken und Probleme treten bei ansteigender Iodversorgung auf?
- Wie eng ist das „Fenster" zwischen Iodmangel und Iodexzeß?

Die Frage nach der Untergrenze des Iodoptimums entspricht auch der Frage nach der Obergrenze des Iodmangels. Da die Unterschreitung des Iodoptimums bzw. der Iodmangel bekannte Folgen und Konsequenzen hat, muß als Iodoptimum der Bereich einer Iodzufuhr bezeichnet werden, der diese negativen Folgen des Iodmangels behebt, ohne seinerseits nicht erwünschte Effekte und Nebenwirkungen zu haben.

Das Iodoptimum ist somit der Bereich einer alimentären, prophylaktischen, therapeutischen Iodzufuhr, der alle Folgen des Iodmangels behebt, ohne selbst unerwünschte Effekte und Nebenwirkungen hervorzurufen.

Da durchaus negative Effekte einer sehr hohen Iodzufuhr bekannt sind, die möglichst vermieden werden sollen, stellt sich die Frage nach der Obergrenze des Iodoptimums. Diese Obergrenze wird je nach dem betrachteten Risiko einer höheren Iodzufuhr unterschiedlich hoch anzusetzen sein.

Folgende Risiken und Probleme ansteigender Iodversorgung sind prinzipiell bekannt und bedürfen einer detaillierteren Erläuterung (Tab. 1):

Das sicher häufigste Problem ist das der iodinduzierten Hyperthyreose – meist auf dem Boden vorbestehender multinodöser autonomer Strumen („toxic multinodular goiter") – seltener durch Induktion oder Verschlechterung einer Autoimmunhyperthyreose vom Typ Morbus Basedow [9, 10, 13, 17, 18, 27, 30].

Tabelle 1 Risiken und Probleme mit ansteigender Iodversorgung

1. Iodinduzierte Hyperthyreose
2. Iod und Autoimmunthyreoiditis
3. Iodinduzierte Hypothyreose
4. Iodzufuhr und SD-Karzinom
5. Iodakne
6. Iod und Dermatitis herpetiformis Duhring

Experimentell eindeutig belegt, aber in der klinischen Relevanz beim Menschen umstritten ist die Induktion von Autoimmunthyreoiditiden in Abhängigkeit von der Höhe der Iodzufuhr [2, 14, 15, 17, 22, 28].

In Regionen mit besonders hoher Iodzufuhr kommen wiederum gehäuft Strumen [9, 21] sowie auch iodinduzierte Hypothyreosen [9, 16] vor, wobei hier die zugeführten Iodmengen wesentlich höher liegen, als sie zur Induktion einer Hyperthyreose notwendig sind.

Schließlich sind in zahlreichen epidemiologischen Studien die Zusammenhänge zwischen Schilddrüsen-Karzinom-Inzidenz bzw. -Prävalenz und Iodzufuhr und auch die Verteilung der verschiedenen histologischen Unterformen der Schilddrüsen-Karzinome in Abhängigkeit von der Iodzufuhr untersucht worden [1, 3, 4, 5, 6, 8, 11, 19, 20, 23, 25, 26, 29, 31].

Wiederum das Problem einer sehr hohen Iodzufuhr ist die sog. Iodakne. Sie kommt bei den prophylaktisch und therapeutisch eingesetzten Ioddosen nicht vor.

Bei einer anderen Autoimmunerkrankung der Haut, der sog. Dermatitis herpetiformis Duhring liegt zwar keine Iodallergie vor, aber eine Unverträglichkeit von Iod und iodhaltigen Nahrungsmitteln und Produkten, die auch schon bei sehr niedriger Iodzufuhr zur Verschlechterung der Hautmanifestation führen kann [24].

Für all diese Probleme und Risiken stellt sich die Frage, wie eng eigentlich das „Fenster" zwischen Iodmangel und Iodexzeß ist.

Untergrenze des Iodoptimums

Die Frage nach der Untergrenze des Iodoptimums bzw. der Obergrenze des Iodmangels scheint durch die Definition der WHO bereits beantwortet, die eine Iodzufuhr von unter 100 µg Iodid pro Tag als Iodmangel definiert und diesen noch in drei unterschiedliche Schweregrade eingeteilt hat, die ihrerseits unterschiedlich gravierende Auswirkungen haben.

Tabelle 2 WHO-Definition und -Einteilung des Iodmangels

Grad I:	50–100 μg Iod/g Kreatinin
Grad II:	25– 50 μg Iod/g Kreatinin
Grad III:	0– 25 μg Iod/g Kreatinin

Natürlich ist eine solche starre Grenze schon deshalb problematisch, weil sie nicht berücksichtigt, daß in unterschiedlichen Regionen unterschiedliche Mengen kompetitiver Hemmstoffe der Iodidaufnahme in die Schilddrüse mit konsumiert werden, so daß in einem günstigen Fall 100 μg Iodid tatsächlich ausreichen können, im Falle des Konsums von Nahrungsmitteln, die schließlich zu hohen Thiozyanat-Konzentrationen führen, wie z. B. Cassava (Maniok) die Zufuhr von 100 μg Iodid die Entstehung einer Iodmangelstruma mit hoher Wahrscheinlichkeit nicht verhindert.

Immerhin besteht klinische Evidenz und Einigkeit in der Bewertung zahlreicher epidemiologischer und experimenteller Untersuchungen, daß bei Zufuhr von weniger als 100 μg Iodid pro Tag folgende Risiken bestehen:

Tabelle 3 Risiken des Iodmangels

Grad I:	Endemische Stuma, keine Hypothyreose
Grad II:	Struma und Hypothyreose, kein „Kretinismus“
Grad III:	Struma, Hypothyreose, connatale Struma und Hypothyreose

Die Prävalenz der Iodmangelstruma ist erheblich erhöht, bei einer Zufuhr unter 50 μg Iod pro Tag wird das Risiko einer zusätzlichen Hypothyreose mit Struma induziert, und beim Iodmangel Grad III unter 25 μg Iodzufuhr pro Tag ist die Prävalenz konnataler Strumen und konnataler Hypothyreosen deutlich erhöht.

Damit sind auch die wesentlichen Folgen der Unterschreitung des Iodoptimums bereits beschrieben.

Bei lang bestehendem Iodmangel und langjähriger Entwicklung der Iodmangelstrumen kommen jedoch zusätzliche Komplikationen hinzu wie die lokalen Verdrängungserscheinungen, die Autonomieentwicklung, überwiegend multifokal, die schließlich spontan oder durch Iodexposition zur Hyperthyreose führen kann. Eine ältere histologische Untersuchung in der Schweiz [3] zeigte, daß in Regionen mit lang bestehendem Iodmangel und hoher Prävalenz von Knotenstrumen auch die Prävalenz der Schilddrüsen-Karzinome, insbesondere ihrer hochmalignen Variante, des anaplastischen Karzinoms, erhöht ist.

Auch die Frage nach dem optimalen Iodbedarf scheint bei oberflächlicher Betrachtung prinzipiell beantwortet zu sein, zum einen durch die Empfehlungen der WHO, die sich auch mit den Empfehlungen der Deutschen Gesellschaft für Ernährung decken und die einen Iodbedarf für Erwachsene bei 200 µg pro Tag angeben.

Bei Säuglingen (50 µg), Kleinkindern (50–100 µg) und Schulkindern (100–200 µg) steigt der Iodbedarf kontinuierlich an, und am höchsten ist der Iodbedarf während der Schwangerschaft und Stillzeit mit etwa 250 µg pro Tag.

Die so empfohlenen Anhaltszahlen für den Iodbedarf orientieren sich aber eher an dem Erreichen von international vereinbarten Zielgrößen einer Korrektur des Iodmangels [17].

Diese Zielgrößen sind folgende:

1. Erreichen einer normalen Urin-Iodausscheidung zwischen mindestens 50, besser 100–200 µg pro Tag bzw. µg/g Kreatinin.
2. Normale Plasmaspiegel an anorganischem Iod zwischen 0,08 und 0,6 µg/dl.
3. Normale Aufnahme von Iodid oder Technetium in die Schilddrüse (Iodid 20–50 % nach 24 Stunden, Technetium 1,2–4 % nach 20 Minuten).
4. Normale Serumkonzentrationen von T_4, T_3 und TSH.
5. Normales TSH bei Neugeborenen.

Die empfohlenen Richtgrößen für den Iodbedarf sind nicht sehr gut abgesichert durch entsprechende Untersuchungen, ob durch diese empfohlenen Iodmengen tatsächlich keine unerwünschten Nebenwirkungen auftreten.

In der Tat gibt es Untersuchungen und Befunde, die belegen, daß auch schon bei den genannten Zielgrößen wie 200 µg Iodid pro Tag durchaus unerwünschte Nebenwirkungen auftreten können [17, 27].

Risiken und Probleme mit ansteigender Iodversorgung

Iodinduzierte Hyperthyreose

Daß die Behebung des Iodmangels zur Hyperthyreose führen kann, wurde erstmals 1821 durch Coindet beschrieben und 1910 von Kocher als Iod-Basedow bezeichnet, wobei dieser Terminus deshalb nicht korrekt ist, weil in der

Regel diese Erkrankung nicht zur Hyperthyreose im Rahmen eines Morbus Basedow führt, sondern auf dem Boden einer vorbestehenden Knotenstruma zur Hyperthyreose bei multifokaler Autonomie.

Inzwischen ist allen Klinikern bewußt, daß bei der Verwendung sehr hoher Iodmengen [10], z.B. durch Röntgenkontrastmittel, iodhaltige Sekretolytika und Desinfizientien, Antiarrhythmika, andererseits auch durch so verbreitete Medikamente, wie iodhaltige Augentropfen und iodhaltige Geriatrika und anderen, weniger bekannten Medikamenten sich nicht selten iodinduzierte Hyperthyreosen entwickeln können, die dann auch besondere therapeutische Probleme bereiten.

Bei den Röntgenkontrastmitteln ist der Iodgehalt so hoch, daß keine Überlegungen angestellt werden müssen, welches Präparat in welcher Menge und in welcher Applikationsform verwendet wurde. Jeder ml eines Röntgenkontrastmittels enthält zwischen 120 und 500 mg Iod: Exposition durch Röntgenkontrastmittel bedeutet daher immer Iodexzeß [10].

Andererseits können auch durch wesentlich geringere Iodmengen, die durchaus den empfohlenen Bedarf nicht oder kaum übersteigen, Hyperthyreosen ausgelöst werden [13, 27, 28]. Die Gefährdung hängt ab von der Masse und der Aktivität des autonomen Gewebes [12, 13, 27].

Hierzu hat die Marburger Arbeitsgruppe [12, 13, 27] aufschlußreiche Untersuchungen gemacht, die zeigen, daß die Gefahr einer Hyperthyreose dann gering ist, wenn die Masse des autonomen Gewebes unter 5–8 ml liegt und der Technetium-Uptake gleichzeitig unter 1,8 % ist; daß eine große Gefahr besteht, wenn das autonome Gewebe über 8 und der Technetium-Uptake zwischen 1,8 und unter 3 % ist, und daß bereits ohne zusätzliche Iodexposition in der Regel eine Hyperthyreose besteht, wenn das autonome Gewebe ein Volumen von mehr als 14 ml hat und der Technetium-Uptake über 3 % beträgt.

Ebenfalls hat die Marburger Arbeitsgruppe Untersuchungen an nachgewiesenen Schilddrüsenautonomien durchgeführt. In einer ersten Untersuchung [12] erhielten diese Patienten 100 µg Iodid pro Tag. Darunter trat in keinem Fall eine manifeste Hyperthyreose ein. 1992 wurde von der gleichen Arbeitsgruppe [27] 200 µg Iodid an Patienten mit nachgewiesenen Autonomien gegeben. 3 von 54 Patienten wurden hyperthyreot und bei einem Drittel fiel das basale TSH ab in den Bereich der subklinischen Hyperthyreose.

Bei Studien, in denen größere Iodmengen zur Behandlung der Struma eingesetzt wurden, z.B. bei einer Untersuchung aus der Essener Arbeitsgruppe von Olbricht, wurde ein Proband unter 20 Schilddrüsengesunden unter 500 µg Iodid hyperthyreot und auch in der Untersuchung von Stöver und Kahaly [28] wurden unter 500 µg Iodid von 29 Patienten 2 hyperthyreot.

Da weder in der Therapie der Struma, noch in ihrer Prophylaxe mehr als 200 µg pro Tag günstigere Effekte auf die Struma zeigen als 200 µg, macht der Einsatz größerer Dosen wenig Sinn. Entscheidend ist aber die Tatsache, daß offenbar auch schon bei 200 µg Iodid pro Tag ein kleiner Prozentsatz von Patienten mit Knotenstrumen hyperthyreot werden kann.

Bezogen auf das „Fenster“ des Iodoptimums scheint dies im Hinblick auf die Induktion von Hyperthyreosen äußerst eng zu sein, d.h. daß die untere Schwelle des Iodoptimums von 100 µg pro Tag nicht wesentlich überschritten werden darf und daß Iodmengen von über 200 µg pro Tag – zumindest in Regionen, die über lange Zeit einem Iodmangel ausgesetzt waren – nicht empfehlenswert sind. So bezeichnet auch Delange 1989 eine tägliche Aufnahme von 100–150 µg pro Tag für Erwachsene als optimale Dosis.

Iod und Autoimmunthyreoiditis

Es kann kein Zweifel daran bestehen, daß im Tierversuch durch die Zufuhr hoher Ioddosen lymphozytäre Thyreoiditiden ausgelöst bzw. beschleunigt und verstärkt werden. Allerdings handelt es sich bei fast allen Modellen um Tierspezies, die auch schon eine genetisch bedingte, spontane Neigung zu lymphozytären Thyreoiditiden haben, wie Obese Strain Chicken (OS), Cornell Strain Chicken, (BB/WOR)-Rattenstämme, Beagle- und Mongrel-Hunde sowie bestimmte Katzenstämme (Übersicht bei L. E. Braverman [2]).

Es gibt auch Hypothesen über den Mechanismus, z.B. in dem Sinne, daß bei sehr hoher Iodzufuhr der Iodgehalt des Thyreoglobulins erheblich ansteigt und dieses hoch iodinierte Thyreoglobulin immunogen wird oder aber, daß bei Iodüberschuß nicht nur Thyreoglobulin iodiniert wird, sondern daß auch Membranproteine iodiniert werden, die schließlich über eine Lipidperoxidation der Membran und eine Zellyse zu Autoimmunprozessen führen.

Im Bereich der klinischen Medizin wurde jedoch auch beim Menschen in einigen Untersuchungen nach Behandlung mit Iodid-Dosen von 150, 300 und 500 µg Iod pro Tag das Auftreten von schilddrüsenspezifischen Antikörpern ebenso beobachtet wie die zytologische Infiltration mit Lymphozyten und auch klinisch relevante Funktionsstörungen. Solche Untersuchungen stammen z.B. aus der Athener Arbeitsgruppe von D.A. Koutras [17]. In Deutschland haben Stöver und Kahaly [27] über eine Studie zur Strumatherapie berichtet, bei der 500 µg Iodid eingesetzt wurden. Fast 20% von 31 Probanden entwickelten unter dieser Iodideinnahme hohe Antikörpertiter und bei je 2 Patienten trat eine Hypothyreose und eine Hyperthyreose auf. Nach sechsmonatiger Unterbrechung der Iodidtherapie waren die Schilddrüsenfunktionsstörungen spontan rückläufig und die Antikörper fielen ab. Diese Befunde der Induktion von Autoimmunphänomenen durch Iod-Dosen von 200–500 µg sind keineswegs unwidersprochen.

1989 publizierten Klima et al. [15] eine Untersuchung an über 20 000 Krankenhauspatienten, deren Harniod-Ausscheidung gemessen wurde und gleichzeitig die schilddrüsenspezifischen Autoantikörper. Zwischen den Gruppen mit niedriger Harniodausscheidung und hoher Harniodausscheidung bestand keinerlei Unterschied bezüglich der Höhe der schilddrüsenspezifischen Antikörpertiter.

Auch bei Patienten mit autoimmuner Postpartum-Thyreoiditis hatte eine Iodtherapie mit 150 µg pro Tag zwar keinen positiven Effekt, aber auch keinen negativen Einfluß [14].

Bei einer Untersuchung an 108 schwangeren Frauen, von denen eine Therapiegruppe von 38 Frauen mit 300 µg Iodid behandelt wurden, traten weder während der Schwangerschaft, noch postpartal Anstiege der TPO-Antikörper auf [22].

So ist bezogen auf die Induktion von Autoimmunthyreoiditiden zwar die minimale erforderliche Iod-Dosis nicht eindeutig festzulegen; sicher erscheint es jedoch nicht sinnvoll, die Iodzufuhr auf Dosierungen über 200 µg zu steigern, die ohnehin keinen besseren therapeutischen Effekt bei der Behandlung der Iodmangelstruma haben. Im übrigen wird auch das Phänomen, daß die sog. Postpartum-Thyreoiditis in Regionen mit sehr viel höherer Iodversorgung als bei uns, wie z. B. Kanada, USA oder Japan, häufiger vorkommt, als Hinweis darauf interpretiert, daß diese hohen Iod-Dosen durchaus Autoimmunphänomene in der Schilddrüse induzieren bzw. verstärken können. Ob hier auch bei Menschen eine genetische Prädisposition eine Rolle spielt, wie dies bei den tierexperimentellen Modellen der Fall ist, kann derzeit nicht eindeutig beantwortet werden.

Iodinduzierte Hypothyreose

Diesem Phänomen ist ein eigener Beitrag von Herrn Hörmann, Essen, in der Folge dieser Veranstaltung gewidmet. Deshalb sei hier nur so viel konstatiert, daß zur Hemmung der Schilddrüsenhormonsekretion durch Iodid sehr hohe intrathyreoidale Iodidkonzentrationen notwendig sind, wie sie nur bei massiver Iodexposition vorkommen und sicher nicht bei einer Iodzufuhr von unter 1 mg pro Tag. Hohe intrathyreoidale Iodidkonzentrationen, wahrscheinlich über 30 µg/dl hemmen die Organifikation von Iodid selbst und auch die Sekretion von Schilddrüsenhormon. Dieser Effekt wird als Wolff-Tschaikoff-Effekt bezeichnet, ist zeitlich limitiert und wird beendet durch das sog. Escape-Phänomen (Übersicht bei Hehrmann [9]).

Zusammenfassend kann hier nur festgestellt werden, daß die in der Prophylaxe und Therapie angestrebten Iodid-Dosen nicht in der Lage sind, eine Hypothyreose zu induzieren. Eine klinische Rolle spielt die iodinduzierte Hypothyreose jedoch bei Neugeborenen nach Anwendung von iodhaltigen Hautdesinfizientien bei Mutter oder Säugling oder früher auch bei der Verwendung von iodhaltigen Röntgenkontrastmitteln im Rahmen von Amniofetographien, die jedoch heute keine Rolle mehr spielen.

Auch ist in verschiedenen Regionen der Welt die alimentäre Iodzufuhr durch die Verwendung von Tangarten als Nahrungsmittel so hoch, daß iodinduzierte Strumen entstehen, wie die sog. Küstenstruma an der Nordküste der Insel Hokkaido in Japan und auch in einigen Regionen in China, wo der Iodgehalt des Trinkwassers 500 μg/l erreicht bzw. überschreitet [21]. In diesen Fällen liegt dann in der Regel eine iodinduzierte Struma mit hohem TSH, aber meist keine manifeste Hypothyreose vor [16].

Iodzufuhr und Schilddrüsen-Karzinom

Auch zur Frage des Zusammenhangs zwischen Iodversorgung und Schilddrüsen-Karzinom-Prävalenz gibt es zahlreiche Untersuchungen. Ältere Untersuchungen haben das Problem, daß sie moderneren epidemiologischen Kriterien nur schwer standhalten und daß zudem auch eine Änderung der histologischen Klassifizierung der Schilddrüsen-Karzinome in der Zwischenzeit vorgenommen wurde.

Die Tabelle 4 zeigt einen Überblick über die aktuellsten epidemiologischen Untersuchungen zur Schilddrüsen-Karzinom-Prävalenz in Abhängigkeit von der Iodversorgung.

Tabelle 4 Schilddrüsenkarzinom und Iodzufuhr

Autor u. Jahr	Region	Iodmangel	Iodzufuhr
Budenkofer und Hedinger 1977	Schweiz	Anapl. Ca. ↗	Gesamt-Ca → anapl.Ca ↘
Belfiore 1987	Italien/Catania	anapl. + foll. Ca. ↗	papill. Ca.
Franceschi 1989	Italien/Nord	(> 20 J:) SDCa × 2,3	
Levi 1991	Schweiz	SDCa × 1,7	
Franceschi 1993	Italien		Foll. > papill. Ca
Kristensen 1995	Dänemark	SDCa. Inz. niedrig	
Harach 1995	Argentinien		Papill. Ca. + Thyreoiditis ↗
Galanti 1995	Schweden	Foll. Ca. ↗	foll. > papill. Ca.
Petterson 1996	Schweden	Foll. Ca. ↗	foll. > papill.Ca.

Immerhin zeigte eine Arbeit von Bubenhofer und Hedinger 1977 in der Schweiz [3] unter Iodmangelbedingungen eine deutliche relative Zunahme der anaplastischen Schilddrüsen-Karzinome, während unter höherer Iodzufuhr die Prävalenz aller Karzinome zusammen zwar unverändert blieb, aber die des anaplastischen Karzinoms deutlich abnahm. Auch eine Untersuchung von Belfiore 1987 im Süden Italiens zeigt im Iodmangel relativ häufiger anaplastische und follikuläre Karzinome und bei Steigerung der Iodzufuhr einen Shift zu papillären Karzinomen.

Zwei Arbeiten von Franceschi in Norditalien [4, 5]und von Levi in der Schweiz [20] zeigen bei langjährigem Aufenthalt im Iodmangelgebiet eine Zunahme der Gesamtprävalenz der Schilddrüsen-Karzinome um einen Faktor von 2,3 bzw. 1,7.

In einer Region mit relativ niedriger Iodversorgung an der Grenze des Iodmangels, wie z.B. Dänemark ist die Schilddrüsen-Karzinom-Inzidenz insgesamt sehr niedrig [8]. In Schweden fanden sowohl Galanti [6] , als auch Petterson [25] in Iodmangelgebieten häufiger follikuläre Karzinome und bei höherer Iodzufuhr einen Shift zu papillären Karzinomen. Lediglich in einer Arbeit in einer Andenregion in Argentinien mit extremem Iodmangel wurde nach Iodzufuhr eine Zunahme der Gesamtprävalenz von Schilddrüsen-Karzinomen, insbesondere à conto papillärer Schilddrüsen-Karzinome, gefunden und gleichzeitig eine Zunahme der Prävalenz der Thyreoiditis [8]. Hier mag allerdings eine Rolle gespielt haben, daß erst durch die Untersuchung dem Problem der Schilddrüsen-Karzinome angemessene Aufmerksamkeit geschenkt wurde und dadurch mehr Schilddrüsen-Karzinome entdeckt wurden, als dies vor der Untersuchung der Fall war.

Insgesamt sprechen die meisten Arbeiten eher dafür, daß eine ausreichende Iodversorgung bzgl. der Karzinom-Prävalenz günstiger ist, als eine langjährige Iodmangelsituation. Ein Risiko durch höhere Iodzufuhr besteht bzgl. der Schilddrüsen-Karzinom-Entwicklung offenbar nicht.

Iodakne

Auch das Problem der Iodakne ist lediglich ein Problem sehr hoher Iodzufuhr im Milligrammbereich. Die Iodakne spielt bei den in der Therapie und Prophylaxe der Iodmangelstruma verwendeten Dosen keine Rolle.

Dermatitis herpetiformis During

Eine besondere Situation liegt bei der Dermatitis herpetiformis During vor [24], einer Autoimmunerkrankung, bei der zwar die zirkulierenden Antikörper nicht gegen Iod und auch nicht gegen Iodverbindungen gerichtet sind, bei der aber eine Iodunverträglichkeit mit bisher noch nicht identifiziertem Mechanismus besteht, die auch schon bei der Zufuhr physiologischer Iodmengen zu einer Exacerbation der Hautmanifestationen, zum Teil schubweise, führen kann, so daß diesen Patienten jegliche Speisen und Medikamente mit hohem Iodgehalt verboten werden, insbesondere Seefisch.

Zumindest von einzelnen Fällen wird berichtet, daß selbst die Verwendung von mit Iodsalz hergestellten Backwaren bereits zu Problemen und zu Verschlechterung der Hautmanifestationen führt.

Bei dieser sehr seltenen Erkrankung liegt offenbar ein Sonderfall vor, bei dem auch schon physiologische Iodmengen selbst in Iodmangelregionen negative Auswirkungen haben können. Eine erhöhte Assoziation zu den Autoimmunerkrankungen der Schilddrüse scheint nicht vorzuliegen [7].

Insgesamt erscheint bei der Würdigung aller Risiken und Probleme, die mit ansteigender Iodversorgung registriert worden sind, das „Fenster" zwischen Iodmangel und Iodexzeß kleiner zu sein, als bisher angenommen. Zumindest in Regionen mit langjährigem Iodmangel erscheint die Applikation von Iodmengen über 200 µg pro Tag problematisch. Sicher können durch diese Dosen bereits Hyperthyreosen induziert werden. Die Induktion und Verstärkung von Autoimmunphänomenen läßt sich bei nur gering höherer Iodzufuhr, sicher bei 500 µg pro Tag nachweisen.

Dagegen ist das Risiko einer iodinduzierten Hyperthyreose in Regionen mit hoher Iodzufuhr wegen der niedrigen Prävalenz der Autonomie zumindest deutlich seltener als in bisherigen Iodmangelregionen, während die Induktion von Autoimmunphänomenen in den Ländern mit hoher Iodzufuhr durchaus eine klinisch relevante Rolle zu spielen scheint. Das Optimum der Iodzufuhr liegt offenbar zwischen 100 und nicht mehr als 200 µg pro Tag. Empfehlungen höherer Ioddosen haben zur Verhütung von Strumen kaum eine rationale Basis und sollten die Möglichkeit der dargestellten Risiken bedenken.

Literatur

[1] Belfiore, A., G.L. LaRosa, G.A. LaPorta et al.: Cancer risk in patients with cold thyroid nodules: Relevance of iodine intake, age, sex, and multinodularity. Am. J. Med. 93 (1992) 363–369.

[2] Braverman, L. E.: The role of iodine in the pathogenesis of lymphocytic thyroiditis in animal models. In: Drexhage, H.A. et al. (Hrsg.): The thyroid gland, environment and autoimmunity, S. 279–288. Excerpta Medica Verlag, (1990).

[3] Bubenhofer, R., Chr. Hedinger: Schilddrüsenkarzinome vor und nach Einführung der Iodsalzprophylaxe. Schweiz. med. Wschr. *107* (1977) 733–741.

[4] Franceschi, S., R.Talamini, A. Fassina, E. Bidoli: Diet and epithelial karzinoma of the thyroid. Tunori *76* (1990) 331–338.

[5] Franceschi, S., A. Fassina, R.Talamini et al.: Risk factors for thyroid cancer in northern Italy. Int. J. Epidemiology *18* (1989) 578–584.

[6] Galanti, M.R., P. Sparen, A. Karlsson et al.: Is residence in areas of endemic goiter a risk factor for thyroid cancer. Int. J. Cancer *61* (1995) 615–621.

[7] Hampel, R., S. Krabbe, A. Stolp et al.: Dermatitis herpetiformis Duhrung – assoziierte Autoimmunerkrankungen? Z. Klin. Med. *43* (1988) 73–76.

[8] Harach, H.R., E.D. Williams: Thyroid cancer and thyroiditis in the goitous region of Salta, Argentina, before and after iodine prophylaxis. Clin. Endocrinol. *43* (1995) 701–706.

[9] Hehrmann, R.: Physiologie und Pathophysiologie des intrathyreoidalen Iodstoffwechsels. Therapiewoche *31* (1981) Teil 1: 1478–1491; Teil 2: 1492–1502.

[10] Hehrmann, R., D. Klein, D. Mayer, O. Ploner: Hyperthyreoserisiko bei Kontrastmitteluntersuchungen. Akt. Radiol. *6* (1996) 243–248.

[11] Horn-Ross, P.L., A.S. Whittemore, D.W. West et al.: Rationale for a study of iodine, selenium, and thyroid cancer. In: Braverman, L.E. et al.: Thyroid and Trace Elements, 6th Thyroid symposium; Blackwell Wissenschaftsverlag, Berlin, 1996 CD-ROM.

[12] Joseph, K., J. Mahlstedt: Früherkennung potentieller Hyperthyreosen im Strumaendemiegebiet. Dtsche. Med. Wschr. *105* (1980) 1113–1117.

[13] Joseph, K.: Funktionelle Autonomie und iodinduzierte Hyperthyreose: Iodmedikation und Hyperthyreose. Akt. Endokr. Stoffw. *13* (1992) 102–108.

[14] Kämpe, O., R. Jansson, F.A. Karlsson: Effects of L-thyroxine and iodide on the development of autoimmun postpartum thyroiditis. J. Clin. Endocrinol. Metab. *70* (1990) 1014–1018.

[15] Klima, G., W. Langsteger, P. Lind et al.: Sind Autoimmunerkrankungen der Schilddrüse iodinduziert? Acta Med. Austriaca *16* Suppl. (1989) 47 (Abstract).

[16] Konno, N., H. Makita, K. Yuri et al.: Association between dietary iodine intake and prevalence of subclinical hypothyroidism in the coastal regions of Japan. J. clin. endocrinol. metab. *78* (1994) 393–398.

[17] Koutras, D.A.: Control of efficiency abd results, and adverse effects of excess iodine administration on thyroid function. Ann. endocrinol. Paris *57* (1996) 463–469.

[18] Kristensen, H. L., S. Vadstrup, N. Knudsen, K. Sierskaek-Nielsen: Development of hyperthyroidism in nodular goitre and thyroid malignancies in an area of relatively low iodine intake. J. Endocrinol. Invest. *18* (1995) 41–43.

[19] Langsteger, W., P. Költringer, G. Wolf et al.: The impact of geographical, clinical, dietary and radioation-induced features in epidemiology of thyroid cancer. Eur. J. Cancer 29A (1993) 1547–1553.

[20] Levi, F., S. Franceschi, C. LaVecchia et al.: Previous thyroid disease and risk of thyroid cancer in Switzerland. Eur. J. Cancer *27* (1991) 85–88.

[21] Li, M., D.R. Liu, C.Y. Qu et al.: Endemic goiter in central China caused by excessive iodine intake. Lancet 2 (1987) 257–260.

[22] Liesenkötter, K.P., W. Göpel, U. Bogner, U. Stach, A. Grüters: Earliest prevention of endemic goiter by iodine supplementation during pregnancy. Eur. J. Endocrinol. *134* (1996) 443–448.

[23] Nikiforov, Y.E., J.A. Fagin: Risk factors for thyroid cancer Trends Endocrinol. Metab. *8* (1997) 20–25.

[24] Peter, H. H.: Dermatitis herpetiformis Duhring. In: Peter, H. H. (Hrsg.): Klinische Immunologie, S. 428–430. Verlag Urban & Schwarzenberg, 1991.

[25] Pettersson, B., M. P. Coleman, E. Ron, H.-O. Adami: Iodine supplementation in Sweden and regional trends in thyroid cancer incidence by histopathologic type. Int. J. Cancer 65 (1996) 13–19.

[26] Reiners, Chr., M. Stusche: Schilddrüse. In: Scherer, E., H. Sack (Hrsg.): Strahlentherapie – Radiologische Onkologie. Springer Verlag 1996.

[27] Schneider, D., K. Joseph, H. Höffken et al.: Werden Patienten mit funktioneller Autonomie durch Optimierung der täglichen Iodzufuhr gefährdet? In: Röher, H.D., B. Weinheimer (Hrsg.): Schilddrüse 1991, S. 400–404, Verlag Walter de Gruyter, Berlin – New York 1992.

[28] Stöver, C., G. Kahaly: Joidid vs. Levothyroxin bei Iodmangelstruma – eine Doppelblidstudie. In: Röher, H.D., B. Weinheimer (Hrsg.): Schilddrüse 1991, S. 94–96, Verlag Walter de Gruyter, Berlin – New York 1992

[29] Strötges, M.W.: Epidemiologie des Schilddrüsenkarzinoms. In: Biersack, H.J., C. Winkler, D. Beysel (Hrsg.): Neue Aspekte in Diagnostik und Therapie des Schilddrüsenkarzinoms, S. 5–10, Schattauer Verlag, Stuttgart 1982.

[30] Vidor, G.I., J.C. Stewart, J.R. Wall et al.: Pathogenesis of iodine induced thyrotoxicosis: studies in northern Tasmania. J. clin. endocrinol. metab. *37* (1973) 901–906.

[31] Wang, Cl., L.M. Crapo: The epidemiology of thyroid disease and implications for screening. Endocrinology and metabolism Clin. North Am. *26* (1997) 189–218.

Diskussion

Gärtner:
Vielleicht nicht nur an Herrn Mann, sondern auch an Herrn Hehrmann? – Der Begriff „iodinduzierte Hyperthyreose“ impliziert, daß man durch Iodexposition eine Hyperthyreose auslösen kann. Das trifft nur auf die schon vorher „kranke“, nicht aber auf die gesunde Schilddrüse zu. Man sollte daher den Begriff korrigieren. Also z.B. von Autonomie mit oder ohne Hyperthyreose sprechen.

Mann:
Sie haben vermutlich prinzipiell recht, aber wir verbinden mit dieser Formulierung den Iodexzeß.

Gärtner:
Aber Sie beschuldigen das Iod zu unrecht, denn diese Formulierung impliziert, daß Iod bei einem Menschen eine Hyperthyreose induzieren kann, was nicht richtig ist; denn eine gesunde Schilddrüse kann mit Iod ganz gut umgehen.

Hehrmann:
Ich würde Ihnen zustimmen, wenn Sie damit wirklich nur meinen, daß wir hier keine zugrunde liegende Krankheit induzierten durch das Iod. Das ist völlig richtig. Weder induzieren wir die multifunktionalen Autonomien noch

den Morbus Basedow. Aber daß bei dieser zugrunde liegenden Krankheit durch Iodzufuhr eine Hyperthyreose ausgelöst und verschlechtert werden kann, das steht außer Zweifel.

Joseph:
Semantisch würde ich sagen, wenn wir das Wort induzieren weglassen, sondern nur auslösen gebrauchen, Herr Gärtner, sind Sie dann einverstanden? Ich glaube, wenn wir sagen auslösen, damit können wir eigentlich alle zufrieden sein. Denn der Autonome wird ja nicht hyperthyreot, wenn er das Iod nicht bekommen hat.

Szabolcs:
Ich bin natürlich damit einverstanden, daß im iodarmen Deutschland Iodexzeß bei 200 µg Iodid anfängt. Die amerikanische Literatur hingegen spricht vom Iodexzeß bei 1 mg Iodid oder vielleicht > 500 µg Iodid. Wäre es nicht sinnvoll zu unterstreichen, daß die Iodexzeß-Grenze in Regionen verschiedener Iodversorgung unterschiedlich ist?

Hehrmann:
Vielleicht habe ich wie immer ein bißchen schnell gesprochen, aber diesen Unterschied habe ich wiederholt gemacht und gesagt, daß in Regionen mit bestehendem Iodmangel mehr als 200 µg Iod pro Tag durchaus Probleme machen. Es ist mir völlig bewußt, daß in Amerika über verschiedene Quellen, vor allen Dingen über das gebleichte Mehl, eine Iodzufuhr pro Tag zwischen 500 und 1000 µg sozusagen „normal" ist. Deswegen ist das nicht physiologisch. Aber daß hier dann Iodmengen in dieser Größenordnung zusätzliche Probleme machen können außer der Autoimmunthyreoiditis-Induktion, das steht – glaube ich – auch außer Zweifel.

Joseph:
Auch da sollte man deswegen „auslösen" sagen und nicht „induzieren", oder?

Hehrmann:
Gut, das ist das gleiche Definitionsproblem, ich meine, das kennen wir ja nun aus den epidemiologischen Untersuchungen, daß in allen Regionen mit sehr hoher Iodzufuhr, sei es Kanada, USA, Japan, zum Teil auch in skandinavischen Ländern, die Prävalenz dieser Erkrankung deutlich höher ist.

Herrmann:
Wie sicher sind die kritischen Grenzen der $TcTu_s$ des Volumens und der Iodmenge? Kann man einen Patienten mit leicht supprimiertem TSH (< 0,2)

und kompensierter Autonomie, einem $TcTu_b$ von 2% iodexponieren mit > 200 µg/Tag (z.B. Kontrastmittel)? Und wie sind die Möglichkeiten bei noch normalem TSH?

Hehrmann:
Also Herr Herrmann, nach meinem Verständnis geht das nur unter gleichzeitiger Kenntnis des TSH. Ist das TSH normal, und er hat ein TC-Uptake zwischen 1% und 4%, dann besteht keine Autonomie. Ist das TSH bei den gleichen TC-Uptake-Werten supprimiert, dann liegt eine Autonomie vor. Ich habe eine Arbeit von Herrn Joseph gezeigt, es gibt dazu mehr Daten, und die sind ziemlich übereinstimmend.

Mann:
Aus meiner Sicht stellt sich die Frage, ob man einen solchen Patienten mit Iod behandeln möchte und ob es sich lohnt, ihn überhaupt zu behandeln.

Krüger:
Also jetzt wird es für den Praktiker bedeutsam. Denn Iodprophylaxe wird zum Teil auch mit 200 µg gemacht unter der Vorstellung, daß ich sie, ohne eine Diagnostik gemacht zu haben, durchführen kann. Und nach eben gehörten Aussagen darf ich eine Prophylaxe mit 200 µg Iod nicht mehr ohne eine Diagnostik durchführen. Dazu hätte ich gerne gewußt: wo ist dann die Grenze? Liegt sie bei 150 µg oder bei welcher Dosis dürfen wir unbedenklich Prophylaxe betreiben? Mit einer Diagnostik vorversehen, wird die Prophylaxe wirklich zu teuer.

Mann:
Darf ich Ihnen da kurz aushelfen. Sie können natürlich niemanden behandeln, bei dem Sie nicht das TSH gemessen haben, auch niemand mit einer Struma. Das TSH brauchen wir natürlich. Bei einem supprimierten TSH sehe ich keine Indikation für eine Therapie einer Struma mit Iodid. Hier ist von einer klinisch relevanten Autonomie oder einer subklinischen Immunthyreopathie auszugehen.

Joseph:
Die Frage ist doch einfach die: wenn Sie von Prophylaxe sprechen, dann doch bei Jugendlichen oder jüngeren Erwachsenen. Worum es hier geht, ist doch eine Klientel von jenseits der 40 oder 50 Jahre. Und wenn Sie einen solchen Menschen noch mit Iod behandeln wollen, auch mit 200 µg, dann gehört sich vorher eine Diagnostik, meine ich, wenn er eine Struma hat. So können wir uns, denke ich, einigen.

Manz:
Die untere Grenze des Iodoptimums wurde früher als Fehlen von Iodmangelsymptomen definiert. Epidemiologische Studien zeigen, daß die Strumaprävalenz ansteigt bei Bevölkerungen, die unter 100 µg Iod/d zu sich nehmen. Neuere Vorstellungen einer Definition des Iodoptimums berücksichtigen die intrahyreoidalen Adaptationsmechanismen, z. B. die Induktion einer vermehrten Iodaufnahme durch die Schilddrüse. Eine optimale Iodversorgung verzichtet nach diesem Verständnis auf die Inanspruchnahme dieser intrathyreoidalen Adaptionsmeachnismen und ist bemüht, die maximale Reservefunktionskapazität zu erhalten. Diese Grenze dürfte bei 150 µg/d liegen. Die WHO empfiehlt für Erwachsene eine Iodzufuhr von 150 bis 300 µg/d. Bei einer ausreichend mit Iod versorgten Bevölkerung dürfte dieser Zufuhrbereich optimal sein. Nur in Iodmangelgebieten sollte man bei älteren Menschen mit der Gabe von Ioddosen über 200 µg/d vorsichtig sein, da bei dieser Bevölkerung mit einem höheren Prozentsatz von Patienten mit autonomen Schilddrüsenadenomen zu rechnen ist und bei diesen Patienten durch erhöhte Iodzufuhr eine Hyperthyreose ausgelöst werden kann. Eine Betrachtung des Iodoptimums sollte ferner berücksichtigen, daß die Iodversorgung normalerweise nicht gleichmäßig erfolgt, sondern chaotisch mit ausgeprägten Spitzen und Phasen niedriger Iodzufuhr. Der Durchschnittswert berücksichtigt diese Dynamik nicht. Die Schilddrüse ist physiologisch an sehr stark wechselnde unterschiedlich hohe Iodzufuhrmengen von Tag zu Tag bzw. Woche zu Woche angepaßt.

Prophylaxe der iodinduzierten Hyperthyreose

M. Hüfner, W. Nolte, R. Müller

Das klinische Problem der iodinduzierten Hyperthyreose ist in den letzten Jahren wiederholt aufgegriffen worden, wobei allerdings nur wenige neue Daten erarbeitet wurden [6]. Das gleiche gilt für die Prophylaxe der iodinduzierten Hyperthyreose, ein unverändert aktuelles klinisches Problem, bei dem sich allerdings die Datenlage in den letzten Jahren nicht wesentlich erweitert hat.

Zur Einführung in das Thema sind in Tabellen 1 und 2 einige wichtige im Wesentlichen allgemein akzeptierte Fakten zusammengefaßt.

Tabelle 1 Bekannte Fakten

- die iodinduzierte Hyperthyreose ist ein Problem des Iodmangelgebietes
- zugrunde liegt eine mehr oder weniger ausgeprägte Schilddrüsenautonomie
- die beste Information zur Gefährdung eines Strumaträgers durch Iodexzeß erhält man durch einen Suppressionstest (Uptake > 2,0 %)

Tabelle 2 Bekannte Fakten

- der basale TSH-Wert ist schnell zu erhalten aber bei euthyreoten Patienten wenig spezifisch
- eine Thyreostatika-Therapie nach Iodexzeß ist wenig effektiv
- eine prophylaktische Therapie erhofft sich eine bessere Effektivität, wenn die Thyreostatika-Applikation vor dem Iodexzeß begonnen wird

Es ist heute unbestritten, daß die iodinduzierte Hyperthyreose ganz überwiegend ein Problem von Iodmangelgebieten ist, da die Entwicklung der Schilddrüsenautonomie eng verbunden ist mit dem Auftreten eines Iodmangelkropfes. Hier sei auf die wichtigen Arbeiten der Studer'schen Arbeitsgruppe hingewiesen [7]. Die Menge autonomen Gewebes ist die entscheidende Determinante für die Entstehung einer iodinduzierten Hyperthyreose nach Iodexzeß. In den letzten 20 Jahren ist es von nuklearmedizinischer Seite gelungen, das Gefährdungspotential einer Iodmangelstruma durch Iodexzeß mittels Radioiod- bzw. Technetium-Kinetik relativ genau zu definieren. Der meist verwandte Parameter ist der Schilddrüsen-Suppressions-Uptake mit Technetium. Es konnte gut herausgearbeitet werden, daß bei Patienten mit einem Technetium-Suppressions-Uptake von mehr als 2 % das Risiko einer iodinduzierten Hyperthyreose deutlich ansteigt [1, 3, 5]. Da diese Methode jedoch sehr zeitaufwendig ist, kann man häufig in der akuten klinischen Entscheidung darauf nicht zurückgreifen. Alternativ wird deshalb versucht, das basale TSH als Surrogat-Parameter zu verwenden, um klinisch relevante von nicht relevanter Autonomie zu trennen. Leider hat sich herausgestellt, daß ein erniedrigtes TSH bei euthyreoten Patienten keinen hohen Voraussagewert hat für das Risiko eine iodinduzierte Hyperthyreose.

Generell ist festzustellen, daß die Vorstellungen über das Risiko bei euthyreoten Patienten sehr vage ist. Bei den meisten Patienten mit iodinduzierter Hyperthyreose ist die Schilddrüsenfunktionslage vor Iodkontamination nicht bekannt, so daß retrospektiv nicht entschieden werden kann, ob es sich wirklich um eine iodinduzierte Hyperthyreose handelt, oder aber in Wahrheit um eine iodkontaminierte (präexistente) Hyperthyreose. In diesem Zusammenhang sei darauf hingewiesen, daß Hintze et al. [2] in einer prospektiven Studie an über 700 euthyreoten Patienten, bei denen eine KM-Applikation vorgenommen wurde, nur zwei unkomplizierte iodinduzierte Hyperthyreosen beobachteten. Man muß also davon ausgehen, daß das Risiko bei primär euthyreoten Patienten wesentlich überschätzt wird.

Warum ist es so wichtig, eine iodinduzierte Hyperthyreose möglichst zu verhindern bzw. wenn möglich gefährdete Patienten vor Durchführung einer KM-Untersuchung zu diagnostizierten? Es entspricht allgemeiner klinischer Erfahrung, daß die thyreostatische Behandlung einer iodausgelösten Hyperthyreose in vielen Fällen sehr ineffektiv ist und zum Teil wochenlange Therapien für eine Stoffwechselkompensation notwendig sind [4]. Da es sich häufig um multimorbide, alte Patienten handelt, ist die Gefährdung solcher Patienten durch die Hyperthyreose nicht unerheblich. Diese Resistenz gegen Thionamide wird nach Taurog [10] dadurch hervorgerufen, daß Iod und Thionamid bei der Schilddrüsenhormonsynthese um eine aktivierte Zwischenstufe der Schilddrüsenperoxidase kompetetiv konkurrieren. Bei Iodexzeß wird also das Thionamid von seinem Angriffspunkt verdrängt.

Es wurde deshalb das Konzept entwickelt, durch eine prophylaktische vor dem Iodexzeß beginnende thyreostatische Therapie die iodinduzierte Hyperthyreose zu verhindern. Hierbei geht man davon aus, daß durch die prophylaktische Therapie mit Perchlorat die Überschwemmung der Schilddrüse mit hohen Iodkonzentrationen verhindert wird und damit die Sensitivität gegen Thionamide erhalten bleibt. Diese bisher klinisch nicht bewiesene Hypothese wurde unterstützt durch tierexperimentelle Untersuchungen von Schumm-Dräger et al. [9], die in der Tat durch eine prophylaktische, kombinierte Perchlorat- und Thionamid-Behandlung von iodkontaminierten nackten Mäusen mit transplantiertem Gewebe von autonomen Adenomen eine günstige Beeinflussung des Iodstoffwechsels und der Hormonsynthese nachweisen konnten.

Tabelle 3 Neuere Daten über den Iodidtransporter (Na-I-Symporter)

- ein Iod-Ion wird mit 2 Na-Ionen in den Thyreozyten gepumpt
- Km = 35 µM
- Perchlorat hat eine ca. 10mal *höhere Affinität,* dient jedoch nicht als Substrat, gelangt also wahrscheinlich nicht in die Zelle
- damit müßte Perchlorat auch im Iodexzeß sehr effektiv sein, insbesondere prophylaktisch, wenn noch kein Iod in die Schilddrüse gelangt ist
- eine Kombination mit Thionamiden erscheint sinnvoll, um das Iod, das in die Thyreozyten gelangt ist, zu blockieren

Weitere Unterstützung dieses Konzeptes erfolgt durch die neuesten Daten über das Iodtransportsystem des Thyreozyten, den sogenannten Natrium-Iod-Symporter [11], der vor kurzem cloniert und sequenziert wurde und über den neue kinetische Daten vorliegen (Tabelle 3). Hiernach hat der Symporter eine ca. 10fach höhere Affinität zum Perchlorat als zum natürlichen Substrat Iodid, so daß Perchlorat auch unter den Bedingungen des Iodexzeß ein wirksamer Transporterinhibitor sein dürfte. Es scheint übrigens so zu sein, daß Perchlorat kein Substrat ist, d.h. Perchlorat wird zwar an den Symporter gebunden, jedoch nicht statt Iodid in die Zelle eingeschleust.

Wir haben vor kurzem in einer Pilotstudie mit allerdings beschränkter Patientenzahl untersucht [7], ob die beiden Thyreostatika Perchlorat und Methimazol als Monotherapie im Rahmen einer prophylaktischen Therapie bei einer standardisierten Iodkontamination durch Herzkatheter-Untersuchung einen positiven Einfluß auf den Iodstoffwechsel und die Hormonsynthese haben. In Abb. 1 ist das flow-Diagramm der Studie schematisch dargestellt, wobei in jeder Gruppe 17 Patienten untersucht wurden.

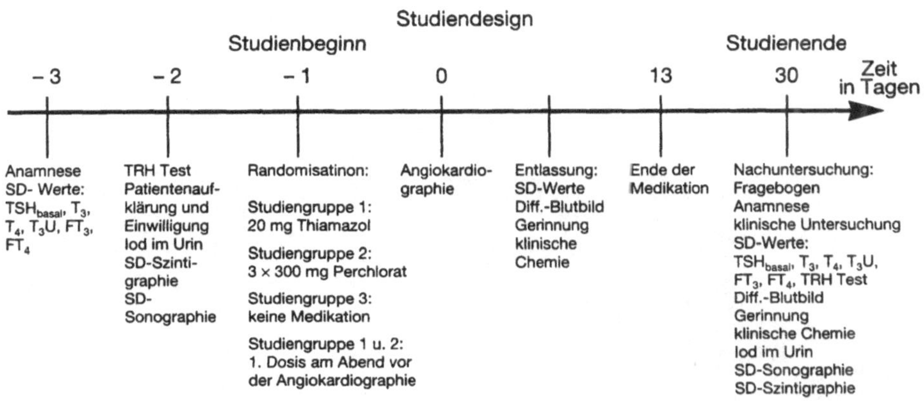

Abb. 1 Flow-Diagramm des Studiendesigns.

Es wurden nur Patienten mit einem erniedrigten TSH aber euthyreoten peripheren Hormonwerten untersucht, wobei neben den beiden Therapiegruppen auch eine Kontrollgruppe mitgeführt wurde. Die Therapie begann einen Tag vor der Herzkatheter-Untersuchung und dauerte bis zum 13. Tag; die Nachuntersuchung der Patienten wurde am 30. Tag nach Koronar-Angiographie vorgenommen. Die Therapie erfolgte mit 20 mg Thiamazol bzw. 900 mg Perchlorat/Tag. In Abb. 2 sind die TSH-Werte der verschiedenen Gruppen vor Iodkontamination und am 30 Tag nach Kontamination zusammengefaßt.

Während in den beiden Therapiegruppen der TSH-Wert geringfügig einstieg als Zeichen des Therapieeinflusses, kam es zu einem statistisch signifikanten Abfall des basalen TSH in der Kontrollgruppe. Spiegelbildlich zum TSH ist der Verlauf des FT_3-Index (Abb. 3), der in den Therapiegruppen nicht signifikant abfiel, aber in der Kontrollgruppe einen signifikanten Anstieg verzeichnete.

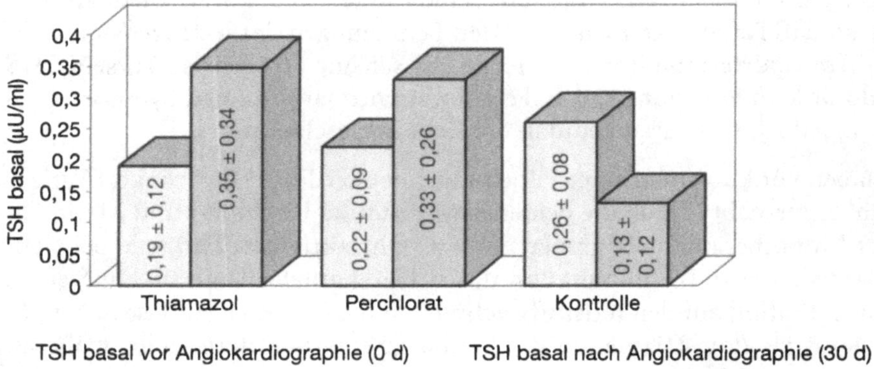

Abb. 2 Veränderungen der TSH-Werte in den 3 Behandlungsgruppen. Die Unterscheide in der Thiamazolgruppe ($p < 0{,}045$) und in der Kontrollgruppe ($p < 0{,}005$) sind signifikant.

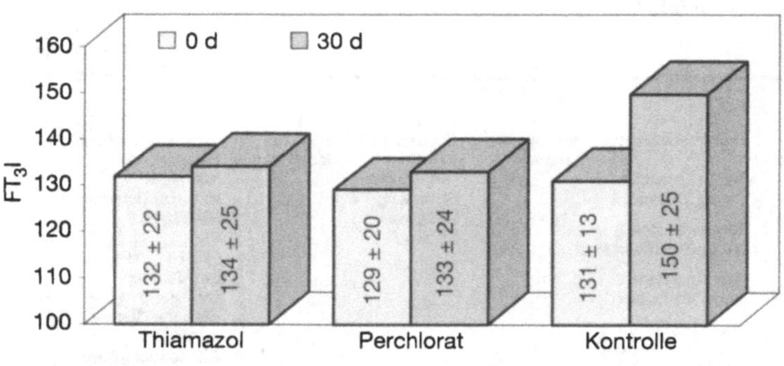

Abb. 3 Veränderungen des FT_3I in den drei Behandlungsgruppen. Nur der Anstieg in der Kontrollgruppe ist signifikant ($p = 0{,}013$).

Die Iodausscheidung der verschiedenen Gruppen zeigte, daß 30 Tage nach Iodkontamination in den Behandlungsgruppen die Iodausscheidung nahezu den vortherapeutischen Wert wieder erreichten. Dagegen war die Iodausscheidung der Kontrollgruppe noch hoch signifikant höher (116 µg/g Krea.) als vor Iodkontamination (57 µg/g Krea.). Dies zeigt, daß durch die Thyreostatika-Therapie die Iodelemination beschleunigt wird bzw. die Iodbelastung der Schilddrüse geringer ist. Der Technetium-Uptake (Abb. 4) unterstützt diese Interpretation.

Während der Technetium-Uptake in den Behandlungsgruppen vor und 30 Tage nach Iodkontamination nahezu unverändert ist, zeigt die Kontrollgruppe einen signifikanten Abfall des Technetium Uptake als Hinweis für einen noch immer bestehenden Iodexzeß in der Schilddrüse.

Diese Daten zeigen, daß eine prophylaktische Applikation von Thyreostatika im Rahmen einer erheblichen Iodkontamination deutlich positive Einflüsse auf die Iodkinetik und den Hormonstoffwechsel hat. Wie ist nun der klinische Effekt unter diesen Bedingungen? Bei den 51 Patienten wurden 4 leichte, nicht therapiebedürftige Hyperthyreosen beobachtet, je eine in den Therapiegruppen und zwei in der Kontrollgruppe (Abb. 4). Dabei läßt sich auch retrospektiv kein Risikofaktor herausarbeiten, der es erlauben würde, diese Patienten vor Iodkontamination zu diagnostizieren.

Diese Studie demonstriert, daß die beiden Medikamente unter der gewählten Dosierung zwar einen gewissen positiven Effekt auf die Iodkinetik ausüben, jedoch das Auftreten von Hyperthyreosen nicht komplett verhindern können.

In Abb. 5 ist ein Vorschlag skizziert zur Verfahrensweise bei möglichen Risikopatienten vor Iodkontamination.

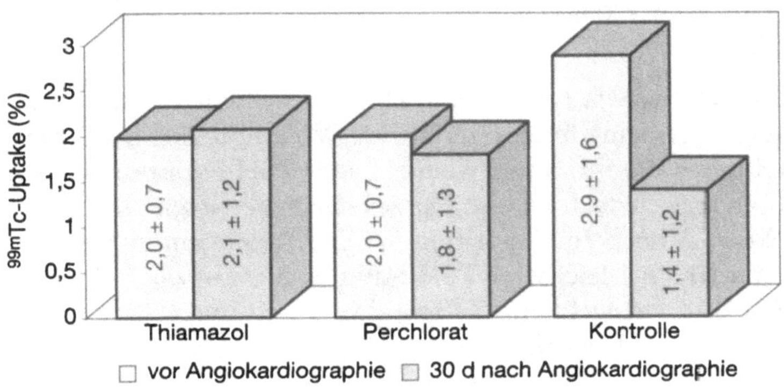

Abb. 4 Veränderungen des ^{99m}Tc-Uptake in den drei Behandlungsgruppen. Der Abfall nach 30 Tagen in der Kontrollgruppe ist signifikant.

Diagnostik	TSH, fT_3 u. fT_4; Sonographie (bei komplett supprimiertem TSH läßt sich mit einem Szintigramm + Suppressions-Uptake die Gefährdung genauer abschätzen [> 2 % Uptake = hohe Gefährdung])
Bewertung	TSH supprimiert, fT_3/fT_4 erhöht: (manifeste Hyperthyreose) Thyreostatikatherapie *Verschiebung der Kontrastmittelapplikation!*
	fT_3 u. fT_4 normal, TSH < 0,1 mU/l: Prophylaxe empfehlenswert, Hormonkontrolle nach 4 – 6 Wochen
	fT_3 u. fT_4 normal, TSH 0,1 – 0,3 mU/l: Prophylaxe fakultativ, Hormonkontrolle nach 4 – 6 Wochen
Prophylaxe	Kombination von 20 – 40 mg Methimazol/d und 900 – 1200 mg Perchlorat/d (3 × 15 – 20 Tr. Irenat)
	Zeitrahmen: Beginn am Tag *vor* Kontrastmittel für insgesamt 7 Tage

Abb. 5 Empfehlungen zur Schilddrüsen-Diagnostik und Therapie vor Kontrastmittelapplikation.

Diese Vorschläge sind nicht als Richtlinien zu verstehen, denn wie oben diskutiert, ist die Notwendigkeit und der Nutzen einer prophylaktischen Thyreostatika-Applikation bei Patienten mit euthyreoter Autonomie durch keine klinischen Studien bewiesen. Es besteht allerdings Konsens, daß bei Vorliegen einer floriden Hyperthyreose (erhöhte periphere Hormonwerte, supprimiertes TSH) eine Hochrisiko-Situation vorliegt, bei der unter allen Umständen auf eine akute Kontrastmittelapplikation verzichtet werden sollte. Durch Schilddrüsenhormonuntersuchungen läßt sich also schnell und relativ ökonomisch die wichtigste Risikogruppe diagnostizieren. Hierbei betrachten wir die Ultraschall-Untersuchung der Schilddrüse und die Feststellung von etwaigen Knoten als relativ wenig ergiebigen Begleitbefund für die akute Entscheidung. Bei komplett supprimiertem TSH kann der Uptake im Szintigramm als Suppressions-Uptake gewertet werden, und gibt dann auch bei noch euthyreoten periheren Hormonwerten einen gut etablierten Hinweis auf die Gefährdung des Patienten.

Bei den Patienten mit euthyreoten peripheren Hormonwerten aber erniedrigtem TSH gibt es kein allgemein gültiges Verfahren. Wir empfehlen bei Patienten mit einem TSH unter 0,1 mU/l also weitgehender TSH-Suppression eine Thyreostatika-Prophylaxe, jedoch ist der Nutzen nicht bewiesen. Auf jeden Fall sollten 4–6 Wochen nach Iodexposition Schilddrüsenhormon-Kontrollen durchgeführt werden. Bei leichterer TSH-Suppression zwischen 0,3 und 0,1 mU/l führen wir in der Regel keine Prophylaxe durch und kontrollieren nach 4–6 Wochen die Schilddrüsenfunktion.

Die Prophylaxe sollte wie oben dargelegt mit einer Kombination von Methimazol und Perchlorat durchgeführt werden. Wir verwenden 20–40 mg Methimazol/Tag und 900–1200 mg Perchlorat/Tag (3 × 15–20 Tropfen Irenat) beginnend einen Tag vor der Iodkontamination für 7–10 Tage. Jeder sollte sich allerdings bei Indikationsstellung darüber im klaren sein, daß weder der Nutzen dieser Maßnahme bewiesen noch das Risiko (Agranulozytose) eindeutig quantifiziert ist. Eine eindeutige Nutzen-Risiko-Analyse ist deshalb nicht möglich, und die Indikation sollte individuell gestellt werden.

Zusammenfassung

Die iodinduzierte Hyperthyreose ist im Iodmangelgebiet ein wichtiges klinisches Problem. Da iodkontaminierte Hyperthyreosen sehr Thyreostatika-resistent sind, ist der Versuch durch eine prophylaktische Thyreostatika-Gabe, das Problem zu umgehen, im Prinzip sinnvoll; allerdings liegen bisher keine ausreichenden kontrollierten Studien darüber vor, welche Patientengruppe für eine solche Maßnahme infrage kommt, und ob eine prophylaktische Thyreostatika-Gabe überhaupt effektiv ist.

Die wichtigste Maßnahme ist der Ausschluß manifest hyperthyreoter Patienten vor einer Iodkontamination, da eine Exazerbation der vorbestehenden Hyperthyreose sehr wahrscheihnlich ist. Das Hyperthyreoserisiko von euthyreoten Patienten mit mehr oder weniger supprimierten TSH wird allgemein erheblich überschätzt. Eine prophylaktische Thyreostatika-Gabe kann mangels kontrollierter Daten nicht verbindlich empfohlen werden, jedoch sollte man eine Prophylaxe zumindest bei Patienten mit komplett supprimiertem TSH und das Risiko erhöhenden Zweiterkrankungen in Erwägung ziehen.

Aufgrund pathophysikalischer Erwägungen sollte immer eine Kombination von Methimazol (20–40 mg) und Perchlorat (900–1200 mg) zur Prophylaxe verwendet werden. Eine Behandlungsdauer von einer Woche ist wahrscheinlich in der Regel ausreichend.

Literatur

[1] Bähre, M., R. Hilgers, C. Lindemann et al.: Physiological aspects of the thyroid trapping function and ist suppression in iodine deficiency using ^{99m}Tc pertechnetate. Acta Endocrinol. (Copenhagen) *115* (1987) 175–182.

[2] Hintze, G., O. Blombach, R. Ustarbowski, et al.: Risk of iodine iodine induced thyrotoxicosis after coronary angiography (abstract). J. Endocrinol. Invest. *17* (1994) 1–37.

[3] Joseph, K.: Thyreoidale Autonomie. Therapiewoche *36* (1986) 1711–1723.

[4] Köbberling, J., G. Hintze, H.-D. Becker: Iodine-Induced Thyrotoxicosis – A Case for Subtotal Thyroidectomy in Severely III Patients. Klin. Wochenschr. *63* (1985) 1–7.

[5] Kreisig, T., C.R. Pickardt, C. Vaitl et al.: Regionaler ^{99m}Tc-Uptake der Schilddrüse (TcU) in Kombination mit Sonographie bei fokaler Autonomie. In: Börner, W., B. Weinheimer (Hrsg.): Schilddrüse 1989. Primäre Diagnostik und Verlaufskontrolle der Struma, S. 208–213. Walter de Gruyter, Berlin – New York 1991.
[6] Nolte, W., R. Müller, M. Hüfner: Die Behandlung iodinduzierter Hyperthyreosen. Med. Klinik. *90* (1995) 246–253.
[7] Nolte, W., R. Müller, H. Siggelkow, D. Emrich, M. Hüfner: Prophylactic application of thyrostatic drugs during excessive iodine exposure in euthyroid patients with thyroid autonomy: a randomized study. J. Endocrinol. *134* (1996) 337–341.
[8] Peter, H.J., H. Gerber, S. Smeds: Pathogenesis heterogeneity in human multinodular goiter. Invest. *76* (1985) 1992–2002.
[9] Schumm-Draeger, P.-M., K.H. Usadel, R. Senekowitsch et al.: Effekt einer thyreostatichen Therapie bei iodinduzierter Hyperthyreose – Untersuchungen an xenotransplantierten Geweben immunogener sowie nichtimmunogener Hyperthyreoseformen. In: Pickardt, C.R., P. Pfannenstiel, B. Weinheimer (Hrsg.): Schilddrüse 1987, S. 253–258. Thieme, Stuttgart 1989.
[10] Taurog, A., M.L. Dorris, F.S. Guziec: Metabolism of 35S- and 14C-labeled 1-methyl-2-mercaptoimidazole in vitro and in vivo. Endocrinology *124* (1989) 30–39.
[11] Yoshida, A., N. Sasaki, A. Mori et al.: Different Electrophysiological Character of I^-, ClO^{-4}, and SCN^- in the Transport by $Na^+/^-$ Symporter. Biochemical and Biophysical Research Communications *231* (1997) 731–734.

Diskussion

Grußendorf:
Ich sehe pro Woche ca. drei Patienten mit einem supprimierten TSH und einem Uptake von 0,8 %, die keine klassische Iodkontamination haben. Trotzdem bin ich der Meinung, daß diese Patienten gefährdet wären.

Hüfner:
Worauf stützt sich denn die Vorstellung, daß sie gefährdet sind? Gestern und vorgestern haben wir gehört, daß die Iodausscheidung im Urin überhaupt nicht mit dem Iodbestand der Schilddrüse korreliert. Das heißt, ein Patient kann durchaus kontaminiert sein, aber das liegt soweit zurück, daß Sie es im Urin schon gar nicht mehr nachweisen können. Aber die Schilddrüse ist durchaus noch voll Iod. Aber diese Fälle sind schwer zu fassen.

Grußendorf:
Ich bin schon der Meinung, daß die etwas iodkontaminiert sind und deswegen den erniedrigten Uptake von 0,8 % haben und trotzdem gefährdet wären.

Hüfner:
Das kann durchaus sein, nur gibt es keine Daten dafür, und es gibt, glaube ich, keinen besseren Test, um prospektiv die Gefährdung zu definieren, als den Suppressions-Uptake. Ich glaube das TSH ist nicht vergleichbar.

Dralle:
Herr Hüfner, habe ich Ihr Studiendesign insofern richtig verstanden, daß Sie die Art der medikamentösen Prophylaxe oder der Nichtprophylaxe vor Iodbelastung (Koronorangiographie) unabhängig gemacht haben von der präoperativen Schilddrüsenfunktion, also auch bei beginnender oder bestehender Autonomie die Gruppe 3 Ihrer Studie (Nicht-Prophylaxe) hatten?

Hüfner:
Das ist richtig. Es war eine randomisierte Studie, es wurden die Kriterien festgelegt und innerhalb dieser Kriterien wurde randomisiert, sonst macht es ja keinen Sinn. Das heißt, die hatten alle ein TSH, das unterhalb des Normbereichs lag und auch das Delta-TSH lag unter einem bestimmten festgelegten Wert. Ich glaube auch nicht, daß es sinnvoll ist, Studien dieser Art für diese Fragestellung ohne Kontrollgruppe zu machen. Ich glaube auch, daß das gerechtfertigt ist.

Galvan:
Warum der Verzicht bei der Prophylaxe mit Thiamazol und Perchlorat bei einem TSH von 0,1 bis 0,3 mU/l? Gerade in Hinsicht auf Koronar-Angiographie bei Kranken, die ja zu Herzrhythmusstörungen neigen?

Hüfner:
Ich kann mich da nur nach der Datenlage richten. Die sehr imponierende Studie mit Rosenthal, die in Wuppertal durchgeführt worden ist, zeigt 26 Patienten (von 700) mit niedrigem TSH. Von diesen ist überhaupt keine Hyperthyreose aufgetreten. Die zwei Hyperthyreosen hätten Sie mit dem TSH nicht erkannt, die waren völlig im Normbereich. Daran erkennen Sie, daß das TSH zwar ein gewisses Risikokollektiv definiert, aber das ist mittelgradig höher als ein Kollektiv, das überhaupt nicht auf Risiko definiert. Aber wenn Sie mal die manifesten Hyperthyreosen herausnehmen, und das haben Sie ja gemacht, dann ist die Gefahr einer iodausgelösten Hyperthyreose sehr viel geringer als so im Volke rumort. Ich glaube, daß da ganz falsche Meinungen und magische Vorstellungen vorherrschen, wenn das TSH nicht ganz normal ist, wie hoch das Risikos sein dürfte, wenn man da eine Iodkontamination macht. Ich will es ja nicht verniedlichen, aber man sollte es in den richtigen Perspektiven sehen, und das hat, glaube ich, diese Studie sehr schön dargestellt.

Staub:
Ich habe noch einen Kommentar zum TSH: zur Frühdiagnose der iodinduzierten Hyperthyreose wurde ein basales TSH mit einem Assay der 2. Generation empfohlen. Dieser kann aber im untersten Grenzbereich oft falsch positive oder falsch negative Resultate ergeben. Es sollten deshalb für die

Frühdiagnostik einer iodinduzierten Hyperthyreose ein hochsensitiver TSH-Assay der 3. oder 4. Generation eingesetzt oder ein TRH-Test durchgeführt werden.

Hüfner:
Also ich glaube, daß man aus dem TSH nicht wesentlich mehr herausholen kann, auch wenn man das noch sensitiver bestimmen kann. Wie wir alle wissen, ist in Iodmangelgebieten bei ausgeprägtem Iodmangel und deutlicher Autonomie TSH normal, obwohl im Technetium Suppressionstest möglicherweise sehr hohe Werte gemessen wurden. Das macht das Problem aus. Und deswegen ist das TSH über einen bestimmten Punkt hinaus meines Erachtens nicht zu verbessern, ganz egal, welchen Test Sie benutzen.

Staub:
Zur Behandlung einer iodinduzierten Hyperthyreose müssen sehr hohe Dosen von Thyreostatika eingesetzt werden. Die erwähnte Dosierung von 20–40 mg Carbimazol ist oft ungenügend. Im allgemeinen sind als Anfangsdosis 60 mgl (verteilt auf 4 Einzeldosen) angezeigt. Dies führt bei der Mehrzahl der Patienten zum Erfolg. Für die Prophylaxe (speziell vor diagnostischen Iodapplikationen) sind die genannten kleineren Dosen wirksam.

Mödder:
Sie führen die Prophylaxe einen Tag vor und 7 Tage nach der Kontrastmittelapplikation durch. Die bisherige Empfehlung lautete: Beginn 3 bis 4 Tage vorher. Für das Perchlorat steht dahinter, daß rein stöchiometrisch eine gewisse Menge vor der Iodgabe angesammelt sein soll. Daß Sie die Prophylaxe nach 7 Tagen beendeten, gilt für das bei Ihnen für die Korononangiographie verwendete spezifische Kontrastmittel. Wie verhält man sich bei Kontrastmittel mit längerer Halbwertzeit?

Hüfner:
Vor der Angiographie haben Sie maximal 2 Tag, und manchmal findet das am selben Tag noch statt. Das ist auch ein Praktikabilitäts-Aspekt. Das Perchlorat kumuliert nicht, das hat eine ganz kurze Halbwertszeit, und es geht ja wahrscheinlich nicht in die Schilddrüse rein. Das heißt, da haben Sie wahrscheinlich nach einem Tag bereits ein Äquilibrium erreicht. Bei Thiamazol bräuchten Sie natürlich in der Tat längere Zeit, um ein Äquilibrium zu machen, aber das ist nicht praktikabel. Was die Länge angeht, glaube ich, gibt es ganz gute Daten, daß von wasserlöslichen Kontrastmittel nach 7 Tagen keine nennenswerten Mengen mehr nachzuweisen sind, also ganz gering.

Huber:
Sollte man nicht doch bei niedrig normalem TSH-Wert zumindest mit Perchlorat alleine eine Prophylaxe vornehmen? Unter diesen Patienten gibt und gab es Einzelfälle mit niedrig normalem TSH (bei Radioiod-Therapie bei Schilddrüsen-Autonomien), welche nach Iod-Kontrastmittelgabe mäßige Hyperthyreosen entwickelten.

Hüfner:
Wenn ich überhaupt eine Prophylaxe machen will, dann finde ich, ist es pathophysiologisch so überzeugend von den verschiedenen Wirkungsmechanismen, daß man eine Kombination wählen sollte. Es sind ja normale therapeutische Dosen, und eine Anwendung ist sehr kurz. Ich sehe da keine wesentliche Gefährdung. Theoretisch ist es möglich, daß einer eine allergische Agranulocytose zeigt. Eine dosisabhängige wird er nicht bekommen, weil die Exposition zu kurz ist.

Mann:
Zur Beantwortung der Frage nach der Effektivität von Perchlorat alleine und Perchlorat und Thiamazol zur Prophylaxe der iodinduzierten Hyperthyreose möchte ich auf die experimentellen Daten von Frau Schumm-Dräger aus Frankfurt hinweisen. Sie transplanierte autonomes Adenomgewebe auf thymusaplastische Nacktmäuse. Vier Gruppen wurden gebildet: Iod alleine, Thiamazol, Perchlorat alleine und die Kombination von Thiamazol und Perchlorat. Nur bei der Gabe der Kombination vor der Iodidgabe konnte eine Hyperthyreose vermieden werden. Dies ist die einzige mir bekannte Studie, die auch Hinweise für das Vorgehen in der Klinik bietet.

Iodinduzierte Hypothyreose

R. Hörmann

Einleitung

Ein Iodexzeß wird in unserem Lande überwiegend mit einer Hyperthyreose in Verbindung gebracht. Das erhöhte Risiko der Auslösung einer Hyperthyreose nach Zufuhr hoher Iodmengen, z. B. im Rahmen einer Kontrastmitteluntersuchung beruht bekanntlich auf dem Versagen der protektiven Mechanismen, die die gesunde Schilddrüse vor einer Iodüberflutung schützen und ist meist auf vorhandene autonome Gewebeanteile zurückzuführen. Da die Autonomie der Schilddrüse eine Folgeerkrankung des chronischen Iodmangels darstellt, ist die im Vergleich zu ausreichend iodversorgten Gebieten erhöhte Frequenz der Auslösung einer Hyperthyreose durch Gabe hoher Ioddosen in Iodmangelgebieten wie Deutschland verständlich. Eine durch Iodgabe ausgelöste Hypothyreose tritt von der Häufigkeit des Auftretens her gegenüber der iodinduzierten Hyperthyreose in den Hintergrund, sollte aber nicht ganz vernachlässigt werden.

Der Zusammenhang zwischen einer stark erhöhten alimentären Iodzufuhr und dem Auftreten einer endemischen Struma sowie seltener einer Hypothyreose wurde durch epidemiologischen Studien auf der japanischen Insel Hokkaido nachgewiesen [8]. In der Literatur wurde der Begriff der japanischen Küstenstruma geprägt. Bewohner dieses japanischen Küstenabschnittes verzehrten traditionsgemäß hohe Mengen an einem iodreichen Seetang, Kombu genannt, die zu einer täglichen Iodaufnahme von ca. 200 mg/Tag Iodid führen. In Korrelation mit der Iodzufuhr wurde entlang der Küstenregionen eine Strumaprävalenz von 3–24 % gefunden, während im Binnenland die Strumaprävalenz mit ca. 1,3 % sehr niedrig war. Eine ebenfalls mit der Iodaufnahme korrelierte Strumahäufung wurde in einem Dorf in Zentralchina berichtet [6]. In diesem Ort erfolgte die hohe Iodzufuhr durch das Trinkwasser, dessen Iodgehalt mit 462 µg/l gemessen wurde. Dies führte zu einer deutlich erhöhten Iodurie der Dorfbewohner (1237 µg/g Kreatinin) und einer Strumahäufung von 65 %. Im Vergleich dazu betrug die Strumahäufung in einem benachbarten Ort mit einem Iodgehalt des Trinkwassers von 54 µg/l und einer mittleren Iodurie der Bewohner von 428 µg/g Kreatinin lediglich 15 %. In beiden Studien fiel neben der endemischen Ausprägung einer Struma bei wenigen Patienten zusätzlich eine klinisch manifeste Hypothyreose auf. Die Anzahl der subklinischen Hypothyreosen war dagegen deutlich erhöht. In der chinesischen Studie betrug der mittlere TSH-Spiegel in der Gruppe der iodkontaminierten Patienten 7,8 mU/l im Vergleich zu 3,5 mU/l der Kontrollgruppe [6].

Quellen und Auswirkungen des Iodexzesses

Häufige Quellen einer Iodzufuhr faßt Tabelle 1 zusammen.

Tabelle 1 Häufige Quellen eines Iodexzesses

akute Exposition
– Kontrastmittel
– Lugol'sche Lösung
– Desinfizienzien
chronische Einwirkung
– Seetang
– Algenpräparate
– Amiodaron
– Atemwegstherapeutika

Für die Auslösung einer Hypothyreose ist insbesondere eine chronisch erhöhte Iodzufuhr relevant, die meist alimentär bedingt ist, wie in den bereits angeführten Beispielen, oder in unserem Lande überwiegend durch das Medikament Amiodaron hervorgerufen wird. Kurzzeitige Applikationen erhöhter Iodmengen, z.B. Kontrastmittelgaben, stellten in der Regel kein erhöhtes Risiko der Auslösung einer Hypothyreose – im Gegensatz zur Hyperthyreose – dar. In einer jüngsten australischen Studie wurde nach Kontrastmittelgabe bei 73 Patienten mit einem Alter über 50 Jahre keine einzige Hypothyreose beobachtet, es kam lediglich zu einem weiteren TSH-Anstieg bei einer bereits vorbekannten subklinischen Hypothyreose [3].

Neben der Dauer der Einwirkung des Iodexzesses spielt die Höhe der Iodzufuhr für die Auslösung einer Hypothyreose eine wichtige Rolle. Dies konnte durch Untersuchungen an der japanischen Küste belegt werden. Konno und Mitarbeiter fanden eine gute Korrelation der Häufigkeit einer Antikörper-negativen Hypothyreose mit der Häufigkeit einer erhöhten Iodurie der untersuchten Bevölkerungsgruppen [4]. Weiterhin konnten die Autoren in dieser Studie zeigen, daß die Prävalenz einer subklinischen oder manifesten Hypothyreose definiert als ein Serum-TSH > 5 mU/l bei Japanern, deren Morgenurin Iodkonzentration 75 µmol/l überstieg mit 12,1 % im Vergleich zu Personen mit normaler Iodausscheidung, die eine Hypothyreoseprävalenz von 2,3 % zeigten erhöht war [4]. Histologische Studien zeigten bei etwa der Hälfte der Patienten mit iodinduzierter Hypothyreose eine lymphozytäre Infiltration der Schilddrüse [5]. Nach Einschränkung der erhöhten Iodzufuhr normalisierten sich die TSH-Spiegel in vielen Fällen, insbesondere bei Antikörper-negativen Patienten.

Zusammenfassend zeigten diese Studien, daß das Auftreten einer iodvermittelten Hypothyreose mit der Höhe und Dauer der Iodzufuhr korreliert ist. Das insgesamt geringe Risiko der Auslösung einer Hypothyreose durch einen Iodexzeß spricht dafür, daß eine normale Schilddrüse sich in adaptiver Weise gegen die Auswirkungen einer Iodüberflutung zu schützen vermag und die iodausgelöste Hypothyreose nur auf der Grundlage einer genetisch veränderten Iodsuszeptibilität oder einer Erkrankung der Schilddrüse vorkommt.

Autoregulation der Schilddrüse und Wolff-Chaikoff-Effekt

Iodid wird aus dem Blut über einen aktiven Transportmechanismus, den kürzlich erst klonierten Iodidtransporter, aufgenommen, intrathyreoidal angereichert und über das Schlüsselenzym Schilddrüsenperoxidase in die Thyrosylgruppen des Thyreoglobulins unter Formation der Schilddrüsenhormone Thyroxin und Triiodthyronin eingebaut. Aus dem follikulären Speichervorrat folgt die bedarfsgerechte hydrolytische Freisetzung und Abgabe der Hormone in die Zirkulation. Im Falle einer Iodüberflutung erhöht sich initial die intrathyreoidale Iodidkonzentration. Dadurch kommt es zu einer Inhibition des Iodeinbaus, der Iodorganifikation, die seit langem als sogenannter Wolff-Chaikoff-Effekt bekannt ist und auch tierexperimentell gut belegt wurde [7, 10]. Der Wolff-Chaikoff-Effekt führt allerdings nur zu einer temporären Verminderung der Iodorganifikation, da er von einem raschen Escape-Phänomen aufgehoben wird. Die Aufhebung des Wolff-Chaikoff-Effektes kommt dadurch zustande, daß infolge der erhöhten intrathyreoidalen Iodanreicherung der aktive Transportmechanismus, d.h. die intrathyreoidale Iodaufnahme gedrosselt wird und damit die für die Vermittlung des Wollf-Chaikoff-Effektes erforderlichen hohen Iodidkonzentrationen in der Schilddrüse nicht aufrecht erhalten werden. Vom Pathomechanismus her wird die Hemmung der Organifikation der Schilddrüsenperoxidase von verschiedenen Autoren über ein Absinken von Wasserstoffperoxid erklärt, während an der hemmenden Wirkung von Iod auf den Iodidtransport intrathyreoidale Iodverbindungen wie das Iodlacton beteiligt scheinen [7].

Je nach Ausmaß des Iodexzesses lassen sich physiologischerweise 4 Stadien der Adaptation unterscheiden:

I Niedrige Iodzufuhr → Proportionale Iodidaufnahme und Iodidinkorporation

II Mäßige Iodzufuhr → Abnahme der proportionalen Iodaufnahme, jedoch Zunahme der absoluten Aufnahme und Inkorporationsraten

III Hohe Iodzufuhr → Abnahme der prozentualen Iodaufnahme und der absoluten Aufnahme und Inkorporation von Iodid

IV Exzessive Iodzufuhr → Akute Sättigung des Iodidtransportmechanismus

Der Wolff-Chaikoff-Effekt und sein Escape-Phänomen schützen physiologischerweise die Schilddrüse sehr effektiv vor den Auswirkungen einer exzessiven Iodzufuhr und verhindern dadurch Funktionsstörungen nach Iodbelastung bei Normalpersonen. Unter pathophysiologischen Bedingungen kann es jedoch zu einer gestörten Autoregulation kommen, einem Fehlen des Wolff-Chaikoff-Effektes im Rahmen einer Autonomie der Schilddrüse mit der Folge einer Hyperthyreose oder einer Persistenz des Wollf-Chaikoff-Effektes, die mit einer iodausgelösten Hypothyreose assoziiert ist.

Störungen des Wolff-Chaikoff-Effektes, die die Auslösung einer Hypothyreose durch Iod begünstigen, kommen vor, physiologischerweise beim Feten, auf genetischer Grundlage und bei Erkrankungen der Schilddrüse, insbesondere einer Autoimmunthyreoiditis (Tabelle 2).

Tabelle 2 Risikogruppen für das Auftreten einer Hypothyreose nach Iodbelastung

gesteigerte Iodempfindlichkeit
- fetale Schilddrüse
- genetische Ursache

Schilddrüsenerkrankung
- Autoimmunthyreoiditis
- Post-Partum-Thyreoiditis
- Morbus Basedow in Remission
- Zustand nach ausgedehnter Schilddrüsenresektion

Autoimmunthyreoiditis und Iodid

Eine Verschlechterung einer Autoimmunthyreoiditis durch die Zufuhr hoher Iodmengen wurde bereits 1971 von Braverman und Mitarbeitern [1] nachgewiesen. Nach der Gabe von hohen Ioddosen (ca. 180 mg/Tag) in Form von Lugol'scher Lösung bei Patienten mit Hashimoto-Thyreoiditis kam es zu einem deutlichen Anstieg des TSH- und Abfall der Thyroxin-Spiegel im Serum. Die Laborveränderungen waren nach Einstellung der Iodzufuhr wieder rückläufig. Eine ähnliche Untersuchung wurde in jüngerer Zeit von Roti und Mitarbeitern [9] an Patienten mit Postpartum-Thyreoiditis vorgelegt. Während hohe Ioddosen, wie in den oben angegebenen Studien verwendet, eindeutig mit dem Risiko der Verschlechterung einer vorbestehenden Autoimmunerkrankung bzw. der Gefahr der Auslösung einer manifesten Hypothyreose verbunden sind, ist das Risiko einer gering erhöhten Iodzufuhr auf den Verlauf einer Autoimmunthyreoiditis bisher weniger klar definiert. Es liegen hierzu unterschiedliche Berichte und Meinungen vor. Nach Untersuchungen von Herrn Reinhardt, die in diesem Symposiumband berichtet werden, zeigte sich bei 43 Patienten mit einer Autoimmunthyreoiditis mit euthyreoter Stoffwechsellage und normalem TSH unter einer Behandlung mit 250 µg/Tag Iodid über einen Zeitraum von 2–13 Monate in 7 Fällen ein Übergang in eine subklinische Hypothyreose und in einem Fall ein Übergang in eine manifeste Hypothyreose. In einem Kontrollkollektiv mit euthyreoter Autoimmunthyreoiditis ohne Iodidbehandlung (n = 40) wurde hingegen nur ein Fall einer subklinischen Hypothyreose beobachtet.

Nach der bestehenden Datenlage erscheint die Verschlechterung einer vorbestehenden Autoimmunthyreoiditis durch die Zufuhr von Iodtagesdosen über 200 µg möglich. Es ergibt sich die generelle Empfehlung einer Vermeidung einer Iodsupplementierung bei Vorliegen einer Autoimmunerkrankung der Schilddrüse.

Im Falle einer Verschlechterung einer Autoimmunthyreoiditis sollte an die Möglichkeit einer Iodkontamination gedacht werden, diese anamnestisch erfragt werden und gegebenenfalls eine Messung der Iodurie vorgenommen werden und bei diesen Patienten die Iodzufuhr gestoppt werden. Die iodausgelöste Hypothyreose erweist sich nach Einstellung der erhöhten Iodbelastung in einem hohen Prozentsatz der Patienten – in Abhängigkeit von der bereits vorbestehenden Grunderkrankung – als reversibel.

Amiodaron-induzierte Hypothyreose

Eine Besonderheit stellt die Amiodaron-induzierte Hypothyreose dar. Während diese Erkrankung in Deutschland sehr selten ist und in unserem Lande überwiegend (ca. 10 %) eine iodinduzierte Hyperthyreose auffällt, wurde in den USA bei Amiodaron-behandelten Patienten eine Hypothyreoserate bis zu 20 % berichtet, hingegen sehr selten das Auftreten einer Hyperthyreose [2]. Die Ätiologie der Amiodaron-induzierten Hypothyreose wird heute überwiegend als eine durch das Medikament selbst hervorgerufene immunologisch vermittelte destruktive Thyreoiditis, weniger eine iodbedingte Blockade der

Hormonsynthese auf genetischer Grundlage oder eine durch die exzessive Iodkonzentration hervorgerufene Thyreoiditis gesehen. Da sowohl die Halbwertszeit des Medikamentes sehr lange ist als auch die Iodbelastung lange anhält, wird von einigen Autoren zur Behandlung der Amiodaron-induzierten Thyreoiditis die kurzzeitige initiale Gabe von Corticosteroiden empfohlen.

Zusammenfassung und Fazit für die Praxis

Die iodausgelöste Hypothyreose bei Schilddrüsengesunden ist äußerst selten, mit einer Ausnahme, dem Feten, der eine erhöhte Iodempfindlichkeit aufweist. Eine wichtige Risikogruppe für die Entwicklung einer Hypothyreose nach Iodbelastung stellt die Autoimmunthyreoiditis dar. Das Risiko nimmt mit der Dauer und der Höhe der Iodzufuhr zu. Nach Einstellung des Iodexzesses erweist sich die Hypothyreose häufig als reversibel.

Literatur

[1] Braverman, L.E., S.H. Ingbar, A.G. Vagenakis et al.: Enhanced susceptibility to iodide myxedema in patients with Hashimoto's disease. J. Clin. Endocrinol. Metab. *32* (1971) 515–521.

[2] Braverman, L.E.: Iodine induced thyroid disease. AMA *17* (1990) 29–33.

[3] Conn, J.J., M.J. Sebastian, D. Deam et al.: A prospective study on the effect of nonionic contrast media on thyroid function. Thyroid *6* (1996) 107–110.

[4] Konno, N., H. Makita, K. Yuri et al.: Association between dietary iodine intake and prevalence of subclinical hypothyroidism in the coastal regions of Japan. J. Clin. Endocrinol. Metab. *78* (1994) 393–397.

[5] Mizukami, Y., T. Michigishi, A. Nonomura et al.: Iodine-induced hypothyroidism: a clinical and histological study of 28 patients. J. Clin. Endocrinol. Metab. *76* (1993) 466–471.

[6] MU, L., L. Derun, Q. Chengyi et al.: Endemic goiter in central China caused by excessive iodide intake. Lancet 2 (1987) 257–258.

[7] Nagataki, S., N. Yokoyama. Autoregulation: Effect of iodide. In: Braverman, L.E., R.D. Utiger (Hrsg.): Werner and Inbars's The Thyroid, S. 242–247. Lippincott – Raven, Philadelphia – New York 1995.

[8] Suzuki, H. , T. Higuchi, K. Sawa et al.: Endemic coast goiter in Hokkaido, Japan. Acta Endocrinol. (Copenhagen) *50* (1965) 161–176.

[9] Roti, E., R. Minelle, E. Gardini, et al.: Impaired intrathyroidal iodine organification and iodine-induced hypothyroidism in euthyroid women with a previous episode of postpartum thyroiditis. J. Clin. Endocrinol. Metab. *73* (1991) 958–963.

[10] Wolff, J., I. L. Chaikoff: Plasma inorganic iodide as homeostatic regulator of thyroid function. J. Biol. Chem. *174* (1948) 555–564.

Diskussion

Reiners:
Meine Frage richtet sich an Herrn Hörmann, aber auch an alle Referenten, die sich gestern mit dem Thema Schwangerschaft und Kindheit befaßt haben: wir haben früher darauf hingewiesen, daß die foetale Schilddrüse gegenüber Iodbelastung sensitiv ist. Diese Frage, die gestern gestellt wurde, möchte ich gezielt noch einmal wiederholen: ist es vertretbar, in der Schwangerschaft 1,5 mg Iodid wöchentlich zu geben oder sollte man nicht lieber 200 μg täglich verabreichen?

Hörmann:
Also ich kann das aus meiner persönlichen Sicht natürlich beantworten, und ich wäre eher für die Tagesgabe. Aber auf fundierte experimentelle Daten kann ich mich nicht beziehen. Die Daten von Erwachsenen würden dafür sprechen, in der Einzeldosis nicht zu übertreiben.

Therapie der Hypothyreose mit einer Depotpräparation von Levothyroxin: eine Vergleichsuntersuchung zur Standardmedikation

L. H. Duntas, G. E. Krassas, Th. Tzotzas, L. Papanastasiou, E. Mantzos, D. A. Koutras

Einleitung

Thyroxin-Präparate wurden in den letzten 20 Jahren zur Substitutionsbehandlung der verschiedenen Formen der Hypothyreose oder zur TSH-Suppressionstherapie des Schilddrüsenkarzinoms, meistens als reines Natrium-Levothyroxin, und zuletzt als Kombinationspräparate mit Iodid, weltweit eingeführt. Trotz der breiten Anwendung sind die pharmakokinetischen Daten der Schilddrüsenhormon-Präparate jedoch relativ wenig bekannt.

Die Schilddrüsenhormone T_4 und T_3 sind bei normalen Personen über 97 % an Bindungsproteine, Transthyretin und TBG, gebunden [1].

Die Absorption von T_4 hängt von der gastrointestinalen Transitzeit ab, wobei das Jejunum der wichtigste Absorptionsort zu sein scheint [2].

L-Thyroxin ist in einer Dosierung von 1,5 – 3 mg, ein sicheres und gut verträgliches Medikament [3, 4]. Selbst höhere Dosierungen von über 15 mg, in suizidaler Absicht eingenommen, werden wie berichtet ohne gravierende Nebenwirkungen toleriert [5]. T_4 besitzt eine minimale metabolische Aktivität und wird durch das Selenoprotein Deiodase vom Typ I (5'-D1) und die Deiodase vom Typ II (5'-D2) zum metabolisch aktiven T_3 deiodiert, das seine Wirkung über die Bindung an die nukleäre c-erbA-T_3-Rezeptorfamilie vermittelt [6]. Die Halbwertszeit (HWZ) von T_4 bei Euthyreose beträgt 7 Tage von T_3 18 – 24 Stunden. Die Hyperthyreose verkürzt, die Hypothyreose verlängert die HWZ von T_4 und T_3 [7].

Diese Eigenschaften machen das L-T_4 zu einem natürlichen Depot-Präparat. In letzter Zeit wurde ein neues Depot-Präparat, das L-Thyroxin-depot®, welches 1 mg L-T_4 enthält, eingeführt.

Es ist das Ziel dieser Studie die Effektivität und die Sicherheit dieses neuen L-T_4-Depot Präparates zu untersuchen und dessen Akzeptanz durch die Patienten zu überprüfen.

Methode

In einer prospektiven Studie verabreichten wir einer Gruppe von 14 Patienten mit klinisch manifester Hypothyseose (Gr1, 11 Frauen, 3 Männer) im mittleren Alter von 44 Jahren (28–54 J.), mit einem mittleren Körpergewicht von 68 kg (56–83 kg), 1 mg L-T_4-depot. Eine zweite Gruppe bildeten 14 Patienten mit Hypothyreose (Gr2, 12 Frauen, 2 Männer) im mittleren Alter von 46 Jahren (27–58 J.), mit einem mittleren Köpergewicht von 67 kg (54–80 kg) die mit L-Thyroxin 100 µg/Tag behandelt wurde und als Kontrollgruppe diente. Kein Patient erhielt vor der Studie Schilddrüsenhormonpräparate oder andere Medikamente, die die Hypophysen-Schilddrüsen-Achse beeinträchtigen können. Alle Patienten und Probanden wurden über die Studie eingehend informiert.

Studienprotokoll

Die Patienten von Gr1 wurden mit L-T_4-depot 1 mg per os (L-Thyroxin Henning® depot, Henning Berlin GmbH) wöchentlich und die Patienten von Gr2 wurden mit L-T4 100 µg per os (T4-100 µg Uni-Pharma® S.p.A., Athens, Greece) täglich und über 24 Wochen behandelt. Die Serum-Konzentrationen von FT_4, T_4, T_3 und TSH wurden an 0, 2, 4, 6, 8, 12 und 24 Stunden nach der ersten Einnahme und am Ende der 1, 2, 12, und 24ten Behandlungswoche gemessen.

Bestimmungen

Die Bestimmungen von T_4 und T_3 wurden mit Amerlex MT_4 und MT_3 RIA Kits (Johnson & Johnson Clinical Diagnostics Ltd., Amersham U.K.) durchgeführt, mit einem Variationskoeffizient (VK) von 3,2 % bzw. 3,7 %. Der Normbereich für T_4 ist 5–12 µg/dl, und für T_3 80–190 ng/ml. Das FT_4 wurde mittels eines chemiluminometrischen Assays (Chemiluminescent-FT_4, Nichols, San Juan Capistrano, CA, USA), mit einem VK von 4 % und Normbereich 0,8–2,2 ng/dl bestimmt. Das TSH wurde mittels eines IRMA (Johnson & Johnson Clinical diagnostics Ltd., Amersham, U.K.) mit einem VK von 5,7 % und Normbereich 0,3–4 µU/ml gemessen.

Statistik

Die Ergebnisse werden als Mittelwert ± SD dargestellt. Die Flächenintegrale unter den T_4-Zeitdiagrammen wurden nach der Trapezformel berechnet und mittels des U-Tests miteinander verglichen. Das Signifikanzniveau wurde auf $\alpha = 0{,}05$ festgelegt.

Ergebnisse

Bei der Gr1 erreichten T_4, FT_4 und T_3 ihre Spitze (C_{max}) 8 Stunden (T_{max}) nach der Tabletteneinnahme [T_4: 14,2 ± 2 µg/dl (Abb. 1); FT_4: 1,9 ± 0,3 ng/dl (Abb. 2); T_3: 159 ± 10 ng/ml (Abb. 3)]. T_4 lag bei Ende der Studie bei 9,8 ± 1,1 µg/dl (Abb. 1), FT_4 bei 1,3 ± 0,1 ng/dl (Abb. 2) und T_3 bei 111 ± 7 ng/ml (Abb. 3). Bei der Gr2 wurden die C_{max} von T_4 (10,2 ± 1,1 µg/dl) (Abb. 1);

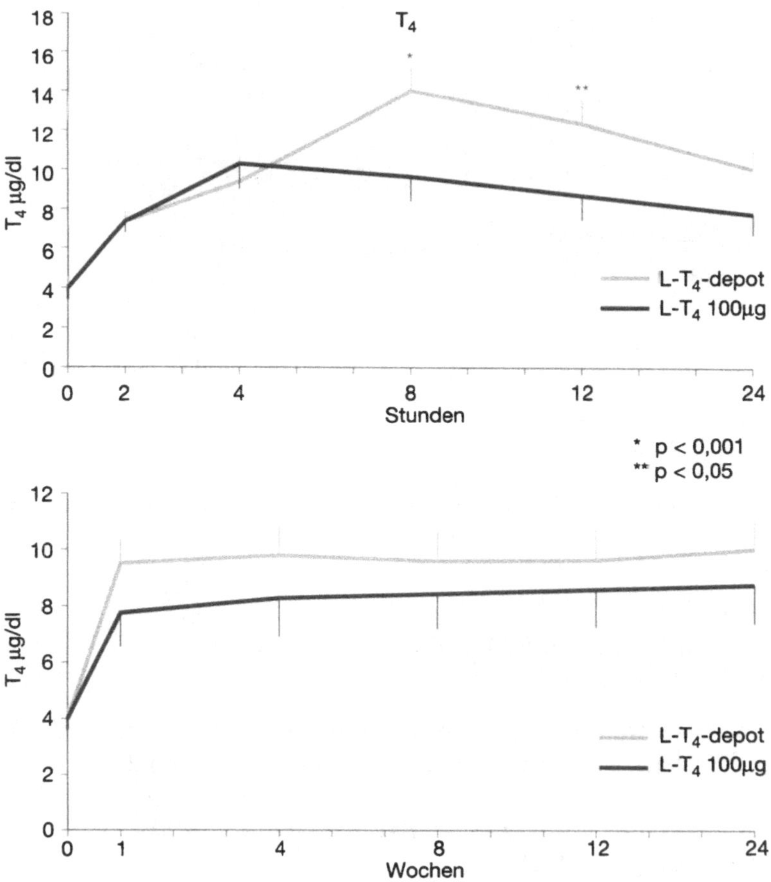

Abb. 1 Serumkonzentrationen von T_4 über 24 Stunden (obere Kurve) und 24 Wochen nach Einnahme von L-T_4-depot 1 mg oder L-T_4 100 µg.

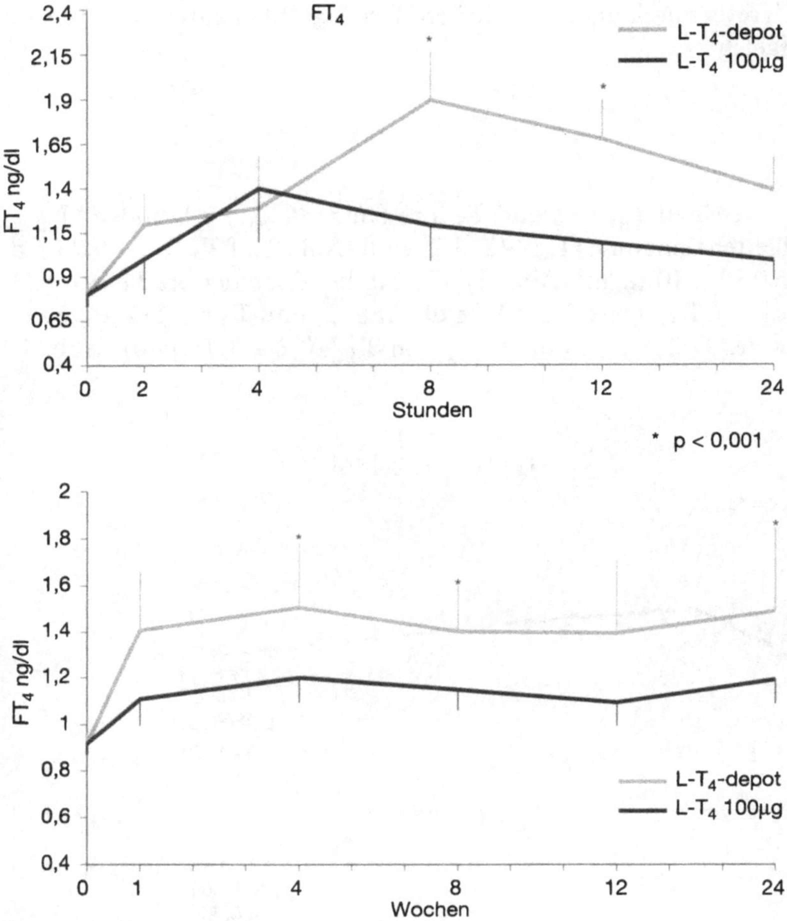

Abb. 2 Serumkonzentrationen von FT_4 über 24 Stunden (obere Kurve) und 24 Wochen nach Einnahme von L-T_4-depot 1 mg oder L-T_4 100 µg.

FT_4 (1,3 ± 0,2 ng/dl) (Abb. 2) und T_3 (128 ± 9,5 ng/ml) (Abb. 3) 4 Stunden (T_{max}) nach der Thyroxin-Einnahme bestimmt.

Die TSH-Serumkonzentration fiel in beiden Gruppen schnell ab, und lag bei der Gr1, im Vergleich zur Gr2, nach 24 Stunden, sowie nach 24 Wochen signifikant niedriger (1,1 ± 0,05 vs. 1,9 ± 0,04 µU/ml; $p < 0{,}03$) (Abb. 4). Der T_4-AUC Wert war bei Gr1 signifikant höher als bei Gr2 (462,400 ± 17,850 vs. 51,230 ± 3,080 µg h/dl; $p < 0{,}001$).

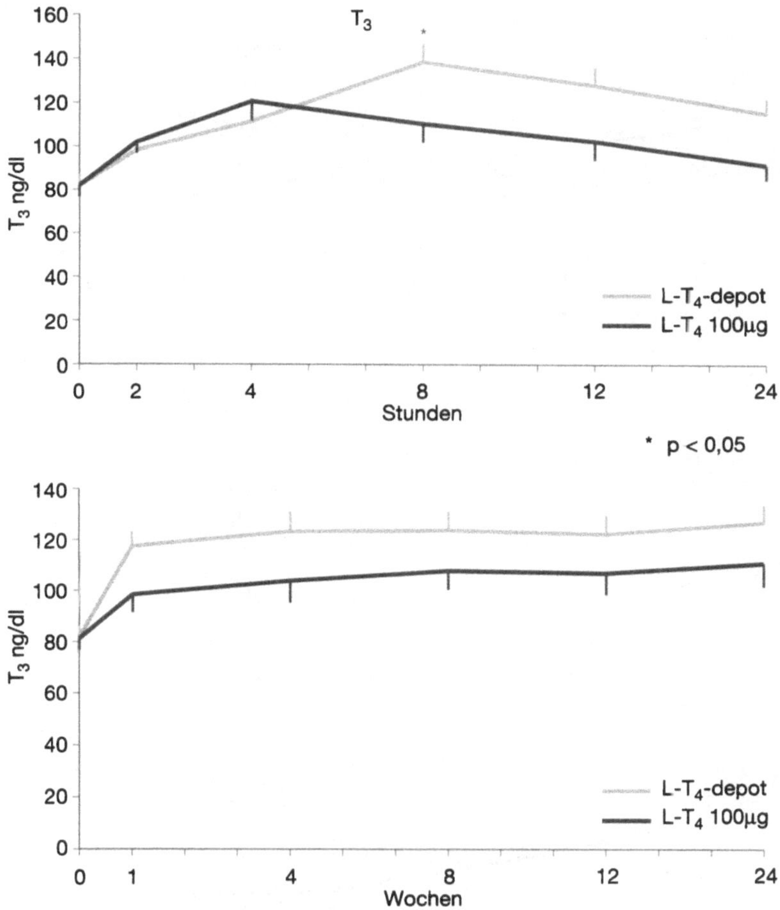

Abb. 3 Serumkonzentrationen von T_3 über 24 Stunden (obere Kurve) und 24 Wochen nach Einnahme von L-T_4-depot 1 mg oder L-T_4 100 µg.

Diskussion

Levothyroxin ist ein häufig verschriebenes und normalerweise gut verträgliches Medikament. Die Ergebnisse dieser Untersuchung zeigen, daß die neue Depot-Form von L-Thyroxin ebenso effektiv und sicher wie die Standardform ist.

T_4 war nur für die Zeitdauer von 12 Stunden nach der Tabletteneinnahme über den Normbereich erhöht, im weiteren Studienverlauf lag es jedoch im Normbereich. Die FT_4-Serumkonzentrationen waren 2–3mal höher bei der

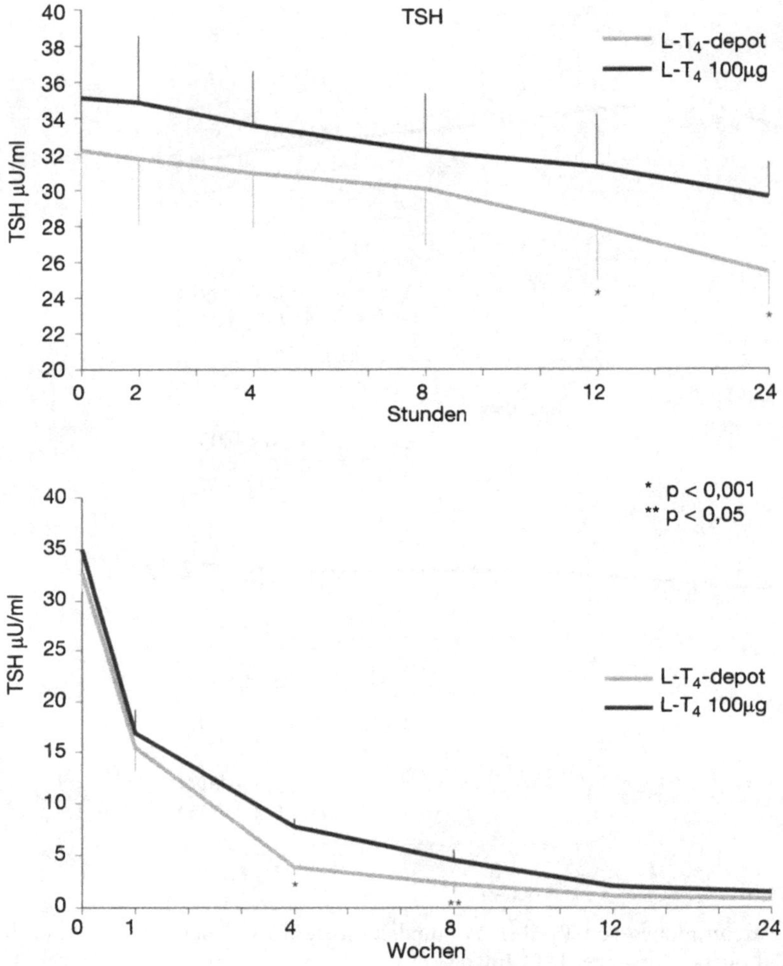

Abb. 4 Serumkonzentrationen von TSH über 24 Stunden (obere Kurve) und 24 Wochen nach Einnahme von L-T_4-depot 1 mg oder L-T_4 100 µg.

depot-Gruppe als bei der T_4-100 µg-Gruppe und lagen während der gesamten Studiendauer im Normbereich. T_3 stieg parallel zu T_4 an, es blieb jedoch im Normbereich auch als das T_4 kurzfristig über den Normbereich erhöht war. Dieser kontrollierte Anstieg von T_3 kann durch die peripheren Kontrollmechanismen der Deiodination von T_4 zu T_3 erklärt werden [8].

Die TSH-Werte fielen bereits im 24-Stunden-Behandlungszeitraum in beiden Gruppen deutlich ab. Der Grad des therapiebedingten TSH-Abfalls scheint von der Thyroxin-Dosierung abhängig zu sein. Außerdem kann man postulieren, daß der Endpunkt des TSH-Abfalls von der Höhe des Ausgangswertes von TSH abhängig ist. Der hohe T_4-AUC Wert von L-T_4-depot spricht für eine gute Absorption des Präparates. Demgegenüber wird jedoch kein analoger TSH-Abfall beobachtet. Eine Erklärung hierfür bedarf weiterer Untersuchungen.

Der größte Teil der Patienten, der in dieser Studie teilnahm, äußerte eine klare Präferenz für die Depotform, da diese Medikation besser mit ihren täglichen Lebensgewohnheiten vereinbar war. Dies könnte eine bessere Compliance bedeuten.

Die über den Normbereich erhöhte T_4-Serumkonzentration nach der Gabe von L-T_4-depot kann möglicherweise zu Nebenwirkungen führen. Auch wenn autoregulatorische Mechanismen der T_4-Konversion vor toxischen Erscheinungen schützen können, kann diese Medikation nur bei kardial gesunden Patienten bedenkenlos empfohlen werden.

Die klinischen Symptome, wie Leistungsminderung, Müdigkeit, Palpitationen und auch objektiv meßbare Parameter wie Herzfrequenz und Achillessehnen-Reflex verbessern sich deutlich. Diese positive Entwicklung der Befunde unterstützt die derzeitige therapeutische Indikation des Präparates und legt darüber hinaus eine therapeutische Anwendung in anderen Dosierungen bei verschiedenen thyreoidalen Erkrankungen, wie z.B. der subklinischen Hypothyreose, nahe.

Literatur

[1] Müller, H., U. Haas, S.F. Grebe et al.: FT_4-plasmakinetics after repeated oral administration of L-Thyroxine to healthy volunteers. Nuc. Compact *14* (1983) 59–60.

[2] Hays, M.T.: Absorption of oral thyroxine in man. J. Clin. Endocrinol. Metab. *28* (1968) 749–756.

[3] Bernstein, R.S., J. Robins: Intermittent therapy with L-thyroxine. N. Engl. J. Med. *281* (1969) 1444–1449.

[4] Wenzel, K.W., H. Meinhold: Evidence of lower toxicity during thyroxine suppression after a single 3 mg L-thyroxine dose: comparison to the classical L-triiodothyronine test for thyroid suppressibility. J. Clin. Endocrinol. Metab. *38* (1974) 902–905.

[5] Keck, F.S., U. Loos, L. Duntas et al.: Hyperthyreosis factitia acuta – Geringe klinische Symptome bei drei Fällen unter ß-Blocker-Behandlung. Klin. Wochenschr. *64* (1986) 319–326.

[6] Lazar, M.A.: Thyroid hormone receptors, multiple forms, multiple possibilities. Endocr. Rev. *14* (1993) 184–193.

[7] Wenzel, K.W., H.E. Kirschsieper: Aspects of the absorption of oral L-thyroxine in normal man. Metabolism *26* (1977) 1–6.

[8] Keck, F.S., U. Loos, L. Duntas et al.: Evidence for peripheral autoregulation of thyroxine conversion. In: G. A. Medeiros-Neto, E. Gaitan (Hrsg.): Frontiers in Thyroidology, S. 525–530. Plemum Med., New York 1986.

Das TSH ist ein schlechter Parameter zur Beurteilung der klinischen Wirkung einer manifesten Hypothyreose an peripheren Zielorganen

Ch. Meier, H. Zulewski, J. Galambos, M. Guglielmetti, M. Kunz, J.-J. Staub

1 Einleitung

Durch die Entwicklung hochsensitiver Methoden zur Messung der Schilddrüsenhormonkonzentrationen, insbesondere des TSH, wird die Diagnosestellung einer primären Hypothyreose im klinischen Alltag erheblich erleichtert.

Häufig präsentiert sich eine manifeste Hypothyreose mit typischen klinischen Zeichen, wobei zwischen subklinischer und schwerer manifester Hypothyreose mit erniedrigtem T_3 ein fließender Übergang besteht [2]. Dabei ist von besonderem Interesse, daß Patienten mit laborchemisch schwerer Hypothyreose nicht selten nur leichte klinische Hypothyreosezeichen aufweisen, wohingegen Patienten mit leichtgradiger biochemischer Hypothyreose teilweise eine ausgeprägte Klinik zeigen können.

In diesem Zusammenhang ist die Frage, ob die Höhe der TSH-Konzentration ein Maß für den klinischen Schweregrad einer Hypothyreose darstellt, schlecht untersucht. Das Ziel dieser Studie war es, die Korrelation des basalen TSH mit der Wirkung der manifesten Hypothyreose an peripheren Zielorganen zu untersuchen.

2 Patienten und Methoden

Wir haben 58 Patientinnen mit manifester Hypothyreose vor Beginn einer L-T_4-Behandlung (mittleres Alter 56,4 ± 12,4 Jahre) sowie 71 gesunde, altersentsprechende Normalpersonen (mittleres Alter 52,2 ± 9,7 Jahre) untersucht. Alle 129 Studienteilnehmerinnen waren in gutem allgemeinem Gesundheitszustand und wurden durch die Schilddrüsenforschungseinheit der Abteilung für Endokrinologie der Universitätsklinik in Basel ambulant betreut. Um geschlechtsspezifische Unterschiede auszuschließen, wurden nur Frauen in die Studie eingeschlossen.

Alle Patientinnen mit manifester Hypothyreose wiesen ein basales TSH > 20 mU/l und ein freies T_4 (fT_4) < 8,0 pmol/l auf. Die der Hypothyreose zugrundeliegenden Schilddrüsenkrankheiten waren: Autoimmunthyreoiditis (n = 32), behandelter M. Basedow (vorwiegend mit Radioiod, n = 21), behandeltes toxisches Schilddrüsenadenom (n = 3) sowie Zustand nach Thyreoidektomie bei einfacher Struma (n = 2). Die Kontrollpersonen hatten eine blande Anamnese betreffend Schilddrüsenkrankheiten und wiesen einen euthyreoten peroralen TRH-Test (stimuliertes TSH < 35 mU/l) [5] auf.

Labor: Die TSH-Bestimmung (Normbereich 0,1–4,0 mU/l) erfolgte mit einem immunoradiometrischen Assay (hTSH Behring, Riagnost); fT_4 (8,0–27,0 pmol/l) und T_3 (0,9–3,0 nmol/l) wurden mit Radioimmunoassays bestimmt.

Klinik: Bei den Studienteilnehmerinnen wurden die folgenden klinischen und laborchemischen Parameter der peripheren Hormonwirkung gemessen: Body mass Index (BMI); Gesamtcholesterin, LDL-Cholesterin und Triglyceride; Achillessehnenreflexzeit (photometrische Messung; ASR), Kreatinphosphokinase (CPK); klinische Hypothyreoseindizes (Billewicz und Zulewski). Die verschiedenen Methoden zur Bestimmung der peripheren Parameter stützen sich auf unsere früheren Publikationen [3, 4, 6] und die Arbeit von Billewicz et al. [1].

Statistik: Einfache Varianzanalyse (one-way ANOVA) zur Beurteilung von Unterschieden zwischen einzelnen Gruppen; Korrelationsanalysen mit parametrischem Regressionsmodell nach Pearson.

3 Ergebnisse

3.1 Laboruntersuchungen

Wie in Tabelle 1 zusammengestellt, wurden die Patientinnen mit manifester Hypothyreose entsprechend dem Schweregrad ihrer Hypothyreose in eine Gruppe mit normalem T_3 (n = 35) und in eine Gruppe mit erniedrigtem T_3 (n = 23) unterteilt. In beiden Gruppen fanden sich im Vergleich zum Kontrollkollektiv ein erniedrigtes fT_4 und T_3 ($p < 0{,}001$) bei deutlich erhöhtem basalem TSH ($p < 0{,}001$).

3.2 Parameter der peripheren Hormonwirkung

Die Werte der unterschiedlichen klinischen und laborchemischen Parameter der peripheren Schilddrüsenhormonwirkung sind in Tabelle 1 zusammengefaßt.

Sowohl die Lipidwerte als auch die Parameter der Muskelfunktion und die klinischen Indizes sind bei Patienten mit manifester Hypothyreose (n = 58) im Vergleich zum Kontrollkollektiv signifikant verändert. Bei Patienten mit

Tabelle 1 Schilddrüsenhormonwerte und Parameter der Hormonwirkung am peripheren Gewebe bei Patienten mit manifester Hypothyreose und Normalpersonen. Varianzanalyse mit one-way ANOVA, Patienten vs. Kontrollen: [a]: ns, [b]: $p < 0{,}01$, [c]: $p < 0{,}001$; mean ± SD

	Kontrollen	Patienten mit manifester Hypothyreose normal T_3	tief T_3	One-way ANOVA
Anzahl (n)	71	35	23	
Alter (Jahre)	52,2 ± 9,7	55,9 ± 12,9[a]	57,1 ± 11,9[a]	ns
BMI (kg/m^2)	23,9 ± 3,3	24,9 ± 3,8[a]	26,9 ± 3,2[b]	p = 0,001
TSH (mU/l)	1,4 ± 0,6	43,6 ± 21,8[c]	61,1 ± 28,4[c]	p < 0,001
fT_4 (pmol/l)	15,7 ± 3,2	5,4 ± 1,9[c]	3,3 ± 1,5[c]	p < 0,001
T_3 (nmol/l)	2,0 ± 0,5	1,4 ± 0,3[c]	0,7 ± 0,1[c]	p < 0,001
Gesamtcholesterin (mmol/l)	6,2 ± 1,2 (n = 70)	6,9 ± 1,4 (n = 34)[a]	8,7 ± 2,5 (n = 19)[c]	p < 0,001
LDL-Cholesterin (mmol/l)	3,9 ± 1,1 (n = 67)	4,8 ± 1,5 (n = 31)[b]	6,1 ± 2,2 (n = 19)[c]	p < 0,001
Triglyceride (mmol/l)	1,1 ± 0,5 (n = 70)	1,4 ± 0,8 (n = 34)[a]	2,1 ± 0,9 (n = 19)[c]	p < 0,001
ART (ms)	351,8 ± 39,3 (n = 66)	406,1 ± 100,7 (n = 25)[b]	573,9 ± 105,3 (n = 23)[c]	p < 0,001
CPK (U/l)	83,7 ± 37,6 (n = 70)	176,6 ± 141,6 (n = 33)[a]	525,8 ± 530,8 (n = 21)[c]	p < 0,001
Billewicz-Index	−30,3 ± 15,2 (n = 68)	−4,0 ± 24,8 (n = 33)[c]	39,3 ± 25,5 (n = 21)[c]	p < 0,001
Zulewski-Index	1,7 ± 1,6 (n = 68)	3,9 ± 2,4 (n = 33)[c]	7,7 ± 2,8 (n = 21)[c]	p < 0,001

Abkürzungen: Body mass Index (BMI), Achillessehnenreflexzeit (ASR), Kreatinkinase (CPK)

schwerer Hypothyreose (T_3 tief, n = 23) sind alle Parameter signifikant erhöht ($p < 0{,}001$). Bei den Patienten mit normalem T_3 (n = 35) sind das Gesamtcholesterin, die Triglyceride und die Kreatinkinase im Vergleich zum Normkollektiv nicht verschieden. Die Werte für das LDL-Cholesterin sowie die Achillessehnenreflexzeit sind signifikant ($p < 0{,}01$), die Werte der klinischen Indizes hochsignifikant erhöht ($p < 0{,}001$).

3.3. Korrelation von TSH, fT4 und T3 mit den Parametern der peripheren Hormonwirkung

In Abb. 1 sind die Korrelationen von TSH, fT_4 und T_3 zu den verschiedenen Parametern der Schilddrüsenhormonwirkung bei manifester Hypothyreose (n = 58) zusammenfassend dargestellt. Das TSH zeigt dabei einzig eine

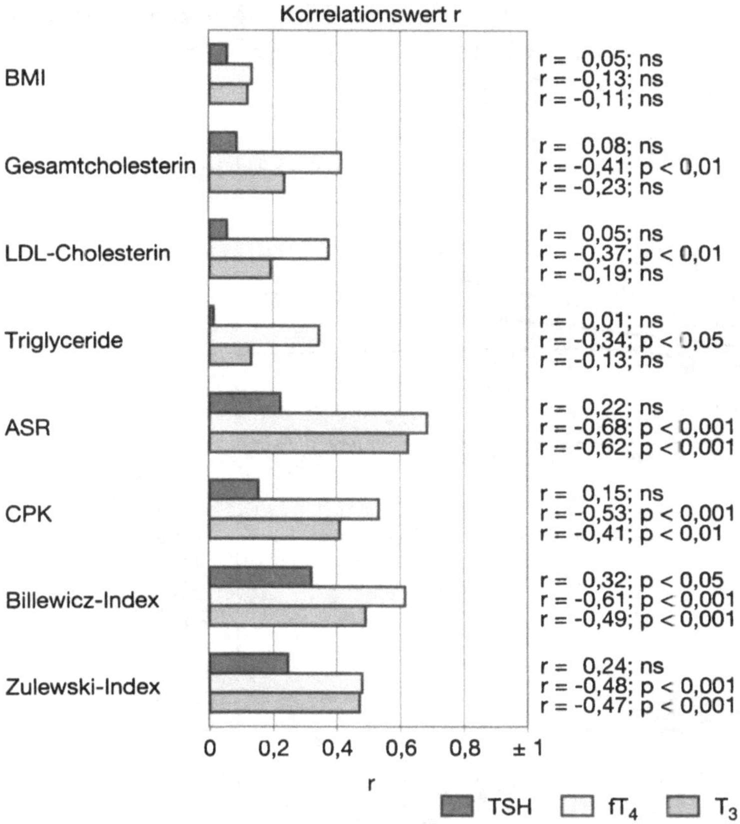

Abb. 1 Korrelation vonTSH, fT_4 und T_3 mit verschiedenen Parametern der peripheren Hormonwirkung bei manifester Hypothyreose (n = 58/parametrisches Regressionsmodell n. Pearson, Korrelationskoeffizient r).
BMI (Body mass Index), ASR (Achillessehnenreflexzeit), CPK (Kreatinkinase).

mäßige Korrelation zum Billewicz-Index ($r = 0{,}32$, $p < 0{,}05$). Alle übrigen Parameter (BMI, Gesamtcholesterin, LDL-Cholesterin, Triglyceride, ASR, CPK und Zulewski-Index) korrelieren nicht mit dem TSH. Für das fT_4 findet sich eine deutlich bessere Korrelation zu den folgenden Parametern: Gesamtcholesterin ($r = -0{,}41$, $p < 0{,}01$), LDL-Cholesterin ($r = -0{,}37$, $p < 0{,}01$), Triglyceride ($r = -0{,}34$, $p < 0{,}05$), ASR ($r = -0{,}68$, $p < 0{,}001$), CPK ($r = -0{,}53$, $p < 0{,}001$), Billewicz-Index ($r = -0{,}61$, $p < 0{,}001$) und Zulewski-Index ($r = -0{,}48$, $p < 0{,}001$).

DasT_3 zeigt mäßig bis gute Korrelationen zum ASR ($r = -0{,}62$, $p < 0{,}001$), zur CPK ($r = -0{,}41$, $p < 0{,}01$) und den klinischen Indizes ($r = -0{,}49$, $p < 0{,}001$ bzw. $r = -0{,}47$, $p < 0{,}001$).

Die verschiedenen Parameter der hypothyreoten Wirkung zeigen untereinander gute Korrelationen, wobei die Achillessehnenreflexzeit die beste Korrelation zu fT_4 und T_3 aufweist (Abb. 2).

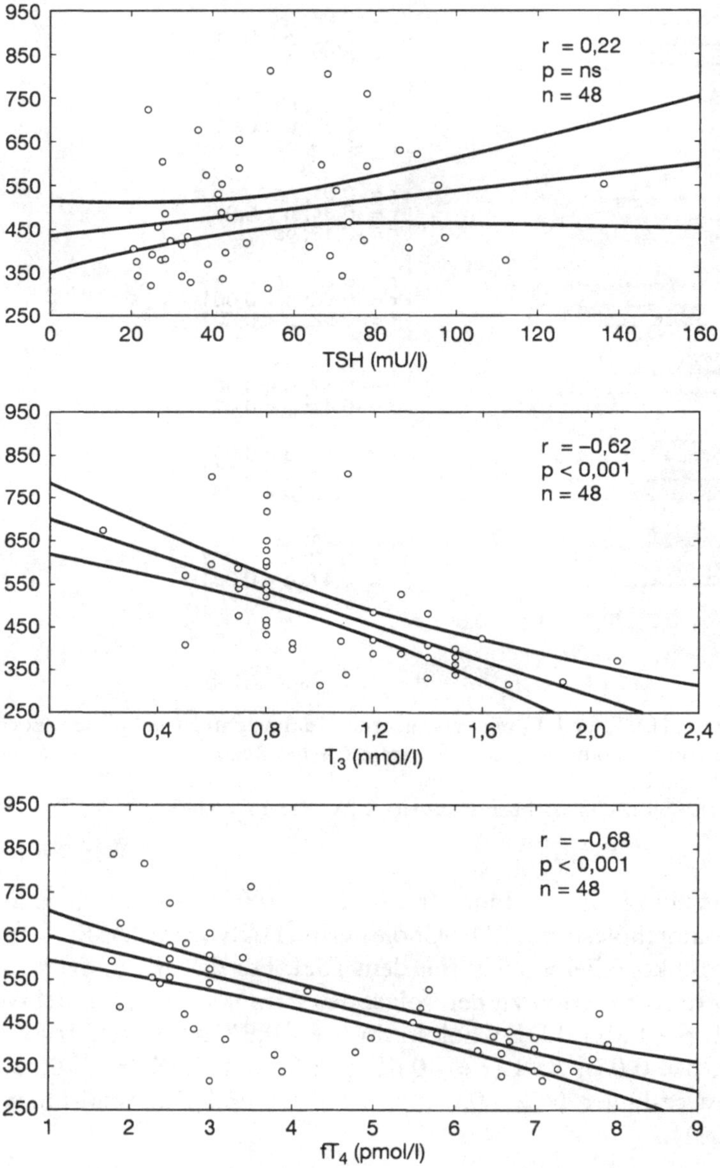

Abb. 2 Korrelation der Achillessehnenreflexzeit (Normbereich 290–410 msec) mit TSH, fT_4 und T_3 bei manifester Hypothyreose (n = 48, TSH > 20 mU/l). (Regressionsgerade mit 95 % Vertrauensgrenzen, Korrelationskoeffizient r)

4 Diskussion und Schlußfolgerung

Die klinische Präsentation einer manifesten Hypothyreose ist nicht nur abhängig vom biochemischen Schweregrad, sondern auch von der individuell sehr unterschiedlichen metabolischen Wirkung der Hypothyreose auf die peripheren Zielorgane. Dabei erlaubt die Messung von verschiedenen klinischen und laborchemischen Parametern bei hypothyreoten Patienten eine quantitative Aussage über die Wirkung der Schilddrüsenhormone am Zielorgan [4].

Von besonderem klinischen Interesse ist die Feststellung, daß Patienten mit biochemisch schwerer Hypothyreose nicht selten ein oligosymptomatisches Bild zeigen, währenddessen Patienten mit mäßigem Schilddrüsenhormonmangel eine ausgeprägte hypothyreote Klinik präsentieren können.

Mit dem Ziel, die Korrelation der Schilddrüsenhormone mit der Wirkung der manifesten Hypothyreose am peripheren Zielorgan zu untersuchen, haben wir bei 58 Patientinnen mit manifester Hypothyreose die Schilddrüsenhormone und diverse metabolische Parameter gemessen. Dabei korrelieren die zirkulierenden Schilddrüsenhormone fT_4 und T_3 sehr viel besser mit den klinischen Hypothyreoseparametern als das basale TSH. Selbst die einfachen klinischen Indizes (Billewicz und Zulewski), die sich als „bedside-tests" zur klinischen Verlaufskontrolle einer Hypothyreose bewährt haben [1, 6], zeigen eine schwache bzw. keine Korrelation zum TSH, während die Korrelation zu fT_4 hochsignifikant ausfällt.

Die fehlende Korrelation des TSH zum Schweregrad bei der fortgeschrittenen Hypothyreose ist möglicherweise durch eine maximale und nicht mehr weiter provozierbare Stimulierung der hypophysäre TSH-Sekretion entsprechend dem Plateau auf der Dosis-Wirkungskurve zu erklären. Erst bei Unterbrechung des Feed-back-Mechanismus durch eine Substitutionsbehandlung erreicht das TSH eine dosisabhängige Kinetik und kann dann wieder als Verlaufsparameter angewendet werden.

Zusammenfassend besteht kein Zweifel darüber, daß das basale TSH ein ausgezeichneter und hochsensitiver Parameter zur frühzeitigen Diagnose einer subklinischen und manifesten Hypothyreose darstellt und als initialer Screeningtest empfohlen werden kann. Aufgrund der fehlenden Korrelation zu den klinischen Parametern kann aber der Schweregrad einer manifesten Hypothyreose nicht anhand der Höhe des TSH beurteilt werden, sondern muß durch die Klinik inkl. biochemischer Parameter (ASR, klinische Indizes, Lipidwerte und CPK) sowie durch die Höhe der zirkulierenden Schilddrüsenhormonkonzentrationen abgeschätzt werden. Konsequenzen ergeben sich insbesondere bei der Einleitung einer Substitutionsbehandlung. Patienten mit schwerer Hypothyreose und nachgewiesen tiefen fT_4- und T_3-Konzentrationen sollten unabhängig vom TSH sehr sorgfältig und einschleichend unter initialer Kontrolle der fT_4-Werte behandelt werden. Nur so können gefährliche Nebenwirkungen wie Rhythmusstörungen oder Myokardischämien vermieden werden.

Literatur

[1] Billewicz, W.Z., R.S. Chapman, J. Crooks et al.: Statistical methods applied to the diagnosis of hypothyroidism. Q. J. Med. *38* (1969) 255–266.

[2] Evered, D.C., B.J. Ormston, P.A. Smith et al.: Grades of hypothyroidism. BMJ 1 (1973) 657–662.

[3] Müller, B., H. Zulewski, P. Huber et al.: Impaired action of thyroid hormone associated with smoking in women with hypothyroidism. N. Engl. J. Med. *333* (1995) 964–969.

[4] Staub, J.J., B.U. Althaus, H. Engler et al.: The spectrum of subclinical and overt hypothyroidism: Effect on thyrotropin, prolactin, and thyroid reserve, and metabolic impact on peripheral target tissues. Am. J. Med. 92 (1992) 631–642.

[5] Staub, J.J., B. Noelpp, R. Gräni et al.: The relationship of serum thyrotropin (TSH) to the thyroid hormones after oral TSH-releasing hormone in patients with preclinical hypothyroidism. J. Clin. Endocrinol. Metab. *56* (1983) 449–453.

[6] Zulewski, H., B. Müller, P. Exer et al.: Estimation of tissue hypothyroidism by a new clinical score: evaluation of patients with various grades of hypothyroidism and controls. J. Clin. Endocrinol. Metab. *82* (1997) 771–776.

Diskussion

Hörmann:
Ich wollte Herrn Meier fragen: das fT_4 und das TSH sind logarithmisch nicht linear korreliert, deswegen wäre es vielleicht aus dieser Sicht sinnvoller, die Parameter mit dem Logarithmus des TSH zu korrelieren.

Meier:
Hier kann ich anfügen, daß wir das TSH logarithmisch und nichtlogarithmisch berechnet haben. Es gab keinen Unterschied betreffend den Korrelationsresultaten.

Duntas:
Eisen-Mangel-Anämie wird häufig bei der Hypothyreose beobachtet. Wir konnten Korrekationen zwischen T_4, T_3, TSH und Eisen, Ferritin und Eisen-Bindungskapazität bei Hypothyreoten registrieren. Vielleicht kann man Eisen und Ferritin als zusätzliche Indikatoren der peripheren Schilddrüsenfunktion empfehlen.

Der prognostische Wert der initialen TSH-Bestimmung bei Patientinnen mit subklinischer Hypothyreose

G. Huber, C. Mitrache, M. Guglielmetti, P. Huber, J.-J. Staub

Einleitung

Die subklinische Hypothyreose wird biochemisch definiert als ein Syndrom mit erhöhtem basalem TSH und/oder überschießende Reaktion auf TRH bei gleichzeitig normalen Konzentrationen der peripheren Schilddrüsenhormone. Diese Konstellation ist häufig und befällt 6–7,5 % der Frauen und 2,5–3 % der Männer [4]. Diese Patienten zeigen in der Regel klinisch keine Krankheitszeichen. Es besteht in der Literatur eine Kontroverse, ob in dieser Situation bereits eine Substitutionstherapie indiziert ist oder ob periodische Kontrollen genügen [1, 3]. Zudem liegen über den Langzeitverlauf der subklinischen Hypothyreose nur wenige Daten vor. Es war daher das Ziel unserer Langzeitstudie, (a) den natürlichen Verlauf dieser Krankheit zu untersuchen, (b) den prädiktiven Wert von TSH zu bestimmen und (c) daraus resultierend mögliche Empfehlungen für solche Patienten abzuleiten.

Patienten und Methoden

Patientinnen: 154 Frauen mit subklinischer Hypothyrose wurden über eine durchschnittliche Beobachtungsdauer von 10 Jahren (Bereich: 2–16 Jahre) untersucht [5]. Eingeschlossen wurden nur Frauen, um geschlechtsspezifische Laborprobleme zu vermeiden. Weitere Einschlußkriterien waren gute Gesundheit (dokumentiert durch klinische und labormäßige Untersuchung) und das Fehlen von Medikationen, welche mit der Schilddrüse interferieren könnten. Das durchschnittliche Alter betrug 51,4 Jahre (Bereich: 18–76 Jahre). Die zur subklinischen Hypothyreose führenden Krankheiten waren ein behandelter Morbus Basedow (Radioiodtherapie, Thyreostatika, Strumektomie; n = 71), eine Hashimoto Thyreoiditis (n = 51), Status nach Strumektomie wegen Struma (n = 25), behandelte toxische Adenome (n = 4) oder de Quervain's Thyreoiditis (n = 3).

Die Beobachtungszeit wurde beendet, wenn eine Substitutionstherapie mit Thyroxin notwendig wurde. Eine subklinische Hypothyreose wurde diagnostiziert, wenn das basale TSH erhöht war (> 6 mU/L) und/oder das stimulierte TSH nach 40 mg oralem TRH über 35 mU/L betrug, bei gleichzeitig normalen

Konzentrationen von freiem Thyroxin, totalem Thyroxin und Triiodthyronin [2]. Nach Bestätigung dieser Konstellation nach mindestens einem Monat (steady state) wurden die Patientinnen in die Studie aufgenommen. Je nach TSH-Konzentration erfolgte eine Einteilung in einen der drei Schweregrade: TSH < 6 mU/L, mit jedoch pathologischem TRH-TSH-Test (Grad I), TSH 6–12 mU/L (Grad II) und TSH > 12 mU/L (Grad III), gemäß früherer Definition [5].

Labor: Die Konzentrationen von freiem Thyroxin, totalem Thyroxin und Triiodthyronin wurden mit einem RIA gemessen. Die Konzentrationen von TSH wurden am Anfang der Studie mit einem RIA, später mit einem IRA bestimmt (Korrelation: r = 0,926, p < 0,0001, n = 94).

Statistik: Die Resultate werden als Durchschnittswert mit SEM angegeben. Die Inzidenz der manifesten Hypothyreose wurde mit Kaplan-Meier-Kurven berechnet.

Resultate

Spontanverlauf: Nach einer durchschnittlichen Beobachtungszeit von 10 Jahren wurden 52 (34 %) der 154 Patientinnen manifest hypothyreot. Die durchschnittliche jährliche Rate von manifester Hypothyreose in der gesamten Kohorte betrug 4,3 ± 0,8 %. 88 Patientinnen (57 %) verblieben im subklinisch hypothyreoten Bereich, und 14 Patientinnen (9 %) normalisierten ihre Schilddrüsenfunktion. In der gesamten Beobachtungszeit wurden keine Hyperthyreosen beobachtet (Abb. 1).

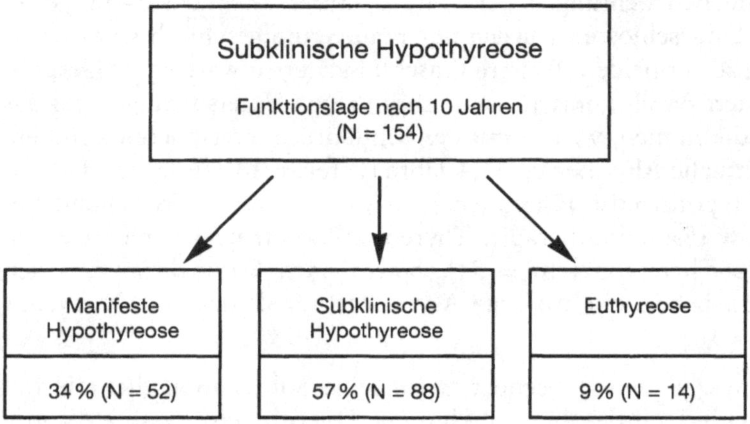

Abb. 1 Schilddrüsenfunktion nach der durchschnittlichen Beobachtungszeit von 10 Jahren der 154 Patientinnen mit subklinischer Hypothyreose.

Basales TSH: Die Inzidenz von manifester Hypothyreose am Ende der Beobachtungszeit zeigte eine sehr gute Korrelation mit der Konzentration des basalen TSH bei Studieneintritt (Tabelle 1). Gegenläufig war die Inzidenz der Normalisierung der Schilddrüsenfunktion.

Tabelle 1 Basales TSH als prognostischer Faktor für die manifeste Hypothyreose und Euthyreose nach einer durchschnittlichen Beobachtungszeit von 10 Jahren bei Patientinnen mit subklinischer Hypothyreose

		Manifeste Hypothyreose	Euthyreose
TSH < 6 mU/L	(Grad I)	7,3 %	18 %
TSH 6–12 mU/L	(Grad II)	26 %	7 %
TSH > 12 mU/L	(Grad III)	78 %	2 %

Die Inzidenz der manifesten Hypothyreosen während der gesamten Beobachtungszeit ist in Abb. 2 dargestellt.

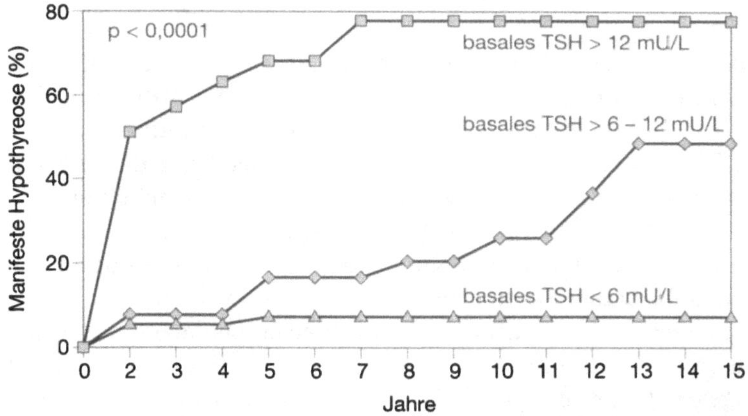

Abb. 2 Inzidenz der manifesten Hypothyreose je nach initialem Schweregrad während der gesamten Beobachtungszeit.

Die große Mehrzahl der Patientinnen mit Grad III-Dysfunktion wurden relativ früh manifest hypothyreot. Wenige Patientinnen mit Grad I-Dysfunktion wurden in der initialen Beobachtungsphase manifest hypothyreot, die meisten verblieben in der Folge in diesem Stadium. Patientinnen mit Grad II-Dysfunktion lagen entsprechend der TSH-Erhöhung in ihrem Verlauf zwischen Grad I und Grad III.

Diskussion

Die subklinische Hypothyreose ist eine häufige Konstellation, und befällt gehäuft Frauen im Alter über 40 Jahren. Aufgrund dieser Häufigkeit werden je nach Autoren systematische Screeninguntersuchungen, mindestens in Risikopopulationen, gefordert. Diese in Zukunft vermehrt systematisch durchgeführten Reihenuntersuchungen dürften die Kliniker noch häufiger als bisher mit der Konstellation der subklinischen Hypothyreose konfrontieren. Aufgrund der meist fehlenden klinischen Symptomatik sowie der teilweise kontroversen Therapieindikation erscheint eine frühe Risikoerfassung relevant. Diese sollte es erlauben, Patienten mit einem hohen Risiko für eine manifeste Hypothyreose zu erkennen, um eine frühzeitige Substitutionstherapie einzuleiten. Ebenso wichtig sind Kenntnisse über den Spontanverlauf dieser Krankheit.

Unsere vorliegende Studie konnte zeigen, daß das TSH ein ausgezeichneter Parameter zur Erfassung des zukünftigen Hypothyreoserisikos (der manifesten Funktionsstörung) darstellt. Nach durchschnittlich 10 Jahren hat ein Drittel der Patientinnen mit subklinischer Hypothyreose eine manifeste Hypothyreose entwickelt und mußte behandelt werden. Viele Patientinnen (57 %) verblieben im subklinischen Stadium, wenige (9 %) normalisierten sogar ihre Schilddrüsenfunktion.

In einer kürzlich publizierten Feldstudie einer gesunden Normalpopulation über 20 Jahre konnte ebenfalls gezeigt werden, daß die TSH-Konzentration ein guter prädiktiver Faktor für ein späteres Versagen der Schilddrüsenfunktion darstellt [6]. Diese Studie an Gesunden hat jedoch das Ausmaß der TSH-Erhöhung nicht analysiert. Zudem wurde die Population nur sehr selten, d. h. zu Beginn und nach 20 Jahren, untersucht. Die Patientinnen unserer Studie wurden entsprechend der initialen TSH-Konzentration in drei Risikogruppen (Grade I–III) eingeteilt. Dabei zeigte sich im Langzeitverlauf eine signifikant unterschiedliche Inzidenz von manifester Hypothyreose. Die große Mehrheit von Patientinnen mit subklinischer Hypothyreose Grad III wurde manifest hypothyreot, wogegen Patientinnen mit Grad I vorwiegend im gleichen Stadium verblieben. Zwischen späterer Hypothyreoserate und Höhe des initialen TSH bestand eine hochsignifikante Korrelation ($p < 0{,}0001$). Diese Risikoerfassung bei Patientinnen mit subklinischer Hypothyreose trägt dazu bei, die Kontroverse des klinischen follow-ups und Managements solcher Patientinnen zu lösen.

Literatur

[1] Cooper, D.S., R. Halpern, L.C. Wood et al.: L-thyroxine therapy in subclinical hypothyroidism. A double-blind, placebo-controlled trial. Ann. Int. Med. *101* (1984) 18–24.

[2] Müller, B., H. Zulewski, P. Huber et al.: Impaired Action of thyroid hormone associated with smoking in women with hypothyroidism. N. Engl. J. Med. *333* (1995) 964–969.

[3] Nyström, E., K. Caidahl, G. Fager et al.: A double-blind cross-over 12-month study of L-thyroxine treatment of women with subclinical hypothyroidism. Clin. Endocrinol. *29* (1988) 63–76.

[4] Sawin, C.T., P. William, P. Castelli et al.: The aging thyroid. Thyroid deficiency in the Framingham study. Arch. Intern. Med. *145* (1985) 1386–1388.

[5] Staub, J.-J., B.U. Althaus, H. Engler et al.: Spectrum of subclinical and over hypothyroidism: Effect on thyrotropin, prolactin and thyroid reserve, and metabolic impact on peripheral target tissues. Am. J. Med. *92* (1992) 631–642.

[6] Vanderpump, M.P.J., W.M.G. Tunbridge, J.M. French et al.: The incidence of thyroid disorders in a community: a twenty-year follow-up of the Whickham Survey. Clin. Endocrinol. *43* (1995) 55–68.

Diskussion

Herrmann:
Warum wollen Sie nur bestimmte und nicht alle Patienten mit erhöhtem TSH substituieren? Wir wissen doch, daß auch subklinischer Hormonmangel biochemische, psychologische, arteriosklerotische Veränderungen aufweist.

Huber:
Es gibt zwei kleine Studien, welche doppelblind den Effekt einer Substitutionstherapie bei Patienten mit subklinischer Hypothyreose untersucht haben (eine von Cooper, eine von Nyström). Beide haben nur minimale Effekte, wenn überhaupt, zeigen können. So daß wir nicht sicher sind, ob diese Patienten eine Behandlung brauchen. Zudem habe ich Ihnen gezeigt, daß Patienten mit einem niedrigen Risiko eine gute Chance haben, ihre Schilddrüsenfunktion mit der Zeit wieder zu normalisieren.

Schatz:
Haben Sie Schilddrüsen-Antikörper bei den Patienten mit subklinischer Hypothyreose untersucht, und lassen sich aus den Befunden Hinweise auf den Verlauf und die Prognose und/oder auf die Entscheidung zur Substitutions-Therapie gewinnen?

Huber:
Doch, absolut. Wir haben natürlich weitere Risikofaktoren untersucht. Die von Ihnen erwähnten Antikörper sowohl Antiperoxidase als auch Antithyreoglobulin sind natürlich weitere wesentliche Risikofaktoren und schließlich

noch die thyreoidale Reserve. Das heißt den Anstieg von T_3 nach oralem TSH, das ist ein ausgezeichneter prognostischer Faktor. Solche Überlegungen würden wir natürlich mit einbeziehen, wenn wir nicht ganz sicher sind, ob wir substituieren sollen oder nicht.

Mann:
Wie war die Zusammensetzung des Patientengutes? Handelte es sich überwiegend um Autoimmunthyreoitiden im Verlauf? Konnten Sie bei Ihrer Gruppe von TSH-Spiegeln zwischen 6–12 mU/l eine weitere Risikodiskriminierung des Verlaufs vornehmen, wenn Sie die Antikörperbefunde miteinbeziehen? Wäre es sinnvoll, dann auch Patienten mit signifikant erhöhtem Risiko doch frühzeitig mit Levothyroxin zu behandeln?

Huber:
Ja, das war ein sehr gemischtes Krankheitskollektiv. Die Patienten waren wegen Morbus Basedow oder einer Hashimoto Thyreoiditis beobachtet und behandelt worden. Es waren auch Patienten mit Zustand nach Strumektomie dabei.

Staub:
Man muß realisieren, daß dies eine prospektive Studie war bei über 150 PatientInnen. Es ist enorm schwierig, 150 Patienten „bei der Stange zu halten" – über eine Zeitdauer von 10–15 Jahren. Entsprechend waren wir ziemlich zurückhaltend mit der Therapieindikation. Wir haben spezielle Kriterien, die wir anwenden können, um die Patienten zu identifizieren, welche therapiert werden müssen: z. B. die Schilddrüsen-Antikörper, die thyreoidale Reserve und verschiedene metabolische Parameter. Entsprechend können wir die behandlungsbedürftigen Patienten herausfiltern. Für die Therapie in der Praxis muß man sich aber auf eine einfachere Diagnostik beschränken. Dabei ist die Beurteilung des basalen TSH ein sehr wichtiger diagnostischer und prognostischer Parameter.

Zur Hyperthyreosehäufigkeit im stationären Krankengut von über 60jährigen im Strumaendemiegebiet des Erzgebirges (1993–1995)

H. Stoll, K. Bauch, C. Eisermann, H. Döge

Problem

Eine Verbesserung der alimentären Iodversorgung kann passager in einem Iodmangelgebiet besonders bei Älteren zur gehäuften und vorzeitigen Hyperthyreosemanifestation auf dem Boden präexistenter funktioneller Autonomien, seltener von Immunhyperthyreosen, führen [5, 9]. Diese Situation wurde im Strumaendemiegebiet des Erzgebirges von August 1993 bis Januar 1995 analysiert.

Patienten und Untersuchungsmethodik

400 über 60jährige internistische Patienten, 237 Frauen und 163 Männer, eines Krankenhauses der Regelversorgung im mittleren Erzgebirge (Kreiskrankenhaus Mittleres Erzgebirge, Haus Zschopau, Innere Abteilung) wurden hinsichtlich ihres thyreoidalen Status prospektiv untersucht. Neben der klinischen Untersuchung und Anamneseerhebung wurden bei jedem Kranken eine Schilddrüsensonographie einschließlich sonographischer Volumenberechnung (für jeden Schilddrüsenlappen nach der Formel Höhe × Breite × Tiefe × 0,479) durchgeführt und folgende Parameter bestimmt:

- Basales TSH (Normalwert 0,3–5,0 µIU/ml)
- Freies T_3 (Normalwert 3,05–5,35 pg/ml)
- Freies T_4 (Normalwert 0,71–1,85 ng/dl)
- Iodausscheidung im Spontanharn (µgI/g Kreatinin).

Als vergrößert galt die Schilddrüse nach den von Gutekunst et al. [6] angegebenen Normalwerten von > 17 ml bei Frauen und > 25 ml bei Männern.

Als supprimiert galt der basale TSH-Wert von < 0,3 µIU/ml.

Die statistische Aufarbeitung erfolgte mit dem t-Test.

Ergebnisse

1. Die mittlere Iodausscheidung im Spontanharn aller untersuchten Patienten betrug 55,6 µgI/g Kreatinin, der Median lag bei 44,9 µgI/g Kreatinin. Drei Patienten wurden wegen einer Iodausscheidung von mehr als 300 µgI/g Kreatinin in der Annahme einer Iodkontamination aus der Studie eliminiert.

2. 63 % der Frauen (n = 149/237) und 26 % der Männer (n = 42/163) hatten eine Schilddrüsenvergrößerung und/oder knotige Veränderungen der Schilddrüse.

3. 35 % der Frauen (n = 82/237) hatten ein supprimiertes basales TSH und 26 hatten die Konstellation einer manifesten Hyperthyreose mit Erhöhung eines oder meistens beider freien Schilddrüsenhormone dar. 21 % der Männer (n = 35/163) hatten ein supprimiertes basales TSH und von ihnen wiesen sechs die Konstellation einer manifesten Hyperthyreose auf (Tabelle 1).

Tabelle 1 Häufigkeit von Struma und Hyperthyreose

Sonographische Strumahäufigkeit:	Frauen	63 %	(max. 145 ml)
	Männer	26 %	(max. 69 ml)
Häufigkeit supprimierter basaler TSH-Werte:	Frauen	35 %	(83/237)
	Männer	21 %	(35/163)
Rate manifester Hyperthyreosen:	Frauen	11 %	(26/237)
	Männer	3,6 %	(6/163)

Hauptursache der manifesten Hyperthyreose waren funktionelle Autonomien. Es wurden nur zwei Immunhyperthyreosen diagnostiziert.

4. Die Patienten mit supprimiertem TSH hatten im Vergleich zu denen mit normalem basalem TSH größere Schilddrüsenvolumina und eine gering erhöhte Harniodausscheidung.

Kranke mit und ohne Struma wiesen unterschiedliche biochemische Befunde auf (Tabelle 2).

Die mittlere renale Iodausscheidung war bei den Strumapatientinnen höher, aber nicht signifikant höher als bei Patientinnen mit normal großer Schilddrüse, bei den Männern hingegen war die Iodausscheidung der Strumapatienten signifikant höher.

Aufgrund des relativ hohen Anteiles hyperthyreoter Patienten, aber auch gleichsam als Ausdruck zunehmender funktioneller Schilddrüsenautonomien, ließ sich bei den Strumapatienten ein signifikant niedrigeres basales

Tabelle 2 Mittlere Werte für TSH, F T_3, F T_4 und Harniod bei Patienten mit und ohne Struma

	Frauen Mit Struma	Ohne Struma	Männer Mit Struma	Ohne Struma
Basales TSH (µIU/ml)	0,57	1,05*	0,71	0,92**
Freies T_3 (pg/ml)	4,98	4,0*	4,95	3,83*
Freies T_4 (ng/dl)	1,64	1,41*	1,48	1,33***
Harniod (µgl/g Krea)	59,2	52,5***	66,4	49,4*

* $p < 0{,}01$
** $p < 0{,}05$
*** nicht signifikant

TSH im Vergleich zu den Nichtstrumaträgern ermitteln. Die Werte für freies T_3 waren bei den Strumapatienten signifikant höher und für das freie T_4 wurden ebenfalls höhere Werte bei den Strumaträgern gemessen, wobei nur bei den Frauen eine statistische Signifikanz zu ermitteln war.

Eine Altersabhängigkeit der Hyperthyreosehäufigkeit konnte nicht festgestellt werden. Sie betrug bei Frauen in allen drei Dezennien 10 bis 12 %.

Diskussion

Die Strumahäufigkeit überschreitet im Erzgebirge weiterhin die Endemiegrenze. Da sich die Struma vor allem im frühen Erwachsenenalter entwickelt, haben die bisherigen Maßnahmen der Strumaprophylaxe keinen wesentlichen Einfluß auf die Strumaprävalenz der untersuchten Patienten haben können. Bei Frauen sind die durchschnittlichen Schilddrüsenvolumina größer als bei Männern, nicht jedoch in den Gruppen der euthyreoten Patienten ohne Struma. Die altersabhängige Abnahme der Schilddrüsengröße konnte bestätigt werden.

Die mittlere Harniodausscheidung von 55,6 µgl/g Kreatinin (Median 44,9) ist als Ausdruck eines nach wie vor existenten Iodmangels zu werten, wenngleich eine Verbesserung der Iodversorgung im Vergleich zu früheren Erhebungen erkennbar ist. 1985 wurde in der Region Südost der ehemaligen DDR eine mittlere renale Iodausscheidung von 17,7 µg/g Kreatinin und 1987 eine Exkretion von 42,8 µg/g Kreatinin ermittelt [1]. Untersuchungen zur Iodversorgung 1993/94 in der Erzgebirgsstadt Annaberg-Buchholz [7] ergaben einen Median der Harniodausscheidung von 80,2 µg/g Kreatinin. Die Iodversorgung der älteren Bevölkerung ist offensichtlich schlechter als die der Durchschnittsbevölkerung.

1986 berichtete bereits Bottermann [4] über die Häufigkeit unerkannter manifester und latenter Hyperthyreosen im internistischen Krankengut und registrierte bei 812 Patienten 4,68 % latente und 2,71 % manifeste Hyperthyreosen.

Eine andere Untersuchung [10] in einem Iodmangelgebiet an 354 hospitalisierten geriatrischen Patienten erbrachte 13 Fälle einer klinischen Hyperthyreose, 10 Fälle einer subklinischen Hyperthyreose, 6 Fälle einer manifesten Hypothyreose und 8 Fälle einer subklinischen Hypothyreose. Bei 20,6 % der Patienten, die euthyreot waren, fiel ein subnormaler TSH-TRH-Test auf, als Hinweis auf eine mögliche thyreoidale Autonomie. Hintze und Mitarbeiter [8] ermittelten bei 466 Patienten, die älter als 60 Jahre waren und im Iodmangelgebiet wohnten, insgesamt bei 4,7 % Thyreopathien, darunter 7 Hyperthyreosen und 5 Hypothyreosen.

Die Hyperthyreosehäufigkeit übertraf die Erwartungen von etwa 3 % [11]. Durchschnittlich jede dritte Frau und jeder fünfte Mann der hier untersuchten Patienten wiesen eine Schilddrüsenfunktionsstörung auf. Ursache der manifesten Hyperthyreosen waren im wesentlichen funktionelle Autonomien. Auch die latenten Hyperthyreosen traten vornehmlich bei Strumaträgern auf. Es fanden sich keine Iodkontaminationen bei den Patienten mit Hyperthyreose.

Durch die Strumaprophylaxe werden nur geringe Iodmengen verabfolgt. Die Gefahr der Entwicklung von Hyperthyreosen aus funktionellen Autonomien ist somit als gering einzuschätzen. In der Regel liegt in solchen Fällen eine vorzeitige Manifestation eines präexistenten Leidens vor [2]. Das Vorkommen dieser Hyperthyreosen ist passager und auf drei bis fünf Jahre beschränkt [3, 12].

Schlußfolgerungen

1. Die Strumahäufigkeit im Strumaendemiegebiet des Erzgebirges ist bei Älteren mit 63 % der Frauen und 26 % der Männer weiterhin hoch.

2. Trotz inzwischen verbesserter Iodversorgung war der Iodmangel zum Untersuchungszeitpunkt noch nicht beseitigt.

3. Die große Häufigkeit latenter (24 % der Frauen, 18 % der Männer) und manifester Hyperthyreosen (11 % der Frauen und 3,6 % der Männer) bedarf vor dem Hintergrund häufig notwendiger Applikationen iodhaltiger Kontrastmittel oder Medikamente (Amiodaron) besonderer Beachtung.

Literatur

[1] Anke, M., B. Groppel, H. Gürtel, K. Bauch: Iodmangel in Thüringen. Ärzteblatt Thüringen *4* (1993) 250–253.
[2] Bauch, K.: Symposiumsbericht: Aktuelle interdisziplinäre Probleme des Iodmangels, der Iodprophylaxe, des Iodexzesses und antithyreoidaler Substanzen. VEB Berlin-Chemie, 1990.
[3] Bauch, K.: Folgen des Iodmangels aus internistischer Sicht. Bga-Schriften *3/94*, 28–35.
[4] Bottermann, P., A. Parassiri, U. Henderkott: Häufigkeit unerkannter manifester und latenter Hyperthyreosen in einem internistischem Krankengut. Med. Klin. *81* (1986) 241–244.
[5] Deckart, H., E. Deckart, F. Behringer, H. Kuhne, B. Adam, H. Apitz, H. Eifler, H. Grambow, R. Hannemann, R. Hans: Inzidenz von Autonomie und Immunhyperthyreose vor und nach Iodsalzprophylaxe in der Region Berlin-Brandenburg. Acta. Med. Austriaca *17 Suppl 1* (1990) 39–41.
[6] Gutekunst, R., W. Becker, R. Hehrmann, T. Olbricht, P. Pfannenstiel: Ultraschalldiagnostik der Schilddrüse. Dtsch. med. Wschr. *113* (1988) 1109.
[7] Hampel, R., T. Külberg, K. Klein, J.U. Jerichow, E.G. Pichmann, V. Clausen, I. Schmidt: Strumaprävalenz in Deutschland größer als bisher angenommen. Medizinische Klinik *90* (1995) 324–329.
[8] Hintze, G., U. Burghardt, J. Baumert, J. Windeler, J. Köbberling: Prevalence of thyroid dysfunction in elderly subjects from the general population in an iodine deficiency area. Aging *3* (1991) 325–331.
[9] Klaua, M., K. Bauch, F.E. Ulrich, K. Hänsgen: Hyperthyreoseinzidenz im Bezirk Halle vor und nach Einführung der Iodsalzprophylaxe. Z. Ges. Inn. Med. *46* (1991) 573–580.
[10] Szabolcs, I., C. Ploenes, W. Bernard, J. Herrmann: Screening of geriatric patients for thyroid dysfunction with thyreotropin-releasing-hormone test, sensitive thyrotropin and free thyroxin estimation. Horm. Metab. Res. *22* (1990) 298–302.
[11] Szabolcs, I., Z. Kovacs, J. Goenczi, T. Kakosy, M. Goth, O. Dohan, L. Kovacs, G. Szilagyi: Prevalence of thyroid dysfunction in different geriatric subpopulations from a moderately iodine-deficient Hungarian region. Comparative clinical and hormonal screening. Eur. J. Endocr. *13* (1995) 294–299.
[12] Vidor, G.I., J.C. Stewart, J.R. Wall, A. Wangel, B.S. Hetzel: Pathogenesis of iodine induced thyrotoxicosis in Northern Tasmania. J. Clin. Endocrin. Metabol. *37* (1973) 901–908.

Diskussion

Gärtner:
Wenn Sie nur stationäre Patienten untersucht haben, hatten Sie dann nicht auch welche dabei, die ein Nieder-T_3-Syndrom hatten und daher ein supprimiertes TSH?

Stoll:
Ja, solche Patienten waren auch dabei. Es sind auch Schwerkranke darunter gewesen.

Gärtner:
Die sind aber in Ihrer Statistik eliminiert?

Stoll:
Die sind in der Statistik eliminiert.

Epidemiologie der Hyperthyreosen im Raum Stuttgart*

R. Grundmüller, Chr. Bepperling, R. Hehrmann

Diese epidemiologische Studie befaßt sich mit den Hyperthyreose-Formen im Raum Stuttgart. Sie wurde im Diakonissen-Krankenhaus Stuttgart durchgeführt.

Es wurden insgesamt 578 Patientinnen und Patienten erfaßt. Darunter befanden sich 452 Patienten der SD-Ambulanz der Medizinischen Klinik aus den Jahren 1990 bis 1995 sowie 126 stationäre Patienten der Inneren und der Chirurgischen Abteilungen aus den Jahren 1994 und 1995.

Es handelt sich hierbei durchweg um aktuell floride Hyperthyreosen oder um Patienten unter laufender thyreostatischer Therapie.

In der Verteilung nach dem Geschlecht zeigte sich wie zu erwarten ein überdurchschnittlich hoher Frauenanteil von 80 bis 85 %, in der Altersgruppe unter 50 Jahren bis 89 %. Während sich die Anzahl der weiblichen Patienten in beiden Altersgruppen (unter und über 50 Jahren) nicht wesentlich unterschied, fand sich bei den männlichen Patienten ein deutlicher Schwerpunkt in der Altersgruppe über 50 Jahren (siehe Tabelle 1).

Tabelle 1 Epidemiologische Studie, Hyperthyreoseformen im Raum Stuttgart (Geschlecht/Patientenkollektiv, Altersgruppe)

	Σ	weiblich	männlich
Σ	578	486 (84 %)	92 (16 %)
Ambulant 90–95	452	385 (85 %)	67 (15 %)
Stationär 94–95	126	101 (80 %)	25 (20 %)
< 50 Jahre	260	232 (89 %)	28 (11 %)
> 50 Jahre	318	254 (80 %)	64 (20 %)

Folgende Hyperthyreose-Formen wurden in der Studie erfaßt: Autonome Formen, Immunogene Hyperthyreose M. Basedow, Thyreoiditis de Quervain, Hashimoto-Thyreoiditis, iatrogene Hyperthyreosen und Postpartum-Thyreoiditis.

Kriterien der Zuordnung zu Autonomie bzw. M. Basedow waren neben der Klinik (diffuse Struma oder Knotenstruma, Endokrine Orbitopathie) die

* Die Untersuchung wurde unterstützt von HENNING Berlin GmbH.

Laborbefunde (SD-Parameter sowie SD-AK), Sonografie- und Szintigrafie-Befunde sowie bei erfolgter Operation die Histologie. Zusätzlich wurden im Rahmen der Studie die Medikation sowie die Vortherapie erfaßt einschließlich Anamnese und Verlauf.

Der Anteil der autonomen Formen betrug 44 %, der Anteil der Immunogenen Hyperthyreosen vom Typ M. Basedow betrug insgesamt 51 %, im stationären Bereich lag er bei 63 %.

Wesentlich seltener fanden sich passagere Hyperthyreosen bei Thyreoiditis de Quervain (1,2 %) sowie im Frühstadium der Hashimoto-Thyreoiditis (0,9 %).

Zu den iatrogenen Hyperthyreosen (2 %) wurden lediglich die Hyperthyreosen mit Hormonüberdosierung gezählt.

Neben den 3 Postpartum-Hyperthyreosen fanden sich weitere 9 Hyperthyreosen in der Schwangerschaft, davon waren 5 Autonomien und 4 Immunogene Hyperthyreosen vom Typ M. Basedow (siehe Tabelle 2).

Tabelle 2 Hyperthyreoseformen (Verteilung, Geschlecht, Patientenkollektiv)

Form	Verteilung		Geschlecht		Patientenkollektiv			
	Σ	(%)	w	m	Ambulant		Stationär	
Autonomie	257	(44 %)	208	49	214	(47 %)	43	(34 %)
Basedow	294	(51 %)	252	42	215	(48 %)	79	(63 %)
de Quervain	7		7	0	5		2	
Hashimoto	5		5	0	4		1	
Iatrogen	12	(2 %)	11	1	11		1	
Postpartum	3		3	–	3		0	
Σ	578	(100 %)	486	92	452	(100 %)	126	(100 %)

Ein Vergleich der Altersverteilung zwischen Patienten mit M. Basedow und Patienten mit autonomer Hyperthyreose zeigte folgende Ergebnisse:

Bei den weiblichen Patienten lag das Verteilungsmaximum für SD-Autonomie in der sechsten Lebensdekade, bei den männlichen Patienten in der fünften bis siebten. Für die Immunogenen Hyperthyreosen M. Basedow lagen die Maxima deutlich früher: für die weiblichen Patienten in der dritten und vierten Dekade, für die männlichen Patienten in der vierten und fünften Dekade (siehe Abb. 1).

Für die insgesamt 294 Patienten mit einer Immunogenen Hyperthyreose vom Typ M. Basedow zeigte sich im einzelnen:

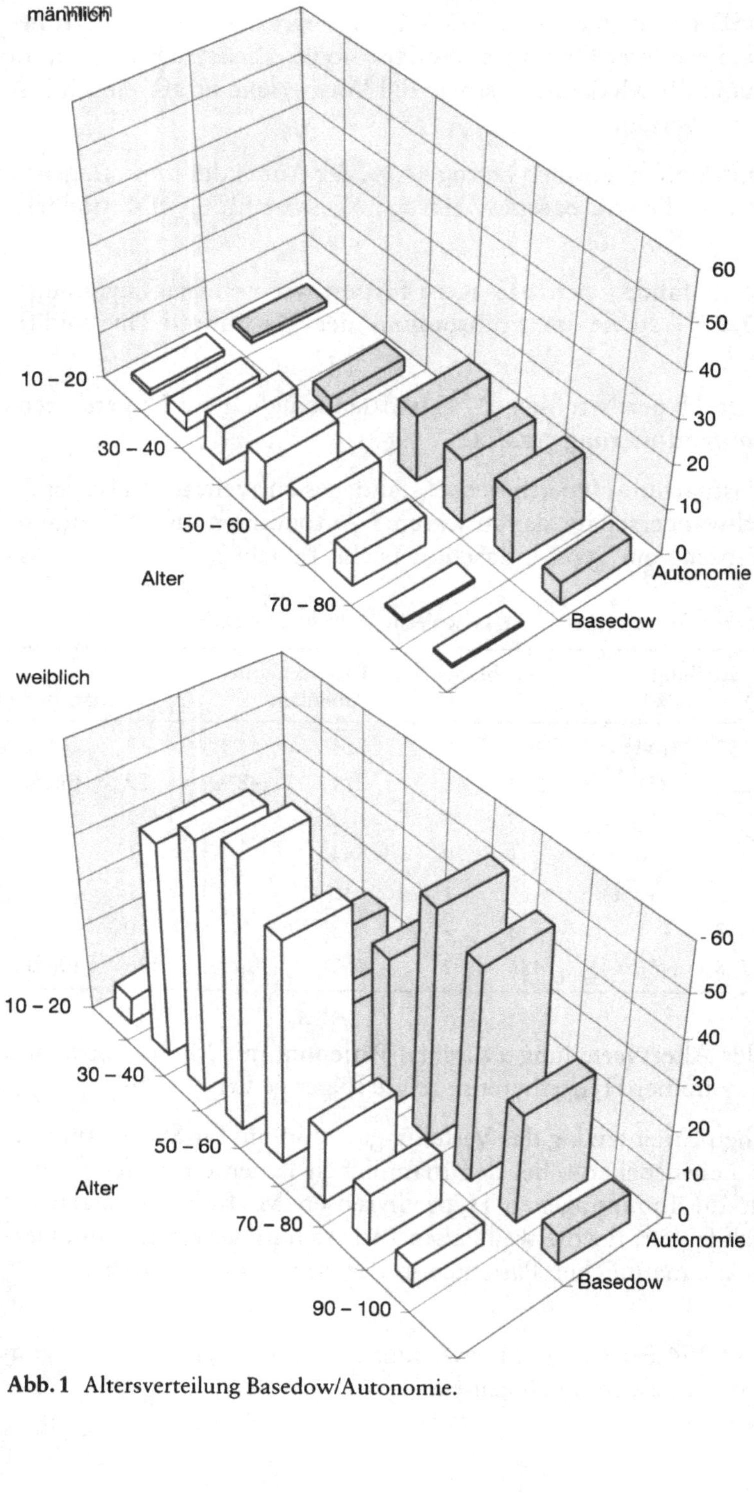

Abb. 1 Altersverteilung Basedow/Autonomie.

Der Anteil weiblicher Patienten betrug 86 %.

Eine endokrine Orbitopathie nach klinischen Kriterien war in rund 44 % der Fälle dokumentiert; 56 % der Patienten hatten keine bzw. keine sichere Augensymptomatik.

Die Auswertung der SD-AK (Mikrosomale AK beziehungsweise TPO-AK, TSH-Rezeptor-AK, Thyreoglobulin-AK) ergab bei 185 Patienten einen positiven TRAK-Wert; das entspricht einem Anteil von ca. 74 %.

Für 35 Patienten lag der TRAK-Wert im Normbereich, andere SD-AK waren allerdings erhöht. Bei insgesamt 88 % der Immunogenen Hyperthyreosen war zumindest ein SD-spezifischer AK positiv.

Bei 25 Patienten fand sich keine Erhöhung der erfaßten SD-AK, das entspricht 10 % (siehe Tabelle 3).

Tabelle 3 M. Basedow (Geschlecht/EO/SD-AK)

	Anzahl	Weiblich	Männlich
Σ	294	252	42
EO positiv	129 (43,7%)	116 (90%)	13 (10%)
EO negativ	165 (56,1%)	154 (93%)	11 (7%)
TRAK positiv	185 (73,7%)		
TRAK negativ			
Sonst. SD-AK positiv	35 (13,9%)		
Alle SD-AK negativ	25 (10,0%)		

Zusätzlich erfaßt wurden 4 aktuelle thyreotoxische Krisen sowie 2 anamnestische in den Jahren 1994 und 1995 .

Hinsichtlich der Beurteilung einer Iodexposition lagen außer anamnestischen Angaben keine sicheren Parameter wie z. B. die Iodausscheidung vor. Auch ein Technetium-Uptake war nicht immer vorhanden, so daß nur unsichere Aussagen möglich waren.

Anamnestisch nachgewiesene Hyperthyreosen nach Iodexposition fanden sich bei mindestens 18 Patienten. Darunter waren 15 Patienten mit einer Kontrastmittel-Applikation im Rahmen eines diagnostischen Eingriffs, ein Patient mit Einnahme von Amiodaron bei vorbestehender Autonomie, eine Patientin mit Einnahme eines iodhaltigen Geriatrikums und ein weiterer Patient mit großflächiger Anwendung einer Iodtinktur (vier Wochen zuvor bei Rückenekzem) bei M. Basedow.

Fazit

Die Untersuchung zeigt den bekanntermaßen hohen Anteil an weiblichen Patienten mit SD-Überfunktion, und zwar sowohl bei autoimmunen als auch bei autonomen Formen.

Im Iodmangelgebiet Stuttgart liegt der Anteil der autonomen Formen bei fast 45 % im Gegensatz zu unter 20 % in Regionen ausreichender Iodversorgung. Der Altersgipfel der autonomen Formen lag mit 60–80 Jahren deutlich später als der Altersgipfel des M. Basedow mit 30–50 Jahren.

Literatur

[1] Als, C., M. Listewnik, H. Rösler, E. Bartkowiak: Immunogenic and non-immunogenic hyperthyroidism. Recent trends in prealpine Switzerland and in coastal Poland. Nuklearmedizin, *34* (3) (1995) 92–99.

[2] Bagchi, N., T.R. Brown, R.F. Parish: Thyroid Dysfunction in Adults Over Age 55 Years Arch. Intern. Med. *150* (1990) 785–787.

[3] Kunze, M.: Untersuchungen zur Hyperthyreosehäufigkeit im Bezirk Suhl in den Jahren 1985 und 1987 Z. Gesamte Inn. Med. *44* (1989) 286.

[4] Pohl, M., D. Emrich: Immunogene und nichtimmunogene Hyperthyreose – Ein Vergleich Nucl. Med. *32* (1993) 200–205.

[5] Sandrock, D., T. Olbricht et al.: Long-term follow-up in patients with autonomous thyroid adenoma Acta Endocrinol. (Copenhagen) *128* (1993) 51–55.

Diskussion

Grußendorf:
Haben Sie das Krankengut von Ihrem Chirurgen und dem Internisten differenziert? Die Patienten, die primär zum Chirurgen kommen, haben ganz andere Vorbedingungen. Die Patienten, die primär zum Internisten kommen, sind natürlich das, was die Bevölkerung reflektiert, aber in ein für die Operation spezialisiertes Krankenhaus werden natürlich vornehmlich Patienten mit Morbus Basedow geschickt. Außerdem geht es auch um die Radioiodtherapie in Stuttgart. Wie viele von den Autonomien werden operiert und werden nicht operiert? Gibt es eine Unterscheidung zwischen dem internistischen und dem chirurgischen Krankengut?

Grundmüller:
Ja, gibt es. Im stationären Bereich lag der Anteil des M. Basedow bei 63 %, im ambulanten Bereich bei 48 %. Unter den chirurgischen Patienten allein waren 82 % der Hyperthyreosen Basedow-Patienten und 18 % Autonomien, während in der Medizinischen Klinik allein M. Basedow und Autonomien sich die Waage hielten mit 47 % bzw. 53 %.

Validierung des ^{99m}Tc-Pertechnetat-Uptakes der Schilddrüse (TcTU/TcTU$_S$) in Abhängigkeit von der Iodausscheidung im Urin und dem basalen TSH

M. Reinhardt, T. Trupkovic, E. Moser

Einleitung

Diese Studie entstand vor dem Hintergrund einer in den letzten Jahren zunehmenden Verbesserung der Iodversorgung in Deutschland. In einer Untersuchung aus dem ersten Halbjahr 1993 wurde für den Freiburger Raum eine mittlere Iodausscheidung von 83 ± 35 µg Iod/g Kreatinin gefunden [5]. Lediglich 5 % der Werte lagen damals über dem von der WHO geforderten Minimum von 150 µg Iod/g Kreatinin. Nach Inkrafttreten der 2. Änderung der Verordnung über die Verwendung von iodiertem Speisesalz im Dezember 1993 kam es zu einem deutlichen Anstieg der mittleren Iodausscheidung auf 114 ± 72 µg Iod/g Kreatinin, wobei nur noch 50 % der Werte unter 100 µg Iod/g Kreatinin liegen. Dies entspricht einer geringgradigen Iodmangelsituation nach Bourdoux [3].

Das Verhalten des ^{99m}Technetium-Pertechnetat Uptakes der Schilddrüse mit und ohne TSH-Suppression (TcTU/TcTU$_s$) ist unter Iodmangelbedingungen, d. h. bei einer Uriniodausscheidung < 100 µg Iod/g Kreatinin ausreichend untersucht [1, 2]. Während bei erhaltener TSH-Stimulation der Iodaufnahme eine inverse Korrelation von Iodurie und TcTU nachgewiesen wurde, so ist diese bei fehlender TSH-Stimulation aufgehoben, d. h. der TcTU$_s$ bleibt auf niedrigem Niveau weitgehend konstant. Unbekannt ist jedoch, wie sich die zunehmende Optimierung der Iodzufuhr auf die Uptakewerte der Schilddrüsenszintigraphie mit ^{99m}Tc-Pertechnetat auswirken wird.
In der vorliegenden Studie wurde deshalb untersucht, inwieweit sich die Uptakewerte der quantitativen Schilddrüsenszintigraphie mit und ohne TSH-Suppression (TcTU/TcTU$_s$) nach Optimierung der Iodzufuhr verändern.

Patienten und Methodik

In den Jahren 1995 bis 1997 wurde bei 1059 Patienten aus einer universitären Schilddrüsenambulanz eine quantitative Schilddrüsenszintigraphie mit

^{99m}Tc-Pertechnetat durchgeführt. Das Alter der Patienten betrug 62 ± 13 Jahre (Bereich 18–92 Jahre). Das Geschlechtsverhältnis männlich zu weiblich war 1 : 3. 54 % der Patienten waren endogen oder exogen TSH-supprimiert. Bei 484 Patienten bestand eine Struma ohne Funktionsstörung, bei 495 Patienten bestand eine funktionelle Autonomie und bei 80 Patienten ein Morbus Basedow. Die Iodausscheidung lag bei 474 Patienten (45 %) zwischen 0 und 99 μg Iod/g Kreatinin, bei 387 Patienten (36 %) zwischen 100 und 199 μg Iod/g Kreatinin, bei 127 Patienten (12 %) zwischen 200 und 499 μg Iod/g Kreatinin und bei 71 Patienten (7 %) über 500 μg Iod/g Kreatinin.

Zur Schilddrüsenszintigraphie wurde eine hochauflösende Gamma-Kamera (Siemens Basicam) mit angeschlossener Computereinheit verwendet. Die Bestimmung des TcTU erfolgte entsprechend der von Mahlstedt und Czirik beschriebenen Technik [4].

Die Uriniodausscheidung mit dem Verfahren nach Wawschinek bestimmt und in μg Iod/g Kreatinin angegeben [7]. Weitere methodische Details wurden bereits an anderer Stelle beschrieben [5].

Das TSH wurde mit dem Ria-gnost hTSH der Firma Cis bio international bestimmt. Mit diesem Assay wird im eigenen Labor eine funktionelle Sensitivität von 0,06 mU/l erreicht [7]. Als supprimiert galt ein TSH-Wert ≤ 0,1 mU/l.

Da die Werte für TcTU, $TcTU_s$ und Iodausscheidung einer linksschiefen Verteilung folgen, wurden die Mediane und Bereiche der Meßwerte angegeben und statistische Vergleiche mit dem verteilungsfreien U-Test durchgeführt.

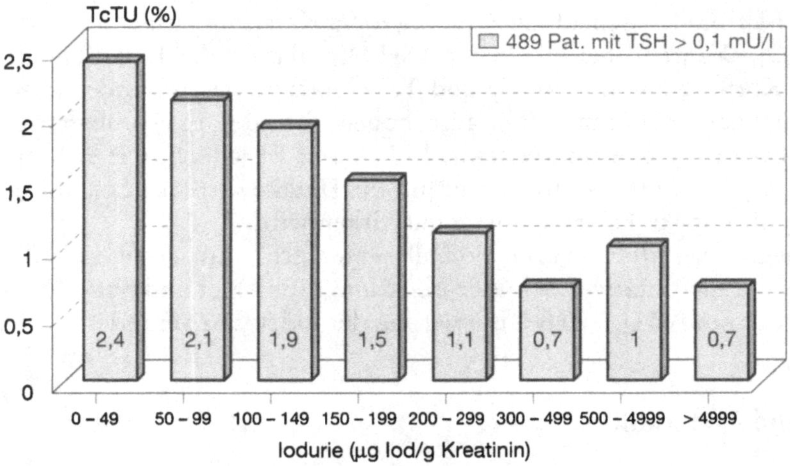

Abb. 1 Vergleich der Mediane des TcTU bei 489 Patienten mit normalem TSH in Abhängigkeit von der Höhe der Iodausscheidung im Spontanurin.

Ergebnisse

Normwerte für die Iodausscheidung im Spontanurin, für den TcTU und den $TcTU_s$

Der an 287 euthyreoten Patienten bestimmte Median der Iodurie betrug 96 µg Iod/g Kreatinin (Bereich 3–496 µg Iod/g Kreatinin). 95 % aller Werte lagen unter 256 µg Iod/g Kreatinin. Der Median des TcTU bei diesen Patienten betrug 1,9 % (Bereich 0,2 %–9,2 %). 95 % aller TcTU-Werte lagen unter 5,2 %.

Der an 82 Patienten mit Struma ohne Funktionsstörung unter exogener TSH-Suppression bestimmte Median des $TcTU_s$ betrug 0,7 %. 95 % aller Werte lagen unter 1,5 %. Dies entspricht dem bisherigen Grenzwert.

Änderung des TcTU bei Patienten mit TSH > 0,1 mU/l in Abhängigkeit von der Iodurie

Für diesen Vergleich wurden alle 489 Patienten mit normalem TSH herangezogen. Diese Patienten wurden nach der Höhe der Iodausscheidung im Urin in 8 Gruppen aufgeteilt und für jede Gruppe der Median des TcTU bestimmt (Abb. 1). Die Unterschiede zwischen den einzelnen Gruppen sind, mit Ausnahme der TcTU-Mediane bei Iodausscheidungen ≥ 500 µg Iod/g Kreatinin, hoch signifikant.

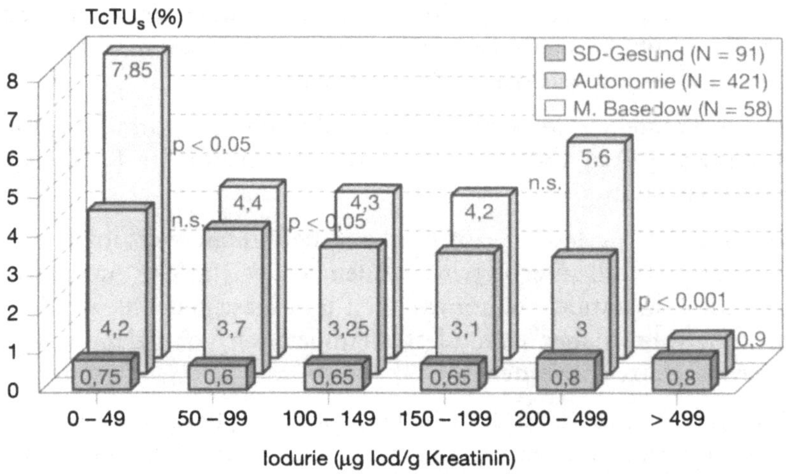

Abb. 2. Vergleich der Mediane des $TcTU_s$ bei Schilddrüsengesunden, Patienten mit funktioneller Autonomie und Morbus Basedow in Abhängigkeit von der Höhe der Iodausscheidung im Spontanurin.

Änderung des $TcTU_s$ in Abhängigkeit von der Grunderkrankung und der Iodurie bei Patienten mit TSH ≤ 0,1 mU/l

Nach Aufteilung aller 570 Patienten mit supprimierten TSH in solche mit funktioneller Autonomie, Morbus Basedow und Strumaträger ohne Funktionsstörung ergaben sich folgende Verläufe des $TcTU_s$ in Abhängigkeit von der Höhe der Iodausscheidung im Spontanurin (Abb. 2): Während die Mediane des $TcTU_s$ bei Patienten mit Struma ohne Funktionsstörung unabhängig von der Höhe des individuellen Iodangebotes um 0,7 % schwanken, bietet sich bei Patienten mit funktioneller Autonomie und Patienten mit Morbus Basedow ein anderes Bild. Im Bereich der Iodurie von 100–500 µg Iod/g Kreatinin liegen die Mediane des $TcTU_s$ bei Autonomiepatienten mit geringen, nicht signifikanten Unterschieden bei Werten um 3,0 %. Bei Patienten mit Morbus Basedow liegen die Mediane des $TcTU_s$ sogar im Bereich der Iodurie von 50–500 µg Iod/g Kreatinin ohne signifikante Unterscheide zwischen 4,2 % und 5,6 %. Lediglich Autonomiepatienten mit einer Iodurie < 100 µg Iod/g Kreatinin und Basedowpatienten mit einer Iodurie < 50 µg Iod/g Kreatinin zeigen signifikant höhere Mediane des $TcTU_s$. Bei Ioduriewerten ≥ 500 µg Iod/g Kreatinin fallen die Mediane des $TcTU_s$ bei Autonomiepatienten auf den von Patienten ohne Schilddrüsenfunktionsstörung bekannten Basalwert um 0,7 % ab. Basedowpatienten mit solch hohen Ioduriewerten fanden sich im untersuchten Kollektiv nicht.

Zusammenfassung und Schlußfolgerung

Auch nach weiterer Optimierung der Iodzufuhr mit Ioduriewerten bis zu 500 µg Iod/g Kreatinin können die bislang bestimmten Grenzwerte des $TcTU_s$ zum Autonomienachweis beibehalten werden.

Bei normalem TSH besteht eine inverse Korrelation von $TcTU_s$ und Iodurie bis zu einer Iodurie ≤ 500 µg Iod/g Kreatinin. Darüber bleibt der $TcTU_s$ auf niedrigem Niveau konstant.

Bei Ioduriewerten > 500 µg Iod/g Kreatinin kann der Uptakewert im Szintigramm nicht mehr sinnvoll interpretiert werden, da er (falsch) zu niedrig liegt. Dies kann als Adaptationsphänomen nach Iodexzess gedeutet werden. Eine Iodexposition sollte daher zumindest anamnestisch vor jedem Szintigramm sicher ausgeschlossen werden.

Bei einer Iodmangelsituation kann der Median des $TcTU_s$ bei Autonomiepatienten um $^1/_3$ höher liegen als bei ausreichender Iodzufuhr. Wird der $TcTU_s$ zur Bestimmung der funktionellen Autonomiemasse bei der Radioiodtherapie verwendet, oder werden aus dem $TcTU_s$ andere therapeutische Konsequenzen abgeleitet, kann die Bestimmung der Iodausscheidung im Urin hilfreich sein. Anderenfalls würde die funktionelle Autonomiemasse überschätzt werden, was zu einem Ansteigen der Hypothyreoserate führen kann.

Literatur

[1] Bähre, M., R. Hilgers, C. Lindemann, D. Emrich: Physiological aspects of the thyroid trapping function and ist suppression in iodine deficiency using ^{99m}Tc-pertechnetate. Acta Endocrinol. (Copenhagen) *115* (1987) 175–182.

[2] Bähre, M., R. Hilgers, C. Lindemann, D. Emrich: Thyroid autonomy: sensitive detection in vivo and estimation of ist functional relevance using quantified high-resolution scintigraphy. Acta Endocrinol. (Copenhagen) *117* (1988) 145–153.

[3] Bourdoux, P.: Biochemical evaluation of iodine status. In: F. Delange, J. T. Dunn, D. Glinoer (Hrsg.): Iodine Deficiency in Europe. S. 119–124. Plenum Press, New York 1993.

[4] Mahlstedt, J., J. Czirik: TcTU – Ein Programm für das IMAC-System zur Durchführung des ^{99m}Tc-Thyroid-Uptake Tests in der Schilddrüsendiagnostik. Nuc. Compact *12* (1981) 37–40.

[5] Reinhardt, M., P. Junge, U. Staub, E. Moser: Iodmangel in Südbaden – Verlauf während der letzten 55 Jahre. Nuklearmedizin *34* (1995) 15–19.

[6] Reinhardt, M., C. Schümichen, S. Schächtele, M. Zimmerlin, E. Moser: Wertigkeit des basalen und stimulierten TSH bei manifester und subklinischer Hyperthyreose. Nuklearmedizin *34* (1995) 61–65.

[7] Wawschinek, O., O. Eber, W. Petek, P. Wakonig, A. Gürakar: Bestimmung der Harniodausscheidung mittels einer modifizierten Cer-Arsenit-Methode. Ber. ÖGKC *8* (1985) 13–15.

Veränderungen des Muskelstoffwechsels bei latenter Hyperthyreose

P. Theissen, S. Kaldewey, E. Voth, D. Moka, H. Schicha

Einleitung

Die latente oder auch subklinische Hyperthyreose ist charakterisiert durch eine signifikante Verminderung des TSH-basal und einem fehlenden oder reduzierten Anstieg des TSH auf TRH-Reiz bei normalen peripheren Schilddrüsenhormonenparametern (freies Thyroxin/freies Triiodthyronin). Die TSH-Verminderung ist dabei hervorgerufen durch eine endogene Suppression und nicht durch eine exogene Suppression aufgrund einer Applikation von Schilddrüsenhormonen. Seit langem stellt sich die Frage, ob es sich bei der latenten Hyperthyreose um eine alleinige Laborkonstellation ohne Krankheitswert oder um eine therapiebedürftige Erkrankung handelt. Es ist bekannt, daß die latente Hyperthyreose in Iodmangelgebieten zumeist bei Patienten mit Schilddrüsenautonomie auftritt, die ihrerseits in etwa 5–10 % der Fälle pro Jahr in eine manifeste Hyperthyreose übergeht. Die latente Hyperthyreose ist wie auch die Anzahl der stoffwechselrelevanten Autonomien in Iodmangelgebieten häufiger und steigt mit dem Lebensalter an [12, 26, 28, 32–34, 37, 41]. Die Häufigkeit der latenten Hyperthyreose wird dabei je nach Patientenkollektiv mit 1–6 % angegeben. Die Bezeichnung latente oder subklinische Hyperthyreose weist nicht auf die Symptomlosigkeit der Erkrankung hin, sondern auf die eventuell diskret ausgeprägte, nicht ohne weiteres offensichtliche Symptomatik. Unterschiedliche Autoren beschreiben in diesem Zusammenhang verschiedene Befunde wie psychische und psychosomatische Veränderungen [14, 21, 25], einen aufgehobenen zirkadianen Rhythmus der TSH-Sekretion [39] sowie eine hyperthyreote Allgemeinsymptomatik mit paroxysmalen nächtlichen Dyspnöen und Herzrhythmusstörungen mit (paroxysmaler) Tachykardie sowie absoluter Arrhythmie mit Vorhofflimmern [29, 31]. Savin zeigt auf, daß die absolute Arrhythmie bei älteren Patienten mit latenter Hyperthyreose im Vergleich zu einem ähnlichen Kollektiv ohne latente Hyperthyreose dreifach häufiger auftritt [27]. Auf den günstigen therapeutischen Effekt wies zum ersten Mal die Arbeit von Novotny et al. 1993 hin, welche Patienten mit latenter Hyperthyreose vor und unter thyreostatischer Therapie untersuchte und deutlich rückläufige psychosomatische Veränderungen unter Therapie fand [22, 23].

Die Kernspinspektroskopie erlaubt einen nichtinvasiven Einblick in den Aspekt der energiereichen Phosphate des Muskelstoffwechsels, indem sie den Energieträger der Zelle, das ATP, und den Energieträger des Intermediärstoffwechsels für die Muskelkontraktion, das Phosphokreatin (PCr), sowie das anorganische Phosphat und die Phosphodiester (PDE) zu quantifizieren vermag [5, 9]. Bei der kernspinspektroskopischen Messung der energiereichen Phosphate wird die Eigenschaft der Kernspinresonanz der Kerne des 31-Phosphor ausgenutzt, welche im Magnetfeld auf eine Einstrahlung eines speziellen Radiofrequenzimpulses charakteristisch reagieren [40, 42]. Sowohl am Skelettmuskel wie am Myokard wurden bei segmentalen Muskelerkrankungen wie auch verschiedenen systemischen Muskelerkrankungen bzw. der Kardiomyopathie Verschiebungen der Konzentrationen von ATP und PCr gemessen [1, 3, 6, 11, 16].

Bei einer früheren Studie an Patienten mit Hyper- und Hypothyreose konnte eine erhebliche Abnahme des intramuskulären PCr und weniger auch des ATP gefunden werden. Eine Konzentrationserhöhung der PDE als Membranspaltprodukte fand sich nur bei den hypothyreoten Patienten, wobei die PDE-Konzentration mit dem Serumspiegel des TSH korrelierte [20]. In einer eigenen Studie bei einer kleineren Fallzahl von Patienten mit latenter Hyperthyreose wurde ebenfalls ein Abfall der Konzentration von PCr und tendenziell auch von ATP im Skelettmuskel gemessen [35]. Hierbei fielen die Veränderungen stärker aus als bei der Hypothyreose. In der vorliegenden Studie sollte nun an einem erweiterten Patientenkollektiv dem Vergleich mit den Veränderungen bei manifester Hyperthyreose sowie dem Verlauf nach Rekompensation der latenten Hyperthyreose durch Radioiodtherapie nachgegangen werden. Es sollten hiermit die präliminären Ergebnisse der früheren Studie bei latenter Hyperthyreose überprüft und die Frage untersucht werden, ob sich weitere pathophysiologische Aspekte bei der latenten Hyperthyreose ergeben, welche auf deren Therapierelevanz hinweisen.

Patienten und Methoden

Es wurden 30 Patienten mit latenter Hyperthyreose untersucht, deren TSH-Spiegel im Serum $\leq$ 0,1 µIE/ml betrug. Die Serumwerte des freien Triiodthyronin (fT_3) und des freien Thyroxin (fT_4) dieser Patienten lagen mit 3,6 ± 0,8 pg/ml und 1,5 ± 0,3 ng/100 ml im Normalbereich. Zudem wurden 12 Patienten mit manifester Hyperthyreose untersucht, welche ebenfalls einen TSH von $\leq$ 0,1 mIE/ml aufwiesen. Das fT_3 und das fT_4 waren erhöht (siehe Tabelle 1).

Tabelle 1 In-vitro-Schilddrüsenwerte (fT_3, fT_4 und TSH) bei Patienten mit latenter Hyperthyreose vor und 3 Monate nach Radioiodtherapie (RITh) sowie Patienten mit manifester Hyperthyreose und gesunden Probanden; *Normalbereiche

		fT_3 [pg/ml] 2,0–5,0*	fT_4 [ng/100ml] 0,8–2,3*	TSH [µIE/ml] 0,5–3,5*
Latente Hyperthyreose	vor RITh	3,6 ± 0,8	1,5 ± 0,3	≤ 0,1
	nach RITh	3,2 ± 0,6	1,3 ± 0,6	1,1 ± 0,6
Manifeste Hyperthyreose	vor RITh	7,6 ± 2,9	3,6 ± 2,0	≤ 0,1
Euthyreote Probanden		2,9 ± 0,6	1,4 ± 0,5	1,4 ± 0,6

Keiner der Patienten wies eine andere Stoffwechselerkrankung oder eine Muskelerkrankung, eine kardiale oder nephrologische Erkrankung auf. Zum Vergleich wurden 24 gesunde Probanden untersucht, welche nach sonographischem Befund alle eine normale Schilddrüse aufwiesen und eine euthyreote Stoffwechsellage hatten (siehe Tabelle 1). Das Alter der Patienten mit latenter Hyperthyreose lag bei 48,9 ± 17,6 Jahren, das Alter der Patienten mit manifester Hyperthyreose lag bei 55,7 ± 13,6 Jahren; das Alter der Probanden lag bei 31,6 ± 12,2 Jahren. Von den Patienten mit latenter Hyperthyreose waren 11 männlich und 19 weiblich, von den Patienten mit manifester Hyperthyreose waren 9 weiblich und 3 männlich. Bei den Probanden waren 14 weiblich und 10 männlich.

20 der 30 latent hyperthyreoten Patienten wurden im Abstand von 3–4 Monaten (105 ± 8 Tage) nach erfolgter Radioiodtherapie zum 2. Mal kernspinspektroskopisch untersucht. Die TSH-Spiegel lagen zur Zeit dieser Untersuchung bei 1,1 ± 0,6 µIE/ml (0,1–3 µIE/ml) und waren damit signifikant höher verglichen mit den prätherapeutischen Werten; $p = 0{,}0002$. Zwei der Patienten besaßen weiterhin ein TSH von 0,1 bzw. 0,2 µIE/ml. Die peripheren Schilddrüsenhormonwerte lagen im Normbereich (siehe Tabelle 1).

Die Kernspinspektroskopie erfolgte nach der Aufnahme von transversalen und koronalen T1- und T2-Bildern der Unterschenkel mit dem volumenselektiven Verfahren ISIS am Wadenmuskel [19]. Um eine Quantifizierung der Konzentrationen von ATP, Phosphokreatin (PCr), Phosphordiester (PDE) und anorganischem Phosphat (Pi) durchführen zu können, erfolgte die zusätzliche spektroskopische Messung der Referenzsubstanz K_2HPO_4 in einem medial dem Unterschenkel anliegenden Reagenzröhrchens durch Parallelverschiebung des Meßvolumens. Die spektroskopische Untersuchung wurde in einem 1,5-Tesla-Ganzkörpermagneten (Philips) durchgeführt mit einer 14-cm-Oberflächenspule, einem Radiofrequenzimpuls von 25,68 MHz, einer Repetitionszeit von 4500 ms, mit 128 Meßwiederholungen und einem Meßvolumen von 96 ml. Es fand eine Korrektur für die partielle Sättigung und

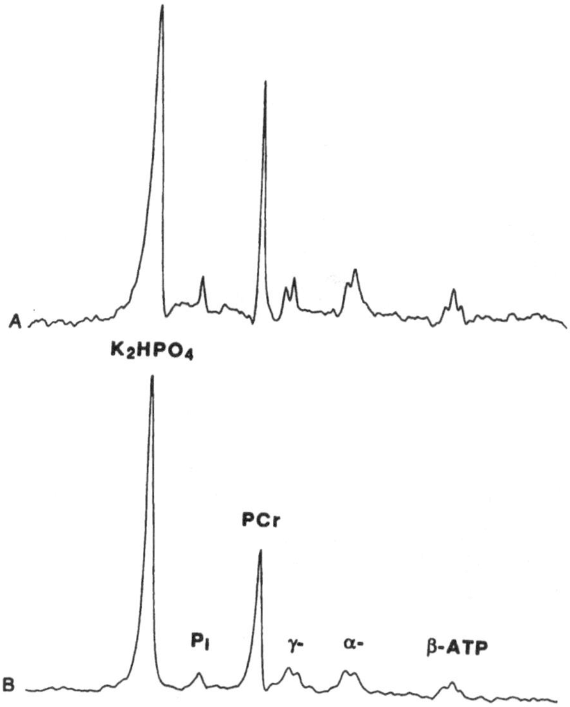

Abb. 1 31-Phosphor-Kernspinspektren des Skelettmuskels inkl. externem Standard bei einem Patienten mit latenter Hyperthyreose (obere Reihe Spektrum A) und einem euthyreoten Probanden (untere Reihe Spektrum B). Die Spektren zeigen von links nach rechts die Peaks der externen Referenzsubstanz K_2HPO_4, des anorganischen Phosphates (Pi), des Phosphokreatins (PCr) und die 3 mehrgipfligen Peaks des ATP (γ, α, β). Schon beim visuellen Vergleich der Peaks der Referenz und des PCr zwischen Spektrum A und B fällt die geringere PCr-Konzentration beim Patienten mit latenter Hyperthyreose auf.

den Nuklear-Overhouser-Effekt statt. Vor der Spektrenauswertung erfolgte eine 1:1 Addition der Spektren der externen Referenz und des Wadenmuskels. Die Auswertung der Studie erfolgte mittels eines iterativen Dekonvolutionsprogrammes, wobei die Konzentrationswerte für anorganisches Phosphat, Phosphokreatin und ATP bezogen auf die bekannte Konzentration des externen Standards (0,5 molar) errechnet wurden [36, 38]. Diese Substanzen werden in zwei Beispielspektren eines Patienten mit einer latenten Hyperthyreose und eines euthyreoten Probanden mit dem Einzelpeak für die externe Referenzsubstanz K_2HPO_4, dem kleinen Einzelpeak des anorganischen Phosphates und dem hohen Peak für das Phosphokreatin sowie den drei mehrgipfligen ATP-Peaks von links nach rechts im gefilterten und phasenkorrigierten Spektrum repräsentiert (Abb. 1).

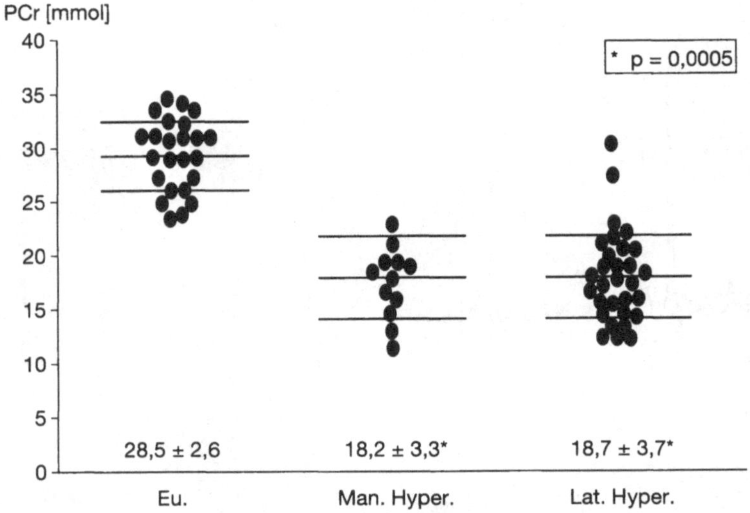

Abb. 2 Konzentration des muskulären PCr in der prätherapeutischen, spektroskopischen Messung der Patienten mit latenter Hyperthyreose (lat. Hyper.) im Vergleich zu Patienten mit manifester Hyperthyreose (man. Hyper.) und euthyreoten Probanden (eu.).

Ergebnisse

Die bei den gesunden Probanden gemessenen Konzentrationen für PCr, ATP und PDE waren vergleichbar mit den von anderen Arbeitsgruppen bestimmten Werten sowie mit den Literaturangaben von Muskelbiopsien [36, 38, 40, 42]. Wie aus Abb. 2 hervorgeht, zeigt die Phosphokreatinkonzentration die deutlichsten Unterschieden zwischen euthyreoten Probanden und den Patienten. Es findet sich eine signifikante Reduktion der Phosphokreatinkonzentration bei Patienten mit latenter Hyperthyreose im Vergleich zu den euthyreoten Probanden (p = 0,0005; 18,7 ± 3,7 vs. 28,5 ± 2,6 mmol/kg Muskel). Bemerkenswerterweise fiel die Erniedrigung der Phosphokreatinkonzentration genauso stark aus wie die bei der manifesten Hyperthyreose (18,7 ± 3,7 vs. 18,2 ± 3,3; p = 0,18). Die ATP-Konzentration der Patienten mit latenter Hyperthyreose war geringfügig vermindert (4,4 ± 0,7 mmol/kg Muskel) im Vergleich zu den euthyreoten Probanden (5,8 ± 0,9 mmol/kg Muskel; p = 0,015). Die ATP-Konzentrationsminderung bei latenten Hyperthyreosen unterschied sich nicht signifikant von der bei manifester Hyperthyreose. Die Konzentration des anorganischen Phosphates zeigte keine signifikanten Unterschiede zwischen Probanden und den beiden Patientengruppen. Wie aus Abb. 3 hervorgeht, zeigt der gepaarte t-Test ein signifikantes Ansteigen der Phosphokreatinwerte zwischen der Erstuntersuchung vor der Radioiodtherapie und der Verlaufskontrolle 3 Monate später (p = 0,0009).

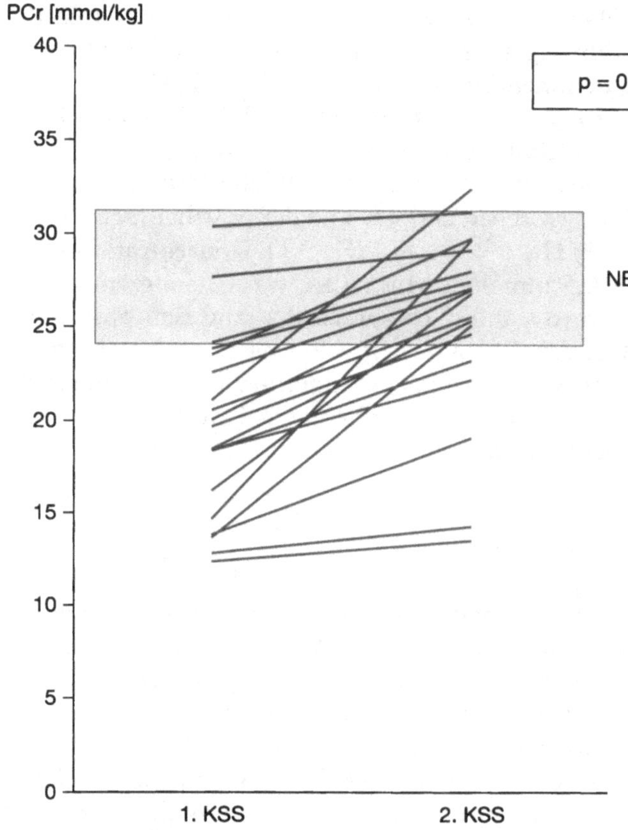

Abb. 3 Konzentrationsänderungen des PCr zwischen der 1. Kernspinspektroskopie (KSS) prätherapeutisch und der 2. KSS drei Monate nach erfolgter Radioiodtherapie.

Bei den meisten Patienten (n = 15) war ein Anstieg der Phosphokreatinwerte in dem mit grau hinterlegten Bereich der Normalprobanden zu verzeichnen, und nur bei 5 Patienten wurde dieser Bereich nicht erreicht, bei 3 Patienten fand sich jedoch eine deutliche Steigerung der Phosphokreatinkonzentration nach der Radioiodtherapie (siehe Abb. 3). Nur bei 2 Patienten war keine wesentliche Steigerung der Phosphokreatinkonzentration feststellbar. Die beiden letzteren Patienten zeigten zudem keine Normalisierung des TSH und im Szintigramm eine weiterhin bestehende stoffwechselrelevante Autonomie. Zwei der 20 nachuntersuchten Patienten mit latener Hyperthyreose lagen vor und nach der Radioiodtherapie mit ihren Werten der Phosphokreatinkonzentration im Bereich der euthyreoten Probanden. Bei ihnen zeigte eine Kontrolle des TSH-basal einen nur auf 0,2 bzw. 0,3 abgesenkten Wert an, der Technetium-Uptake im prätherapeutischen Szintigramm war 0,9 % bzw. 1,0 %. Bei den Patienten mit latenter Hyperthyreose zeigte die mittlere Phosphokreatinkonzentration nach Durchführung der Radioiodtherapie keinen signifikanten Unterschied zu den Probanden mehr auf ($p = 0{,}209$). Der Δ-TSH (prä-/posttherapeutisch) zeigte keine Korrelation mit dem D der Phosphokreatinkonzentration vor und nach der Radioiodtherapie ($r = 0{,}315$; $p = 0{,}2343$). Ebenso fand sich beim Mittelwertvergleich der freien Schilddrüsenhormone kein signifikanter Unterschied zwischen der prä- und der posttherapeutischen Untersuchung (fT_3 $p = 0{,}139$, fT_4 $p = 0{,}228$). Die ATP-Konzentration stieg posttherapeutisch auf 5,2 ± 0,9 mmol/kg Muskel an, was einem grenzwertig signifikanten Unterschied von $p = 0{,}039$ entsprach. Es fand sich posttherapeutisch kein Unterschied in der ATP-Konzentration mehr im Vergleich zu den euthyreoten Probanden ($p = 0{,}431$). Eine Veränderung des anorganischen Phosphates bei den ursprünglich latent hyperthyreoten Patienten fand sich weder prä- noch posttherapeutisch ($p = 0{,}529$).

Diskussion

Die vorliegenden Ergebnisse zeigten erstmals einen quantitativen Stoffwechselparameter, welcher auf die pathophysiologische Relevanz der latenten Hyperthyreose hinweist. Die Ergebnisse sind auch deshalb von Bedeutung, weil die latente Hyperthyreose in einem Iodmangelgebiet mit deutlich erhöhter Inzidenz für Schilddrüsenautonomien gehäuft vorkommt [4, 7, 12, 24, 34]. Da sich eine Indikationsausweitung für die definitive Therapie mit Radioiodtherapie oder Operation bzw. probatorischer Thyreostase zumindest für symptomatische Patienten mit latenter Hyperthyreose ergibt, ist dies auch gesundheitsökonomisch bedeutsam [28]. Das Phosphokreatin als intermediärer Energiespeicher für die Muskelkontraktion stellt unter den gefundenen Veränderungen den empfindlichsten Parameter dar, jedoch ergibt sich auch eine meßbare Veränderung der ATP-Konzentration. Es konnte also eine Veränderung im zellulären Energiestoffwechsel des Skelettmuskels belegt werden. Interessanterweise fand sich im Vergleich zu den Patienten mit manifester Hyperthyreose, welche ebenfalls auf einer Schilddrüsenautonomie beruhte, eine nahezu gleichartig ausgeprägte Veränderung des Muskelstoffwechsels der energiereichen Phosphate, wie sich dies auch bei der früheren, präliminären Studie schon angedeutet hatte [35]. Die Normalisierung der muskulären Stoffwechselveränderungen mit deutlichem Anstieg des Phosphokreatins bei den Patienten nach der Radioiodtherapie und Beseitigung der latenten Hyperthyreose in den Normalbereich bestätigte zumindest im vorgelegten Untersuchungskollektiv die Therapierelevanz dieser Erkrankung. Zudem erlaubte der postoperative Verlauf eine interne Validisierung der prätherapeutisch gemessenen Unterschiede zwischen latent hyperthyreoten Patienten und euthyreoten Probanden. Die vorliegende Untersuchung bezüglich der Reversibilität der meßbaren Veränderungen zeigte zu der Studie zur Reversibilität von psychosomatischen Veränderungen unter Thyreostase bei latenter Hyperthyreose passende Resultate [22, 23]. Die gefundenen Veränderungen, welche gleichartig bei Patienten mit manifester und mit latenter Hyperthyreose auftraten, deuten auf einen Schwellenmechanismus in der Beeinflussung des Muskelstoffwechsels hin. Da ähnliche Verschiebungen der energiereichen Phosphate auch bei anderen Muskelerkrankungen auftreten [3, 6, 9], waren die hier gefundenen Veränderungen zwar nicht spezifisch für eine Schilddrüsendysfunktion, paßten aber zu den schon früher von verschiedenen Autoren beobachteten Veränderungen in der Mitochondrienzahl und des Enzymstoffwechsels im Tiermodell bei manifester Hyperthyreose [2, 13, 15, 18, 43]. Die vorgelegten Untersuchungsergebnisse weisen erstmals mit quantitativen Parametern auf die Relevanz der latenten Hyperthyreose hin, aber sie gewähren nur einen Aspekt in die Pathophysiologie dieser Erkrankung. Die Veränderungen von Rezeptor- und Enzymaktivität (Transportfunktion für anorganisches Phosphat und die Kalziumkanalfunktion [17]) könnten eine weitere Rolle in der pathophysiologischen Kette spielen, welche zu den Stoffwechselveränderungen im intermediären Stoffwechsel des Skelettmuskels führen. Zudem ist bisher z.B. die Rolle der peripheren TSH-Rezeptoren in diesem Zusammenhang nicht geklärt [10]. Weitere Studien müßten sich mit der Vermittlung der in dieser Studie aufgezeigten Stoffwechselverschiebungen beschäftigen. Hierzu sind zum Beispiel die folgenden Hypothesen bzw. Fragen weiter zu eruieren: Zusammenhang mit der T_3-Rezeptoraktivität bzw. dem Hormonumsatz, Zusammenhänge mit der Aktivität von Transportenzymen (z.B. für anorganisches Phosphat) und mit der Kalziumkanalfunktion (Beziehung zwischen PCr-Verminderung und Kontraktionsmechanismus?) [8, 30].

Schlußfolgernd kann gesagt werden, daß die Energiestoffwechselveränderungen bei latenter Hyperthyreose valide erscheinen und ihre Stoffwechselrelevanz dadurch unterstrichen wird, daß die Veränderungen denen der manifesten Hyperthyreose gleichen und nach Beseitigung der latenten Hyperthyreose reversibel sind. Die vorliegenden Befunde sprechen eindeutig für die Therapiebedürftigkeit der latenten Hyperthyreose, zumindestens bei symptomatischen Patienten.

Literatur

[1] Argov, Z., W.J. Bank, J. Maris, P. Peterson, B. Chance: Bioenergetic heterogeneity of human mitochondrial myopathies: Phosphorus magnetic resonance spectroscopy study. Neurol. 37 (1987) 257–262.

[2] Argov, Z., P.F. Renshaw, B. Boden, A. Winokur, W. J. Bank: Effects of Thyroid hormons on skeletal muscle bioenergetics. J. Clin. Invest. *81* (1988) 1695–1701.
[3] Arnold, D.L., D.J. Taylor, G.K. Radda: Investigation of human mitochondrial myopathies by phosphorus magnetic resonance spectroscopy. Ann. Neurol. *18* (1985) 189–196.
[4] Baltisberger, B.L., C.E. Minder, H. Burgi: Decrease of incidence of toxic nodular goitre in a region of Switzerland after full correction of mild iodine deficiency [see comments]. Eur. J. Endocrinol *132* (1995) 546–549.
[5] Barany, M., T. Glonek: Phosphorus-31 NMR. In: Gorenstein D. (Hrsg.): Phosphorus 31 NMR. Vol. Academic Press New York, 511–545. Academic Press, New York 1984.
[6] Barany, M., I.M. Siegel: Venkatasubramanbian PM, Mok E, Wilbur AC. Human leg neuromuscular diseases: P-31 spectroscopy. Radiology *172* (1989) 503–508.
[7] Belfiore, A., L. Sava, F. Runello, L. Tomaselli, R. Vigneri: Solitary autonomously functioning thyroid nodules and iodine deficiency. J. Clin. Endocrinol. Metab. *56* (1983) 283–287.
[8] Bessman, S. P., P. J. Geiger: Transport of energy in muscle: phosphorylcreatine shuttle. Science *211* (1981) 448–452.
[9] Bottomley, P.A.: Human in vivo NMR spectroscopy in diagnostic medicine: clinical tool or research probe. Radiology *170* (1989) 1–15.
[10] Drvota, V., A. Janson, C. Norman et al.: Evidence for the presence of functional thyrotropin receptor in cardiac muscle. Biochem. Biophys. Res. Commun. *211* (1995) 426–431.
[11] Edwards, R.H.T., M.J. Dawson, D.R. Wilkie, R.E. Gordon, D. Shaw: Clinical use of nuclear magnetic resonance in the investigation of myopathy. Lancet *27* (1982) 725–730.
[12] Emrich D., M. Bähre: Autonomy in euthyroid goitre: maladaptation to iodine deficiency. Clin. Endocrinol. Oxf. *8* (1978) 257–265.
[13] Hoch F.L.: Thyrotoxicosis as a disease of mitochondria. N. Engl. J. Med. *266* (1962) 446–498.
[14] Holsboer, F., A. Gerken, U. v. Bardeleben, W. Grimm, G.K. Stalla, O.A. Muller: Relationship between pituitary responses to human corticotropin-releasing factor and thyrotropin-releasing hormone in depressives and normal controls. Eur. J. Pharmacol. *110* (1985) 153–154.
[15] Ianuzzo, D., P. Patel, V. Chen, P. OB, C. Williams: Thyroidal trophic influence on skeletal muscle myosin. Nature *270* (1977) 74–76.
[16] Ingwall, J. S.: Phosphorus nuclear magnetic resonance spectroscopy of cardiac and skeletal muscles. Am. J. Physiol. *242* (1982) 729–744.
[17] Kim, D., T.W. Smith, J.D. Marsh: Effect of thyroid hormone on slow calcium channel function in cultured chick ventricular cells [published erratum appears in J. Clin. Invest. 1987 Sep; 80(3): following 916]. J. Clin. Invest. *80* (1987) 88–94.
[18] Kuhlback, B.: Creatine and creatinine metabolism in thyrotoxicosis and hypothyroidism. Acta Med. Scand. *1* (1957) 331.
[19] Luyten, P.R., J.P. Groen, J. Vermeulen, J.A. Den Hollander: Experimental approaches to Image Localized Human 31P NMR Spectroscopy. Magn. Reson. Med. *11* (1989) 1–21.
[20] Moka, D., P. Theissen, A. Linden, W. Waters, H. Schicha: Einfluß von Hyper- und Hypothyreose auf den Energiestoffwechsel der Skelettmuskulatur – Eine Untersuchung mit 31P-Kernspinspektroskopie. Nuklearmedizin *30* (1991) 77–83.
[21] Nowotny, B., J. Teuber, W. an der Heiden et al.: The role of TSH psychological and somatic changes in thyroid dysfunctions. Klin. Wochenschr. *68* (1990) 964–970.
[22] Nowotny, B., W. van der Heiden, J. Teuber, R. Schmidt, K. H. Usadel: Behandlungsbedürftigkeit der latenten Hyperthyreose. In: B. Weinheimer (Hrsg.): Schilddrüse 1991, Walter de Gruyter, New York – Berlin 1992.
[23] Paschke, R., I. Harsch, B. Schlote et al.: Sequential psychological testing during the course of autoimmune hyperthyroidism. Klin. Wochenschr. *68* (1990) 942–950.
[24] Reinwein, D., G. Benker, M.P. Konig, A. Pinchera, H. Schatz, H. Schleusener: Hyper-

thyroidism in Europe: clinical and laboratory data of a prospective multicentric survey. J. Endocrinol. Invest. *9*, Suppl 2 (1986) 1–36.

[25] Roeckel, M., J. Teuber, R. Schmidt, S. Kaumeier, H. Häfner, K. H. Usadel: Korrelation einer „latenten Hyperthyreose" mit psychischen und somatischen Veränderungen. Klin. Wochenschr. *65* (1987) 264–273.

[26] Sandrock, D., T. Olbricht, D. Emrich, G. Benker, D. Reinwein: Long-term follow-up in patients with autonomous thyroid adenoma. Acta Endocrinol. (Copenhagen) *128* (1993) 51–55.

[27] Sawin, C. T., A. Geller, P. A. Wolf et al.: Low serum thyrotropin concentrations as a risk factor for atrial fibrillation in older persons [see comments]. N. Engl. J. Med. *331* (1994) 1249–1252.

[28] Schicha, H.: Radioiodtherapie – neuester Stand: Nichtimmunogene Hyperthreose. Akt. Endokr. Stoffw. *13* (1992) 71–79.

[29] Schlaghecke, R.: Absolute arrhythmia and latent hyperthyroidism. Dtsch. Med. Wochenschr. *122* (1997) 71.

[30] Schröder, F., U. Kreuzberg, P. Theissen, U. Mehlhorn, E.R. deVivie, S: Herzig: Gating of human cardiac L-type calcium channels from patients with subclinical hyperthyroidism. 21st Meeting of European Working Group on Cardiac Cellular Electrophysiology 1997.

[31] Stott, D.J., A.R. McLellan, J. Finlayson, P. Chu, W.D. Alexander: Elderly patients with suppressed serum TSH but normal free thyroid hormone levels usually have mild thyroid overactivity and are at increased risk of developing overt hyperthyroidism. Q. J. Med. *78* (1991) 77–84.

[32] Studer, H., F. Ramelli: Simple goiter and its variants: euthyroid and hyperthyriod multinodular goiters. Endocrin. Rev. *3* (1982) 40–61.

[33] Szabolcs, I., C. Ploenes, W. Bernard, J. Herrmann: Screening of geriatric patients for thyroid dysfunction with thyrotropin-releasing-hormone test, sensitive thyrotropin and free thyroxine estimation. Horm. Metab. Res. 22 (1990) 298–302.

[34] Szabolcs, I., J. Podoba, J. Feldkamp et al.: Comparative screening for thyroid disorders in old age in areas of iodine deficiency, long-term iodine prophylaxis and abundant iodine intake. Clin. Endocrinol. Oxf. *47* (1997) 87–92.

[35] Theissen, P., S. Kaldewey, D. Moka, J. Bunke, E. Voth, H. Schicha: 31P-magnetic resonance spectroscopy: impaired energy metabolism in latent hyperthyroidism. Nuklearmedizin *32* (1993) 134–139.

[36] Tofts, P.S.: The Noninvasive measurement of absolute metabolite concentration in vivo using surface-coil NMR spectroscopy. J. Magn. Reson. *80* (1988) 84–95.

[37] Usadel, K.H.: Endocrinology: what is missed – how to treat?. Verh. Dtsch. Ges. Inn. Med. *96* (1990) 117–126.

[38] Van der Veen, J.W.C., R. De Beer, P.R. Luyten, D. Van Ormondt: Accurate quantification of in vivo 31-P NMR signals using the variable projection method and prior knowledge. Magn. Reson. Med. 6 (1988) 92–98.

[39] Vardarh, I., I. Vardarh, R. Schmidt et al.: Significance of latent hyperthyroidism. Klin. Wochenschr. *67* (1989) 543–550.

[40] Venkatasubramanian, P.N., M.F. Mafee, M. Barrany: Quantitation of phosphate metabolites in huamn leg in-vivo. Magn. Reson. Med. 6 (1988) 359–363.

[41] Wiersinga, W. M.: Subclinical hypothyroidism and hyperthyroidism. I. Prevalence and clinical relevance. Neth. J. Med. *46* (1995) 197–204.

[42] Wilkie, D.R., M.J. Dawson, R.H.T. Edwards, R.E. Gordon, D. Shaw: 31P-NMR Studies of resting muscle in normal human subjects. In: G. Pollak (Hrsg.): Cross bridge mechanisms in muscle contraction; proceedings of the 2nd international symposium. Seattle, 1983, 333–346.

[43] Zohar, A., P.F. Renshaw, B. Boden, A.B. W.J. Winokur: Effects of Thyroid Hormones on Skeletal Muscle Bioenergetics. J. Clin. Invest. *81* (1988) 1695–1701.

Diskussion

Herrmann:
In Analogie zu meiner vorigen Frage zur latenten Hypothyreose: haben Sie mal latente Hypothyreosen mit Ihrem schönen Verfahren untersucht?

Theissen:
Nein, leider nicht systematisch. Es ist noch keine größere Gruppe geworden, es sind einzelne Patienten, die wir untersucht haben.

Conclusio – Evidence based medicine in der Thyreologie

J. Köbberling

Wir leiden in unserer Sektion Schilddrüse unter einem beklagenswerten Mangel an klinischen Studien. Dies gilt nicht nur für die deutsche Thyreologie sondern auch für die europäische und internationale Thyreologie.

Handlungsanweisungen und Therapieempfehlungen werden häufig aufgrund persönlicher Überzeugungen gegeben. Diese Überzeugungen basieren auf Fallberichten, eigenen Erfahrungen und insbesondere auf Überlegungen zur Physiologie und Pathophysiologie. Nicht selten sind die Empfehlungen, die mit großer Überzeugung vorgetragen werden, widersprüchlich, aber auch da, wo anscheinend ein Konsensus der Thyreologen herrscht, ist die Wissensbasis, die heute häufig als evidence based medicine (EBM) bezeichnet wird, gering. Lassen Sie mich dies an einem Beispiel erläutern, das mehrere der heutigen Vorträge berührt.

Aufgrund von Überlegungen aus unseren Kreisen haben sich die Kardiologen angewöhnt, vor der Gabe eines iodhaltigen Röntgenkontrastmittels die Schilddrüsenhormonwerte zu bestimmen, um eine Hyperthyreose auszuschließen. Wenn bei Schilddrüsenhormonwerten im Normbereich das TSH supprimiert ist, wird die Diagnose einer subklinischen Hyperthyreose gestellt und die Patienten erhalten vor und einige Tage nach der Kontrastmittelgabe Perchlorat und Thiamazol als „prophylaktische Therapie“ einer möglichen Hyperthyreose. In unterschiedlichem Ausmaß wird zusätzlich zu der Hormonbestimmung auch die Schilddrüse untersucht, ein Sonogramm durchgeführt, bei supprimiertem TSH ein Szintigramm angefertigt oder es wird neben der medikamentösen Therapie bei nachgewiesener Autonomie auch eine Radioiod-Therapie empfohlen.

Dieses Vorgehen ist unter den Kardiologen inzwischen Standard. Man ist davon überzeugt, daß hiermit eine Risikoverminderung erzielt wird und man hat Angst, bei Verzicht auf diese Untersuchungen und dem möglichen Auftreten einer Hyperthyreose juristisch belangt zu werden. Dies alles haben sich die Kardiologen nicht ausgedacht, sie haben es aufgrund unserer Empfehlungen übernommen.

Bevor derartige Empfehlungen guten Gewissens gegeben werden können, müssen folgende Fragen geklärt sein.

1. Wie hoch ist in der Population der Patienten, die ein solches Kontrastmittel erhalten, das Risiko, daß hiermit tatsächlich eine Hyperthyreose ausgelöst wird?

2. Läßt sich mit den üblichen diagnostischen Verfahren (häufig lediglich Hormonbestimmungen) das Risiko für den einzelnen Patienten besser erfassen?

3. Läßt sich bei Risiko-Patienten durch die Gabe von Perchlorat und/oder Thiamazol das Risiko der Entstehung einer iodinduzierten Hyperthyreose nennenswert vermindern?

4. Ist das Risiko von Medikamenten-Nebenwirkungen bei der großen Gruppe der zu behandelnden Personen im Vergleich zu der möglichen Risikoverminderung tatsächlich zu vernachlässigen?

5. Wie hoch ist das Risiko der Verzögerung der indizierten kardiologischen Diagnostik durch die vorangestellte thyreologische Diagnostik?

6. Welches Risiko entsteht durch den Glauben, das Risiko eingegrenzt zu haben, und wie wird hierdurch das ärztliche Verhalten verändert?

Diese Fragen ließen sich prinzipiell durch Studien beantworten. Die wenigen vorliegenden Studien, aus denen sich Informationen zu den angeschnittenen Fragen ablesen lassen, belegen keineswegs, daß das Vorgehen sinnvoll ist. So scheint tatsächlich das Risiko der Entstehung einer iodinduzierten Hyperthyreose durch Kontrastmittelgabe bei unausgewählten Patienten sehr gering zu sein, wie kürzlich in einer Studie aus unserem Hause belegt werden konnte. Darüber hinaus mußte festgestellt werden, daß mit der TSH-Bestimmung das Risiko bei diesen Patienten nicht vorher erfaßt werden konnte.

Anstelle von Einzelstudien zu den angeschnittenen Fragen könnte auch eine umfassende Studie geplant werden, in der das gesamte diagnostische und therapeutische Konzept überprüft wird. Patienten vor Kontrastmittelgabe könnten randomisiert zwei Gruppen zugeordnet werden, von denen eine Gruppe ohne weitere Voruntersuchungen verbleibt, während in der anderen Gruppe standardisierte Untersuchungen zur Schilddrüsenfunktion und ggf. die „prophylaktische Therapie“ durchgeführt werden. Das Gesamt-Outcome dieser beiden Gruppen müßte dann verglichen werden. Eine solche Studie wäre leicht zu planen, sie wäre allerdings zeitaufwendig und es wäre wegen des nicht erkennbaren wirtschaftlichen Vorteils vermutlich schwierig, hierfür einen Sponsor zu finden. Diese Schwierigkeiten dürfen aber nicht als Entschuldigung dafür gewertet werden, daß Studien solcher Art nicht durchgeführt werden.

So lange Studienergebnisse zu diesen Fragen nicht vorliegen, ist es sehr zweifelhaft, ob Empfehlungen zum diagnostischen und therapeutischen Vorgehen, die schließlich zu einem Standard des Vorgehens werden, tatsächlich abgegeben werden dürfen. Persönliche Überzeugungen können nicht hilfsweise als Basis für derartige Empfehlungen herangezogen werden. Meine persönliche Überzeugung ist, daß das oben geschilderte Vorgehen mehr Nachteile und Risiken für die Patienten mit sich bringt als mögliche Vorteile. Ich kann nicht erwarten, daß Sie diese meine Überzeugung teilen, aber Sie müssen auch akzeptieren, daß ich den anderslautenden Konsens der Thyreologen nicht teile. Dabei darf ich darauf hinweisen, daß die „Beweislast" für die Sinnhaftigkeit des genannten Vorgehens bei denen liegt, die ein solches Vorgehen empfehlen, nicht bei denen, die Zweifel hieran äußern.

Ich erlaube mir, diesen Zweifel am Konsens der Thyreologen und, sekundär, der Kardiologen von dieser Stelle aus ganz deutlich zu äußern, um zu vermeiden, daß sich schleichend ein normativer Standard entwickelt, der juristische Probleme mit sich bringen kann und der schließlich sogar dazu führen kann, daß eine eigentlich sinnvolle und notwendige Studie mit Hinweis auf ein ethisches Problem beim Abweichen des Standards nicht mehr durchführbar wird.

Sie werden bemerkt haben, daß ich bei allen meinen Erörterungen die ökonomische Frage außer acht gelassen habe, obgleich diese zweifellos in die Gesamtbetrachtung mit einzugehen hat.

Meine Klage (eigentlich Selbstanklage) über das Defizit an guten klinischen Studien in der Thyreologie geschieht vor dem Hintergrund, daß wir in diesen Tagen eine klinisch wichtige Studie vorzeitig beenden mußten. Es handelte sich um die Frage, wie bei Patienten mit Struma und euthyreoter Stoffwechsellage aber nachgewiesener Autonomie in der Schilddrüse vorzugehen sei. Eine dreiarmige Studie unter dem Namen B. E. S. I. TH. sollte in doppelblinder und randomisierter Form die Gabe von Iodid (200 µg), Thyroxin (75 µg) oder Placebo über einen Zeitraum von 3 Jahren testen. Diese Studie, die mit erheblichem Aufwand für jeden einzelnen Patienten verbunden ist, mußte ohne einen Industriesponsor im üblichen Sinne geplant werden. Freundlicherweise hatte sich aber die Firma Henning bereit erklärt, einen großen Anteil der Begleitkosten zu übernehmen. Auch ohne Vergütung für die Studienteilnehmer ergaben sich bereits fünfstellige Beträge pro Jahr. Für diese Unterstützung muß der Firma Henning ganz ausdrücklich gedankt werden. Um so bedauerlicher ist es, daß die Studie wegen mangelnder Beteiligung nicht zustande kam. Die Analyse über die unterschiedlichen Gründe, die zum Studienabbruch führten, ist noch nicht abgeschlossen. Es muß insgesamt aber als sehr bedauerlich bezeichnet werden, daß es uns nicht gelungen ist, diese Studie, die Antwort auf eine wirklich offene therapeutische Frage geben sollte, zu Ende zu führen. So wird es dabei bleiben, daß bezüglich der Frage, wie Struma-Patienten mit Autonomie aber euthyreoter Stoffwechsellage behandelt werden sollten, aufgrund von persönlichen und zum Teil sehr widersprüchlichen Überzeugungen entschieden wird und nicht aufgrund von evedence based medicine.

Iodinduzierte Hyper- und Hypothyreose II

Medikamentöse Therapie der iodinduzierten Hyperthyreose

K. Bauch

Herrn Prof. Dr. Dieter Lohmann, Leipzig, zum 70. Geburtstag

Vor die Therapie haben die Götter die Diagnose gesetzt.

Sowohl Diagnose als auch Therapie sind bei der iodinduzierten Hyperthyreose jedoch nicht unproblematisch [1, 2, 4, 9, 10, 11, 13, 14, 16, 19, 21, 23, 24, 26, 29, 30, 34, 35, 43, 44, 61]. Seit 1981 gab es kein Schilddrüsen-Symposium, das sich nicht mit dieser Thematik beschäftigt hätte (Tabelle 1).

Per definitionem liegt der iodinduzierten Hyperthyreose (IIH) einheitlich eine Iodexposition zugrunde. Demgegenüber sind Pathogenese, klinische und biochemische Diagnostik, Verlauf sowie therapeutisches Vorgehen vielgestaltig.

Tabelle 1 Thyreotoxische Krise als Thema auf der „Schilddrüse 1981–1995"

1981	*J. Herrmann*	Thyreotoxische Krise, therapeutisches Vorgehen
	K. H. Rudorff et al.	
	H. H. Koch *P. Bottermann*	Lithium Lithium
1983	*G. Hintze* et al.	Subtotale Thyreoidektomie – therapeutische Alternative iodinduzierter Hyperthyreose
	R. Bambauer et al.	Plasmapherese und Lithiumgabe vor Operationen
1985	*H. Dralle*	Frühoperation der iodinduzierten Hyperthyreosen
1987	*P. M. Schumm-Draeger* et al.	Effekt einer thyreostatischen Therapie bei iodinduzierter Hyperthyreose-Untersuchung an xenotransplantierten Geweben
1987	*P. Weber* et al. (*J. Beyer*)	Therapierefraktäre, iodinduzierte Hyperthyreose
1991	*V. Zemella* et al.	Therapie der schweren Hyperthyreose Konsensuskonferenz über die Hyperthyreosetherapie. Sektion Schilddrüse der Dt. Ges. Endokr.
1993	*D. Reinwein*	State of art zur Therapie der Hyperthyreose
	W. Meng	Therapie der Hyperthyreose
1995	*K. Mann*	Thyreotoxische Krise
1997	Empfehlungen der Dtsch. Gesellschaft f. Endokrinologie	Rationelle Therapie in der Endokrinologie

Tabelle 2 Problematik der iodinduzierten Hyperthyreose

Heterogenität der Pathogenese

Möglichkeiten der Risikoeinschätzung beschränkt

Diagnostik

klinisch

erschwert durch auslösende oder begleitende Krankheiten

biochemisch

- spät verfügbar
- unauffällig in Einzelfällen (Low T_3-, T_4-Syndrom)
- Harniodbestimmung in Routine nicht verfügbar
- iodinduzierte Thyreoiditis in Praxis kaum diagnostiziert

Therapie

- Thyreostatika kombiniert, Langzeit, hochdosiert
- Intensivtherapie
- Früh-Operation (Allgemein-, Lokalanästhesie)

Prophylaxe

- unsicher im Einzelfalle

Tabelle 3 Heterogenität der Pathogenese iodinduzierter Hyperthyreosen

- Funktionelle Autonomien
- Immunhyperthyreose
- Iodinduzierte Thyreoiditis
- Differenzierte Schilddrüsenkarzinome

Obwohl das Krankheitsbild bereits 1821 kurz nach Einführung des Iods in die Strumatherapie beschrieben wurde [17] und bis in die Gegenwart als wichtiges Argument gegen die Einführung einer Iod-Struma-Prophylaxe gebraucht wird, stellt auch heute jede IIH eine ärztliche Herausforderung dar (Tabellen 2 und 3).

Diagnostik, Therapie und Prophylaxe sind nur bedingt zu standardisieren, im Einzelfall zu relativieren und am ehesten an Empfehlungen zu orientieren [9, 19, 26, 29, 30, 44, 64, 66].

In Diagnostik-Therapie-Empfehlungen wird ggf. auf die IIH nicht eingegangen [7, 8, 62]. Das therapeutische Procedere reicht von abwartender Beobachtung, Prophylaxe, medikamentöser Behandlung, Intensivtherapie bis zur frühzeitigen operativen Schilddrüsenresektion.

Jahrzehnte lang herrschender alimentärer Iodmangel und Iodexzeß bei Applikation iodhaltiger Medikamente (z. B. Amiodarone), Desinfizientien (Betaiso-

Tabelle 4 Häufigkeit der IIH nach CT (T. W. A. de Bruin, Lancet *343* (1994), 1160–1161 [18])

24600 CT (1987–1990)

davon 7 mit multinodöser Struma und klinisch ernster Hyperthyreose (SD-Antikörper negativ, Radioioduptake erhalten 2 Wochen nach Kontrastmittel-Applikation, 8 Wochen später vermindert).

Therapie: Methimazol 30 mg/d.

Tabelle 5a Häufigkeit der thyreotoxischen Krise in der alten Bundesrepublik 1988–1990 [34]

195 thyreotoxische Krisen (35 % Basedows, 52 % funkt. Autonomien) in 830 befragten Kliniken

51 % Stadium I	38 % Iodexposition
41 % Stadium II	(davon 35 % Angiographien, 16 % Medikamente)
9 % Stadium III	

74 Iodkontaminationen, davon 18 % Todesfälle

Tabelle 5b Thyreotoxische Krisen 1988–1990 (n. S. Lederbogen, D. Reinwein 1990 [34])

	n	(%)	Mittl. Alter in Jahren
Immunogene Hyperthyreosen	67	(34)	55,2 ± 17,2
Nichtimmunogene Hyperthyreosen	102	(52)	67,5 ± 12,4
Nichtklassifizierte Hyperthyreosen	26	(13)	70,9 ± 10,2

Tabelle 6 Zur Häufigkeit der thyreotoxischen Krisen in der Bundesrepublik Deutschland (Mitgliederbefragung der Sektion Schilddrüse 1. 1. 1994–Juni 1995/Mann [37])

24 Zentren: 16 Krisen

7/16 Mb. Basedow

9/16 Autonomie davon 8/9 iodkontaminiert

7/16 (44 %) Früh-Operationen

dona) und Diagnostika (z. B. bei CT, Koronarographie, Angiographie) setzen besonders ältere Menschen der Gefahr einer iodinduzierten Hyperthyreose aus [5, 14, 34, 58, 59].

Trotz vielfältigen Einsatzes dieser Präparate mit hoher Iodkonzentration ist die Häufigkeit der IIH und der thyreotoxischen Krise relativ gering (Tabellen 4, 5a, 5b, 6), der individuelle Spontanverlauf unterschiedlich [9, 19, 20, 26, 44].

Die Letalität der thyreotoxischen Krise einer IIH ist im Einzelfall hoch. Durch Frühoperationen konnte sie in den letzten Jahren gesenkt werden [18a, 29, 66].

Iodinduzierte Hyperthyreosen sind besonders in Iodmangelgebieten infolge häufigen Vorkommens funktioneller Autonomien anzutreffen [5, 13, 14, 17, 23, 32, 34, 48, 58].

Wie die Beobachtungen am Ende der 80er Jahre in der ehemaligen DDR gezeigt haben, können bei verbesserter Iodversorgung im Rahmen einer Strumaprophylaxe auch Immunhyperthyreosen rascher manifestieren (Tabelle 7).

Gehäufte und schwer verlaufende Hyperthyreosen im Gefolge einer Strumaprophylaxe, wie sie kürzlich aus Zaire und Zimbabwe mitgeteilt werden, sind auf zu hohe Iodierung und mangelhaftes Monitoring zurückzuführen (Tabelle 8) [60].

Ob in Deutschland Hyperthyreosen auf dem Boden einer iodinduzierten autoimmunen Thyreoiditis Bedeutung beizumessen wäre, ist fraglich [37a]. Vorerst dürfte dieser Aspekt ohne klinische Relevanz sein. Im Einzelfall wären differentialdiagnostische und differentialtherapeutische Besonderheiten zu beachten (Tabelle 9) [4, 40, 54].

Die Therapie einer IIH gilt immer einem klinischen Erscheinungsbild, nicht einer biochemischen Konstellation. Sie ist dem individuellen Spontanverlauf anzupassen.

Tabelle 7 Iodinduzierte Hyperthyreosen und interdisziplinäre Iodprophylaxe in der DDR (1986–1988) [4]

1. Zunahme des Thiamazol-Verbrauches bis Faktor 2
2. Höhere Thyreostatika-Dosen erforderlich
3. Meist funktionelle Autonomien, jedoch auch Immunhyperthyreosen
4. vermehrte stationäre Einweisungen von Strumen und Hyperthyreosen

Tabelle 8 Iodsalzinduzierte Hyperthyreosen in der jüngsten Vergangenheit

– Zimbabwe (1991–1995) 30-90 mg Iod/kg	C. H. Todd et al., Lancet *346* (1995) 1563–1564
– Zaire bei 148 mg Iod/kg	P. P. Bourdoux et al., Lancet *347* (1996) 186–187

Tabelle 9 Differentialdiagnostik und -therapie der iodinduzierten Hyperthyreose nach L. Bartalena et al., J. Clin. Endocrinol & Metabol. *81* (1996) 2930–2933 [3, 4]

Krankheit	Differentialdiagnostik	Therapie
Typ I Kranke SD		(Hemmung der SDH-Synthese)
Immunhyperthyreose	Thyreoglobulin erhöht	Thiamazol
Funktionelle Autonomie	IL-6 erhöht	Perchlorat
Typ II primär gesunde SD		
iodinduzierte Thyreoiditis/	IL-6 stark erhöht	(Antiproliferation)
SD-Destruktion	Thyreoglobulin nur in destruktiver Phase erhöht	Kortikoid
Mischformen		
Typ I und II		

Zur Diagnostik der IIH

Die Diagnostik einer IIH stützt sich in der Regel auf die Anamnese einer vorangegangenen Iodexposition, das klinische Beschwerdebild, die körperliche Untersuchung, die in-vitro-Konstellation einer Hyperthyreose, vor allem neben der TSH-Suppression auf eine T_4- (FT_4) und T_3- (FT_3) Erhöhung.

Sonographie und Bestimmung der Schilddrüsenantikörper ergänzen die Diagnostik. Eine verminderte Uptake-Messung kann die Vermutung einer Iodkontamination stützen [13].

Eine Harniodbestimmung könnte sie beweisen, ist aber in der Klinikroutine nicht verfügbar.

Das klinische Beschwerdebild kann asymptomatisch oder im höheren Alter atypisch, gastroenterologisch, kardiologisch oder neurologisch-psychatrisch geprägt sein.

Die Schwere der Grunderkrankung kann im Rahmen eines niedrig T_3/T_4-Phänomens biochemisch eine latente Hyperthyreose vortäuschen [19, 29].

Zur Therapie der IIH

Entscheidend für die Therapie ist nicht der biochemische, sondern der klinische Befund. Die Therapie hat sich der jeweils vorliegenden Konstellation anzupassen (Tabelle 10). Der individuelle Krankheitsverlauf ist nicht vorhersehbar [38, 39].

Tabelle 10 Therapeutisches Vorgehen zur Verhütung und Therapie einer IIH

(1) Latente Hyperthyreose vor Iodapplikation
- möglichst definitive Therapie
- Prophylaxe der IIH (Empfehlungen d. Dtsch. Ges. Endokr. 1997)

(2) Manifeste (biochem.) IIH ohne klin. Symptome
- Abbruch der Iodzufuhr (Amiodaron)[1]
- Beobachtung ohne Thyreostatika versuchsweise möglich [9]

[1] Bei vital bedrohlichen Rhythmusstörungen wurde vereinzelt unter kombinierter Thyreostatikatherapie die Amiodaron-Behandlung erfolgreich fortgesetzt [49].

(3) Manifeste IIH
- Unterbrechung der Iodzufuhr
- Thyreostatika/hohe Dosis – Langzeit Therapie:
  - Thiamazol (40–120 mg/d)
  - Perchlorat (3 × 300 mg/d)
- bei Krise innerhalb von 48 Std. Früh-Operation (Allgemein-Anästhesie, ggf. Lokalanästhesie [41])

Die Therapie weist aufgrund der intrathyreoidalen Iodanreicherung Abweichungen vom sonst üblichen Vorgehen auf. Eine klinisch und biochemisch gesicherte Hyperthyreose bedarf der medikamentösen Therapie.

Im Einzelfall (z. B. iodinduzierte Thyreoiditis) kann allein durch Unterbrechung der Iodzufuhr die Hyperthyreose abklingen, ohne daß Thyreostatika eingesetzt werden [9, 19a, 25, 49].

Andererseits kann die IIH ausgesprochen therapieresistent sein und höhere Thyreostatikadosen und -kombinationen, ggf. die Frühoperation erfordern [5, 10, 11, 16, 43, 55, 64, 65].

Bei Patienten ohne klinische Symptome kann eine sorgfältige Beobachtung ausreichend sein [9, 25, 49].

In der Regel muß mit einer verzögerten Rekompensation gerechnet werden. Höhere Thyreostatika-Dosen vermögen nicht die Rekompensationszeit zu verkürzen [14, 16, 19, 23, 29]. Tierexperimentelle Untersuchungen ergaben, daß sowohl bei den Immunhyperthyreosen als auch den autonomiebedingten Hyperthyreosen nur ein vor Iodapplikation erfolgter Thiamazol- und Perchlorat-Einsatz die Hyperthyreosesymptomatik vermindern [55].

Wie aber vom Arbeitskreis von Leisner gezeigt wurde [65], vermag beim Menschen jedoch die kombinierte Anwendung von Perchlorat und Thiamazol einen rascheren Wirkungseintritt mit Verminderung der Nebenwirkungsrate herbeizuführen.

Tabelle 11 Umfrage zur Therapie der thyreotoxischen Krise (n = 195) in den alten Bundesländern 1988–31.07.1990 [34]

95 % Thionamid
24 % Iod
9 % Lithium
18 % Frühoperation
5 % Plasmapherese

Tabelle 12 Abschätzung des Risikos für die Auslösung einer IIH (Empfehlung der Dtsch. Gesellschaft f. Endokrinologie 1997 [66])

- applizierte Iodidmenge (Schwellendosis etwa 200 µg)
- Masse funktionell autonomen Gewebes (kritisches Volumen etwa 10 ml)
- Technetium-Uptake unter Suppressionsbedingungen (Grenzwert etwa 2 %)

Tabelle 13 Prophylaxe der iodinduzierten Hyperthyreose (Empfehlung Dtsch. Gesellschaft f. Endokrinologie 1997 [66])

Perchlorat (Irenat)	
500 mg (25 Gtt.)	2–4 Stunden vor Kontrastmittelgabe
500 mg (25 Gtt.)	2–4 Stunden nach Kontrastmittelgabe
dreimal 300 mg (dreimal 15 Gtt.)	über 7–14 Tage
zusätzlich Methimazol	
20 mg p. o. tägl.	über 7–14 Tage (Beginn vor Kontrastmittelgabe)
Engmaschige Nachbeobachtung des Patienten	

Aufgrund des Wirkungsmechanismus der Thyreostatika ist in der Regel eine höhere Dosierung erforderlich [5, 19, 29].

Während bis Mitte der 80er Jahre die IIH, insbesondere auch die thyreotoxische Krise medikamentös behandelt wurde, sind in der Folgezeit aufgrund guter Erfolge in zunehmenden Maße die Frühoperationen durchgeführt worden (Tabelle 11) [18a, 29, 43].

An ihren Ergebnissen hat sich die medikamentöse Behandlung zu messen.

Prinzipiell sollte primär versucht werden, die Gefahr der Entwicklung einer iodinduzierten Hyperthyreose zu beseitigen oder zu vermindern. Risikofaktoren sind zu beachten (Tabelle 12).

Vorbeugungsmaßnahmen bei dringlich indizierter Iodapplikation (z. B. Akut-Koronarographie) werden empfohlen (Tabelle 13), obgleich sie im Einzelfall die Entwicklung einer IIH nicht ausschließen [43, 44, 66].

Tabelle 14 Therapie der thyreotoxischen Krise (Empfehlungen der Dtsch. Gesellschaft f. Endokrinologie 1997 [66])

Thyreostatika hochdosiert i. v.
(z. B. Thiamazol 40–80 mg i. v. alle 8 h)

ß-Rezeptorenblocker
(z. B. Propranolol 1–5 mg i. v. oder 120–240 mg über Magensonde oder Pindolol 1,0 mg/h i. v.)

Glukokortikoide
(z. B. Prednisolon 50 mg o. v. alle 6–8 h oder Dexamethason 2–4 mg i. v. alle 6–8 h)

supportive Maßnahmen
Intensivüberwachung
hohe Flüssigkeitszufuhr (3–5l), Elektrolytsubstitution
hohe Kalorienzufuhr (3000 kcal/d)
Normalisierung der Körpertemperatur (Eisbeutelkühlung)
Digitoxin, Digoxin in hoher Dosierung (Spiegel messen) bzw. Therapie von Rhythmusstörungen
Sauerstoffgabe
Thrombembolieprophylaxe (Heparin i. v.)
Antibiotikaprophylaxe
Plasmapherese zur Elimination von eiweißgebundenen Schilddrüsenhormonen

Frühoperation nach Ersttherapie innerhalb von 48 Stunden bei iodinduzierter Hyperthyreose

Eine thyreotoxische Krise bedarf unter intensivmedizinischen Bedingungen einer hochdosierten Zufuhr von Thiamazol (Tabelle 14) und ggf. per Sonde 3–4 × 300 mg/d von Perchlorat [21].

Rezeptoren-Blocker dienen der Verminderung des peripheren Hypermetabolismus, Kortikoide der Verbesserung der Streßfähigkeit.

Da Iod intrathyreoidal bereits hoch angereichert ist, wird die Iodgabe zumindestens bei der iodinduzierten Hyperthyreose nicht mehr empfohlen.

Lithium ist neben Iod die einzige Substanz, die die Sekretion präformierter Schilddrüsenhormone vermindern kann. Über Erfolge und Mißerfolge wurde berichtet [10, 23, 30].

Angesichts möglicher Nebenwirkungen und der Erfolge einer Frühoperation wurde in den Empfehlungen der Deutschen Gesellschaft für Endokrinologie die Lithium-Therapie nicht wieder aufgenommen [66].

Nach diesen Empfehlungen sollte die medikamentöse Therapie ihre Grenze finden beim Übergang in das Stadium II und III der hyperthyreoten Krise oder beim Vorliegen multipler schwerer Grunderkrankungen, die die Patiententoleranz einer unter medikamentöser Therapie persistierenden Hyperthyreose überfordern (Tabelle 15).

Tabelle 15 Indikationen zur Frühoperation bei iodinduzierter Hyperthyreose und thyreotoxischer Krise (in Anlehnung an Herrmann 1990, 1992 und Meng 1993)

absolute Indikation:
– Krise Stadium II und III
– Krise Stadium I bzw. schwere Hyperthyreose bei Ineffektivität konservativer Maßnahmen nach ca. 2–3 Tagen
relative Indikation:
– ausgeprägte Hyperthyreose, Ineffektivität der konservativen Therapie nach ca. 1 Woche
– Alter und Multimorbidität

Zusammenfassend darf festgestellt werden, daß die IIH auch heute noch eine diagnostische und therapeutische Herausforderung darstellt.

Im wesentlichen sind es die funktionellen Autonomien, die den Boden für eine iodinduzierte Hyperthyreose bereiten.

Inwieweit die iodinduzierte Thyreoiditis, insbesondere nach Beseitigung des Iodmangels eine Rolle spielt und einer medikamentösen Differential-Therapie zugeführt werden muß, wird die Zukunft zeigen.

Zunächst sollte angesichts der komplexen Problematik a priori vor einer medizinisch notwendigen Iodapplikation eine latente oder manifeste Hyperthyreose ausgeschlossen werden.

Ist eine solche vorhanden, wäre diese definitiv zu behandeln oder bei Zeitdruck medikamentös prophylaktisch zu versorgen.

Obgleich eine solche prophylaktische Behandlung im Einzelfall versagen kann, könnte sie dennoch eine pathophysiologisch begründete Chance darstellen, das Risiko einer IIH zu vermindern. Weitere Studien müssen folgen. Ungeachtet dessen bleibt die Beseitigung des alimentären Iodmangels und damit die Verringerung der funktionellen Autonomien die beste Prophylaxe für das Auftreten einer iodinduzierten Hyperthyreose.

Literatur

[1] Althaus, B., H. Bucher, H. Schön et al.: Therapieresistenz einer Amiodaron-induzierten Hyperthyreose. Schweiz. med. Wschr. *33* (1988) 1176–1181.

[2] Azizi, F.: Environmental iodine itake affects the response to methimazole in patients with diffuse toxic goiter. J. Clin. Endocrin. and Metab. *70* (1985) 374–377.

[3] Bartalena, L., L. Grasso, S. Brogioni et al.: Serum interleukin-6 in Amiodarone-induced thyrotoxicosis. J. Clin. Endocrin. and Metab. 2 (1994) 423–427.

[4] Bartalena, L., S. Brogioni, L. Grasso et al.: Treatment of Amiodarone-induced thyrotoxicosis, a difficult challenge: results of a prospective study. J. Clin. Endocrin. and Metab. *8* (1996) 2930–2933.

[5] Bauch, K. (Hrsg.): 2. Symposium „Interdisziplinäre Probleme des Iodmangels, der Iodprophylaxe, des Iodexzesses und antithyreoidaler Substanzen" Karl-Marx-Stadt 1989, VEB Berlin Chemie.

[6] Bauch, K.: Folgen des Iodmangels aus internistischer Sicht. bga-Schriften *3* (1994) 28–35.

[7] Becker, W., H. Dralle, I. Esser et al.: Diagnostik und Therapie von Schilddrüsenkrankheiten. Der Internist *38* (1997) 177–185.

[8] Becker, W., H. Dralle, I. Esser et al.: Diagnostik und Therapie von Schilddrüsenkrankheiten. Internist *38* (1997) 272–280.

[9] Birkhauser, M., T. Burer, R. Busset et al.: Diagnose of hyperthyroidism when serumthyroxine alone is raised. Lancet *8028* (1977) 53–56.

[10] Bogner, U., J. Hensen, K. Badenhoop et al.: Thiamazol- und Lithium-therapieresistente iodinduzierte Hyperthyreose. Dtsch. med. Wschr. *12* (1985) 479–480.

[11] Bonnyns, M., P. Bourdoux: Delayed control of iodine-induced thyrotoxicosis with a thionamide after KCl04 withdrawal. J. Endocrin. Invest. *11* (1988) 393.

[12] Bottermann, P.: Iodinduzierte Hyperthyreose. Med. Klin. *81* (1986) 753–757.

[12a] Bottermann, P.: Lithiumdosierung bei thyreotoxischer Krise. In: Schilddrüse 1981, S. 217–224. Georg Thieme Verlag, Stuttgart 1982.

[13] Bravermann, L. E.: Iodine-induced thyroid disease. Acta Med. Austriaca *17* (1990) Suppl. 1, 29–33.

[14] Bravermann, L. E.: Thyroid dysfunction by excess iodine. In: Delange, F., J. T. Dunn, D. Glinoer (Hrsg.): Iodine deficiency in Europe. A continuing concern, p. 79–88. Plenum Press, New York, 1993.

[15] Bryant, W. P., D. Zimmermann: Iodine-induced hyperthyroidism in a newborn. Pediatrics *3* (1995) 434–436.

[16] Caldwell, G., M. Errington, A. D. Toft: Resistant hyperthyroidism induced by sodium iopodate used as treatment for Graves' disease. Acta Endocrinol. (Copenhagen) *120* (1989) 215–216.

[17] Coindet, J. R.: Nouvelles recherches sur le effets de l'iode, et sur les précautions à suivre dans le traitement du goitre par ce nouveau remède. Ann. de Chimie de Physique, *Tome XVI* (1821) 252–266.

[18] De Bruin, T. W. A.: Iodide-induced hyperthyroidism with computed tomography contrast fluids. Lancet *343* (1994) 1160–1161.

[18a] Dralle, H., O. Schober, R. D. Hesch: Frühoperative Behandlung der iodinduzierten Hyperthyreose. In: Pfannenstiel, P., D. Emrich, B. Weinheimer (Hrsg.): Schilddrüse 1985, S. 254–259. Georg Thieme Verlag, Stuttgart 1986.

[19] Emrich, D., A. Paulenz: Does iodine excess before treatment influence the time of recompensation in hyperthyroidism? In: Hall, R., J. Köbberling (Hrsg.): Thyroid disorders associated with iodine deficiency and exzess. Raven Press, New York 1985.

[19a] Feigl, D., R. Gilad, M. Tuwal et al.: Effect of low-dose amiodarone on thyroid function. Harefuah *126* (1994) 580–581 und 627.

[20] Hehrmann, R., D. Klein, D. Mayer et al.: Hyperthyreoserisiko bei Kontrastmitteluntersuchungen. Akt. Radiol. *6* (1996) 243–248.

[21] Hehrmann, R.: Die thyreotoxische Krise. Fallstricke in der Diagnostik und Intensivtherapie. Fortschr. Med. *10* (1996) 3–6.

[22] Herrmann, J., H. L. Krüskemper: Gefährdung von Patienten mit latenter und manifester Hyperthyreose durch iodhaltige Röntgenkontrastmittel und Medikamente. Dtsch. med. Wschr. *103* (1978) 1434–1443.

[22a] Herrmann, J.: Therapeutic problems of iodine-induced thyrotoxicosis. In: Hall, R., J. Köbberling (Hrsg.): Thyroid disorders associated with iodine deficiency and exzess. S. 431–434. Raven Press, New York 1985.

[23] Herrmann, J.: Prophylaxe und Therapie der iodinduzierten Hyperthyreose. Dtsch. med. Wschr. *116* (1991) 99–101.

[24] Hintze, G., G. Lepsien, H.D. Becker et al.: Die subtotale Schilddrüsenresektion bei schwerer iodinduzierter Hyperthyreose. Chirurg *56* (1985) 594–598.

[25] Jonathan Kaplan, M.D., S. ISH-Shalom, M.D. Haifa: Goiter and hypothyroidism during re-treatment with Amiodarone in a patient who previously experienced Amiodarone-induced thyrotoxicosis. Am. J. Med. *90* (1991) 750–752.

[26] Jonckheer, M.H.: Iodine contamination: a difficult diagnosis with important implications. Act. Clin. Belg. *45* (1990) 293–297.

[27] Joseph, K.: Welche Empfehlungen zur Prophylaxe liegen vor für Patienten mit erhöhtem Hyperthyreoserisiko, wenn eine Untersuchung mit iodhaltigen Kontrastmitteln durchgeführt werden muß? Internist *36* (1995) 1014–1015.

[28] Joseph, U., J.A. Schmidt, K. Ehlenz et al.: Iodinduzierte Hyperthyreose bei metastasiertem Schilddrüsenkarzinom. Dtsch. med. Wschr. *119* (1994) 1573–1578.

[28a] Köbberling, J.: Diagnostic problems of iodine-induced thyrotoxicosis. In: Hall, R., J. Köbberling (Hrsg.): Thyroid disorder associated with iodine deficiency and excesses. S. 419–429. Raven Press, New York 1985.

[29] Köbberling, J., G. Hintze, H.D. Becker: Iodine-induced thyrotoxicosis – a case for subtotal thyroidectomy in severely ill patients. Klin. Wschr. *63* (1985) 1–7.

[30] Konsensuskonferenz über die Hyperthyreosetherapie. Jahrestagung der Dtsch. Ges. Endokrin., Sektion Schilddrüse, Velen (1991).

[31] Laurberg, P.: Iodine intake: what are we aiming at? Clin Endocrin. and Metab. *79* (1994) 17–19.

[32] Laurberg, P.: Hyperthyroidism induced by incidental iodine contamination and X ray iodinated agents. 24th an meeting of the European Thyroid Association, München 1997.

[33] Lazarus, J.H.: Hyperthyroidism. Lancet *349* (1997) 339–343.

[34] S. Lederbogen, D. Reinwein: Epidemiologische Daten zur thyreotoxischen Krise, eine retrospektive Untersuchung. Akt. Endokr. Stoffw. *13* (1992) 82–84.

[35] Mann, K.: Iodinduzierte Hyperthyreose unter Berücksichtigung des Morbus Basedow. bga-Schriften *3* (1994) 50–54.

[36] Mann, K., J. Rendl, R. Busley et al.: Systemic iodine absorption during endoscopic application of radiographic contrast agents for endoscopic retrograde cholangiopancreaticography. Eur. J. Endocrin. *130* (1994) 498–501.

[37] Mann, K.: Thyreotoxische Krise. In: Usadel, K.-H., Weinheimer, B. (Hrsg.): Schilddrüse 1995, Schilddrüsenerkrankungen in verschiedenen Lebensabschnitten. S. 266–270. Walter de Gruyter, Berlin – New York 1996.

[37a] Mariotti, S., A. Loviselli, A. Cambosu et al.: The role of iodine in autoimmune thyroid disease in humans. In: Naumann, J., D. Glinoer, L. E. Braverman, U. Hostalek (Hrsg.): The thyroid and iodine. S. 155–168. Schattauer Verlag, Stuttgart – New York, 1996.

[38] Mark, D., M.H.S. Danese, R. Neil et al.: Screening for mild thyroid failure at the periodic health examination. JAMA *4* (1996) 285–292.

[39] Martino, E., F. Aghini-Lombardi, S. Mariotti et al.: Amiodarone iodine-induced hypothyroidism: risk factors and follow-up in 28 cases. Clin. Endocrin. *26* (1987) 227–237.

[40] Martino, E., I. Bartalena, S. Mariotti et al.: Radioactive iodine thyroid uptake in patients with Amiodarone-iodine-induced thyroid dysfunction. Acta Endocrinol. (Copenhagen) *119* (1988) 167–173.

[41] Mehra, A., J. Widerhorn, J. Lopresti et al.: Amiodarone-induced hyperthyroidism: thyroidectomy under local anesthesia. Am. Heart. J. (1991) 1160–1161.

[42] Mizukami, Y., T. Michigishi, A. Nonomura et al.: Iodine-induced hypothyroidism: A clinical and histological study of 28 patients. J. Clin. Endocrin. and Metab. *57* (1993) 466–471.

[43] Nolte, W., R. Müller, M. Hüfner: Die Behandlung iodinduzierter Hyperthyreosen. Med. Klin. *90* (1995) 246–253.

[44] Nolte, W., R. Müller, H. Siggelkow et al.: Prophylactic application of thyrostatic drugs during excessive iodine exposure in euthyroid patients with thyroid autonomy: a randomized study. Eur. J. Endocrin. *134* (1996) 337–341.

[45] Paradis, P., Ch. Lambert, J. Rouleau: Amiodarone antagonizes the effects of T_3 at the receptor level: An additional mechanism for its in vivo hypothyroid-like effects. Can. J. Physiol. Pharmacol (1991) 865–870.

[46] Pickardt, R.: Iodinduzierte Hyperthyreose. Dtsch. med. Wschr. *107* (1982), 1219–1221.

[47] Pickardt, C. R., A. Grüters-Kießlich, M. Grußendorf et al.: Schilddrüsenfunktionsdiagnostik und die Diagnose von Schilddrüsenkrankheiten. Nuklearmediziner *17* (1994) 329–349.

[48] Pickardt, R.: Iodinduzierte Hyperthyreose unter Berücksichtigung der Autonomie der Schilddrüse. bga-Schriften *3* (1994) 46–49.

[49] Reichert, L. J. M., H. A. M. de Rooy: Treatment of Amiodarone induced hyperthyroidism with potassium perchlorate and methimazole during Amiodarone treatment. Brit. med. J. (1989) 1547–1548.

[50] Reinwein, D.: Schilddrüsenfunktionsstörungen durch Amiodaron. Dtsch. med. Wschr. *25* (1986) 999.

[51] Reinwein, D., G. Benker, M. P. König et al.: Klinische Aspekte der Hyperthyreose in Gebieten unterschiedlicher Iodversorgung. Schweiz. med. Wschr. *117* (1987) 1245–1255.

[52] Roti, E., R. Minelli, E. Gardini et al.: Iodine-induced subclinical hypothyroidism in euthyroid subjects with a previous episode of Amiodarone-induced thyrotoxicosis. J. Clin. Endocrin. and Metab. (1992) 1273–1277.

[53] Roti, E., R. Minelli, E. Gardini et al.: Thyrotoxicosis followed by hyperthyroidism in patients treated with Amiodarone. Arch. Intern. Med. *153* (1993) 886–893.

[54] Savoie, J. C., J. P. Massin, P. Thomopoulos, F. Leger: Iodine-induced thyrotoxicosis in apparently normal thyroid glands. J. Clin. Endocrin. and Metab. *4* (1975) 685–691.

[55] Schumm-Draeger, P.-M., R. Senekowitsch, F.-D. Maul et al.: Evidence of in vivo iodine-induced hyperthyroidism in hyperfunctional autoimmune and autonomous human thyroid tissue xenotransplanted to nude mice. Klin. Wschr. *65* (1987) 197–201.

[56] Skare, St., H. M. M. Frey: Iodine-induced thyrotoxicosis in apparently normal thyroid glands. Acta Endocrinol. (Copenhagen) *94* (1980) 332–336.

[57] Steidle, B., S. Grehn, F. J. Seif: Iodinduzierte Hyperthyreose durch Kontrastmittel. Dtsch. med. Wschr. *104* (1979) 1435–1438.

[58] Stewart, J. C., G. I. Vidor: Thyrotoxicosis induced by iodine contamination of food – a common unrecognised condition?. Brit. Med. J. *285* (1976) 372–375.

[59] Stoll, A., K. Bauch, C. Eisermann et al.: Zur Hyperthyreosehäufigkeit im stationären Krankengut von über 60-jährigen im Strumaendemiegebiet des Erzgebirges (1993–1995). Vortrag „Schilddrüse 1997“.

[60] Todd, C. H., T. Allain, Z. A. R. Gomo et al.: Increase in thyrotoxicosis associated with iodine supplements in Zimbabwe. Lancet (1995) 1563–1564.

[61] Usadel, K. H.: Zur Problematik der iodinduzierten Hyperthyreose. Langenbecks Arch. Chir. *365* (1985) 75–78.

[62] Vanderpump, M. P. J., J. A. O. Ahlquist, J. A. Franklyn et al.: Consensus statement for good practice and audit measures in the management of hypothyroidism and hyperthyroidism. Brit. Med. J. *305* (1996) 539–543.

[63] Vidor, G. I., J. C. Stewart, J. R. Wall et al.: Pathogenesis of iodine induced thyrotoxicosis: studies in Nothern Tasmania. J. Clin. Endocrin. and Metab. *37* (1973) 901–908.

[64] Weissel, M.: Iodhaltige Medikamente und Schilddrüsenfunktion. Ein diagnostisches und therapeutisches Problem. Acta Med. Austriaca *18* (1991) 6–11.

[65] Zemella, V.J. Calvi, B. Leisner: Therapie der schweren Hyperthyreose mit einer Kombination aus Iodinations- und Iodinationshemmern. In: Röher, H.-D., B. Weinheimer: Therapie der Struma. Schilddrüse 1991, S. 423–430. Walter de Gruyter, Berlin – New York 1992.
[66] Ziegler, R., R. Landgraf, O.-A. Müller, A. von zur Mühlen (Hrsg.): Rationelle Therapie in der Endokrinologie. Georg Thieme Verlag, Stuttgart – New York 1997.

Diskussion

Gärtner:
Das Absetzen von Amiodarone bei Auftreten einer Hyperthyreose kann sicher nicht allgemein empfohlen werden, denn oft kommt es durch Wegfall der auch thyreostatischen Nebenwirkung von Amiodarone dann erst zur massiven Verschlechterung. Manchmal tritt die Hyperthyreose erst ca. vier bis sechs Wochen nach Absetzen von Amiodarone auf.

Bauch:
Herr Gärtner, es gibt sehr widersprüchliche Mitteilungen der Literatur. Ich will das als Optionen genannt haben und damit auf die Problematik hinweisen. Und eine solche Entscheidung sollte generell mit dem Kardiologen in enger Abstimmung erfolgen.

Herrmann:
Gibt es eine Möglichkeit zu unterscheiden, ob man eine iodinduzierte Hyperthyreose auch mit Iod behandeln kann, um den denkbaren Escape vom Wolff-Chaikoff-Effekt wieder aufzuheben? Ansonsten sollte man in der immer zuerst indizierten medikamentösen Therapie der schweren iodinduzierten Hyperthyreose auch an Lithium erinnern, das bei ausreichenden Kenntnissen im kritischen Umgang mit Lithium eine schnelle und meist sichere Ausschüttungshemmung von T_3 und T_4 gewährleistet.

Bauch:
Herr Herrmann, wir sehen wieder, daß wir uns im Bereich von Consens-Konferenzen usw. befinden und vieles fehlt an Objektivität. Aber Sie wissen genauso wie ich, daß man Iod sehr wohl erfolgreich im Einzelfall eingesetzt hat. Es gibt keine großen Studien, das sind Fallmitteilungen. Genauso ist es mit Lithium, meines Wissens haben Sie es sogar mit Erfolg eingesetzt. Es gibt aber auch Versager. Rein von der Pathophysiologie her, und so sind ja die Empfehlungen von der Gesellschaft, hält man sich heute von der Iodblockade doch sehr zurück. Vielleicht ist das im Jahr 2017 wieder anders?

Dralle:
Also die Patienten, die wir ganz am Anfang dieser Zeit damit so behandelt haben, das waren 2 %. Die haben überhaupt keinen Effekt darauf gehabt.

Chirurgie der iodinduzierten Hyperthyreose

H. Dralle, U. Schneyer, G. Scharbert

Einleitung

Die Letalität der thyreotoxischen Krise ist auch heute noch hoch. In einer 1992 publizierten Umfrage in den alten Bundesländern verstarben 26 Patienten (13 % von insgesamt 195), bei denen im Zeitraum von Januar 1988 bis Juli 1990 eine thyreotoxische Krise aufgetreten war [12]. Obwohl nur 74 dieser Patienten (38 %) eine Iodkontamination aufwiesen, war die Letalität ebenso hoch, wie in der Gruppe der Patienten mit thyreotoxischer Krise ohne Iodkontamination (jeweils 13 Patienten). Damit kommt der Vermeidung bzw. Prophylaxe einer unkontrollierten Iodbehandlung bei Risikopatienten eine wesentliche Bedeutung zu.

Das Hauptproblem der konservativen, d. h. medikamentösen Behandlung der iodinduzierten Hyperthyreose stellt die verzögerte und verminderte Wirkung der Thyreostatica vom Thionamidtyp aufgrund des großen intrathyreoidalen Iodpools dar [2, 16]. Obwohl die operative Behandlung im klinischen Zustand der Hyperthyreose oder gar der thyreotoxischen Krise früher wegen des erhöhten perioperativen Risikos als obsolet erachtet wurde, entwickelten angesichts des letalen schicksalhaften Verlaufes von Patienten mit iodinduzierter Hyperthyreose in der Mitte der achtziger Jahre die Universitätskliniken in Göttingen und Hannover das Konzept der Frühoperation [5, 11], mit dem „der entscheidende Durchbruch im Therapiekonzept der thyreotoxischen Krise“ erzielt werden konnte [10].

Operationsindikation und Definition

Nachdem in den ersten beiden Publikationen zur operativen Therapie der iodinduzierten Hyperthyreose gezeigt wurde, daß die Operation trotz des Hypermetabolismus mit einer sehr niedrigen Letalität durchgeführt werden konnte [5, 11], kommt der ausgewogenen Operationsindikation eine entscheidende Bedeutung im Gesamtmanagement der iodinduzierten Hyperthyreose zu, um vor allem solche Patienten durch eine Operation nicht unnötig zu gefährden, bei denen eine konservative Behandlung zum Erfolg führen kann.

Aufgrund des Pathomechanismus der iodinduzierten Hyperthyreose ist nicht nur die Entscheidung für oder gegen eine operative Behandlung, sondern auch der Zeitpunkt der operativen Intervention ausschlaggebend.

Die Frühoperation innerhalb von zwei Tagen nach Behandlungsbeginn ist dann angezeigt, wenn eine thyreotoxische Krise des Stadiums II und III mit zerebraler Störung (Koma, Psychose) vorliegt. Die Verbesserung der Behandlungsergebnisse der schweren iodinduzierten Thyreotoxikose beruht vor allem auf der Indikationsstellung zur Frühoperation in diesen Stadien. Voraussetzung dieses Behandlungskonzepts ist eine sofortige intensivmedizinische Behandlung, während der nach kurzer Stabilisierungsphase die Operation als interdisziplinäre Strategie zwischen Internisten, Chirurgen und Anaesthesisten indiziert, vorbereitet und durchgeführt wird. Obwohl der wiederholte Plasmaaustausch zur Operationsvorbereitung mehrfach angewendet wurde und gezeigt werden konnte, daß der Plasmaschilddrüsenhormonspiegel signifikant gesenkt werden kann [15], erwies sich diese Therapie als wenig wirksam in der Verbesserung des klinischen Hyperthyreose- bzw. Thyreotoxikosegrades [5], so daß dieses Verfahren zur Operationsvorbereitung weitgehend verlassen wurde.

Die Frühoperation nach zwei und mehr Tagen nach Behandlungsbeginn ist dann angezeigt, wenn bei Vorliegen einer schweren iodinduzierten Hyperthyreose oder iodinduzierten thyreotoxischen Krise Grad I die hochdosierte Thyreostaticatherapie mit Thionamiden und Betablockade zur kardialen Entlastung innerhalb von 2–4 Tagen nicht zu einer Verbesserung des klinischen Zustandes führt.

Die Operation mit aufgeschobener Dringlichkeit eine Woche und später nach Behandlungsbeginn ist dann indiziert, wenn bei Patienten mit iodinduzierter Hyperthyreose ohne Zeichen der thyreotoxischen Krise die Schilddrüsenhormonkonzentrationen und der klinische Hyperthyreosezustand trotz hochdosierter Thyreostase nicht deutlich rückläufig sind.

Die Operationsindikationen unter Thyreostatica-bewirkter Euthyreose stellen per definitonem keine Frühoperation bzw. Operation mit aufgeschobener Dringlichkeit, sondern Elektivoperationen dar, die kein erkennbar speziell erhöhtes Risiko aufweisen und daher hier nicht abgehandelt werden.

Wenn die Diagnose einer iodinduzierten Hyperthyreose gesichert werden konnte, stellt die Schilddrüsengröße kein operationsindizierendes Kriterium dar, da in seltenen Fällen auch ohne erkennbare Schilddrüsenpathologie eine disseminierte Autonomie oder Autoimmunhyperthyreose vorliegen kann.

Kontraindikationen zu einer entsprechend den oben genannten Kriterien indizierten Operation können nur im Einzelfall definiert werden (z. B. Zustand nach akutem Myokardinfarkt bei Amidarone-induzierter Hyperthyreose) [3], bei dem letztlich die Risikoabwägung der Operation ein noch höheres Risiko zuweist, als es ohnehin schon das erkrankungsbedingte Risiko bei alleiniger konservativer Behandlung darstellen würde.

Bei Patienten unter *Amiodarone-Therapie* ist diese Risikoabwägung besonders schwierig, da nur wenig medikamentöse Alternativregime zur Verfügung stehen [14, 1]. Bei Patienten mit Amiodarone-induzierter Thyreotoxicose ist andererseits die Unterbrechung der Amiodorone-Therapie nicht ohne Risiko: Zum einen hängt bei einigen Patienten die Arrhythmiekontrolle weitgehend von der kontinuierlichen Amiodarone-Medikation ab, zum anderen kann die Unterbrechung der Amiodarone-Therapie initial zu einer paradoxen Verschlechterung der Hyperthyreose und der kardialen Situation durch Beeinflussung der Deiodination, die eine erhöhte Produktion des freien T_3 bewirkt, führen. Die Notwendigkeit zur Fortsetzung der Amiodarone-Therapie bei sich entwickelnder iodinduzierter Hyperthyreose stellt daher, wenn Alternativmedikationen nicht zur Verfügung stehen, eine wichtige Indikation zur Frühoperation dar.

Operationsvorbereitung und Narkoseführung

Im Mittelpunkt der *spezifischen Operationsvorbereitung* steht die hochdosierte Thiamazoltherapie mit 60–220 mg/die [10]. Von einer zusätzlichen Iodidtherapie wird aufgrund der Kompetition zwischen Iodid und Thionamiden an der thyreoidalen Peroxidose dringend abgeraten [10]. Betablocker werden bei Patienten unter Amiodarone-Therapie wegen möglicher Interaktionen (schwere Bradykardie) in der Regel nicht eingesetzt.

Auf eine hochdosierte Thiamazoltherapie muß dann verzichtet werden, wenn eine Thyreostatica-bedingte Pancytopenie oder Leukopenie oder andere schwere Nebenwirkungen bestehen [11]; die Dringlichkeit der Operation wird hierdurch erhöht und beeinflußt den Operationszeitpunkt. Da die Schilddrüse Iod-überladen ist, stellt auch eine Radioiodtherapie keine alternative Therapieoption dar.

Die *Narkoseführung* beinhaltet die Verwendung von Narkotica und Adjuvantien, die eine zusätzliche Sensibilisierung des Myokard gegenüber Katecholaminen vermeiden und bei erhöhter Stoffwechselaktivität weitgehend unbeeinflußt metabolisiert werden. Diese Bedingungen werden durch eine tiefe Opiatanalgesie mit geringer Zugabe von Lachgas und Isuflurane erfüllt. Anticholinergica wie Atropin, die zu einer Sympathicussteigerung führen können, sollen nicht gegeben werden [7].

Resektionsstrategie

Da bei über 90% der wegen einer iodinduzierten Hyperthyreose operierten Patienten eine autonome Knotenstruma besteht (Tabelle 1), ist eine bilaterale subtotale Thyreoidektomie als meist ausreichendes Resektionsverfahren anzusehen. Da die nuklearmedizinische Diagnostik nach Iodzufuhr ohne Aussagekraft ist, stellt die Schilddrüsensonographie die allein resektionsweisende, aber nicht die extranoduläre Autonomie identifizierende Untersuchungsmethode dar. Selektive Resektionen bei Knotenstrumen bergen daher bei iodinduzierter Hyperthyreose die Gefahr der persistierenden Hyperthyreose durch das Belassen disseminierter Follikelautonomien. Im Zweifelsfall ist eine ausgedehnte, ggf. auch totale Thyreoidektomie vorzunehmen. Unilaterale Resektionen sind dem Ausnahmefall bei sehr dominantem Befund und erheblichem operativen Risiko vorbehalten [5]. Bei Vorliegen einer Immunhyperthyreose ist in jedem Fall eine fast-totale oder totale Thyreoidektomie indiziert [14].

Postoperativer Verlauf, Morbidität und Letalität

Bei unkompliziertem postoperativen Verlauf zeigt sich eine dramatische klinische Besserung bereits innerhalb der ersten beiden postoperativen Tage. Bei keinem der operierten Patienten persistierte der klinische Hyperthyreosezustand. Auch die peripheren Schilddrüsenhormonkonzentrationen fallen innerhalb der ersten postoperativen Tage in den Normbereich ab, so daß eine Fort-

Tabelle 1 Zugrundeliegende Schilddrüsenerkrankung und postoperative Histologie bei 58 Patienten mit iodinduzierter Hyperthyreose (Literaturzusammenstellung)

Autor	Jahr	n	Operation[a]	Histologie[b]
Dralle et al.	1985	8	7 ST, 1 HT	6 A, 2 MB
Hintze et al.	1985	24	23 ST, 1 SL	24 A
Brennan et al.	1987	6	6 ST	n. a.
Frilling et al.	1990	4	4 ST	4 A
Farwell et al.	1990	1	1 ST	n. a.
Mehra et al.	1991	1	1 ST	n. a.
Meurisse et al.	1993	9	6 TT, 3 ST	9 A
Friedrich et al.	1996	4	5 NT	4 A

[a] ST subtotale Thyreoidektomie; HT Hemithyreoidektomie; SL subtotale Lobektomie; NT near-total-Thyreoidektomie; TT totale Thyreoidektomie

[b] A Autonomie; MB M. Basodow; n. a. nicht angegeben

setzung der antithyreoidalen Medikation bei den in der Literatur berichteten Patienten nicht erforderlich war.

Die schilddrüsenoperationsspezifische Morbidität ist nur dann erhöht, wenn ein unvorbehandelter M. Basedow vorliegt; bei den meisten Patienten besteht jedoch eine autonome Knotenstruma, bei der die operativen Risiken hinsichtlich einer Schädigung von N. recurrens oder Nebenschilddrüsen durch die Frühoperation nicht wesentlich erhöht sind (Tabelle 2).

Die Letalität der Frühoperation betrug bei 58 in der Literatur der vergangenen 11 Jahre publizierten Patienten 8,6 % (5/58), sie übersteigt damit um ein vielfaches die Letalität der Strumaelektivoperation, die bei nahezu Null liegt. Bei den verstorbenen Patienten handelte es sich um terminal Kranke [14, 7], sehr alte Patienten [11] oder Patienten mit gravierenden Zusatzerkrankungen [7]. Konkrete Schlußfolgerungen hinsichtlich der Vermeidung letaler Verläufe lassen sich aus diesen Angaben in der Literatur nicht ziehen, da bei all diesen Patienten Verzweiflungsindikationen zur Operation vorlagen. Gerade bei Patienten unter Amiodarone-Therapie [1, 3, 4, 6, 8, 13, 14] stellt die *Prophylaxe* der Hyperthyreose bei unvermeidbarer Iodkontamination, oder, bei ausbleibendem Erfolg, die *„frühzeitige Operation"* statt der „Frühoperation bei Thyreotoxikose" die entscheidende, Therapiegrundlage dar.

Tabelle 2 Morbidität und Letalität der operativen Behandlung bei 58 Patienten mit iodinduzierter Hyperthyreose (Literaturanalyse)

Autor	Jahr	n	permanente RP[a]	permanenter HP[b]	Letalität
Dralle et al.	1985	8	0	0	0
Hintze et al.	1985	24	0	1	1[c]
Brennan et al.	1987	6	0	0	0
Frilling et al.	1990	4	0	0	0
Farwell et al.	1990	1	0	0	0
Mehra et al.	1991	1	0	0	0
Meurisse et al.	1993	9	0	0	1[d]
Friedrich et al.	1996	5	0	0	3[e]

[a] Permanente Rekurrensparese

[b] Permanenter Hypoparathyreoidismus

[c] 82jährige Patientin, 5 Wochen postoperativ aus pulmonaler Ursache verstorben

[d] 70jähriger Patient, frühpostoperativ aus kardialer Ursache verstorben

[e] 61jährige Patientin, eine Woche postoperativ wegen Thiamazol-induzierter Agranulozytose verstorben; 61jähriger Patient mit Mitralvitium aus kardialer Ursache frühpostoperativ verstorben; 74jährige Patientin frühpostoperativ im Multiorganversagen verstorben

Schlußfolgerungen

Die Schilddrüsenoperation unter den Bedingungen eines hyperthyreoten Metabolismus ist mit einer deutlich erhöhten Letalität verbunden, die überwiegend als Folge der komplexen Grunderkrankungen der Patienten, weniger als Folge des chirurgischen Eingriffs anzusehen sind. Dennoch ergeben sich hieraus zwei wesentliche Konsequenzen:

1. Schilddrüsenelektivoperationen sollten grundsätzlich unter eumetabolischen Bedingungen durchgeführt werden. Auch wenn gezeigt werden konnte, daß Schilddrüsenresektionen z. B. bei M. Basedow im Zustand der Hyperthyreose ohne Komplikationen durchgeführt werden können [9], stellt die Hyperthyreose ohne Zweifel ein vermeidbares Risiko dar, das die Operation im hypermetabolen Zustand als nicht gerechtfertigt erscheinen läßt.

2. Bei Patienten, die eine iodinduzierte Thyreotoxikose entwickeln, stellt die Frühoperation der Schilddrüse eine ggf. vital-indizierte Ausnahmetherapiemaßnahme dar, die in der Lage ist, nicht nur innerhalb kurzer Zeit die Hyperthyreose erfolgreich und definitiv zu beseitigen, sondern auch die bei konservativer Therapie ggf. wesentlich höhere Letalität (18 %) [12] zu senken. Bei allen diesen Patienten ist eine vom Schweregrad bestimmte interdisziplinäre Indikationsstellung zur Operation und perioperative intensivmedizinischen Behandlung erforderlich.

Auch wenn iodinduzierte Thyreotoxikosen in Deutschland insgesamt selten sind, steigt mit zunehmendem Alter der Schweregrad und damit das Letalitätsrisiko in doppelter Hinsicht. Die Prophylaxe der Thyreotoxikose, gerade bei unvermeidbarer Iodkontamination wie unter Amiodorone-Therapie, stellt damit die einzig effektive Maßnahme in der Behandlung dieser schweren Erkrankung dar.

Literatur

[1] Bartalena, L., S. Brogioni, La. Grasso, F. Boggazi, A. Burelli, E. Martino: Treatment of Amiodaroneinduced thyrotoxicosis, a difficult challenge: results of a prospective study. J. Clin. Endocrinol. Metab. *81* (1996) 2930–2933.

[2] Benker, G., Th. Olbricht: Medikamentöse Therapie der Hyperthyreose. In: Pfannenstiel, P. (Hrsg.): Diagnose und Therapie hyperthyreoter Zustände, S. 28–54. Pmi Verlagsgruppe, Frankfurt am Main 1990.

[3] Blossey, H. C., W. Peitsch: Indikation zur subtotalen Thyreoidektomie bei Patienten mit Amiodarone-(Iod-)induzierter Hyperthyreose. Wiener Med. Wochenschr. *18* (1988) 444–447.

[4] Brennan, M. D., J. A. van Heerden, J. A. Carney: Amiodarone-associated thyrotoxicosis (AAT): Experience with surgical management. Surgery *102* (1987) 1062–1067.

[5] Dralle, H., W. Lang, D.P. Pretschner, R. Pichlmayr, R.D. Hesch: Operationsindikation und chirurgisches Vorgehen bei iodinduzierten Hyperthyreosen. Langenbecks Arch. Chir. *365* (1985) 79–89.

[6] Farwell, A.P., S.L. Abend, S.K.S. Huang, N.A. Patwardhan, L.E. Barerman: Thyroidectomy for amiodarone-induced thyrotoxicosis. JAMA *263* (1990) 1526–1528.

[7] Friedrich, J., B. Saller, R. Scherer, U. Krause: Die Notfalloperation bei thyreotoxischer Krise. In: Usadel, K.H., B. Weinheimer (Hrsg.): Schilddrüse 1995, S. 328–332. Walter de Gruyter, Berlin – New York 1996.

[8] Frilling, A., P.E. Goretzki, F.A. Horster, M. Grußendorf, H.D. Röher: Subtotale Schilddrüsenresektion als Therapiekonzept bei thyreotoxischer Krise. Dt. Med. Wschr. *115* (1990) 735–739.

[9] Hermann, M., B. Richter, R. Roka, M. Freissmut: Thyroid surgery in untreated severe hyperthyroidism: perioperative kinetics of free thyroid hormones in the glandular venous effluent and peripheral blood. Surgery *115* (1994) 240–245.

[10] Herrmann, J.: Frühoperation bei iodkontaminierter Hyperthyreose und thyreotoxischer Krise. In: Junginger, Th., J. Beyer (Hrsg.): Diagnostische und operative Strategien bei endokrinen Erkrankungen, S. 349–354. Pmi Verlagsgruppe, Frankfurt am Main 1990.

[11] Hintze, G., G. Lepsien, H.D. Becker, J. Köbberling: Die subtotale Schilddrüsenresektion bei schwerer, iodinduzierter Hyperthyreose. Chirurg *56 (1985) 594–598.*

[12] Lederbogen, S., D. Reinwein: Epidemiologische Daten zur thyreotoxischen Krise, eine retrospektive Untersuchung. Akt. Endokr. Stoffw. *13 (Sonderheft)* (1992) 82–84.

[13] Mehra, A., J. Widerhon, J. Lopresti, S.H. Rahimtoola: Amiodarone-induced hyperthyroidism: Thyroidectomy under local anesthesia. Am. Heart J. *122* (1991) 1160–1161.

[14] Meurisse, M., E. Hamoir, M. D'Silva, J. Joris, G. Hennen: Amiodarone-induced thyreotoxicosis: Is there a place for surgery? World J. Surg. *17* (1993) 622–627.

[15] Preuschof, L., F. Keller, U. Bogner, E. Keuter, G. Offermann: Plasma exchange and he moperfusion in jodine-induced thyrotoxicosis. Blood Purif 9 (1991) 164–168.

[16] Schumm-Draeger, P.-M.: Iodinduzierte Hyperthyreose. In: Reinwein, D., B. Weinheimer (Hrsg.): Schilddrüse 1993, S. 332–340. Walter de Gruyter, Berlin – New York 1994.

Diskussion

Lederbogen:

Anmerkung: Frühoperation wurde definiert als Operation innerhalb einer Woche. Die hohe Mortalität bei Patienten, die wegen einer thyreotoxischen Krise operiert wurden, beruht auf den ausgeprägten cardialen Begleiterkrankungen, die häufig eine Amiodarone-Therapie erforderlich machten.

Wahl:

Ja, ich wollte Herrn Dralle ein bißchen herausfordern: Patienten mit einer iodinduzierten schweren Hyperthyreose haben definitionsgemäß die Indikation zu einer definitiven Therapie. Und es kommt nur die Operation in Frage, also braucht man eigentlich nicht um die Indikation zu streiten. Es geht um das Timing. In den letzten 10 Jahren gibt es eine besondere Beachtung dieser Fälle, ich habe den Eindruck, es sind zwei verschiedene Gruppen. Die einen sind Patienten mit anderen schweren chirurgischen Erkrankungen (Gallenblasenempyem, nekrotisierende Pankreatitis, perforierende Sigma Diverticulitis), die in die Krise kommen durch die zusätzliche Iodbelastung. Diese haben eine gute Chance, wenn sie simultan mit der ohnehin vital indizierten Abdominaloperation auch an der Schilddrüse operiert werden. Und die zweite Gruppe sind Patienten, die vom Kardiologen eine Koronarangiographie erhalten und bei denen erst hinterher bemerkt wird, daß sie eine massive Autonomie haben. Ich glaube, man kann durchaus sagen, daß es sinnvoll ist, in der Situation zu thyreoidektomieren und dann die Koronardilatation zu machen oder beides simultan.

Dralle:
Da besteht vollkommene Übereinstimmung. Ich meine, die zweite Gruppe, die Sie genannt haben, ist sicher die Hauptgruppe. Das gilt auch nach den Angaben in der Literatur. Bei Amiodarone – da hat der Kollege vollkommen recht – besteht keine besondere Konstellation. Es kommt in erster Linie darauf an, zu vermeiden, daß eine iodinduzierte Hyperthyreose entsteht. Auch aus der Literatur geht ganz klar hervor, daß man bei all diesen Patienten vorher nicht an eine Schilddrüsenerkrankung gedacht hat. Es waren vermeidbare Fälle; das ist, glaube ich, ein entscheidender Punkt. Und hinsichtlich der zweiten Gruppe von Koronar-Patienten, denke ich, daß man die Frühoperation in jedem Fall schon frühzeitig überlegen sollte, aber bei Agranulocytose in jedem Fall davon Abstand nehmen soll, solange sie besteht.

Bottermann:
Zunächst einige Worte zum sog. „Nichtansprechen" auf Thyreostatika: ein Nichtansprechen auf Thiamazol gibt es im Grunde nicht. Man muß nur konsequent hochdosiert und entsprechend lange behandeln, dabei allerdings sorgfältig auf eine eher mögliche Leuko- oder Thrombozytopenie achten. Der Begriff „Frühoperation" ist wenig präzise. Bei der stationären Aufnahme eines Patienten mit einer thyreotoxischen Krise (Stadium 3B nach Herrmann) muß sofort entschieden werden, ob eine Notfalloperation vorgenommen oder eine nichtoperative intensivmedizinische Therapie durchgeführt werden soll. Wird der Patient nicht sofort operiert und überlebt die ersten drei bis fünf Tage, kann unter konsequenter thyreostatischer Therapie mit der Operation in der Regel zugewartet werden, bis der Patient euthyreot geworden und das Operationsrisiko bezüglich Lethalität auf das übliche Risiko bei einer Schilddrüsenoperation (d. h. gegen Null) abgesunken ist.

Dralle:
Die Schwierigkeit ergibt sich, wenn Sie mich als Chirurgen ansprechen: man übernimmt nicht nur eine Indikation, sondern man wird aktiv. Und wenn ein Patient hinterher verstirbt, dann muß man sich schon überlegen, ob man die

Indikation gemeinsam richtig gestellt hat. Und 10 % Lethalität – auch wenn es überwiegend die Risikopatienten sind – ist schon auch eine Überlegung wert, denke ich.

Szabolc:
Könnte nicht die Ethanolbehandlung bei einer Amiodarone-induzierten unifokalen Autonomie belegter Hyperthyreose eine reale Alternative in der Therapie sein?

Dralle:
Die Alkoholinjektion für die Sonderfälle, mit unifokaler Autonomie ist aber die absolute Ausnahme. Es sind fast alles Patienten mit Kombinations-Autonomien, also fokal und disseminiert. Die zu erwartende Erfolgsrate ist relativ gering.

Schicha:
Ich habe noch einen Kommentar dazu: es sollte nicht der Eindruck entstehen, als wenn bei der iodinduzierten Hyperthyreose die Regeltherapie die Operation ist. Die Regeltherapie ist die konservative Behandlung, und es bleibt ein kleiner Rest von Patienten, bei denen man über Wochen ganz allmählich merkt, daß man die nicht unter Kontrolle bekommt. Und ich glaube, so ist das auch gemeint, wenn diese dann schlechter werden und man merkt, die kommen in die thyreotoxische Krise, dann muß operiert werden.

Hehrmann:
Sie haben darauf hingewiesen, daß die hohe Lethalität von 10 % nur eine Gruppe von Risikopatienten beträfe. Aus unserer Sicht wird die Indikation zur Frühoperation nur bei Hochrisikopatienten gestellt. Und gleichwohl sterben sie nicht an chirurgisch-operativen Komplikationen. Wichtig ist, weil sie an kardialen und pulmonalen Komplikationen sterben, daß sie lange genug intensiv überwacht werden, und zwar über mehrere Tage.

Dralle:
Das trifft nicht ganz das Krankengut, das in der Literatur, und auch was die eigenen Erfahrungen anbelangt, zur Operation kommt. Es sind nicht nur extreme Risikopatienten, es sind auch andere Patienten und gerade die anderen Patienten sollten ja diejenigen sein, die man auch sehr frühzeitig operiert.

Iodinduzierte Hyper- und Hypothyreose – Radioiodtherapie

H. Schicha

Eine Radioiodtherapie einer iodinduzierten Hyperthyreose ist nur dann möglich, wenn die *Iodkontamination* abgeklungen, d.h. der größte Teil des Iods ausgeschieden ist. Während hochdosierter Iodzufuhr bzw. bei stark erhöhten Iodplasmaspiegeln kommt es zu einer Verminderung der Iodid-Aufnahme der Schilddrüse („Iodblockade") um bis zu einen Faktor von 20–60 oder darüber [8]. Hierfür verantwortlich sind die Verdünnung der Serum-Radioiodkonzentration durch das inaktive Iodid sowie der Wolff-Chaikoff-Effekt. Im Falle eines Reaktorunfalles mit Freisetzung von radioaktiven Iodisotopen wird dies genutzt, um durch kurzzeitige Gabe hoher Ioddosen eine Aktivitätskonzentration in der Schilddrüse zu verhindern und damit stochastische und deterministische Strahlenschäden zu vermeiden [6, 8].

Nach einer einmaligen Gabe von Iodid dauert es meist nur wenige Tage bis Wochen, bis sich der Plasmaiodspiegel wieder normalisiert hat [16]. Neben der Höhe der Iodzufuhr ist die Zeit bis zur Normalisierung von Plasmaiodspiegel und Radioiod-Uptake der Schilddrüse auch von der chemischen Bindung und der Biokinetik abhängig.

Bei einer einmaligen Zufuhr von 100 mg Iodid kann man davon ausgehen, daß Plasmaiodspiegel und Radioiod-Uptake der Schilddrüse nach 8–14 Tagen wieder normal sind. Nach Gabe wässriger Kontrastmittel (ionische und nichtionische) muß man mit einem Zeitraum von 4–6 Wochen rechnen, nach Gabe fettlöslicher Kontrastmittel, die allerdings heute kaum noch in Gebrauch sind, mit 4–6 Monaten. Bei besonderen Untersuchungen (Kontrastmitteldepots z.B. bei Lymphangiographie oder Myelographie) werden Schilddrüsenblockaden bis zu 2–3 Jahren beobachtet.

Nach der Gabe von Medikamenten (auch Externa, Braunol, Betaisodonna, Augentropfen u.a.) kann eine Schilddrüsen-„Blockade" über Tage bis Monate (z.B. Amiodaron) auftreten. Auch hier ist die Dauer der Verminderung der I-131-Aufnahme der Schilddrüse von der Menge der zugeführten Substanz, der chemischen Form und der Biokinetik abhängig. Iodhaltige Verbindungen können im Fettgewebe gespeichert und über lange Zeit kontinuierlich freigesetzt werden.

Die Prophylaxe besteht in der Vermeidung höherer Dosen von Iod bei latenter und manifester Hyperthyreose, auch bei autonomer Knotenstruma mit

Euthyreose. Hierbei spielt Iod bei der Auslösung einer Hyperthyreose vorwiegend bei der Autonomie eine Rolle, weniger beim M. Basedow [7].

Sofern eine aktuelle Iodkontamination bei iodinduzierter Hyperthyreose vorliegt, muß im Falle der Indikation zur Radioiodtherapie abgewartet werden, bis es zu einer ausreichenden Iodausscheidung gekommen ist. Da die Radioiodtherapie bei manifester Hyperthyreose ohnehin unter thyreostatischer Medikation nach Einstellung einer stabil euthyreoten Stoffwechsellage vorgenommen wird, ist dies nicht mit Nachteilen für den Patienten verbunden. Bis der Patient medikamentös euthyreot eingestellt ist, hat sich die Iodausscheidung meist normalisiert (Ausnahme fettlösliche Kontrastmittel, Lymphangiographie, Myelographie, Amiodaron). Da in Deutschland bei stationärer Durchführung der Radioiodtherapie derzeit Wartezeiten bestehen (einige Wochen bis Monate in den alten Bundesländern), ergibt sich hierdurch keine entscheidende Verzögerung.

Eine Indikation für eine akut und ohne jeglichen Zeitverzug durchzuführende Radioiodtherapie existiert praktisch nicht. Wenn bei drohender thyreotoxischer Krise ein definitives Verfahren erforderlich wird, kommt ohnehin nur die Operation in Frage, da auch nach einer Radioiodtherapie noch 6–12 Wochen vergehen, bis der gewünschte Effekt eintritt.

Ansonsten ist die *Radioiodtherapie bei Hyperthyreose* oftmals die *Therapie der Wahl*, unabhängig davon, ob es sich um eine iodinduzierte oder um eine nicht-iodinduzierte Hyperthyreose handelt. Dies unter Gesichtspunkten des Patienten-Komforts, der Nutzen-Risiko- und auch der Kosten-Nutzen-Betrachtung [1, 11].

In Tabelle 1 sind *Nutzen und Risiken*, Vorteile und Nachteile der konservativ-medikamentösen, operativen bzw. Radioiodtherapie der Hyperthyreose angegeben. Abgesehen von Nebenwirkungen und Folgeschäden (außer der Hypothyreose, die beim ablativen Konzept beim M. Basedow sowohl bei der operativen als auch der Radioiodtherapie in Kauf genommen wird bzw. sogar erwünscht ist), können die Todesrisiken der Behandlung mit 10^{-3} bis 10^{-4} berechnet werden.

Da solche Risikofaktoren weder für Ärzte noch Patienten anschaulich sind, ist in Tabelle 1 der durchschnittliche Lebenszeitverlust in Tagen (d) angegeben, abhängig vom Lebensalter. Man erkennt, daß der durchschnittliche Lebenszeitverlust infolge der unterschiedlichen Therapiearten bei jüngeren Patienten vergleichbar ist. Bei älteren Patienten fällt dieser Wert bei medikamentöser thyreostatischer Therapie ab. Bei Operation bleiben die Werte mit zunehmendem Alter weitgehend unverändert (ohne die Berücksichtigung zusätzlicher Risikofaktoren), da ein mit zunehmendem Alter abnehmender

Tabelle 1 Nutzen-Risiko

	Medik.	Op.	RITh
Beseitigung Hyperthyreose	10–50 %	90–100 %	90–100 %
– abhängig von	Genese	Konzept	Konzept
Wiederholbarkeit	++	(+)	++
(Hypothyreose	0–? %	10–100 %	10–100 %)
Nebenwirkungen	0,2–15 %	1–15 %	0–5%
Folgeschäden	0 %	1–2 %	0 % (theor. 10^{-5} genet.)
Todesrisiko	$10^{-3}/10^{-4}$	10^{-3}	10^{-4}
	(real)	(real)	(theor.)
Lebenszeitverlust			
– 30 J.	20 d	20 d	10 d
– 50 J.	10 d	20 d	3 d
– 70 J.	5 d	20 d	0 d
(ohne Therapie 400–1000 d)			

möglicher Lebenszeitverlust durch das erhöhte Risiko aufgehoben wird. Bei der Radioiodtherapie sinkt das nur theoretisch berechenbare (nicht in der Realität beobachtbare) Risiko mit zunehmendem Alter noch schneller ab als bei medikamentöser Therapie, da stochastische Strahleneffekte altersabhängig sind und bei über 50- bis 60jährigen keine Rolle mehr spielen. Aber auch bei jüngeren Personen ist das (theoretische) Risiko der Radioiodtherapie geringer als das (reale) Risiko von medikamentöser Therapie oder Operation.

Den allgemein sehr niedrigen Risiken von thyreostatischer Medikation, Operation oder Radioiodtherapie ist das weit höhere Risiko der unbehandelten Hyperthyreose gegenüberzustellen. Damit fällt die Nutzen-Risiko-Analyse jeglicher Therapie eindeutig und mit gutem Ergebnis zugunsten der Therapie aus. Beim Vergleich der verschiedenen Therapiearten schneidet die Radioiodtherapie zweifellos besonders günstig ab.

Das Therapiekonzept ist bei Radioiodtherapie in vielen Fällen „funktionsoptimiert“. Dies bedeutet, daß das Ziel der Beseitigung der Hyperthyreose mit dem Ziel der Vermeidung einer Hypothyreose verbunden wird. In der Tat ist dies sowohl operativ als auch durch Radioiodtherapie bei der Autonomie meist erreichbar [9]. Anders bei M. Basedow: Hier zeigen Literaturdaten aus dem mitteleuropäischen Raum [9, 11, 12], daß eine Basedow-Hyperthyreose durch Radioiodtherapie nur dann mit hoher (über 90–95 %) Wahrscheinlichkeit beseitigt werden kann, wenn eine Hypothyreoserate in der gleichen

Größenordnung in Kauf genommen wird [3, 12]. Dies ist bei einer Herddosis von über 200 „Gy“, wahrscheinlich 250 „Gy“, der Fall.

Eine *Nutzen-Kosten-Analyse* muß zahlreiche Facetten der Therapie der Hyperthyreose beleuchten, um die konservativ-medikamentöse mit der definitiven Behandlung (Operation oder Radioiodtherapie) zu vergleichen. Hier ist das Ergebnis abhängig vom Umfang der Diagnostik, der Häufigkeit von Kontrolluntersuchungen unter thyreostatischer Medikation oder nach definitiver Therapie (Überwachung der kompensierten Hypothyreose), den Kosten von Operation (Komorbidität) bzw. Radioiodtherapie (gesetzliche Richtlinien zur Entlassung nach Radioiodtherapie), dem Alter, der Strumagröße und den Ausfallzeiten durch Diagnostik, Therapie und Nachsorge. Berücksichtigt man all diese Einflußgrößen, so schneidet die Radioiodtherapie auch bei stationärer Durchführung, wie sie in Deutschland gesetzlich vorgeschrieben ist, im Vergleich zu anderen Therapiemodalitäten günstig ab [1, 2]. Entsprechende Analysen werden derzeit vorgenommen.

In den letzten Jahren werden vermehrt Patienten aus Deutschland zu einer *ambulanten Radioiodtherapie* in das Ausland geschickt („Radioiodtherapie-Tourismus“). In der Mehrzahl der europäischen Länder sowie in den USA werden Radioiodtherapien bis zu bestimmten Aktivitäten ambulant durchgeführt. Dies hat die Strahlenschutzkommission (SSK), die den Bundesumweltminister (BMU) berät, dazu bewogen, eine Empfehlung abzugeben. Diese beinhaltet, daß die Radioiodtherapie in Deutschland aus Gründen des Strahlenschutzes der Bevölkerung weiterhin stationär (mindestens 48 Stunden) durchgeführt werden muß, daß aber die Entlassungsaktivitäten angehoben werden sollen (250 MBq anstelle bisher 95 MBq I-131) [13]. Hierdurch sind Verkürzungen der stationären Liegezeiten von derzeit etwa 10 Tagen im Bundesdurchschnitt auf etwa 6 Tage theoretisch möglich. Man erwartet von der Verkürzung der Liegezeiten mittelfristig (nach Novellierung der Strahlenschutzverordnung 1998 oder 1999) einen Abbau der Wartezeiten und eine Beseitigung der Bettenengpässe bei der stationären Radioiodtherapie gutartiger und bösartiger Schilddrüsenerkrankungen in Deutschland.

Die ambulante Durchführung einer Radioiodtherapie ist durchaus problematisch. Hier spielt nicht nur die externe Strahlenexposition und die Ausscheidung von I-131 mit dem Urin eine Rolle sondern auch die Exhalation von I-131 durch den Patienten und die Inhalation von I-131 durch Angehörige bzw. Personen der Umgebung. Abschätzungen haben ergeben [17], daß allein durch Exhalation innerhalb der ersten 48 Stunden bei ungünstigen Bedingungen eine Strahlendosis für Angehörige von bis zu 10 mSv auftreten kann. Erlaubt ist jedoch maximal 1 mSv für alle Expositionsarten (externe Exposition, Ausscheidung, Exhalation).

Sowohl bei ambulanter als auch bei stationärer Radioiodtherapie (nach Entlassung) sind durch den Patienten Vorsichtsmaßnahmen zu beachten, die in internationalen Empfehlungen festgelegt sind [4, 5]. Diese betreffen eine Aufklärung des Patienten in mündlicher und schriftlicher Form über zahlreiche Verhaltensweisen im täglichen Leben, die während der nachfolgenden 1–2 Wochen einzuhalten sind: z. B. getrenntes Schlafen, Abstand von Kindern und Schwangeren, Betreuung von Kleinkindern, Anweisungen zur Benutzung von Geschirr, Handtüchern usw., Ausübung des Berufs (z. B. Kindergärtnerinnen, Lehrer, Mitarbeiter im Kernkraftwerk) und vieles andere. Diese Aufklärung erfordert eine Fachkunde im Strahlenschutz, die nur der besonders geschulte Nuklearmediziner besitzen kann.

Bedenklich ist in diesem Zusammenhang, daß Patienten zum „Radioiodtherapie-Tourismus" ermuntert werden (teilweise offenbar mit festen Reise-Paketen), ohne daß sich der die Radioiodtherapie im Ausland durchführende Nuklearmediziner für die Aufklärung verantwortlich hält, noch der zuweisende Arzt aus Deutschland, der zudem häufig nicht fachkundig ist.

Dieser „Radioiodtherapie-Tourismus" ist abzulehnen. Werden hierbei doch die europaweit geltenden Vorsichtsmaßregeln für radioiodtherapierte Patienten (ob ambulant oder stationär) häufig mißachtet und der Strahlenschutz von Angehörigen und der allgemeinen Bevölkerung gefährdet.

Zusammenfassend ist festzustellen, daß bei jeglicher Hyperthyreose, iodinduzierter und nicht-iodinduzierter Hyperthyreose, die Radioiodtherapie primär als Therapie der Wahl anzusehen ist. Dies erfolgt unter Gesichtspunkten des Patienten-Komforts, der Nutzen-Risiko- sowie der Nutzen-Kosten-Betrachtung.

Ausnahmen sind z. B.: gleichzeitiges Vorliegen einer großen Struma, Karzinomverdacht oder schwere therapieresistente Hyperthyreose (Operationsindikation), ferner Kinder und Jugendliche sowie Schwangerschaft, außerdem ggf. ein konservativer Therapieversuch bei Patienten mit Morbus Basedow und vorhersehbar günstiger Prognose [14, 15]. (Ein hohes Rezidivrisiko haben Patienten unter 40 Jahre, Strumagröße > 40 ml, TRAK über 30 U/l).

Literatur

[1] Dietlein M., L. Geckle, T. Overbeck et al.: Kostenminimierungsstudie zur definitiven Therapie der Hyperthyreose: Vergleich zwischen Strumaresektion und Radioiodtherapie. Nuklearmedizin *36* (1997) 150–156.

[2] Dietlein M., D. Moka, B. Dederichs, K.W. Lauterbach, H. Schicha: Kosten-Effektivitäts-Analyse: Radioiod oder thyreostatische Medikation bei der Primärbehandlung der Immunhyperthyreose. In Vorbereitung, 1998.

[3] Emrich, D.: Editorial: Muß die hohe Hypothyreoserate nach Radioiodtherapie einer immunogenen Hyperthyreose in Kauf genommen werden? Nuklearmedizin *36* (1997) 5.

[4] Euratom, Artikel-31-Gruppe: Guidance for radiation protection following iodine-131 therapy, concerning doses due to out-patients or discharged in-patients (15. Februar 1996).

[5] NCRP Commentary No. 11: Dose limits for individuals who receive exposure from radionuclide therapy patients, National Council on Radiation Protection and Measurements, Bethesda, Maryland 1995.

[6] Reiners C.: Aktuelle Gesichtspunkte zur Prophylaxe strahleninduzierter Schilddrüsenkarzinome bei Kindern unter Berücksichtigung der Reaktorkatastrophe von Tschernobyl. Veröffentlichung der SSK Band 27: Medizinische Maßnahmen bei Strahlenunfällen. Herausgegeben vom Bundesminister für Umwelt, Naturschutz und Reaktorsicherheit, S. 207–227. Gustav Fischer Verlag, Stuttgart – Jena – New York 1994.

[7] Schicha H.: Differential Diagnosis of Hyperthyroidism. Exp. Clin. Endocrinol. *97* (1991) 217–223.

[8] Schicha, H.: Iodblockade der Schilddrüse. Veröffentlichung der SSK Band 27: Medizinische Maßnahmen bei Strahlenunfällen. Herausgegeben vom Bundesminister für Umwelt, Naturschutz und Reaktorsicherheit, S. 187–205. Gustav Fischer Verlag, Stuttgart–Jena–New York 1994.

[9] Schicha, H.: Radioiodtherapie – neuester Stand: Nichtimmunogene Hyperthyreose (einschließlich latente Hyperthyreose und Autonomie mit Euthyreose); Akt. Endokr. Stoffw. *13* (1992) 71–79 (Sonderheft).

[10] Schicha, H., Scheidhauer K: Radioiodtherapie in Europa – eine Umfrage. Nuklearmedizin *32* (1993) 321–324.

[11] Schicha H., K. Scheidhauer: Therapie mit offenen radioaktiven Stoffen. In: Büll, U., H. Schicha u.a. (Hrsg.): Nuklearmedizin, S. 460–487. Georg Thieme Verlag, Stuttgart – New York 1996.

[12] Schicha, H.: Stellungnahme zum Editorial: Muß die hohe Hypothyreoserate nach Radioiodtherapie einer immunogenen Hyperthyreose in Kauf genommen werden? Von D. Emrich. Nuklearmedizin *36* (1997) 6.

[13] SSK-Empfehlung: Strahlenschutzgrundsätze für die Radioiod-Therapie. Bundesanzeiger, 68, 11.04.1997, S. 4769.

[14] Voth, E., N. Dickmann, H. Schicha, D. Emrich: Rezidivrisiko nach thyreostatischer Behandlung immunogener und nicht-immunogener Hyperthyreosen. Nuklearmedizin *29* (1990) 1–6.

[15] Vitti, P., T. Rago, L. Chiovato, S. Pallini, F. Santini, E. Fiore, R. Rocchi, E. Martino, A. Pinchera: Clinical features of patients with graves' disease undergoing remission after antithyroid drug treatment. Thyroid 7 (1997) 3, 69 bis 3,75.

[16] Wellner, U., K. Alef, H. Schicha: Der Einfluß physiologischer und pharmakologischer Iodmengen auf den 131I-Uptake der Schilddrüse – Eine Modellrechnung. Nuklearmedizin *35* (1996) 251–263.

[17] Wellner, U., W. Eschner, H.W. Hillger, H. Schicha: Strahlenexposition Angehöriger von Patienten nach stationärer Radioiodtherapie durch Inhalation von I-131 in der Wohnung. Nuklearmedizin (1998) [in Druck].

Diskussion

Müller:
Sie hatten Unterschiede erwähnt bei der endokrinen Orbitopathie, spontane Verschlechterungen in relativ geringem Prozentsatz der auf null abfiel unter einem sogenannten Kortisonschutz, wie sah er aus? Waren das drei Tage oder wie war die Dosierung?

Schicha:
Das war beginnend mit der Radioiodtherapie-Dosis in der Größenordnung 30 bis 50 mg täglich und das Ganze für 4 bis maximal 6 Wochen.

Dazu möchte ich noch einen Kommentar geben: es geht jetzt nicht um das Amiodarone sondern um die Alkoholinjektion schlechthin. Bei dem in Frage kommenden Patienten, es sei denn die Schilddrüse ist durch Amiodarone blockiert, mache ich eine Radioiod-Therapie. Fast alle iodinduzierten Hyperthyreosen sind nach vier bis sechs Wochen soweit, daß sie auch radioiodtherapiert werden können.

Schober:
Schönen Dank, ich glaube das war so etwas wie ein kleines Schlußwort, denn die Diskussion hat gezeigt, daß noch viele Fragen offen sind. Ich denke mir, wir werden auch in zwei Jahren wieder ein Thema haben.

Zur Problematik therapieresistenter Hypothyreosen

U. Lindner, J. Lindner, E.-M. Kuntz, K. Bauch

Die Substitutionstherapie einer manifesten Hypothyreose bereitet in der Regel keine Schwierigkeiten. Die folgende Beobachtung zeigt aber, daß in seltenen Fällen trotz gesicherter Compliance der Therapieerfolg ausbleiben kann.

Kasuistik

Anamnese

Eine 44jährige Frau wurde wegen schwer zu substituierender Hypothyreose stationär eingewiesen. Die Patientin erhielt im Alter von 40 Jahren eine zweimalige Radioiodtherapie aufgrund einer Hyperthyreose bei funktioneller Autonomie. Anschließend bildete sich eine Hypothyreose aus, die in einem Zeitraum von 4 Jahren trotz ambulanter und mehrfach stationärer Behandlungen in größeren Kliniken mit erhöhten Dosen L-Thyroxin (600 µg/d), kombinierter Gabe von T_3/T_4 und Monotherapie mit Triiodthyronin nicht ausreichend kompensiert werden konnte.

Die Patientin klagte bei Aufnahme über Kältegefühl, erhöhtes Schlafbedürfnis, Antriebslosigkeit, Gliederschmerzen und eine Gewichtszunahme von 20 kg in einem Jahr.

Klinischer Befund

Die Patientin befand sich in einem guten Allgemeinzustand. Bei der klinischen Untersuchung fiel ein deutliches Übergewicht auf (BMI 29,6). Die Haut zeigte eine pastöse Beschaffenheit. Der Blutdruck lag bei 105/70 mmHg, die Pulsfrequenz betrug 60/min.

Paraklinische Befunde

Bei Aufnahme in die Klinik stand die Patientin unter Monotherapie mit T_3 125 µg/d. Darunter lagen das TSH bei 29,0 mU/l (0,3–4,0), das T_3 bei 1,3 nmol/l (1,2–3,4) und das fT_4 bei 3,8 pmol/l (7,7–29,0). Das Gesamt-Cholesterin war mit 8,3 mmol/l deutlich erhöht, ebenso das LDL-Cholesterin.

Im EKG fanden sich eine Sinusrhythmus mit Tendenz zur Bradykardie sowie eine Niedervoltage.

Die sonographische Untersuchung der Schilddrüse ergab ein geringes Restvolumen von 1,1 ml für den rechten und 0,7 ml für den linken Lappen.

Somit konnte klinisch als auch paraklinisch eine Hypothyreose trotz Substitutionstherapie gesichert werden.

Therapie und Verlauf

Nach i. v.-Gabe von L-Thyroxin stellte sich bei der Patientin eine euthyreote Stoffwechsellage ein. Daraufhin wurde versucht, auf orale Applikation überzugehen, wobei sich erneut eine Unterfunktion ausbildete.

Eine allgemeine Malabsorption konnte ausgeschlossen werden, unter anderem durch Untersuchung auf Fett im Stuhl und den D-Xylose-Test.

Da unklar blieb, warum die Hypothyreose der Patientin trotz hoher oraler Substitutionsdosen von T_4 nicht ausreichend kompensiert werden konnte, führten wir eine pharmakokinetische Untersuchung in Form des oralen 1000 µg-LT_4-Resorptionstestes durch. Dieser ergab eine normale Resorptionsquote von über 80 % und eine normale Eliminationshalbwertzeit von ca. 7 Tagen für L-Thyroxin (Abb. 1, 2 und 3).

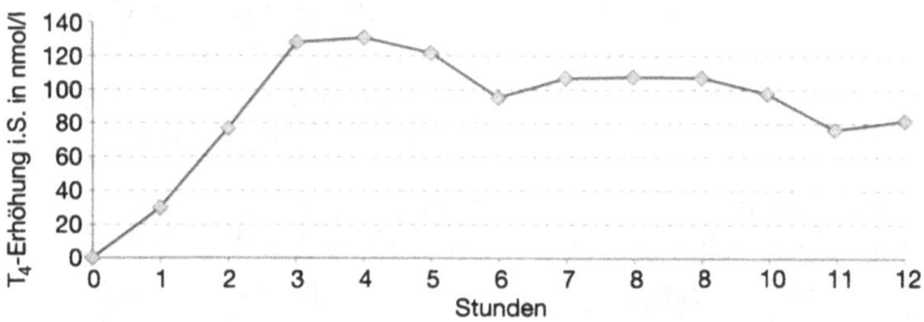

Abb. 1 Erhöhung der T_4-Konzentration im Serum (in nmol/l) im oralen 1 mg-LT_4-Resorptionstest während der ersten 12 Stunden nach T_4-Gabe.

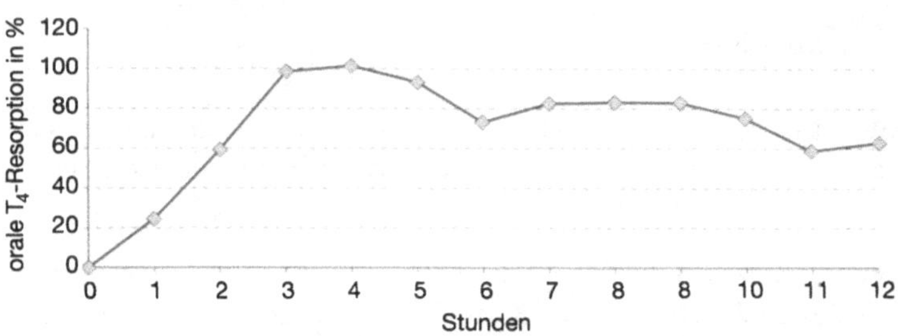

Abb. 2 Verhalten der T_4-Resorptionsquote (in %) im oralen 1 mg-LT_4-Resorptionstest während der ersten 12 Stunden nach T_4-Gabe.

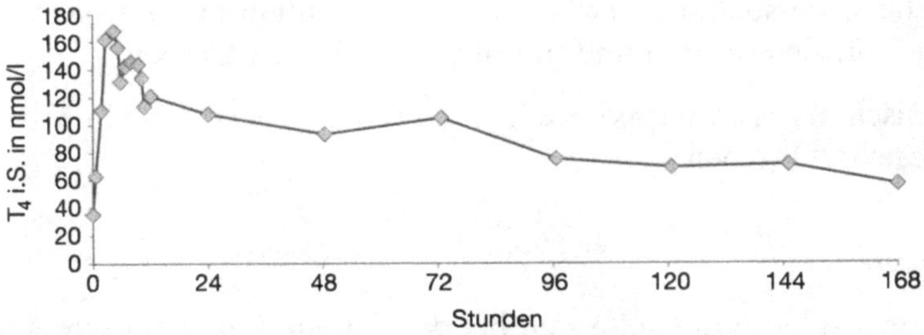

Abb. 3 Verhalten der T_4-Konzentration im Serum (in nmol/l) im oralen 1 mg-LT_4-Resorptionstest über einen Zeitraum von 7 Tagen nach T_4-Gabe.

Es ließ sich jedoch eine deutlich verzögerte Resorption nachweisen. Der Resorptionspeak zeigte sich erst nach 4 h (normal nach 2 h). Es dauerte ca. 105 min, bis 50 % der maximalen Resorption erfolgt waren (normal nach 45–50 min) [2].

Ein nochmaliges ausführliches Gespräch mit der Patientin machte eine Störung der Compliance wenig wahrscheinlich. Andererseits ergab sich aber, daß die Hormontabletten trotz anderer Empfehlung stets zum oder kurz nach dem Frühstück eingenommen wurden.

Aufgrund der Ergebnisse des Resorptionstestes und der bekannten Wechselwirkung von T_4 mit der Nahrung wurde der Patientin empfohlen, L-Thyroxin morgendlich nüchtern mit einem nachfolgenden Abstand von einer Stunde bis zum Frühstück einzunehmen. Die Dosis sollte 400 µg/d betragen.

Eine Kontrolluntersuchung nach 3 bzw. 6 Monaten ergab, daß sich die Patientin erstmals seit 4 Jahren in einer euthyreoten Stoffwechsellage befand. Sie äußerte psychisches Wohlbefinden, auch die körperliche Leistungsfähigkeit hatte zugenommen. Als indirekter Marker des therapeutischen Erfolgs konnte das Gesamt-Cholesterin von 8,3 auf 4,5 mmol/l gesenkt werden.

Diskussion und Schlußfolgerungen

Die Substitutionstherapie einer manifesten Hypothyreose bereitet in der Regel keine Schwierigkeiten. Mittel der Wahl ist L-Thyroxin in einer mittleren oralen Dosis von 2 µg/kg und d [1, 2, 3, 10].

Die Resorption von L-Thyroxin findet im gesamten Dünndarm statt, sie ist im Jejunum am größten [2, 7]. Durchschnittlich 60–80 % der oral verabreichten Dosis werden resorbiert. Dabei gibt es eine relativ große Variationsbreite in der oralen Resorptionsquote von ca. 35 bis 100 % [1, 2, 6, 7, 8, 14].

Aus diesem Grund muß die Dosierung stets individuell angepaßt werden.

Die Nahrungsaufnahme kann die Resorptionsquote von LT_4 deutlich reduzieren [2, 14]. Deshalb sollte L-Thyroxin morgendlich nüchtern mit einem nachfolgenden Abstand von mindestens 20 min bis zum Frühstück eingenommen werden.

Bei Erfolglosigkeit dieses Therapieregimes trotz erhöhter Substitutionsdosen LT_4 (600–800 µg/d) müssen Störungen

1. der Resorption,
2. der Elimination und
3. der Compliance

in Betracht gezogen werden.

Eine relativ einfache Methode zur Abklärung therapieresistenter Hypothyreosen stellt der LT_4-Resorptionstest dar [1, 2, 5, 12].

Der Test wird als Non-Isotopen-Methode durchgeführt. Dabei werden dem nüchternen Patienten 1000 µg L-Thyroxin in Form von Tabletten zu 100 µg bzw. 200 µg verabreicht.

Die Serum-T_4-Konzentration wird unmittelbar vor Tabletteneinnahme und danach in regelmäßigen Abständen bestimmt. Über das Verteilungsvolumen für T_4 (13,4–14 % des Körpergewichts) läßt sich schließlich die orale Resorptionsquote berechnen [1].

Im Falle unserer Patientin betrug das Verteilungsvolumen 10 l. Sie erhielt die Testdosis in Form von 10 Tabletten L-Thyroxin 100, dies entspricht einer Gesamtmenge von 1287 nmol LT_4. Daraus ergibt sich ein Serum-Konzentrationsanstieg für T_4 von 128,7 nmol/l bei 100%iger Resorption, das bedeutet ein Anstieg von 12,9 nmol/l je 10 % Resorption. Nach 7 Tagen war die Serum-T_4-Konzentration auf die Hälfte der Konzentration vom ersten Tag abgefallen, so daß man von einer Eliminations-Halbwertzeit von 7 Tagen ausgehen kann.

Da T_4 in das stoffwechselaktive T_3 umgewandelt wird und dies protrahiert mit einem meßbaren T_3-Anstieg nach 2–3 Tagen geschieht [10, 13], ist in der Regel nicht mit thyreotoxischen Komplikationen zu rechnen. Bei kardial vorgeschädigten Patienten oder solchen mit schwerer Langzeit-Hypothyreose sollte dennoch erwogen werden, diese zunächst mit langsamer parenteraler Substitution in eine Euthyreose zu überführen, bevor der Test durchgeführt wird.

Aus den Ergebnissen des 1000 µg-LT_4-Resorptionstestes lassen sich folgende therapeutische Konsequenzen ableiten:

1. Zeigt sich eine völlig normale Resorption und Elimination, sind eine Compliance-Störung bzw. Fehler bei der Tabletteneinnahme anzunehmen. Aufgrund des unauffälligen Resorptionstestes spricht man in diesen Fällen auch von einer Pseudomalabsorption von L-Thyroxin [1, 4, 8].

2. Läßt sich eine deutlich verzögerte Resorption von T_4 nachweisen, so verweilt L-Thyroxin lange Zeit im Gastrointestinaltrakt. Wenn nun in der Praxis die T_4-Einnahme zum Frühstück – wie bei unserer Patientin – erfolgt oder 20–30 min davor, kommt es zu einer langanhaltenden Wechselwirkung von T_4 mit der Nahrung. Die Folge ist eine stark verminderte Resorption von L-Thyroxin.

   Durch Vergrößerung des zeitlichen Intervalls zwischen Tabletten- und Nahrungsaufnahme und/oder Erhöhung der oralen Dosis kann hier mit einem therapeutischen Erfolg gerechnet werden. In der Literatur wird beschrieben, daß für eine Normalisierung des TSH-Wertes eine Ausdehnung des Intervalls auf bis zu 3 Stunden notwendig ist [2].

   Um ein praktikables Therapieregime für unsere Patientin zu finden, wurde ein zeitlicher Abstand zwischen T_4-Einnahme und Frühstück von einer Stunde gewählt bei gleichzeitiger Dosiserhöhung auf 400 µg/d.

3. Im Falle einer verminderten oralen Resorption von T_4 muß eine weitere Diagnostik des Gastrointestinaltraktes folgen. Gegebenenfalls kann eine kausale Therapie die Resorptionsstörung für L-Thyroxin völlig beheben. Eine Malabsorption für L-Thyroxin ist u. a. möglich infolge

   1. schwerer Leberzirrhose, Herzinsuffizinenz, Cholestase
   2. allg. Malabsorption, Z.n. jejunoilealem Bypass, Kurzdarmsyndrom
   3. Arzneimittel: Colestyramin, Colestipol, Sucralfat, Aluminiumhydroxid, Eisensulfat
   4. exsudativer Enteropathie
   5. Infektion: Giardiasis [1, 2, 6, 7, 10, 11, 12].

   Findet sich keine Ursache für die Resorptionsstörung bzw. läßt die Behandlung der Grunderkrankung nur eingeschränkten Erfolg zu, so kann alternativ durch i. v. oder s. c. Applikation von L-Thyroxin als Dauertherapie eine euthyreote Stoffwechselsituation erreicht werden.

   Die Erhaltungsdosen für T_4 betragen dann 1–2 mg pro Woche bei i. v. bzw. 0,2–0,3 mg pro Tag bei s. c. Gabe [9, 10, 13].

Literatur

[1] Ain, K. B., S. Refetoff, H. G. Fein et al.: Pseudomalabsorption of levothyroxine. JAMA 266 (1991) 2118–2120.

[2] Benvenga, S., L. Bartolone, S. Squadrito et al.: Delayed intestinal absorption of levothyroxine. Thyroid *5* (1995) 249–253.
[3] Dong, B.J., C.H. Brown: Hypothyroidism resulting from generic levothyroxine failure. J. Am. Board. Fam. Pract. *4* (1991) 167–170.
[4] Eber, O., W. Langsteger, W. Buchinger et al.: Compliance bei Strumapatienten. In: Röher, H.-D., B. Weinheimer (Hrsg.): Schilddrüse 1991: Therapie der Struma, 10. Konferenz über die Menschliche Schilddrüse, Heidelberg, Henning-Symposium, S. 267–280. Walter de Gruyter, Berlin – New York 1992.
[5] Greenstadt, M.A., C.A. Spencer, S.M.C. Lum et al.: Non-isotopic method for determination of oral thyroxine absorption. In: Gueriguian, J.L., F.D. Bransome, A.S. Outschoorn (Hrsg.): Hormone Drugs: Proceedings of the FDA–USP Workshop on drug and reference standards for Insulins, Somatropins, and thyroid-axis hormones, S. 534–539. Bethesda, Maryland: United States Pharmacopeial Convention, Inc. 1982.
[6] Hays, M.T.: Absorption of oral thyroxine in man. J. Clin. Endocr. *28* (1968) 749–756.
[7] Hays, M.T.: Localization of human thyroxine absorption. Thyroid *1* (1991) 241–248.
[8] Hays, M.T., K.R.K. Nielsen: Human thyroxine absorption: age effects and methodological analyses. Thyroid *4* (1994) 55–64.
[9] Ljunggren, J.G., P. Persson: Subcutaneous administration of sodium L-thyroxine to patients with hypothyroidism. Acta med. scand. *197* (1975) 471–472.
[10] Meng, W.: Diagnostik und Therapie der Hypothyreose im Erwachsenenalter. ZaeF. *90* (1996) 43–49.
[11] Seppel, T., F. Rose, R. Schlaghecke: Chronic intestinal giardiasis with isolated levothyroxine malabsorption as reason for severe hypothyroidism – implications for localization of thyroid hormone absorption in the gut. Exp. Clin. Endocrinol. Diabetes *104* (1996) 180–182.
[12] Sherman, S.I., E.T. Tielens, P.W. Ladenson: Sucralfate causes malabsorption of L-thyroxine. Am. J. Med. *96* (1994) 531–535.
[13] Wenzel, K.-W.: Einmal wöchentliche intravenöse L-Thyroxin-Substitution bei Hypothyreose. Schweiz. med. Wschr. *108* (1978) 416–418.
[14] Wenzel, K.-W., H.E. Kirschsieper: Untersuchung zur Resorption von L-Thyroxin beim Gesunden. Nuc. compact *2* (1975) 30–31.

Diskussion

Müller:
Zusätzlich zur nahrungsabhängigen Resorptionsstörung muß ja noch zumindest ein weiterer Grund bestehen, nach dem nur mit der extrem hohen Dosis von 400 µg T_4/die eine Stunde vor dem Frühstück eine Euthyreose erreicht wurde? Mit welchem Präparat haben Sie schließlich behandelt?

Lindner:
Das Präparat wurde von der Firma, die unser Symposium unterstützt, produziert, also L-Thyroxin Henning, welches vielfach getestet ist, daß die Bioverfügbarkeit sich wirklich im ausreichenden Bereich befindet. Von Meng und Benvenga u. Mit. sind z.B. solche Resorptionsstörungen beschrieben worden. Resorptionsstörungen mit verzögerter Resorption von T_4 sind nicht nur bei Patienten mit Schilddrüsenerkrankungen beschrieben, sondern auch bei euthy-

reoten Kontrollpersonen. Nun ist die Frage, ob es eine gewisse Normvariation ist. Es wurde auch von Benvenga u. Mit. unter anderem beschrieben, daß zur Normalisierung des TSH ein Abstand zwischen Nahrungsaufnahme und Tabletteneinnahme von bis zu drei Stunden notwendig ist. Wir wollten nun für unseren Patienten ein möglichst praktikables Regime finden und haben aus dem Grund den Abstand auf eine Stunde begrenzt, bei gleichzeitiger Erhöhung der Dosis. Letztendlich bieten sich immer die Kombinationsmöglichkeiten an in solchen Fällen.

Grußendorf:
Ja, auch Ballaststoffe können z.B. die Resorption verzögern.

Buchali:
Eigentlich hat er meine Frage schon beantwortet: die Resorptionsverzögerung kann auch Folge der Hypothyreose sein.

Lindner:
Ich möchte noch folgende Anmerkung dazu geben: wir haben bei einer späteren Kontrolluntersuchung eine Magen-Darm-Passage durchgeführt. Es konnte bei dieser Kontrolluntersuchung eine deutliche Magenentleerungsstörung nachgewiesen werden. Die Frage, was die Ursache der Entleerungsstörung ist, ob es die langjährige Hypothyreose oder idiopathisch ist, bleibt unklar.

Thyreotoxische Krise mit Multiorganversagen

B. Mödl, C. Pfafferott, R. Terfloth, J. Hetzer, M.M. Linder, A. Wirtzfeld

Einleitung

Die thyreotoxische Krise wird definiert als die akut einsetzende Exazerbation der klinischen Erscheinung einer Hyperthyreose. Sie ist ein seltenes, lebensbedrohliches Ereignis und führt durch Dekompensation verschiedener Organsysteme rasch zu einer vitalen Gefährdung des Patienten. Nach einer Umfrage von Lederbogen/Reinwein [25] fanden sich in den alten Bundesländern 60–80 Krisen pro Jahr, d.h. 0,1/100 000 Einwohner pro Jahr. Die genaue Pathogenese der Auslösung ist unbekannt [3, 9, 15, 16, 26]. Als häufigster Auslöser findet sich eine vorausgegangene Iodkontamination bei vorbestehender, nicht bekannter Schilddrüsenautonomie [27]. Oft führen auch Belastungsfaktoren wie Operationen, Infektionen, Zweiterkrankungen oder auch eine unzureichende thyreostatische Behandlung und Überwachung zur Manifestation der Krise. Nur bei einem Drittel der Patienten ist zum Zeitpunkt der krisenhaften Entgleisung eine Hyperthyreose anamnestisch bekannt. Frauen überwiegen mit 3,6 zu 1, der Schweregrad nimmt mit höherem Lebensalter zu [25]. Die Letalität beträgt ingesamt 13,3 %, davon im Stadium I 7,7 %, im Stadium II 16,5 %, im Stadium III 35,3 % [15]. Die thyreotoxische Krise kann nach Hermann [15] klinisch in drei Stadien eingeteilt werden (s. Tabelle 1).

Tabelle 1 Stadieneinteilung der thyreotoxischen Krise (nach Hermann H., Dtsch. Med. Wschr. *103* (1978) 166)

Stadium I:
Tachykardie > 150/min., Herzrhythmusstörungen, Hyperthermie, Adynamie, Dehydratation, verstärkter Tremor, allgem. Unruhe, Bewegungsdrang

Stadium II:
Symptome des Stadiums I, zusätzlich Bewußtseinsstörungen: Stupor, Somnolenz, psychotische Zeichen, örtliche und zeitliche Desorientiertheit

Stadium III:

Stadium I + Koma

Bei höherem Alter verschlechtert sich die Prognose in jedem Stadium:

*a: < 50 Jahre

*b: > 50 Jahre

Kasuistik

Bei einem 35jährigen Patienten war seit 2 Monaten eine Hyperthyreose bei multifokaler Schilddrüsenautonomie in einer Struma nodosa III bekannt, eine Immunhyperthyreose sowie eine Iodexposition konnten ausgeschlossen werden. Der Patient konnte mit einer Erhaltungsdosis von 20 mg Carbimazol/ Tag euthyreot entlassen werden. Auffallend war retrospektiv bereits eine Thrombozytopenie von 87 000/nl sowie eine Erhöhung der Gamma-GT und Erniedrigung der Serumcholinesterase vor Beginn der Thyreostase. Unter der eingeleiteten Thyreostase wurde kein weiterer Abfall der Thrombozyten beobachtet. Zwei Wochen vor der erneuten stationären Aufnahme wurde auswärtig die Thyreostase jedoch wegen einer vermeintlich thyreostatikainduzierten Thrombozytopenie abgesetzt. Die stationäre Aufnahme erfolgte akut wegen progredienter Dyspnoe, Beinödemen und Gewichtsverlust. Die Schilddrüsenhormone bei Aufnahme zeigten wieder eine manifeste Hyperthyreose (T_4-ges. 192,5 nmol/l, T_3-ges. 7,39 nmol/l, TSH- basal 0,00 U/l), unterschieden sich aber in der Höhe nicht wesentlich von den Werten zum Zeitpunkt der Erstdiagnose (Abb. 1). Der Patient entwickelte wenige Stunden nach der stationären Aufnahme einen Herzkreislaufstillstand (es bestand initial eine Asystolie, unter der kardiopulmonalen Reanimation und nach Gabe von Adrenalin i.v. kam es zum Kammerflimmern, das dann erfolgreich defibrilliert werden konnte). Nach erfolgreicher Reanimation erfolgte die Übernahme auf die Intensivstation.

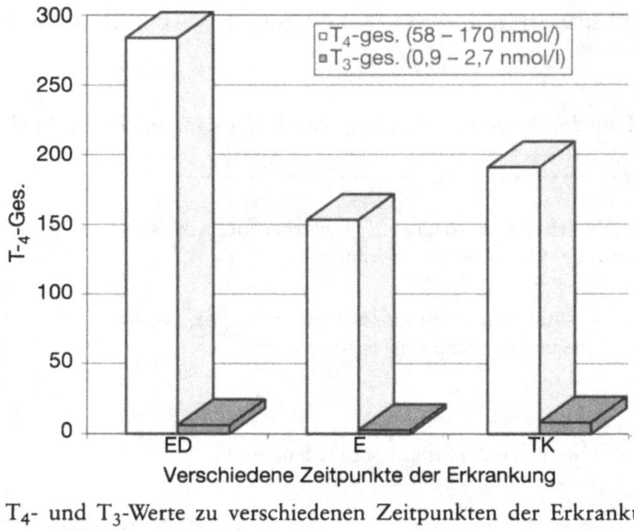

Abb. 1 T_4- und T_3-Werte zu verschiedenen Zeitpunkten der Erkrankung (ED Erstdiagnose, E Entlassung, TK Thyreotoxische Krise).

Hier zeigten die Blutgase eine ausgeprägte kombinierte respiratorische und metabolische Azidose (pH 6,9 mmHg; BE –22,5 mmol/l; p02 40,2 mmHg; pCO2 60 mmHg; O2-sat 36,1% arteriell) mit einem Serumlactat von 14,8 mmol/l. Desweiteren bestand eine Thrombozytopenie mit 83 000/nl (Abfall bis auf 32 000/nl), eine Leukozytose (14,2 /nl), eine mäßige Anämie (Hb 9,2 g/dl bei Normwerten für MCV, MCH, MCHC) und eine Hyponatriämie (131 mmol/l). Die Gerinnungswerte ergaben die Konstellation einer Verbrauchskoagulopathie (Spontanquick 14%; PTT 113 sec; ATIII 87%; quantitative Fibrinogenspaltprodukte > 40 µg/ml). Desweiteren fand sich im Verlauf ein Anstieg der GOT auf max. 10 450 U/l, der GPT auf 5 600 U/l, des Kreatinins auf 5,3 mg/dl, das Gesamtbilirubin betrug 4,4 mg/dl, die CRP 1,0 mg/dl, das Gesamtcholesterin 70 mg/dl.

Der Patient befand sich im Vollbild eines hyperdynamen Schocks. Der Pulmonaliskatheter ergab folgende Meßwerte (unter Arterenol 0,8 γ/kg/min): Hf 170/min.; SV 106 ml; HZV 16,7 l/min; HI 7,7 l/min/qm; SVR 359 dynxsecxcm^{-5}; MAP 93 mmHg; PAWP 18 mmHg; ZVD 18mmHg). Es kam rasch zur Entwicklung eines Multiorganversagens (Schockleber, DIC, Nierenversagen, Schocklungen). Der Patient war im Hochdosisbereich katecholaminpflichtig (Arterenol 0,8 γ/kg/min, Dopamin 6 γ/kg/min).

Aufgrund der wieder manifesten Hyperthyreose, dem klinischen Bild eines hyperdynamen Schocks und dem fehlenden Anhalt für ein septisches Geschehen stellten wir die Diagnose einer thyreotoxischen Krise (Stadium III). Nach Normalisierung der Gerinnung (präoperativ waren zunächst die i. v. Gabe von den Blutgerinnungsfaktoren II, VII, IX, X mit je 6 000 I. E., die Gabe von zwei Thrombozytenkonzentraten sowie die Anhebung des AT-III Spiegels in einen Bereich zwischen 80–100% erforderlich) entschlossen wir uns mit unseren Chirurgen zu einer Notfallstrumektomie. Diese erfolgte in dieser klinisch kritischen Phase bereits 12 Stunden nach der Reanimation im Sinne einer fast totalen Schilddrüsenresektion (near total resection, Schilddrüsenrest links 1ml, rechts etwa 0,3ml). Postoperativ kam es rasch zu einem Abfall der Schilddrüsenhromonwerte (Abb. 2), zu einer Stabilisierung der hämodynamsichen Situation und im weiteren Verlauf zu einer kompletten Restitutio der gestörten Organfunktionen. Bereits am Tag 4 post OP war eine i.v. Substitution von L-Thyroxin erforderlich (100 µg i. v./d über 5 Tage, dann Applikation von 100 µg L-Thyroxin über die Magensonde). Der Patient wurde 8 Wochen später mit der Erhaltungsdosis von 150 µg L-Thyroxin/d nach Hause entlassen.

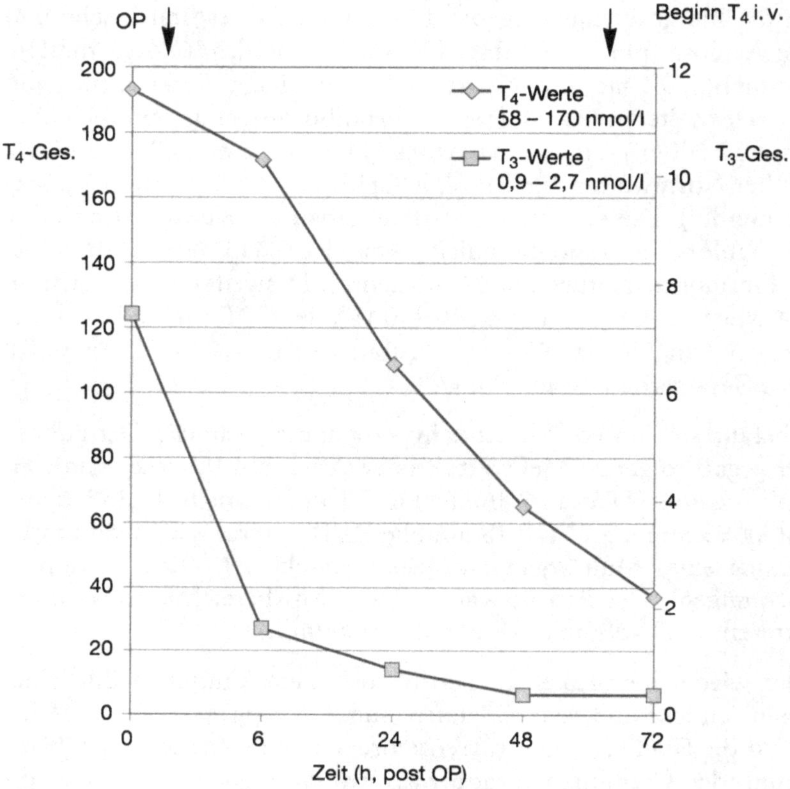

Abb. 2 Verlauf von T_4 und T_3 unmittelbar postoperativ, Beginn der T_4-Substitution 72 h post OP.

Diskussion

Der vorliegende Fall einer thyreotoxischen Krise erscheint uns aus mehreren Gründen interessant, da er viele Teilaspekte einer schweren Hyperthyreose hinsichtlich Diagnose, Therapie und möglicher Fallstricke beinhaltet. In Anbetracht der immer noch sehr hohen Letalität der thyreotoxischen Krise von 35,3 % im Stadium III [15] muß dieses kritische Krankheitsbild rasch erkannt und die Therapie unverzüglich eingeleitet werden. Da klinisch gerade mit Ausbruch der Krise häufig andere Manifestationen und Organdysfunktionen wie unklares Fieber, entgleister Diabetes mellitus, bereits eingetretene Komplikationen wie tiefe Beinvenenthrombose und Lungenembolie, hyperdynamer Schock, eine therapierefraktäre Herzinsuffizienz mit Lungenödem und Anasarka und Exsiccose im Vordergrund [3, 6, 7, 14, 26, 33] stehen können, ist es sicherlich mitentscheidend, an die Möglichkeit einer thyreotoxischen Krise zu denken. Auch in dem dargestellten Fall standen primär Symptome einer Globalherzinsuffizienz und letztendlich das Bild eines hyperdynamen Schocks im Vordergrund. Aufgrund epidemiologischer Untersuchungen ist bekannt, daß nur bei einem Drittel der Patienten zum Zeitpunkt der krisenhaften Entgleisung eine Hyperthyreose bekannt ist [25]. Schwierig ist es auch, klinisch die Gefährdung des Patienten richtig einzuschätzen, die Verschlechterung einer Hyperthyreose bis hin zur Krise tritt häufig unerwartet auf. Der genaue Pathomechanismus der Auslösung ist weiter unbekannt [3, 11, 12, 15, 16, 17, 24]. Ursache für die hohe Schilddrüsenhormonkonzentration kann einerseits eine exzessive Hormonsynthese und/oder eine immense Freisetzung präformierten Hormons aus dem Thyreoglobulin sein. Entscheidend sind jedoch die Gewebekonzentrationen, nicht die Höhe der peripheren Schilddrüsenhormone.

Letztentlich mitentscheidend für die Auslösung einer erneuten Hyperthyreose mit der Folge einer thyreotoxischen Krise war in dem dargestellten Fall die falsche Annahme einer thyreostatikainduzierten Thrombozytopenie und das Absetzen der Thyreostase. Bei der Hyperthyreose sind Veränderungen des hämatopoetischen Systems bekannt [3, 30]. Es besteht unter anderem eine verkürzte Thrombozytenüberlebenszeit, bedingt durch einen erhöhten Milzturnover infolge einer Hyperplasie des reticuloendothelialen Systems. Für die Thrombozytopenie wird auch eine immunologische Komponente vermutet, zumal bei der Thyreotoxikose der Spiegel des Plättchen assoziierten Immunglobulins (PAIgG) erhöht ist [30].

Eine weitere Gefahr in der Beurteilung einer thyreotoxischen Krise ist auch die falsche Einschätzung und Interpretation der Laborwerte. Bekannt ist, daß die peripheren Hormonkonzentrationen durch Begleiterkrankungen, Komplikationen (Schock) und Therapiemaßnahmen (Cortison, Betablocker, Dopamin) beeinflußt und verfälscht werden [2, 35]. Dies führt dann oft zu den Konstellationen des low-T_3-Syndroms durch eine Konversionshemmung von T_4 nach T_3 oder auch eines low-T_4-Syndroms. Die peripheren Schilddrüsenhormonwerte können besonders im Stadium III der Krise sowie bei NTI (non thyroidal illness) normal oder erniedrigt sein. Bei unserem Patienten waren die peripheren Schilddrüsenhormonwerte zum Zeitpunkt der Erstdiagnose (bei klinischer Stabilität) sogar höher als zum Zeitpunkt der Krise (s. Abb. 1).

Ein weiterer interessanter Punkt war die Beobachtung einer deutlich verkürzten Halbwertszeit der peripheren Schilddrüsenhormone. Wir fanden post operationem eine um den Faktor 6 verkürzte physiologische Halbwertszeit von Gesamt-T_4 (errechnete HWZ 30,6 h, Abb. 2 und 3). Dies machte bereits 72 Stunden nach der Strumektomie die i. v. Substitution von Levothyroxin erforderlich. Auffallend war die Halbwertszeit von T_3 nur um einen Faktor 2 verkürzt (errechnete HWZ 13,4 h).

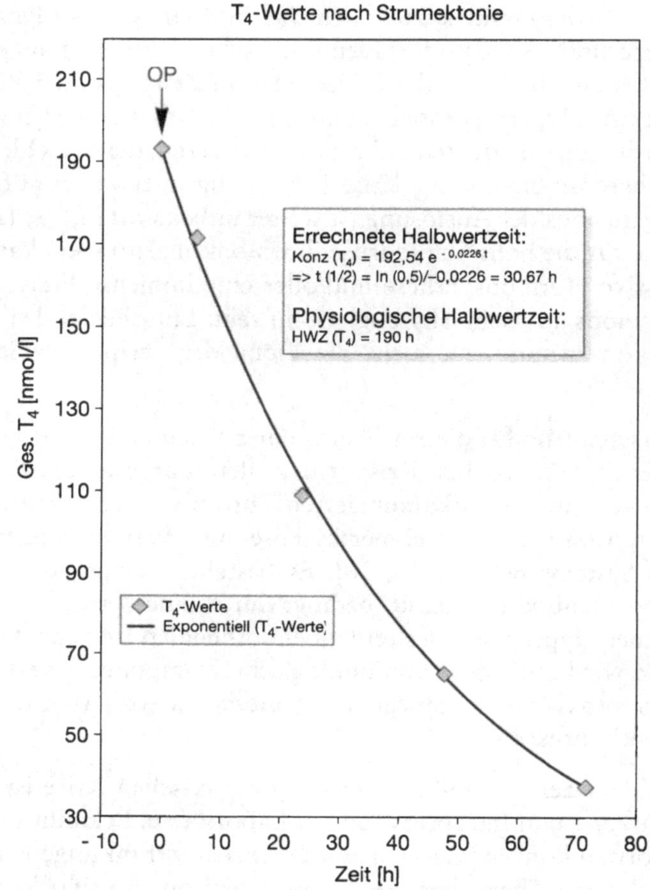

Abb. 3 Deutlich verkürzte Halbwertszeit von T_4 nach Strumektomie bei thyreotoxischer Krise (errechnete HWZ von T_4 30,6 h).

Hinsichtlich der effektivsten Therapie zur Beherrschung einer thyreotoxischen Krise hat sich in den letzten Jahren das Konzept der Frühoperation etabliert [12]. Die Frühoperation sollte nach der Ersttherapie nach spätestens 48 Stunden durchgeführt werden. Dabei wird eine near total resection angestrebt. Auch nach einer aktuellen Umfrage der Deutschen Gesellschaft für Endokrinologie erfolgte im Zeitraum von 1/94–6/95 eine Thyreoidektomie bei 44 %, im Vergleich dazu in 18 % von 1988–1990 [27]. Hinsichtlich der Akuttherapie der thyreotoxischen Krise besteht eine absolute OP-Indikation im Stadium II und III der Krise, also bei zerebraler Funktionsbeeinträchtigung, ebenso für das Stadium I bei Iodinduktion der Krise, wenn die Hochdosistherapie mit Thionamiden und Lithium > 48 Stunden unwirksam bleibt und auch Betablocker unwirksam bleiben. Eine relative Operationsindikation besteht bei schwerer Hyperthyreose ohne Lebensgefahr, wenn die Schilddrüsenhormone unter Methimazol nach einer Woche nicht deutlich rückläufig sind oder bei einem multimorbiden Patienten, der durch den anhaltenden Katabolismus bedroht ist. Kontraindikationen für eine Operation wären eine medikamentös bedingte ausgeprägte Leuko- und/oder Thrombopenie wegen hohem Infekt- und Blutungsrisiko [5, 9, 10, 13, 18, 19, 20, 32]. Gerade die Frühoperation hat sich in den letzten Jahren als die effektivste Maßnahme zur Beherrschung der Krise etabliert [12]. Eine prospektive Untersuchung an 23 Patienten zeigte einen eindrucksvollen Therapieerfolg ohne Letalität [18].

Zusammenfassend waren für uns in dem dargestellten Fall neben der raschen Diagnosestellung folgende Gesichtspunkte für die thyreotoxische Krise wichtig:

- die thyreotoxische Krise tritt plötzlich, unerwartet auf
- trotz hämodynamischer Instabilität und beginnendem Multiorganversagen war für den Verlauf und die Prognose die Frühoperation die entscheidende Maßnahme
- das entscheidende Charakteristikum der thyreotoxischen Krise ist nicht die Höhe der Schilddrüsenhormonwerte, sondern die lebensbedrohliche Situation des Patienten

Literatur

[1] Benker, G., M. Meyer-Geßner: Basedow-Hyperthyreose, Thyreostatische Behandlung. Akt. Endokr. Stoff. *10* (1989) 113–117.

[2] Born, P., U. Schweigart, T. Delfs, R. Ermler, U. Henderkott, R. Lorenz, P. Bottermann: Konstellation der Schilddrüsenhormone als Parameter für die Prognose von Schwerkranken. Intensivmed. *32* (1995) 276–280.

[3] Burch, H.B., L. Wartofsky: Life-threatening thyrotoxicosis. Endocrinology and Metabolism Clinics of North America *2* (1993) 263–277.

[4] Burger, A.G., J. Philippe: Thyroid emergencies. Baillieres Clinical Endocrinology and Metabolism *6* (1992) 77–93.

[5] Dralle, H., W. Lang, D.P. Pretschner, R. Pichlmayr, R.D. Hesch: Operationsindikation und chirurgisches Vorgehen bei iodinduzierten Hyperthyreosen. Langenbecks Arch. Chir. *365* (1985) 79–89.

[6] Ebisawa, K., U. Ikeda, M. Murata, H. Sekiguchi, R. Nagai, Y. Yazaki, K. Shimada: Irreversible Cardiomyopathy due to thyrotoxicosis. Cardiology *84* (1994) 274–277.

[7] Fischer, M.R., C.H. Spes, R. Huss, R. Gärtner: Immunogene Hyperthyreose mit hyperdynamischem Herzversagen und beginnendem zirrhotischen Umbau der Leber. Dtsch. Med. Wschr. *122* (1997) 323–327.

[8] Forfar, J.C., A.L. Miur, S.A. Sawera, A.D. Toft: Abnormal left ventricular function in hyperthyreoidism. Evidence for a possible reversible cardiomyopathy. New Engl. J. Med. *19* (1982) 1165–1170.

[9] Feanklyn, J.A.: The Management of hyperthyoidism. New Engl. J. Med. *24* (1994) 1731–1738.
[10] Frilling, A., P.E. Goretzki, F.A. Horster et al.: Subtotale Strumaresektion als Therapiekonzept bei thyreotoxischer Krise. Dtsch. Med. Wschr. *115* (1990) 735–739.
[11] Grosser, K.D.: Die thyreotoxische Krise. Intensivmedizin *24* (1987) 8–14.
[12] Hehrmann, R.: Die thyreotoxische Krise. Fortschr. Med. *114* (1996) 114–117.
[13] Hehrmann, R.: Hyperthyreose: präoperative Risiken und Therapie. In: Beyer, J., T. Junginger, H. Lehnert, S. Walgenbach (Hrsg.): Diagnostische und chirurgische Aspekte bei endokrinen Erkrankungen. München, Sympomed (1993) 1–11.
[14] Hellermann, J., G. Kahaly: Kardiopulmonale Beteiligung bei Schilddrüsenerkrankungen. Pneumonologie 50 (1996) 375–380.
[15] Hermann, H.: Neuere Aspekte in der Therapie der thyreotoxischen Krise. Dtsch. Med. Wschr. *103* (1978) 166–174.
[16] Herrmann, J.: Thyreotoxische Krise und medikamentöse Therapie. Akt. Endokr. Stoffw. *13* (1992) 85–88.
[17] Hermann, J.: Prophylaxe und Therapie der iodinduzierten Hyperthyreose. Dtsch. Med. Wschr. *116* (1991) 99–103.
[18] Hermann, M., B. Richter, R. Roka, M. Freissmuth: Thyroid surgery in untreated severe hyperthyroidism: Perioperative kinetics of free thyroid hormones in the glandular venous effluent and peripheral blood. Surgery *115* (1994), 240–245.
[19] Hintze, G., G. Lepsien, H.D. Becker et al.: Die subtotale Strumaresektion bei schwerer iodinduzierter Hyperthyreose. Chirurg *56* (1985) 694 ff.
[20] Hintze, G.: Thyreotoxische Krise-Stellenwert der operativen Therapie. Akt. Endokr. Stoffw. *13* (1992) 89–91.
[21] Horn, K., F. Arenz, W. Schramm, A. Witte, C.R. Pickardt: Plasmapherese in der Therapie der thyreotoxischen Krise und endokrinen Ophthalmopathie. Internist. *24* (1983) 43–46.
[22] Karwasz, R., C. Reiners, A. Heinz, H. Przuntek: Neurologische Aspekte bei Schilddrüsenerkrankungen. Med. Klin. *5* (1990) 319–325.
[23] König, B., H. Köhn, F. Meisl: Die Plasmaseparation. AMA *2/3* (1990) 47–49.
[24] Laurence, A.: Thyroid Crisis. Medical Clinics of North America *75* (1991) 179–193.
[25] Lederbogen, S., D. Reinwein: Epidemiologische Daten zur thyreotoxische Krise, eine retrospektive Untersuchung. Akt. Endokr. Stoffw. *13* (1992) 82–84.
[26] Mann, K.: Schwere Verlaufsformen einer Hyperthyreose bis hin zur thyreotoxischen Krise. Klin. Wochenschr. *68* (1990) 650–653.
[27] Mann, K.: Thyreotoxische Krise. In: Usadel, K.-H., B. Weinheimer (Hrsg.): 12. Konferenz über die menschliche Schilddrüse, Walter de Gruyter, Berlin – New York 1996.
[28] Mohr-Kahaly, S., G. Kahaly, J. Meyer: Kardiovaskuläre Wirkungen von Schilddrüsenhormonen. Z. Kardiol *85*, Suppl. *6* (1996) 219–231.
[29] Müller, O.-A.: Endokrine Komata. Internist. *32* (1991) 181–189.
[30] Panzer, S., A. Haubenstock, E. Minar: Platelets in hyperthyroidism: studies on platelet counts, mean platelet volume, 111-indium-labeled platelet kinetics, and platelet associated immunoglobulins G. and M. J. Clin. Endocrinol. Metab. *70* (1990) 491 ff.
[31] Rudorff, K.H., G. Habermann, U. Saueressig, K. Jahnke: Therapeutisches Vorgehen und Behandlungsergebnisse bei thyreotoxischer Krise. In: Scriba, P.C., K.H. Rudorff, B. Weinheimer (Hrsg.): Schilddrüse 1981, S. 195. Georg Thieme, Stuttgart – New York 1982.
[32] Schaaf, L., M. Greschner, R. Paschke, K. Kusterer, J. Teuber, K. Huck, R. Schmidt, H.-D. Säger, K.H. Usadel: Thyrotoxic Crisis in graves' disease: Indication for immediate surgery. Klin. Wochenschr. *68* (1990) 1037–1041.
[33] Smallridge, R.: Metabolic and anatomic thyroid emergencies: A review. Critical Care Medicine *2* (1992) 276–290.

[34] Tietgens, S.T., M.C. Leinung: Thyroid storm. Medical Clinics of North America *79* (1995) 169–184.
[35] Wenzel, K.-W.: Schilddrüsenfunktionstests und Medikamente. Münchener Medizinische Wochenschrift *40* (1996) 658–661.
[36] Woeber, A.K.: Thyrotoxicosis and the heart. New Engl. J. Med. *327* (1992) 94–97.

Diskussion

Grußendorf:
Vielen Dank, das war eine sehr schöne Ergänzung zum heutigen Vormittag. Jetzt an die Vorreferenten: hat er alles richtig gemacht? Hat er zu früh operiert, Herr Dralle?

Dralle:
Nein, natürlich nicht, es ging ja alles gut. Die Wahrscheinlichkeit, daß das ein älterer Patient überlebt hätte, ist sehr fraglich; ich meine, es spricht für das Alter, daß er überlebt hat, und umso mehr denke ich, ist die Dringlichkeit, das insgesamt zu vermeiden. Ich glaube, das Vermeiden einer solchen Situation steht über allem hier.

Wahl:
In dem vorgestellten Fall sehe ich den Fehler zu dem Zeitpunkt, als der Patient nach der ersten kritischen Phase, unter Carbimazol laborchemisch euthyreot, entlassen wurde, ohne zeitnahen Termin zur definitiven Therapie (hier in erster Linie Operation). Das Eintreten der erneuten schweren Krise ist Folge dieses Fehlers. Für den Chirurgen ist es deprimierend, wenn an ihn erst als „ultima ratio“ gedacht wird, dann oft mit Erwartungen, daß er auftreten möge als „deus ex machina“. Auch wenn dies, wie im vorliegenden Fall, dann noch gelingt.

Iodinduzierte Hyperthyreose trotz Prophylaxe mit Carbimazol/Perchlorat

R. Müller, S. Gröber, P. Heidenreich, H.-D. Bolte

Einleitung

Trotz aller Bemühungen für eine verbesserte Iodversorgung der Bevölkerung ist bisher die Prävalenz der Schilddrüsenautonomie in der BRD nicht zurückgegangen. Insbesonders im mittleren und höheren Lebensalter besitzt diese Erkrankung eine große Bedeutung [1]. Gleichzeitig ist dieses Patientengut aufgrund der allgemeinen Morbidität besonders der Iodexposition im Rahmen von diagnostischen und therapeutischen Maßnahmen ausgesetzt. Die Situation wird verschärft durch den zunehmenden Einsatz von akuten interventionellen Verfahren in der Kardiologie und Neurologie, die für eine vorbereitende Schilddrüsenabklärung keine Verzögerung zulassen. Umsomehr ergibt sich damit die Notwendigkeit einer sicheren Prophylaxe einer durch Kontrastmittel verursachten iodinduzierten Hyperthyreose. Es wird versucht, anhand einer Kasustik die Problematik der medikamentösen Prophylaxe und der sich hieraus ableitenden Konsequenzen für den klinischen Alltag darzustellen.

Kasuistik

Der 53jährige Patient T.E. wurde vorgestellt mit den anamnestischen Angaben einer Crescendo-AP sowie Zeichen der Vorderwandischämie im EKG. Eine extern durchgeführte Myokardszintigraphie zeigte korrelierend hierzu eine ausgedehnte Belastungsischämie im gesamten Vorder- und Lateralwandbereich. Aufgrund dieser klinischen und diagnostischen Daten entschlossen wir uns zur raschen Durchführung der Koronarangiographie, welche den Befund einer schweren koronaren 3-Gefäß-Erkrankung mit subtotalen Stenosen in den proximalen Gefäßabschnitten von RIVA und RCX sowie einer höhergradigen Abgangsstenose des RIVP ergab. Somit war die Indikation zur dringlichen operativen Revaskularisierung gegeben.

Bezüglich thyreoidaler Vorerkrankungen war die Anamnese völlig leer. Die klinische Untersuchung zeigte eine Struma diffusa et uninodosa I. Da die routinemäßige Bestimmung des basalen TSH, trotz klinisch fehlender Hyperthyreosezeichen, einen Spiegel von 0,14 mU/l in einem sensitiven TSH-Assay der

3. Generation ergab, wurde 2 Stunden vor Kontrastmittelgabe eine Prophylaxe mit Carbimazol 60mg/d und Perchlorat 1200mg/d entsprechend dem Schema von Fritzsche [2] eingeleitet und in identischer Dosierung fortgeführt. Im Rahmen der Koronarangiographie wurden insgesamt 145 ml Kontrastmittel (Ultravist^R-300, Fa. Schering), entsprechend 90g Iopromid, i.a. injiziert. Damit ist von der Applikation einer Iodgesamtmenge von 44g bzw. von 4,35mg freiem Iodid auszugehen. Trotz Fortführung der thyreostatischen Therapie kam es hierunter zu einem kontinuierlichen Anstieg des fT_3-Spiegels von initial 5,7 auf maximal 10,2 pmol/l bzw. des T_4 (gesamt) von 118 auf maximal 172 nmol/l (Abb. 1). Erst bei zusätzlicher Gabe von Lithium in einer Dosierung von 450 mg/d zeigte sich ein konsequenter Abfall der Schilddrüsenhormonparameter, welcher sich auch nach Absetzen von Carbimazol und Perchlorat nach 14tägiger Therapie fortsetzte. Letzteres war erforderlich, da sich laborchemisch eine zunehmende intrahepatische Cholestase mit einem max. Anstieg der alkalischen Phosphatase auf 270U/l und gGT auf 70U/l zeigte. Unter gleichzeitiger ß-Blocker-Therapie kam es klinisch mit Ausnahme einer unspezifischen Nervosität zu keinen Zeichen einer hyperthyreoten Stoffwechsellage. Die Schilddrüsensonographie zeigte eine Struma diffusa et uninodosa (Gesamtvolumen 43ml) mit einer fokalen Läsion isthmusnahe, welche ein Volumen von 0,7ml aufwies, und die bei Nachweis eines Halo-Zeichens den V.a. ein autonomes Adenom nahelegte. Nach insgesamt 20tägiger thyreostatischer Therapie wurde der Patient im euthyreoten Zustand komplikationslos operativ revaskularisiert. Der postoperative Verlauf

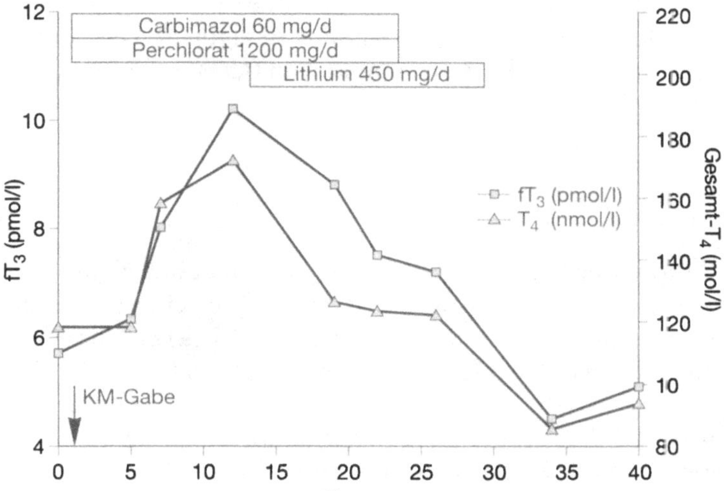

Abb. 1 Kasuistik T.E., Schilddrüsenhormonparameter im Verlauf.

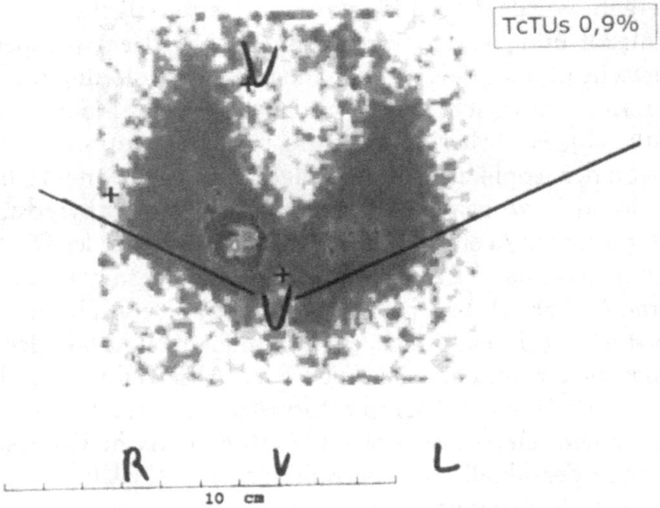

Abb. 2 Kasuistik T. E., Schilddrüsenszintigramm unter Suppressionsbedingungen im Intervall.

gestaltete sich mit Ausnahme einer kurzfristigen Phase einer Tachyarrhythmie bei Vorhofflimmern ebenfalls problemlos.

Die im Intervall nach Absetzen der Thyreostatika ergänzend durchgeführte Kontrolluntersuchung der Schilddrüse zeigte einen grenzwertig erniedrigten basalen TSH-Spiegel von 0,30 mU/l sowie szintigraphisch den Nachweis einer Struma diffusa et uninodosa I–II mit fokaler Autonomie im Isthmus und zusätzlich disseminierter Autonomie in beiden Schilddrüsenlappen. Die quantitative Auswertung ergab einen Technetium-uptake von 0,9 % unter Suppressionsbedingungen (Abb. 2).

Diskussion

Die Prävalenz der Autonomie hat sich trotz der zugelassenen Iodsalzprophylaxe bisher nicht relevant geändert. So wurde in einer Querschnittsuntersuchung an 6 884 Personen mit einem mittleren Alter von 48 (±12) Jahren ein Anteil von 2,7 % mit einem basalen TSH-Spiegel von < 0,2 U/ml gefunden [5]. Gleichzeitig hat sich die Anwendung von iodhaltigen Röntgenkontrastmitteln durch Fortschritte im Bereich der Diagnostik und der interventionellen Therapie ausgeweitet. Somit stellt die iatrogen verursachte iodinduzierte Hyperthyreose unverändert ein relevantes klinisches Problem dar. Erschwerend ist die Tatsache anzuführen, daß der Einsatz von Kontrastmitteln im Rahmen von Akutinterventionen, z. B. im Bereich der Kardiologie, die empfohlene Schilddrüsendiagnostik im Vorfeld nicht zuläßt und das Zeitintervall zwischen prophylaktischer Thyreostatikagabe und Kontrastmittelapplikation sehr kurz wird.

In der Literatur werden mehrere Therapieschemata empfohlen, die die Gabe von Thionamiden oder/und Perchlorat empfehlen. Eine Monotherapie mit Thionamiden oder Perchlorat kann aber eine iodinduzierte Hyperthyreose nicht zuverlässig verhindern [3]. Dies ist allerdings insbesonders bei kardial vorgeschädigten Patienten mit ihrer erhöhten Sensitivität gegenüber Schilddrüsenhormonen essentiell [7]. Aufgrund der divergenten pharmakologischen Ansatzpunkte bei der Iodisation bzw. Iodination wird von einer synergistischen Wirkung von Perchlorat und Thionamiden zur Prophylaxe einer iodinduzierten Hyperthyreose ausgegangen. Diese Annahme konnte auch im Tiermodell bestätigt werden [6]. Fritzsche et al. [2] überprüften in einer prospektiven Studie ein Konzept, das neben einer hohen Zuverlässigkeit den Vorteil einer nur zweitägigen Therapie beinhaltet. Aus diesen Gründen wurde dieses Therapieregime in dieser Kasuistik eingesetzt. Im Gegensatz zur Originalbeschreibung betrug das Zeitintervall zwischen Therapiebeginn und Kontrastmittelapplikation allerdings nur zwei Stunden. Hierin sehen wir eine potentielle Ursache für das Versagen der Prophylaxe, da der maximale Gewebespiegel von Perchlorat erst ca. vier Stunden nach oraler Einnahme erreicht wird [4].

Der skizzierte Fall weist nochmals eindringlich auf die Problematik der Iod-Kontamination, insbesonders im Rahmen von Akutinterventionen, hin. Wir folgern hieraus, daß selbst unter einer hochdosierten Prophylaxe mittels Thyreostatika eine iodinduzierte Hyperthyreose nicht mit Sicherheit verhindert werden kann. Wir erachten deshalb engmaschige klinische und laborchemische Kontrolluntersuchungen nach Kontrastmittelgabe bei Patienten mit subnormalem basalen TSH-Spiegel im Verlauf für zwingend erforderlich.

Literatur

[1] Bähre M., R. Hilgers, C. Lindemann et al.: Thyroid autonomy: sensitive detection in vivo and estimation of its functional relvance using quantified high-resolution scintigraphy. Acta Endocrinol. (Copenhagen) *117* (1988) 145–153.

[2] Fritzsche, H., W. Benzer, W. Furlan et al.: Zur Vorbeugung iodinduzierter Hyperthyreosen nach Koronarangiographie. Acta Med. Austr. *20* (1993) 13–17.

[3] Nolte W., R. Müller, H. Siggelkow et al.: Prophylactic application of thyreostatic drugs during excessive iodine exposure in euthyroid patients with thyroid autonomy: a randomized study. Eur. J. Endocrinol. *134* (1996) 337–341.

[4] Saller, B., K. Mann: Iodinduzierte Hyperthyreose. Nuklearmediziner *18* (1995) 266–274.

[5] Schaaf, L., T. Pohl, K.H. Usadel.: Epidemiologische Daten zur latenten Hyperthyreose. In: Usadel, K.H., B. Weinheimer (Hrsg.): Schilddrüsenerkrankungen in verschiedenen Lebensabschnitten, S. 290–293. Walter de Gruyter, Berlin – New York 1996.
[6] Schumm-Draeger, P.-M., K.H. Usadel, R. Senekowitsch et al.: Effekt einer thyreostatischen Therapie bei iodinduzierter Hyperthyreose – Untersuchungen an xenotransplantierten Geweben immunogener sowie nichtimmunologischer Hyperthyreoseformen. In: Pickardt, C.R., P. Pfannenstiel, B. Weinheimer (Hrsg.): Schilddrüse 1987, S. 251–258. Thieme-Verlag, Stuttgart – New York 1989.
[7] Woeber, K.A.: Thyrotoxicosis and the heart. N. Engl. J. Med. *327* (1992) 94–98.

Diskussion

Grußendorf:
Vielen Dank Herr Müller, auch für diese sehr schöne Kasuistik. Der Knackpunkt sind ja diese zwei Stunden letztlich.

Müller:
Letztlich wissen wir es nicht. Aufgrund fehlender gesicherter Daten ist derzeit keine zuverlässige Aussage möglich, was uns die Prophylaxe bringt. Sprich, wir bewegen uns auf einem „Glaubensgebiet“ und glauben heißt, es nicht zu wissen! Trotzdem: meine subjektive Meinung aus kardiologischer Sicht lautet, im Zweifelsfalle für die Prophylaxe.

Grußendorf:
Herr Köbberling hat gefragt, wieso eigentlich.

Müller:
Ich darf hierzu vielleicht eine ganz kurze Anmerkung machen: Evidence based medicine! Die Kardiologie führt Studien auf dieser Basis durch, in die Tausende von Patienten eingeschlossen werden, um wenige zu finden, die letztlich profitieren. Ich glaube, wir können das Problem auf unsere Situation übertragen. Und wenn wir den Faden weiterspinnen, so beschäftigen wir uns aktuell mit multimorbiden Patienten, die, wenn die Indikation für eine dringliche Koronarangiographie stimmt, aufgrund ihrer kardialen Vorerkrankung ein erhöhtes Risiko besitzen, im Rahmen einer potentiellen Hyperthyreose in Vorhofflimmern überzugehen. Das Risiko laut den vorhandenen Studien um den Faktor 10–20 erhöht verglichen mit der Normalbevölkerung. Der Anteil an Patienten, die im Rahmen des Vorhofflimmerns eine arterielle Thrombembolie, sprich im Regelfall einen Apoplex, erleiden, wird in der Literatur mit ca. 20 Prozent angegeben! Unter diesem Gesichtspunkt muß man meines Erachtens die Prophylaxe befahen.

Reuter:
Habe ich das richtig verstanden, daß die hyperthyreote Phase 5 Tage nach dem Herzkatheter bereits einsetzte?

Müller:
Die Laborwerte, die wir bestimmt haben, waren nach 5 Tagen nach dieser Kontrastmittel-Applikation im hyperthyreoten Bereich.

Reuter:
Darf ich die Frage an Sie und das gesamte Auditorium richten, ob ein Escape-Phänomen sich der Erfahrung nach bereits nach so kurzer Zeit manifestiert. Besteht die Möglichkeit, daß Sie eine sich entwickelnde Hyperthyreose unabhängig von der Koronarangiographie thyreostatisch behandelt haben, nicht aber mehr wirksam prophylaktisch tätig werden konnten?

Müller:
Ich glaube es nicht. Dagegen spricht, daß der Patient nunmehr nach Absetzen der Thyreostika im Verlauf wieder eine stabile peripher euthyreote Stoffwechsellage aufweist. Dazu kommt die zeitliche Koinzidenz mit der Iodexposition. Natürlich handelt es sich hier um eine seltene Konstellation, aber diese Kasuistik sollte Ihnen allen nochmals diese Problematik und die Notwendigkeit, etwas dagegen zu unternehmen, vor Augen führen.

Tuschy:
Wenn Sie die Hyperthyreose-Prophylaxe durchführen wollen und zwei Stunden vor der Kontrastmittelgabe diese beginnen, können Sie meines Wissens nach nur Thiamazol nehmen. Carbimazol muß erst verstoffwechselt werden.

Müller:
Das ist völlig richtig und ich glaube man kann davon ausgehen, daß je früher die Prophylaxe eingeleitet wird, desto besser wird sie sein. Und deswegen wurde von mir auch dezidiert der Punkt der Akutinterventionen angesprochen, wie sie auf dem kardiologischen Sektor deutlich zunehmen. Die American Heart Association gibt ein Zeitfenster von 60 Minuten, beginnend mit der Klinikaufnahme, für die Durchführung einer Akut-PTCA vor. Und zu diesem Zeitpunkt ist die diagnostische Koronarangiographie bereits abgeschlossen.

Iodkontamination durch Eistee

G. Semlitsch, W. Buchinger, O. Lorenz-Wawschinek, G. Binter, H. Hayn, O. Eber

Thyreostatische Medikamente, Radioiod und Chirurgie sind die Säulen der Hyperthyreosetherapie [2]. Die Iodkarenz ist eine wichtige unterstützende Maßnahme in der Behandlung einer Schilddrüsenüberfunktion und der Prophylaxe einer Hyperthyreose bei bestehender funktioneller Autonomie. Auch im diagnostischen und therapeutischen follow up des differenzierten Schilddrüsenkarzinoms ist die Einhaltung einer Iodkarenz vor der Verabreichung von Radioiod angezeigt [1]. Die wichtigsten zu meidenden Iodquellen sind iodhaltige Medikamente und Röntgenkontrastmittel [3]. Die Empfehlung über eine iodarme Ernährung ist allgemein bekannt und umfaßt die Vermeidung von iodreichen Mineralwässern und Meeresfischen. Es konnten aber unter anderem auch in Zitrusfrüchten oder Weichselsäften sehr hohe Iodgehalte nachgewiesen werden. Unsere Patienten mit subklinischen oder klinischen Hyperthyreosen werden routinemäßig über zu meidende iodreiche Nahrungsmittel aufgeklärt. Weiters weisen wir die behandelnden Ärzte auf die Vermeidung iodhaltiger Medikamente bei diagnostischen oder therapeutischen Maßnahmen hin. Eine 69jährige Patientin kam 3 Monate nach einer Radioiodtherapie wegen einer hyperthyreoten Struma nodosa mit funktioneller Autonomie zu einer Kontrolle. Die Schilddrüsenfunktionstests ergaben weiterhin eine hyperthyreote Funktionslage. In der routinemäßig durchgeführten Bestimmung der Harniodidausscheidung [4] zeigte sich ein mit 695 µg/g Kreatinin deutlich erhöhter Wert. Da sich bei der Patientin weder eine iatrogene Iodkontamination noch eine auffällige Ernährungsanamnese hinsichtlich der bekannten Iodquellen in der Nahrung erheben ließen, wurde eine bisher unbekannte Quelle exzessiver Iodzufuhr vermutet. Eine neuerliche genaue Ernährungsanamnese ergab unter anderem, daß die Patientin täglich 1–1,5 Liter Eistee getrunken hatte. Die Iodbestimmung aus einer Probe des entsprechenden Eistees ergab einen Wert von 600 µg/Liter. In einer anschließend durchgeführten Bestimmung des Iodgehaltes von zahlreichen österreichischen und Schweizer Eistees wurden bei den meisten Proben aus Österreich und bei einigen Proben aus der Schweiz Iodmengen bis über 0,5mg/Liter festgestellt (Abb. 1). Es zeigt sich, daß es auch bei dem bewußten Versuch einer iodarmen Ernährung durch den Genuß von Nahrungsmitteln mit unbekanntem Iodgehalt zu einer Iodkontamination kommen kann. Eine genaue Anamnese und eine systematische Bestimmung des Iodgehaltes der

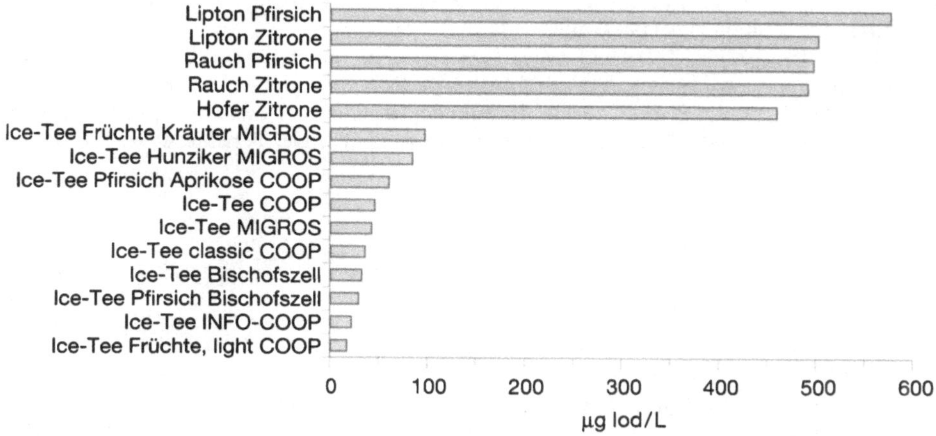

Abb. 1 Iodgehalt ausgewählter Eistees aus Österreich und der Schweiz.

Nahrungsmittel sind zum Erkennen von okkulten Iodquellen und somit zum effektiven Einhalten einer iodarmen Ernährung erforderlich. Die Ergebnisse der Iodidbestimmung einer kürzlich gezogenen Stichprobe von deutschen Eistees sind in Tabelle 1 dargestellt. Der Iodgehalt der hier untersuchten Eistees liegt deutlich unter dem der Österreichischen und der Schweizerischen.

Tabelle 1 Iodgehalt mehrerer in Deutschland erhältlicher Eistees

	µg/Liter
Euro Shopper Ice Tea Zitrone	0
Euro Shopper Ice Tea Pfirsich	0
Lipton Ice Tea mit Zitrone	0
Milford Ice Tea Zitrone (Pulver)	0
Laguna Magic Ice Tea Pfirsich m. C	23
Nestea Eistee mit Zitrone	30
Lipton Ice Tea Orange	32
Laguna Magic Ice Tea m. Zitrone	34
Eistee m. Zitronengeschmack Softea	43
Lipton Ice Tea mit Pfirsich	43
Perlini Grüner Tee Zitrone	57
Cornwall iced citron tea	58

Literatur

[1] Mc Dougall, R. I.: 131 I Treatment of 131 I negative whole body scan, and positive thyroglobulin in differentiated thyroid carcinoma: What is being treated? Thyroid 7 (1997) 669–672.

[2] Reinwein, D., H. D. Röhrer, R. Emrich: Therapie der Hyperthyreose. Aktueller Stand. Dtsch. Med. Wschr. *118* (1993) 1036–1043.

[3] Schumm-Draeger, P.-M.: Iodinduzierte Hyperthyreose. In: Reinwein, D., B. Weinheimer (Hrsg.): Schilddrüse 1993, S. 332–342. Walter de Gruyter, Berlin – New York 1994.

[4] Wawschinek, O., O. Eber, W. Petek, P. Wakonig, A. Gürakar: Bestimmung der Harniodausscheidung mittels einer modifizierten Cer-Arsenitmethode. Berichte ÖGKC *8* (1985) 13–15.

Diskussion

Grußendorf:
Zu dieser erfrischenden Darstellung jetzt die Frage: stand das auf der Packung drauf?

Semlitsch:
Nein.

Grußendorf:
Ist das erlaubt, darf das sein?

Semlitsch:
Das ist mir nicht bekannt.

Köbberling:
Wie war das Iod da reingekommen?

Semlitsch:
Das fragen wir uns auch. Ja da haben wir keine Auskunft erhalten. Möglicherweise ist es produktionsbedingt, durch irgendwelche Desinfektionsmaßnahmen.

Weiß:
Herr Semlitsch, Sie haben auch gesagt, daß Sie Patienten mit einer Autonomie auf eine iodarme Ernährung hinweisen. Ich habe in solchen Fällen auch schon gehört, daß dann der Diätberater eine streng iodarme Ernährung zusammengestellt hat, das schießt doch wohl über das Ziel hinaus? Es geht doch wohl nicht darum, jegliche Iodzufuhr in der Nahrung zu vermeiden, sondern nur um exzessiv hohe.

Semlitsch:
Exzessive Zufuhr, man rät von entsprechenden Mineralwassern usw. ab.

Conclusio

O.-A. Müller

Die medikamentöse Therapie der iodinduzierten Hyperthyreose weist einige Besonderheiten auf, wie K. Bauch (Chemnitz) ausführte. In der Regel sind höhere Dosierungen notwendig, auch ist die Rekompensation häufig verzögert. Die Therapie muß also individuell erfolgen. Bei klinisch nicht faßbarer nur biochemischer Hyperthyreose ist eine abwartende Haltung mit Kontrollen vertretbar. Die iodinduzierte Hyperthyreose ist zum Glück relativ selten. So fanden sich unter 24 600 CT-Untersuchungen mit Kontrastmittelgabe lediglich 7 ernsthafte Hyperthyreosen, die alle medikamentös behandelbar waren. Umstritten ist weiterhin das Vorgehen vor Applikation iodhaltiger Kontrastmittel. Bei latenter bzw. manifester Hyperthyreose sollte auf jeden Fall medikamentös vorbehandelt werden und, wenn zeitlich möglich, sogar eine definitive Therapie angestrebt werden. Unter den heutzutage so seltenen thyreotoxischen Krisen sind ca. 40 % iodinduziert, die Letalität ist noch höher als bei den nicht iodinduzierten thyreotoxischen Krisen. Die medikamentöse Therapie sollte kombiniert die Iodination und die Iodisation hemmen, also Perchlorat und Thiamazol. Ergänzend sollte unter intensivmedizinischen Bedingungen die Behandlung mit Betablockern und Kortikoiden durchgeführt werden. Lithium sollte wegen der schlechten Steuerbarkeit und möglichen Nebenwirkungen nicht mehr eingesetzt werden, was auch den Empfehlungen der Sektion Schilddrüse der DGE entspricht. Gerade bei der schweren iodinduzierten Hyperthyreose ist eine frühe Operation angezeigt, wie auch H. Dralle (Halle) betonte. Bei 58 Patienten ergab sich eine Letalität von 9 %. Bei diesen Patienten handelt es sich in der Regel um multimorbide Patienten im höheren Lebensalter. Verglichen mit der Mortalität bei thyreotoxischer Krise sind diese Ergebnisse ausgezeichnet. In der Regel wird eine ausgedehnte subtotale Resektion angestrebt („near total").

Eine Radioiodtherapie ist natürlich zur akuten Behandlung der iodinduzierten Hyperthyreose nicht möglich, da die Iodaufnahme viel zu gering ist. Man hat zumindest 4–6 Wochen zu warten. Auch dieser Zeitpunkt ist individuell sehr unterschiedlich (H. Schicha, Köln). Schicha führte dann allgemein zur Radioiodtherapie aus, daß sich auch in Deutschland die Liegezeiten durch ein Heraufsetzen der Grenze für die Restaktivität nach Radioiodtherapie deutlich verkürzen werden und damit der „Radioiodtherapie-Tourismus" ins umgebende europäische Ausland nachlassen wird. Auch berichtete er von einer eindeutigen Verbesserung des Verlaufes der endokrinen Orbitopathie bei Morbus Basedow, wenn die Radioiodtherapie mit einer Corticoid-Stoßtherapie gekoppelt wird [1, 2].

Die interessanten Falldemonstrationen dieser Sitzung dokumentierten die Schwierigkeiten bei der Therapie einer Hypothyreose bei verzögerter Thyroxinresorption (U. Lindner et al., Chemnitz), erneut den Erfolg der Frühoperation bei thyreotoxischer Krise mit Multiorganversagen (B. Mödl et al., Ingolstadt), eine iodinduzierte Hyperthyreose trotz Prophylaxe mit Carbimazol/Perchlorat bei einem Patienten nach Coronarangiographie, wobei allerdings die Thyreostatika-Therapie nur 2 Std. vor der notwendigen Intervention gegeben werden konnte (R. Müller et al., Augsburg). Eine bisher selten beobachtete Form der Iodkontamination konnten G. Semlitsch et al. (Graz) präsentieren, nämlich durch reichlichen Genuß von Eistee. Es wurde ein Iodgehalt von 600 µg/l ermittelt. Bei der daraufhin durchgeführten systematischen Bestimmung des Iodgehaltes von oesterreichischen und schweizer Eisteesorten wurden bei den meisten Proben aus Oesterreich und bei einigen Proben aus der Schweiz hohe Iodmengen bis 1 mg/l festgestellt. Es zeigt sich wiederum, daß nicht gründlich genug nach unbekannten „Iodquellen" bei unklarer iodinduzierter Hyperthyreose zu fahnden ist.

Literatur

[1] Bartalena, L. et al.: Relation between Therapy für Hyperthyroidism and the Course of Graves Ophthalmopathy N. Engl. J. Med. *338* (1998) 73–78.

[2] Wiersinga, W.M.: Preventing Graves Ophthalmopathy N. Engl. J. Med. *338* (1998) 121–122.

Iod und Thyreoiditis I

Empfehlungen der Sektion Schilddrüse zur Diagnostik

K. Mann

Einleitung

Neben der Iodmangel-Struma zählen die Thyreoiditiden zu den häufigsten Schilddrüsenerkrankungen. Der Begriff „Thyreoiditis" beschreibt Schilddrüsenerkrankungen, an deren Erscheinungsbild entzündliche, autoimmune oder fibrosierende Gewebsprozesse beteiligt sind. Man unterscheidet akute, subakute und chronische Thyreoiditisformen. Es existieren verschiedene nationale und internationale konkurrierende Einteilungen der Thyreoiditiden, die versuchen, der Vielfalt der Erkrankungen gerecht zu werden. Im Hinblick auf den Einfluß von Iod auf Thyreoiditiden ist eine Klassifikation nach ätiologischen Gesichtspunkten hilfreich (Tabelle 1) [4]. Ein gesicherter Einfluß von Iod besteht lediglich bei den autoimmunen Thyreoiditiden. In Einzelfällen sind allerdings auch Überschneidungen zwischen autoimmunen und nicht-autoimmunen Erkrankungen möglich, beispielsweise bei der Amiodaron-induzierten Thyreoiditis. Die Verläufe der Immun-Thyreoiditiden sind sehr unterschiedlich. In vielen Fällen bleibt eine euthyreote Stoffwechsellage erhalten; es sind aber auch vorübergehende Hyperthyreosen oder Hypothyreosen zu beobachten. In vielen Fällen kommt es zu einer schleichenden, persistierenden Hypothyreose durch eine progrediente Zerstörung des Schilddrüsenparenchyms.

Die chronische Immunthyreoiditis manifestiert sich in zwei Formen, der hypertrophen Hashimoto Thyreoiditis mit Struma und der atrophischen Form mit kleiner Schilddrüse [2]. Die letztgenannte Form ist wahrscheinlich die häufigste Ursache der erworbenen Hypothyreose.

Die chronische Immunthyreoiditis ist in Ländern mit hoher alimentärer Iodidzufuhr (USA, Japan) häufiger als in Iodmangelgebieten. Bei genetisch prädisponierten Personen kann eine chronische Iodzufuhr die Manifestation einer Immunthyreopathie fördern. Experimentell wurde der Einfluß von Iod auf die Entwicklung einer Immunthyreopathie an verschiedenen Tiermodellen herausgearbeitet. Die Prävalenz der Immunthyreoiditis liegt bei 1–2 % in der Bevölkerung. Eine Sonderform mit generell besserer Prognose stellt die postpartale Thyreoiditis dar. Sie tritt meistens in den ersten 3–8 Monaten nach der Entbindung auf. Sie ist in der Regel durch eine initial hyperthyreote Phase gekennzeichnet, die dann in eine Hypothyreose übergeht. Letztendlich kommt es

Tabelle 1 Klassifikation der Thyreoiditiden nach ihrer Ätiologie (nach Heufelder 1995 [4])

Autoimmune Thyreoiditis
– Typ Morbus Basedow
– Typ Hashimoto
– Stumme („silent“) Thyreoiditis
– Postpartale Thyreoiditis
– Zytokin-induzierte Thyreoiditis
– Amiodaron-induzierte Thyreoiditis
– Invasiv-fibrosierende Thyreoiditis
Nicht-Autoimmune Thyreoiditis
– Bakterielle Thyreoiditis
– Perineoplastische Thyreoiditis
– Subakute Thyreoiditis (de Quervain)
– Spezifisch-granulomatöse Thyreoiditis
– Amiodaron-induzierte Thyreoiditis
– Strahlenthyreoiditis
– Iatrogene Thyreoiditis

jedoch im Laufe des folgenden Jahres zur vollständigen Restitution, so daß in den meisten Fällen nur vorübergehende Funktionsstörungen der Schilddrüse zu erwarten sind (Tabelle 2) [6].

Diagnostik

Die meisten Patienten sind beschwerdefrei. Wegen der uncharakteristischen Vergrößerung der Schilddrüse wird die Krankheit in der Frühphase selten erkannt. In einigen Fällen kann zu Beginn eine vorübergehende Hyperthyreosephase auftreten (Hashitoxikose). Als Ursache wird eine immunvermittelte Zerstörung von Schilddrüsenfollikeln angenommen. In diesem Stadium ist die Differentialdiagnose gegenüber einem Morbus Basedow teilweise schwierig. Auch die Abgrenzung einer Immunthyreoiditis zu einem schmerzlosen Verlauf einer akut/subakuten granulomatösen Thyreoiditis kann Schwierigkeiten bereiten [8].

Als Hinweis für eine autoimmune Polyendokrinopathie beim Typ I finden sich eine mukokutane Candidiasis, ein Morbus Addison und ein Hypoparathyreoidismus, beim Typ II Morbus Addison, Diabetes mellitus, Vitiligo, Alopecia

Tabelle 2 Klinische Manifestation der Postpartum-Thyreoiditis (nach Lazarus, Othmann [6])

Hyperthyreote Phase
– vorübergehend
– 2–4 Monate post partum
– milde oder fehlende Symptome
– verminderter Tc-/Iod-uptake
– TRAK negativ
Hypothyreote Phase
– 4–8 Monate post partum
– variable Symptome
– Befindlichkeitsstörungen, Depressionen
– Struma mit lymphozytärer Infiltration
– Anti-TPO-Antikörper positiv (hohe Titer)
– Permanente Hypothyreose in 25 %
– Rezidivneigung bei Folgeschwangerschaften

areata, Zöliakie oder Gonadeninsuffizienz und beim Typ III ein Diabetes mellitus, eine perniziöse Anämie, Vitiligo und eine Alopecia areata. Ferner ist auf arzneimittelbedingte Thyreoiditiden zu achten. Wichtigste Substanzen sind höher dosiertes Iodid, Amiodaron, Interferon-α und therapeutisch eingesetztes Interleukin (Tabelle 3). Bei der körperlichen Untersuchung ist auf eine palpable – evtl. auch druckschmerzhafte – Schilddrüse oder Struma zu achten. Selten finden sich Symptome der genannten Polyendokrinopathien.

Die obligate Funktionsdiagnostik bei Verdacht auf Autoimmun-Thyreoiditis ist die Bestimmung des basalen TSH und bei Werten außerhalb des Referenzbereichs die Bestimmung eines Parameters des freien T_4. Die Bestimmung von (f)T_3 ist bei erhöhtem TSH entbehrlich. Schon bei TSH-Spiegeln > 3 mU/l ist die Bestimmung von fT_4 erforderlich, um das Vorliegen einer manifesten Hypothyreose nachzuweisen. Bei normalem fT_4 liegt eine sog. subklinische Hypothyreose vor, die nicht grundsätzlich therapiebedürftig ist (Abb. 1).

Die morphologische Diagnostik kann sich zunächst auf das Schilddrüsensonogramm beschränken. Das Sonogramm liefert in der Regel einen guten Beitrag zur differentialdiagnostischen Abgrenzung zwischen akut/subakuter Thyreoiditis und einer Immunthyreopathie (Abb. 2). Ein Beispiel eines typischen Sonogrammes bei atrophischer Immunthyreoiditis ist der Abb. 3 zu entnehmen. Als typischen Befund findet man eine diffuse Echoarmut des Organs. Eine Abgrenzung zum Morbus Basedow ist sonomorphologisch nicht möglich.

Tabelle 3 Medikamenten-assoziierte Thyreoiditis

Induktion durch:	
– Diphenylhydantion	Antiepileptikum
– Amiodaron	Antiaarhythmikum
– Lithium	Psychopharmakon
Chakteristika:	
– schmerzlos	
– Hypothyreose, selten Hyperthyreose	
– Schilddrüsen-AK nicht obligat	

Im Zweifelsfall und zum definitiven Beleg der Immunthyreopathie eignet sich die Punktionszytologie mit dem Nachweis lymphozytärer Infiltrationen. Bei diffuser Echoarmut und homogener Gewebsstruktur ist eine Schilddrüsen-Szintigraphie entbehrlich. Bei knotigen Veränderungen sollte sie jedoch ergänzend durchgeführt werden.

Obligat ist die Bestimmung von Schilddrüsen-Antikörpern mit modernen quantitativen Verfahren (RIA, IRMA, ELISA). Hierzu sollten die Referenzpräparationen des Medical Research Council für die Peroxidase-Antikörper

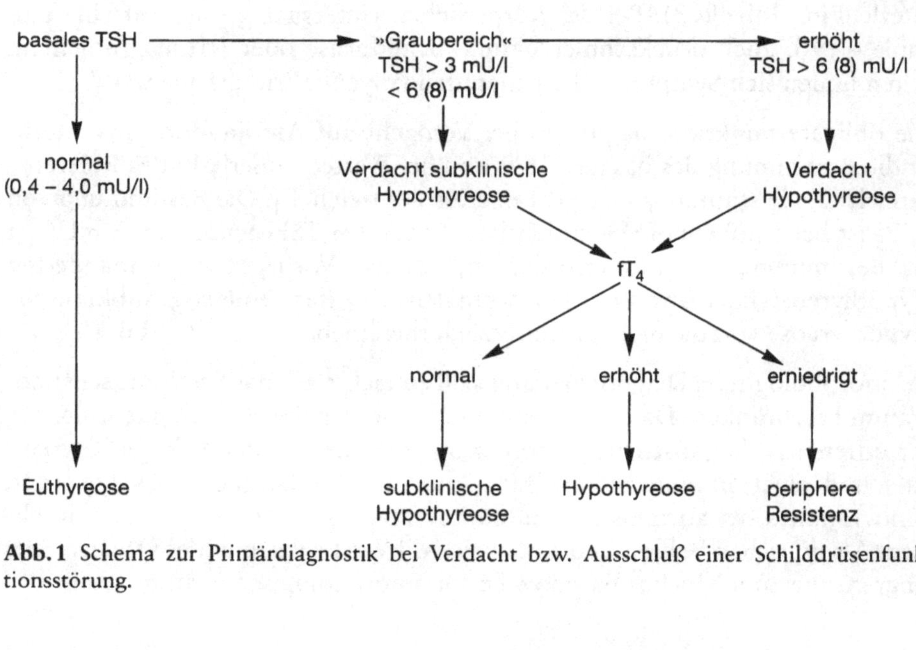

Abb. 1 Schema zur Primärdiagnostik bei Verdacht bzw. Ausschluß einer Schilddrüsenfunktionsstörung.

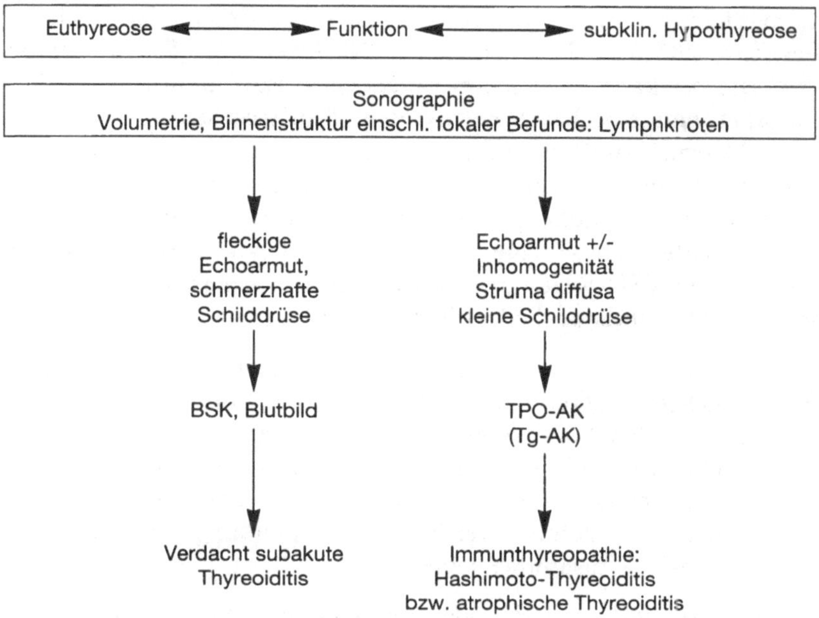

Abb. 2 Sonogramm zur differentialdiagnostischen Abgrenzung.

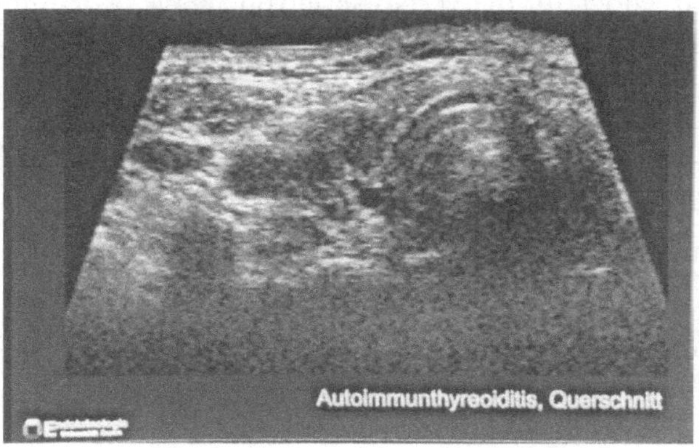

Abb. 3 Schilddrüsensonogramm bei atrophischer Thyreoiditis im Querschnitt. Typische diffuse Echoarmut.

66/387 verwendet werden. Charakteristischerweise finden sich bei beiden Formen der Immunthyreoiditis sehr hohe Konzentrationen der schilddrüsenspezifischen Antikörper. In etwa 90 % lassen sich erhöhte Konzentrationen der Antikörper gegen die Schilddrüsen-Peroxidase (TPO-Antikörper) nachweisen, in 40–70 % auch gegen Thyreoglobulin (Thyreoglobulin-Antikörper). Niedrig titrige positive Antikörper sind dagegen für eine Immunthyreoiditis nicht beweisend, mäßig bis stark erhöhte Antikörper-Titer finden sich auch bei Morbus Basedow (80 %), selten gelingt der Nachweis von TSH-Rezeptor-Antikörpern. Hierbei kann es sich um möglicherweise funktionell blockierende Antikörper handeln. Bei hyperthyreoter Stoffwechsellage ist an ein Mischbild von Morbus Basedow und Hashimoto Thyreoiditis zu denken. Besteht in der postpartalen Phase eine Hyperthyreose, kann mit Hilfe der Bestimmung von TSH-Rezeptor-Antikörpern ein Morbus Basedow von der vorübergehend hyperthyreoten Phase einer postpartalen Thyreoiditis abgegrenzt werden. Bei negativen TSH-Rezeptor-Antikörpern ist von einem selbst limitierenden, meist nicht behandlungsbedürftigem Verlauf auszugehen.

Wird bei gesicherter Hypothyreose eine Substitutionstherapie mit Schilddrüsenhormonen eingeleitet, sollten bis zum Erreichen der Euthyreose Kontrolluntersuchungen in 4- bis 6wöchigen Abständen stattfinden. Im Anschluß daran sind jährliche Kontrolluntersuchungen in der Regel ausreichend. Im Rahmen der Verlaufsuntersuchungen sollten die Stoffwechsellage überprüft und das Sonogramm durchgeführt werden. Die Empfehlungen zur Verlaufskontrolle sind in Tabelle 4 zusammengefaßt.

Die Bestimmung von Iod im Urin oder Iodid im Plasma kann initial zur Klärung des Zusammenhanges zwischen Iodbelastung und Thyreoiditis herangezogen werden, hat jedoch für die Verlaufskontrolle keine Bedeutung.

Tabelle 4 Kontrolluntersuchungen bei Autoimmunthyreoiditis

- Unter L-Thyroxinsubstitution bis zum Erreichen der Euthyreose: TSH, fT_4 alle 4–6 Wochen
- Langzeitkontrollen jährlich
- Antiköperbestimmung entbehrlich
- Schilddrüsensonographie jährlich
- Bei Verdacht auf L-Thyroxin-Überdosierung TSH, fT_4, T_3, (fT_3) nüchtern

Literatur

[1] Bogner, U., L. Hegedüs, J. Molholm-Hansen, R. Finke, H. Schleusener: Thyroid cytotoxic antibodies and goitrous autoimmune thyroiditis. Eur. J. Endocrinol. *132* (1995) 69.

[2] Davies, T.F., A. Nobuyuki: A New Classification for Human Autoimmune Thyroid Disease. Thyroid *4* (1995) 331.

[3] Heufelder, A.E.: Medikamentöse Therapie der Thyreoiditiden. Arzneimitteltherapie *7* (1992) 218.

[4] Heufelder, A.E.: Thyreoiditien. Pathogenese, Diagnostik und Therapie. Münchener Medizinische Wochenschrift *39* (1995) 615.

[5] Kasagi, K., T. Kousaka, K. Higuchi, Y. Iida, T. Misaki, M. S. Alam, S. Miyamoto, H. Yamabe, J. Konishi: Clinical Significance of Measurements of Antithyroid Antibodies in the Diagnosis of Hashimoto's Thyroiditis: Comparison with Histological Findings. Thyroid *6* (1996) 445.

[6] Lazarus, J. H.: Postpartum Thyroiditis. Thyroid International *5* (1995) 3.

[7] Parkes, A. B., E. G. Black, H. Adams, R. John, C. J. Richards, R. Hall, J. H. Lazarus: Serum thyroglobulin: an early indicator of autoimmune postpartum thyroiditis. Clin. Endocrinol. *41* (1994) 9.

[8] Pfannenstiel, P.: Schilddrüsenentzündungen. Häufige Irrtümer bei der Diagnose und typische Fehler bei der Behandlung der Thyreoiditis. Pmi Verlagsgruppe, Frankfurt am Main 1993.

[9] Pitsiavas, V., P. Smerdely, M. Li, S. C. Boyages: Amiodarone induces a different pattern of ultrastructural change in the thyroid to iodine excess alone in both the BB/W rat and the Wistar rat. Eur. J. Endocrinol. *137* (1997) 89.

[10] Rendl, J., W. Börner: Iod und Autoimmunthyroiditis. Der Nuklearmediziner *3* (1993) 209.

[11] Schatz, H., H. Löbig: Post-partum-Thyreoiditis. Der Nuklearmediziner *3* (1993) 197.

[12] Schröder, S., R. Arndt, G. Weinland, F. Schuppert: Morphologie und Klinik der Immunthyreopathien. Pathologe *17* (1996) 276.

[13] Weetman, A. P.: Autoimmune thyroiditis: predisposition and pathogenesis. Clin. Endocrinol. *36* (1992) 307.

Pathogenese der Immunthyreoiditis

P.-M. Schumm-Draeger

Die chronische Immunthyreoiditis ist ein geeignetes Modell, um grundsätzliche Prinzipien des Autoimmunprozesses darzustellen. Bis zur Entdeckung von Witebsky und Rose wurde angenommen, daß nur Fremdproteine als wirkliche Antigene gewertet werden dürfen. Danach wurde erkannt, daß nach Immunisierung mit Extrakten homologer Schilddrüsengewebe im Tiermodell (Kaninchen) von diesen Tieren Schilddrüsenantikörper produziert wurden und eine lymphozytäre Infiltration des Zielorgans auftrat. Im Jahre 1956/57 wurden die Schilddrüsenantigene Thyreoglobulin und die mikrosomale Fraktion, heute als Schilddrüsenperoxidase charakterisiert, nachgewiesen.

Mit der Bezeichnung „Autoimmunthyreoiditis", definiert durch klinische, serologische und histologische Charakteristika werden ganz verschiedene Krankheitsbilder zusammengefaßt, deren Verbindung bzw. Übergang ineinander in vielerlei Hinsicht unklar bleibt ([2], s. Tabelle 1).

Im Vordergrund stehen die chronische Thyreoiditis Hashimoto mit Struma sowie die chronisch-atrophische Thyreoiditis. Die histopathologischen Charakteristika variieren insbesondere mit dem Ausmaß der lymphozytären Infil-

Tabelle 1 Klassifikation der Autoimmunthyreoiditis

	Verlauf	Charakteristika
Thyreoiditis Hashimoto		
mit Hypertrophie	chronisch	Struma, lymphozytäres Infiltrat, Fibrose, Schilddrüsenzellhyperplasie
mit Atrophie (Prim. Myxödem)	chronisch	Atrophie, Fibrose
Juvenile Thyreoiditis	chronisch	lymphozytäres Infiltrat
Postpartum Thyreoiditis	transient/chronisch	kleine Struma, lymphozytäres Infiltrat geringer ausgeprägt
Stumme („silent") Thyreoiditis	transient	kleine Struma, lymphozytäres Infiltrat gering
Fokale Thyreoiditis	fortschreitend bei wenigen Patienten	auffällig bei 20 % aller Autopsiebefunde

tration, der Fibrose sowie mit dem Verlust des Follikelepithels. Die verschiedenen pathogenetischen Mechanismen, welche für diese Varianten und unterschiedlichen Krankheitsverläufe verantwortlich sind, werden nachfolgend dargestellt (Tabelle 2).

Tabelle 2 Immunthyreoiditis. Thyreoiditis Hashimoto – Primäres Myxödem

- Natürlicher Verlauf der Erkrankung
- Autoantikörper
    - Thyreoglobulinantikörper
    - TPO-Antikörper
    - Andere Antigene
- Immunogenetische Faktoren
- Andere Faktoren/Auslöser der Erkrankung
- Antigen-Präsentation
- T-Zellen
- B-Zellen
- Pathogenetische Mechanismen
    - Komplement-vermittelter Defekt
    - Rolle von ADCC
    - TSH-R-blockierende Antikörper
    - T-Zell-vermittelter Defekt
    - Rolle der „Schilddrüsenzell-Antwort“
    - FAS-vermittelte Apoptose der Thyreozyten

Die aktuelle Auswertung des Wickham Survey [11], die nahezu 2000 Personen über einen Zeitraum von etwa 20 Jahren bezüglich ihrer Schilddrüsenstoffwechsellage sowie des Schilddrüsenautoantikörperstatus dokumentiert, hat gezeigt, daß die mittlere Inzidenz einer Hypothyreoseentwicklung bei Frauen mit 3,5 % auf 1000 Personen pro Jahr anzugeben ist. Insofern die Initialuntersuchung bereits positive Schilddrüsenautoantikörper und einen Serum-TSH-Wert im oberen Normbereich bzw. oberhalb der Norm ergeben hatte, steigt diese mittlere Inzidenz auf etwa 5 % an. Dabei sind maßgeblich Frauen in der 2. Lebenshälfte, ab dem 50. Lebensjahr betroffen.

Zum serologisch-diagnostischen Nachweis einer Autoimmunthyreoiditis werden vorzugsweise Autoantikörper gegen die Schilddrüsenperoxidase (TPO-Antikörper) bestimmt [3]. Auch im eigenen Krankengut von über 140 Patienten mit Thyreoiditis Hashimoto sind überwiegend Autoantikörper gegen die Schilddrüsenperoxidase und das Thyreoglobulin positiv nachweisbar [5]. Der isolierte Nachweis von Thyreoglobulinantikörpern bei sonographisch und zytologisch gesicherter Diagnose Thyreoditis Hashimoto ist vernachlässigbar gering [5]. Kasagi et al. [6] hingegen konnten mit neuen quantitativen Bestimmungsmethoden für Thyreoglobulinautoantikörper zeigen, daß diese besser mit dem zytologischen Nachweis der Autoimmunthyreoiditis als TPO-Autoantikörper korrelierten. Es bleibt offen, inwieweit Thyreoglobulinautoantikörper die Entwicklung der Autoimmunthyreoiditis initiieren können und die Beteiligung zytotoxischer T-Zellen erst sekundär hinzukommt [10]. Dafür könnte sprechen, daß bei Patienten mit Autoimmunthyreoiditis oliklonale Thyreoglobulinantikörper im Gegensatz zu den gesunden Personen gefunden werden, die positive Thyreoglobulinantikörper als poliklonale Fraktion aufweisen. Auch die Auslösung einer Autoimmunthyreoiditis im experimentellen Modell, passiv durch Thyreoglobulinantikörpergabe, spricht für diesen auslösenden Mechanismus. Gegen die Beteiligung der Thyreoglobulinantikörper in der Initialphase der Autoimmunthyreoiditis spricht die fehlende Korrelation der Antikörpertiter mit der Krankheitsaktivität sowie das Auftreten von Thyreoglobulinantikörpern bei gesunden Personen mit z. B. monoklonaler Gammopathie [9].

Genetische und nichtgenetische Faktoren in der Entwicklung der Autoimmunthyreoiditis

Autoimmunprozesse entwickeln sich im allgemeinen bei einem Verlust der T-Zell-Toleranz als Resultat der Kombination von genetischen und nichtgenetischen Faktoren, die Einfluß nehmen.

Nichtgenetische Faktoren können endogenen oder exogenen Ursprungs sein. Das Überwiegen des weiblichen Geschlechtes ist auf den Einfluß von Geschlechtshormonen zurückzuführen.

Die Postpartumthyreoiditis ist wahrscheinlich ebenfalls über Geschlechtshormoneffekte auf das Immunsystem zu werten und kann von einer Hypothyreoseentwicklung gefolgt sein.

Streß als äußerer nichtgenetischer Faktor ist bei der Entwicklung der Autoimmunthyreoiditis als initiales Ereignis, nicht im Langzeitverlauf, möglicherweise von Bedeutung.

Als Auslöser des Autoimmunprozesses sind Infektionen zu diskutieren. Allerdings gibt es wenig Anhaltspunkte, daß eine Infektion die Hauptrolle in der Entwicklung der chronischen Autoimmunthyreoiditis spielt, insbesondere da über den jahrelangen Verlauf der Erkrankung die Infektion selbst nicht beeinflussend wirken kann. Initial ist über den Mechanismus einer bakteriellen oder viralen Infektion insbesondere die Expression von Heat-shock-Proteinen auch auf humanen Zellen des betroffenen Organismus von Bedeutung, darüber hinaus kann die Expression anderer Oberflächenantigene durch die

Infektion modifiziert, Superantigene gebildet werden und schließlich ein sich perpetuierender Autoimmunprozeß ausgelöst werden ([9], s. Tabelle 3).

Tabelle 3 Pathogenese der Immunthyreoiditis. „Triggerfunktion" von Infektionen

- Virus-induzierte Änderung der Autoantigenexpression
- Molecular Mimicry
- Superantigene
- Änderung des idiotypischen Netzwerkes
- Immunkomplexformationen
- „Heat shock proteins"
- Induktion von MHC Antigenen auf nicht-immunen Zellen

Eine sehr hohe oder akut gesteigerte Iodzufuhr, insbesondere über lange Zeiträume, kann Inzidenz und Verlauf der Autoimmunthyreoiditis beeinflussen. Experimentelle sowie spontan auftretende Autoimmunthyreoditiden im Tiermodell haben hier die Möglichkeit eröffnet, pathogenetische Mechanismen der Erkrankung besser zu definieren. Dabei sind für die Situation im Menschen sicher die spontan auftretenden Schilddrüsenentzündungen verschiedener Tiermodelle von größerer Relevanz als die experimentell induzierten Thyreoiditiden. Während im Modell der BB-Ratte (Bio-Breeding-Worcester (BB-W) Ratte) keine Hypothyreose, aber die histologischen Charakteristika sowie Thyreoglobulinantikörper entwickelt werden, findet man im Modell der Obese-Chicken (OS) und im Modell der Katze neben typischen serologischen und histologischen Kriterien der Immunthyreoiditis auch die Entwicklung einer substitutionsbedürftigen Hypothyreose der Tiere. Es konnte im Zusammenhang mit der Reaktion auf eine akut oder chronisch erhöhte Iodzufuhr in diesen Modellen für die Autoimmunthyreoiditis prädisponierter Tiere in verschiedensten Untersuchungen gezeigt werden, daß unter hoher Iodzufuhr Inzidenz und Schweregrad der Autoimmunthyreoiditis zunehmen, während eine Iodmangelsituation umgekehrt Inzidenz und Intensität des Autoimmunprozesses herabsetzt. Darüber hinaus kann durch eine Schilddrüsenhormongabe der Autoimmunprozeß ebenfalls hemmend beeinflußt werden, insbesondere wenn diese Hormonbehandlung vor Manifestation von lymphozytärem Schilddrüseninfiltrat und Hypothyreoseentwicklung zum Einsatz kommt. Die Kombination einer Iodmangelsituation mit der Schilddrüsenhormonbehandlung kann zumindest im Modell der Obese Chicken den Ausbruch des autoimmunen Schilddrüsenprozesses vollständig verhindern [8].

Die antigene Wirkung des Thyreoglobulins, insbesondere in sehr stark iodierter Form, stellt einen möglichen pathogenetischen Mechanismus als wesentlicher des durch Iodzufuhr verstärkten Autoimmunprozesses in diesen Tiermodellen dar. Iod ist auch ein wichtiger Bestandteil eines Haupt-T-Zell-Epitopes des Thyreoglobulins in der experimentell induzierten Thyreoiditis der Maus. Schließlich interagiert Iod mit Sauerstoffmetaboliten bzw. Sauerstoffradikalen. Die pathogenetisch relevanten Mechanismen, die eine Auslösung bzw. Verstärkung autoimmuner Schilddrüsenprozesse unter hoher Iodzufuhr belegen, sind derzeit in Diskussion und z. T. noch unklar.

Epidemiologische Studien haben gezeigt, daß die Erhöhung der Iodzufuhr (Iodprophylaxe) die Inzidenz der Autoimmunthyreoiditis ansteigen läßt. Insgesamt sind die Daten jedoch widersprüchlich und müssen prospektiv überprüft werden. In-vitro hat Iod einen direkten toxischen Effekt auf kultivierte humane Schilddrüsenzellen, wahrscheinlich über freie Sauerstoffradikale getriggert. Iod verstärkt die Produktion von Heat-shock-Proteinen durch Schilddrüsenzellen in vitro. Heat-shock-Proteine haben verschiedene immunmodulatorische Effekte, die die Autoimmunthyreoiditis zum Ausbruch bringen können [13]. Tabelle 4 faßt die möglichen pathogenetischen Auslösemechanismen der Autoimmunthyreoiditis unter Iodzufuhr zusammen.

Tabelle 4 Iod und Autoimmunität. Ungeklärte pathogenetische Mechanismen

In Abhängigkeit von erhöhter Iodzufuhr Zunahme/Entstehung von:
– Sauerstoff- und/oder Iodidradikalen?
– T-lymphozytärer Infiltration?
– vermehrt iodiertem Thyreoglobulin?
– Organifizierungsdefekten?
– Außergewöhnlichen Iodproteinen?

Zusammenfassend ist festzustellen, daß verschiedene nichtgenetisch determinierte Faktoren in der Initialphase sowie im Verlauf der Autoimmunthyreoiditis eine Rolle spielen und hierbei insbesondere bakterielle oder virale Infektionen sowie der Einfluß einer erhöhten bzw. herabgesetzen Iodzufuhr bedacht werden müssen.

Genetische Faktoren beeinflussen die Entstehung der Autoimmunthyreoiditis und dies betrifft hier insbesondere die MHC-Klasse-II-Moleküle sowie auch Regulationsgene der Zytokine und der T-Zellen. Hier scheint noch spezifischer als das HLADR3/DR5-Genmuster die HLADQA10501-Sequenz auf dem kurzen Arm des Chromosoms 6 für die Manifestation von Autoimmunerkrankungen wie des Typ-I-Diabetes mellitus, des Morbus Basedow aber auch der Hashimoto-Thyreoiditis zu sein [1]. Darüber hinaus scheinen Promotervarianten des CTLA4-Genes gekoppelt an Exonallele, ebenfalls von großer Bedeutung für die Manifestation von autoimmunen Schilddrüsenprozessen zu sein [1a].

Pathogenetische Mechanismen des Autoimmunprozesses der Schilddrüse

Das initiale Ereignis des Autoimmunprozesses ist die Aufnahme des Antigens durch Antigen präsentierende Zellen und seine Aufspaltung in einzelne Peptide. Das Antigen wird anschließend den T-Zell-Rezeptoren auf CD4-Zellen unter Vermittlung des MHC-Klasse-II-Moleküls präsentiert. Nach Verbindung des Antigen mit dem T-Zell-Rezeptor kommt es zur T-Zell-Aktivierung, unter Freisetzung von Zytokinen und Anregung der B-Zellen zur Antikörperproduktion. Zur Stimulation bestimmter T-Zellen sind co-stimulatorische Signale notwendig, die sehr gut als Familie von Liganden (B7) auf Antigen präsentierenden Zellen charakterisiert sind. Diese Liganden binden CD28 und CTLA4-Rezeptoren der T-Zellen und stellen so eine weitere T-Zell-Aktivierung sicher. Auch Co-stimulatorische Signale, wie z.B. Zytokine (Interleukin-I) sind in diesem Zusammenhang aktiv ([13], s. Abb. 1).

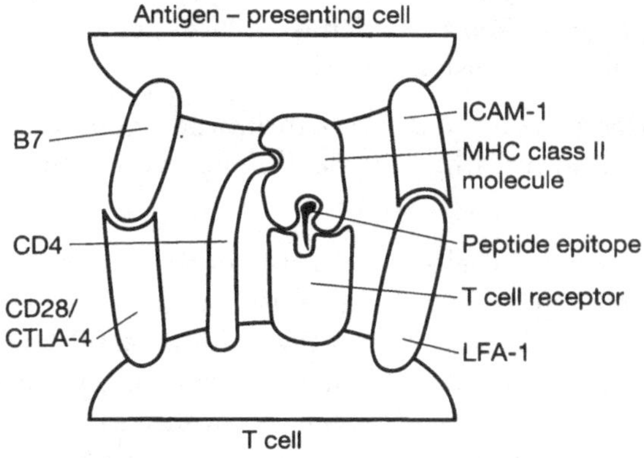

Abb. 1 Molekulare Interaktionen der Antigenpräsentation [13].

Die meisten Antigen-präsentierenden Zellen exprimieren MHC-Klasse-II-Moleküle und co-stimulatorische Moleküle. Es wurde diskutiert, inwieweit die Expression von Klasse II-Molekülen auf Schilddrüsenzellen ein Initialfaktor der Autoimmunthyreoiditis sein könnte. Wenngleich das von T-Zellen produzierte IFN-Gamma die Klasse II-Expression verstärkt und der einzig bekannte Initiator aus der Gruppe der Zytokine ist, der auf Schilddrüsenzellen die Klasse II-Expression in-vitro verstärken kann, ist aufgrund aller zusammenfassend vorliegenden aktuellen Daten davon auszugehen, daß die MHC-Klasse-II-Expression Folge und nicht Initialereignis im Autoimmunprozeß ist [12].

Die Präsentation von Antigenen und Klasse-II-Molekülen durch Schilddrüsenzellen führt jedoch zu einer chronischen Fortsetzung des Autoimmunprozesses, es werden T-Zellen weiter stimuliert ebenso wie Co-Stimulatoren den Prozeß perpetuieren. Wenn T-Zellen einmal ein Antigen präsentiert haben, sind sie weitaus weniger abhängig von Co-Stimulatoren und können direkt mit Klasse-II-positiven Schilddrüsenzellen reagieren.

Phänotypische Veränderungen von T-Zellen in peripherem Blut und Schilddrüseninfiltrat bei der chronischen Autoimmunthyreoiditis geben nur indirekt Information über die T-Zell-Funktion. Im Schilddrüseninfiltrat der Autoimmunthyreoiditis werden überwiegend vermindert Zahlen von CD8-Zellen aber erhöhte CD4-Zahlen gefunden mit Dominanz der Expression von Klasse-II-Molekülen. Die Restriktion von T-Zell-Rezeptor Repertoirs ist von besonders großem Interesse, da eine definierte Selektion bestimmter T-Zell-Rezeptoren für Pathologie und Klinik des Autoimmunprozesses sehr bedeutsam wären. Offensichtlich ist allderdings die T-Zell-Antwort zum Zeitpunkt der Diagnose meist polyklonal. Aktuelle Daten der Arbeitsgruppe um Weetman [7] zeigen, daß bei Patienten mit Hashimoto-Thyreoiditis eine Restriktion der V-a-Kette bei CD8-positiven intrathyreoidalen Lymphozyten, jedoch nicht bei CD4-positiven Zellen zu finden ist und hier eine klonale Expansion in einigen Sequenzen nachweisbar war [7].

Zu erwähnen ist, daß Thyreoglobulin und TPO-Antikörper zumindest in geringem Maße zirkulierende und intrathyreoidale T-Zellen von Patienten mit einer Autoimmunthyreoiditis stimulieren können.

Aktuelle Daten von italienischen Arbeitsgruppen [4] haben äußerst interessante, völlig neue Überlegungen zum pathogenetischen Mechanismus der Hypothyreoseentwicklung in der Autoimmunthyreoiditis eröffnet: Diese Autoren haben nachgewiesen, daß ausschließlich Patienten mit Autoimmunthyreoiditis auf Schilddrüsenzellen/FAS exprimieren, während alle sowohl Autoimmunkranke- als auch Gesunde auf Schilddrüsenzellen/FAS-Liganden exprimieren. Aufgrund dieser Situation bei Patienten mit Hashimoto-Thyreoiditis zum kontinuierlichen Zelltod, zur Apoptose der Schilddrüsenzellen. Die Expression von FAS auf Schilddrüsenzellen wird in erheblichem Maße durch Interleukin-1b stimuliert. Diese Daten stellen die Pathogenese der Autoimmunthyreoiditis, die Hypothyreoseentwicklung, das Wirkungssppektrum von Interleukin-1b sowie Reaktionsmuster der Schilddrüsenzelle im autoimmunen Prozeß in einen völlig neuen Zusammenhang, der prospektiv die bisher diskutierten pathogenetischen Mechanismen modifizieren könnte.

B-Zell-Antwort

Die schweren und leichten Ketten der TG-und TPO-Antikörper zeigen, daß es sich um eine polyklonale B-Zell-Antwort handelt. Die Schilddrüse selbst ist eine Hauptquelle der Antikörperproduktion bei der Autoimmunthyreoiditis, sowie auch die parathyreoidalen Lymphknoten und das Knochenmark. Intrathyreoidale B-Zellen sind generell polyklonal.

Zytokinprofil

Die infiltrierenden T-Zellen produzieren ein weites Spektrum von Zytokinen (IFN-gamma, IL2, IL6; TNF, TGF) Diese Zytokine können die Schilddrüsenzellfunktion beeinträchtigen und Hypothyreoseentwicklung begünstigen. Die intrathyreoidale Zytokinproduktion verstärkt die Expression von Adhäsionsmolekülen (ICAM1) auf Schilddrüsenzellen, wodurch die Bindung von T-Zellen an Schilddrüsenzellen (auch LFA1=lymphoycyte funktion associated antigen-1 vermittelt als Rezeptor des ICAM1) verstärkt und auch die T-Zell-vermittelte Zytotoxizität erhöht werden.

Das Zytokinprofil, das von T-Helfer-Zellen produziert wird, hat auch Suppressorfunktion, die Produkte der T-Helfer-1-Zellen unterdrücken die Produkte der T-Helfer-2-Zellen und umgekehrt. Genetisch determinierte Unterschiede der Zytokinproduktion können zur Entwicklung der Autoimmunerkrankung und deren speziellem Verlauf beitragen. Supressor-ähnliche Effekte durch Interaktionen zwischen T-Zell-Rezeptoren, direkte Zytotoxizität und durch Sekretion antigenspezifischer Suppressorfaktoren und anderes sind hier Gegenstand aktueller Untersuchungen [13].

Humoral/Zellvermittelte Effektormechanismen

Sowohl die humoralen als auch die zellvermittelten Effektormechanismen verursachen die chronische Thyreoiditis. Intrathyreoidale Komplementfixierung durch Schilddrüsenantikörper kann durch den Nachweis terminaler Komplementkomplexe um die Schilddrüsenfollikel herum in der chronischen Autoimmunthyreoiditis nachgewiesen werden (s. Abb. 2). TPO-Antikörper können Komplement aktivieren, wobei die Korrelation zwischen Komplementfixation und TPO-Antikörpern inkomplett ist. Zwar werden die Schilddrüsenzellen nicht zwingend durch Bildung der Komplementkomplexe lysiert, im chronischen Krankheitsverlauf gehen sie jedoch unter dieser Einwirkung zugrunde und es kommt zur Destruktion der Schilddrüsenfollikel. Autoantikörper spielen eine wichtige Rolle im Prozeß der antikörperabhängigen zellvermittelten Zytotoxizität. Natural Killer (NK)-Zellen töten Schilddrüsenzellen, da diese Autoantikörper auf ihrer Oberfläche tragen, die NK-Zellen-Rezeptoren (FC) aktivieren. Sowohl TPO als auch TG-Antikörper vermitteln antikörperabhängige zellvermittelte Zytotoxizität im experimentellen Modell. In-vivo muß die Funktion der NK-Zellen noch geklärt werden.

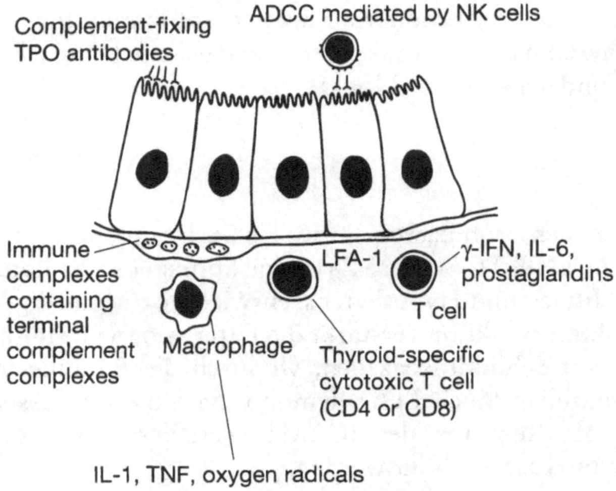

Abb. 2 Effektormechanismen der Thyreoiditis: Expression vom MHC-Klasse II und Adhäsionsmolekülen auf Schilddrüsenzellen verstärkt die Bindung cytotoxischer T-Zellen an Thyreozyten über LFA-1 [13].

Autoantikörper haben einen direkten Effekt auf die Funktion, TPO-Antikörper beeinträchtigen insbesondere die Enzymfunktion. Blockierende TSH-Rezeptor-Antikörper können eine Hypothyreose verursachen, wobei dies bei der weißen Bevölkerung selten die Ursache einer Schilddrüsenunterfunktion ist. Transplazentar können TSH-Rezeptor-blockierende Antikörper die neonatale Hypothyreose verursachen.

Inwieweit völlig aktuelle Daten von Morris [7] einen weiteren pathogenetischen Mechanismus der Autoimmunthyreoiditis und Hypothyreoseentwicklung darstellen, bleibt abzuwarten. Hier wurden Antikörperentwicklungen gegen den Iodidtransporter beschrieben, die bei 4 von 30 Hashimoto-Patienten nachweisbar waren. Weitere Untersuchungen zur Rolle des Iodidtransporters in der Pathogenese des Autoimmunprozesses und zur Antkörperentwicklung in diesem Zusammenhang müssen abgewartet werden.

Conclusio

Die Mechanismen, die in die Entstehung des entzündlichen Autoimmunprozesses involviert sind, sind sehr verschieden. Wahrscheinlich sind es mehr quantitative Unterschiede, die den unterschiedlichen Krankheitsverlauf bestimmen.

Von großer Bedeutung ist die Teilnahme der Schilddrüsenzelle selbst im Autoimmunprozeß, da diese Zellen sowohl Zytokine als auch Zelloberflächenantigene exprimieren und damit verstärkend oder schützend im Hinblick auf den Autoimmunprozeß wirken, während genetische- bzw. Umgebungsfaktoren vor allem das Fortschreiten des Autoimmunprozesses beeinflussen, jedoch weniger als Initialereignis zu werten sind.

Prospektive experimentelle und klinische Studien müssen die pathogenetischen Mechanismen der Autoimmunthyreoiditis im einzelnen weiter klären. Besondere Aufmerksamkeit muß hier zum einen Untersuchungen zum Iodidtransporter bzw. entsprechender Antikörper gegen den Iodidtransporter gewidmet werden sowie den oben beschriebenen aktuellen Daten zur Frage der Apoptose als ein pathogenetischer Mechanismus der Hypothyreoseentwicklung bei Patienten mit Hashimotothyreoiditis.

Literatur

[1] Badenhoop, K., P. Walfish, H. Rau et al.: Susceptibility and Resistance Alleles of Human Leukocyte Antigen (HLA)DQA1 and HLADQB1 Are Shared in Endocrine Autoimmune Disease. J. Clin. Endocrinol. Metab. *80* (1995) 2112–2117.

[1a] Donner, H., H. Rau, P. G. Walfish et al.: CTLA4 Alanine-17 Confers Genetic Susceptibility to Graves' Disease and to Type 1 Diabetes Mellitus. J. Clin. Endocrinol. Metab. *82* (1997) 143–146.

[2] Dayan, C. M., G. H. Daniels: Chronic Autoimmune Thyroiditis, N.E.J.M. *335* (1996) 99–106

[3] Feldt-Rasmussen: Clinical Significance of Thyroid Autoantibodies. J. Clin. Endocrinol. Metab. *83* (1996) 218–223.

[4] Giordano, C., G. Stassi, R. De Maria et al.: Potential Involvement of Fas and its Ligand in the Pathogenesis of Hashimoto's Thyroiditis. Science *275* (1997) 960–963.

[5] Heller K., K. H. Usadel, P.-M. Schumm-Draeger: Sind Progredienz und Ausmaß der Autoimmunthyreoiditis Hashimoto (AIT) bei niedrigen TSH-Serumspiegeln reduziert? Med. Klinik 1998, im Druck.

[6] Kasagi K., T. Kousaka, K. Higuchi et al.: Clinical Significance of Measurements of Antithyroid Antibodies in the Diagnosis of Hashimoto's Thyroiditis: Comparison with Histological Findings. Thyroid *6* (1996) 445–450.

[7] McIntosh R. S., P. F. Watson, A. P. Weetman: Analysis of the T-Cell-Receptor Va Repertoire in Hashimoto's Thyroiditis: Evidence for the Restricted Accumulation of CD8* T-Cells in the Absence of CD4* T-Cell-Restriction. Clin. Endocrin. Metab. (1997) 1140–1146.

[7a] Morris, M.: Binding of Immunglobulin from Patients with Autoimmune Thyroid Disease to Rat Sodium-Iodide Symporter Peptides: Evidence for the Iodide Transporter as an Autoantigen, Thyroid 7 (1997).

[8] Schumm-Draeger, P.-M., B. Wenzel (Hrsg.): Invivo models in thyroid research (International Workshop.) Expclin. Endocrinol. & Diabetes *104*, Suppl 3 (1996) 1–63.

[9] Tomer, Y., T. F. Davies: Infection, Thyroid Disease, and Autoimmunity. Endocrine Reviews *14* (1993) 400–414.

[10] Tomer, Y.: Short analytical Review Anti-thyroglobulin autoantibodies in Autoimmune Disease: Cross-Reactive or Pathogenic? Clin. Immunol. Immunpathology *82* (1997) 3–11.

[11] Vanderpump, M.P.J., W.M.G. Tunbridge, J.M. French et al.: The incidence of thyroid disorders in the community: a twenty-year follw-up of the Wickham Survey. Clin. Endocrinolog. *43* (1995) 55–68.

[12] Weetman, A.P., A.M. McGregor: Autoimmune Thyroid Disease: Further Developments in Our Understanding. Endocrine Reviews *15* (1994) 788–830.

[13] Weetman, A.P.: Chronic Autoimmune Thyroiditis. In: Braverman. L.E., R.D. Utiger (Hrsg.): Werner and Ingbar's The Thyroid, S. 738–745. Lippincott – Raven, Philadelphia – New York 1996.

Diskussion

Hehrmann:
Welchen Einfluß haben Ihre profunden Kenntnisse über die experimentelle Induktion der Autoimmunthyreoiditis und der aktuellsten Literatur auf Ihr Verhalten als behandelnde Ärztin?
a) Bestimmen Sie bei einer jungen Patientin mit diffuser Struma ohne sonographischen Verdacht auf Autoimmunthyreoiditis die Schilddrüsen-spezifischen Antikörper?
b) Wenn positive Antikörper bereits bekannt sind, hält Sie dies von einer Iodidgabe ab; wenn nein, bis zu welcher Dosis gehen Sie?

Schumm-Draeger:
Bei der gesunden jungen Frau mit einer diffusen Struma, die ein völlig unauffälliges Echomuster hat, ordne ich nicht routinemäßig die Bestimmung von Schilddrüsen-Antikörpern an. In den Dosen von 100 bis 200 µg Iodid/die, in denen sich dann die Prophylaxe abspielt, gibt es keine fundierten klinischen Daten am Patienten, die etwas anderes sagen würden.

Meng:
Bei zur Autoimmunthyreoiditis prädisponierten Tieren hat Iodmangel einen protektiven Effekt, Thyroxin ebenfalls, und Iod kann die Autoimmunphänomene provozieren. Haben Sie untersucht, ob Thyroxin den Iodeffekt auf die Autoimmunprozesse paralysieren kann? Wenn ja – könnte das ein zusätzliches Argument für eine Iod + Thyroxin-Kombinationsbehandlung bei euthyreoter Iodmangelstruma sein, um diesen möglichen – wenn auch seltenen – Nebeneffekt der Iodtherapie zu verhindern? Das wäre ja besonders bei euthyreoten Strumen mit positivem Antikörperbefund interessant.

Schumm-Draeger:
Das sind viele Punkte, die jetzt angesprochen sind. Es ist in diesen Modellen, auch bei den Obese-Chicken und bei den BB-Ratten versucht und auch erreicht worden, daß man den Effekt von Iod durch die T_4-Gabe vermindert.

Aber ich denke, hier haben wir das Krankheitsbild der Hashimoto-Thyreoiditis, und was die Kombinationstherapie T_4 und Iod angeht, ist das Kollektiv der nicht autoimmunen diffusen Strumen angesprochen, und dann sprechen wir jetzt von zwei verschiedenen Krankheiten. Grundsätzlich ist durch die T_4-Therapie bei der Autoimmunthyreoiditis im Tiermodell eine Herabsetzung des Autoimmunphänomens zu erreichen. Inwieweit das auf den Menschen zu übertragen ist und noch dazu bei einem anderen Krankheitsbild, das ist offen.

Mann:
Also für das Tiermodell kann man diese Frage positiv beantworten, auch die durch Iod induzierten Thyreoiditiden kann man schon durch T_4 supprimieren.

Schumm-Draeger:
Das ist völlig richtig, aber dies gilt nur für die Hashimoto-Thyreoiditis.

Verlaufsbeobachtungen zur chronischen Thyreoiditis unter einer Gabe von 100–200 µg Iodid täglich

C. Heckmann, M. John, K.-H. Rudorff

Negative Beeinträchtigungen der Schilddrüsenfunktion, insbesondere durch höher dosierte Iodzufuhr, sind lange bekannt (Plummer-Effekt, Wolff-Chaikoff-Effekt). Auf der anderen Seite sind Strumaprophylaxe mit Iod sowie die Therapie der euthyreoten Iodmangelstruma mit niedrigen Ioddosierungen pathophysiologisch gut begründete Therapieansätze, deren positive Effekte belegt sind.

Bei Patienten mit Autoimmunkrankheiten der Schilddrüse besteht die Frage, ob durch die Iodzufuhr der Autoimmunprozeß eventuell negativ beeinflußt werden kann. So wurden insbesondere Funktionsbeeinträchtigungen im Sinne der Entwicklung der latenten Hypothyreose beschrieben (vgl. auch den nachfolgenden Beitrag).

Für uns besteht deshalb die Frage, ob auch bei längerfristiger Beobachtung die Hypothyreoserate bei Patienten mit chronischer Autoimmunthyreoiditis, die Iod in niedriger Dosierung erhielten, gegenüber einer Gruppe unbehandelter Patienten erhöht ist.

Zwischen 1985 und 1995 haben wir bei insgesamt 703 Patienten, von denen lediglich 14 männlich und 689 weiblich waren, die Diagnose einer chronischen Autoimmunthyreoiditis Typ Hashimoto gestellt. Diagnosekriterien waren die sonographisch echoarme Schilddrüse und/oder erhöhte Antikörpertiter für die mikrosomalen bzw. TPO-Antikörper bei einer euthyreoten oder auch einer latent bzw. manifest hypothyreoten Stoffwechsellage. Bei insgesamt 204 Patientinnen im Erwachsenenalter lagen Verlaufsdokumentationen über mindestens 2 Jahre vor. Eine weitere Untergruppenbildung ergab sich für diese Patientinnen nach der Behandlungsart.

Bei 58 Patientinnen war eine manifeste Hypothyreose dokumentiert oder diese wurde von uns diagnostiziert. Diese Patientinnen wurden mit Schilddrüsenhormonen substituiert.

Bei 47 Patientinnen erfolgte eine Verlaufskontrolle ohne Therapie, weil bei diesen Patientinnen entweder eine normal große Schilddrüse in euthyreoter Funktionslage vorlag, oder eine längerfristig vorangehende Strumabehandlung beendet werden konnte, da keine weiteren Volumenänderungen zu erwarten waren.

Eine weitere Teilgruppe von 44 Patientinnen erhielt zur Strumabehandlung oder Strumarezidivprophylaxe 100–200 μg Iodid täglich.

Eine weitere Teilgruppe von 55 Patientinnen wurde wegen einer Struma mit Schilddrüsenhormonen behandelt. Auslaßphasen zur Überprüfung der Funktionslage sind bei diesen Patientinnen nicht durchgeführt worden, so daß über die Frage, ob eine euthyreote oder eine hypothyreote Stoffwechsellage besteht, keine Aussage getroffen werden kann.

Im Beobachtungszeitraum wurden in der Gruppe ohne schilddrüsenspezifische Therapie 7 Patientinnen hypothyreot. In der Gruppe mit Iodbehandlung waren es 5 Patientinnen (Tabelle 1). Dies entspricht einem prozentualen Anteil von 14,9 bzw. 11,4 %. Diese Rate bezieht sich auf den gesamten Beobachtungszeitraum von im Mittel etwa 4 1/2 Jahren. Die mittlere Beobachtungsdauer unterschied sich für die 4 Teilgruppen nicht.

Das mittlere Schilddrüsenvolumen war in der Gruppe mit nachgewiesener Hypothyreose am geringsten ($\bar{x}$ 13,6 ml; s 9,75; n = 57, Range 1 bis 46; 1 Fall mit Volumen über 54 ml wurde in die Mittelwertberechnung nicht aufgenommen), in der Gruppe mit Struma unter Schilddrüsenhormontherapie am größten ($\bar{x}$ 25,2 ml; s 11,24; n = 52, Range 7–53; 3 Fälle mit Volumen > 54 ml wurden in die Mittelwertberechnung nicht aufgenommen). Das mittlere Volumen der Iodid-behandelten Teilgruppe war ähnlich ($\bar{x}$ 24,3 ml; s 7,11; n = 42, Range 11–47; 2 Fälle mit Volumen > 54 ml wurden in die Mittelwertberechnung nicht aufgenommen). Das mittlere Volumen der nur beobachteten Teilgruppe lag im Normbereich ($\bar{x}$ 16,6 ml; s 6,54; n = 45; Range 7–39; 2 Fälle mit Volumen > 54 ml wurden in die Mittelwertberechnung nicht aufgenommen).

Signifikante Gruppenunterschiede bezüglich des Schilddrüsenvolumens ergaben sich für die 4 Teilgruppen nicht. Der mittlere Volumenrückgang war in

Tabelle 1 Chronische Autoimmunthyreoiditis 1985–1995. Untergruppen nach Behandlungsart (n = 204 ♀)

Funktion	hypothyreot	euthyreot	euthyreot	?
Therapiestrategie	Substitution SD-Hormone	Verlaufskontrolle keine Therapie	Strumabehandlung	
			Iodid	SD-Hormone
Anzahl	58	47	44	55
Hypothyreoserate	./.	7 (14,9 %)	5 (11,4 %)	./.
Mittlere Beobachtungszeit (Monate)	$\bar{x}$ 55,8	53,1	55,6	49,7
	s 22,6	22,1	24,2	22,1
	Range 24–105	24–114	24–104	24–99

Tabelle 2 Chronische Autoimmunthyreoiditis 1985–1995. Untergruppen nach Behandlungsart (n = 204 ♀)

Schilddrüsenfunktion	hypothyreot	euthyreot	euthyreot	?
Therapiestrategie	Substitution	Verlaufskontr.	Strumabehandlung	
Medikation	SD-Hormone	ohne Therapie	Iodid	SD-Hormone
mittleres initiales SD-Volumen (ml)	13,6	16,6	24,3	25,2
mittlere Volumenänderung (ml)	−4,7	−1,5	−2,4	−4,6
Anteil (%) der Patienten				
mit gering < 400 U/ml	31	34	30	25
mäßig 400–2 500 U/ml	38	30	45	35
stark > 2 500 U/ml	31	36	25	40
erhöhten AK-Werten (MAK/TPO)				
mittlerer TSH-Wert am Ende der Beobachtungszeit (U/ml)	./.	0,99	0,93	./.

den mit Schilddrüsenhormonen behandelten Gruppen am stärksten, in der lediglich beobachteten Gruppe am geringsten (Tabelle 2). Auch diesbezüglich ergaben sich keine signifikanten Unterschiede. Ebenfalls ergaben sich keine relevanten Unterschiede bezüglich der Höhe des Antikörpertiters im Beobachtungszeitraum. Auch die mittleren TSH-Spiegel bei der zuletzt durchgeführten Kontrolluntersuchung waren in den beiden Gruppen mit Iodtherapie bzw. ohne medikamentöse Behandlung nicht unterschiedlich.

Die von uns beobachtete Hypothyreoserate dürfte im Bereich der bekannten spontanen Hypothyreoserate als Folge der Autoimmunthyreoiditis von ca. 4,3 % pro Jahr liegen [1]. Hochgerechnet auf 20 Jahre Beobachtungsverlauf wären von unseren Patienten etwa 50–60 % manifest hypothyreot geworden. Auch dies entspricht der von Vanderpump et al. [1] mitgeteilten Größenordnung. Zusammenfassend wird also in der Langzeitbeobachtung durch Zufuhr von 100–200 µg Iodid täglich die Stoffwechsellage bei chronischer Autoimmunthyreoiditis nicht nachhaltig verändert.

Zusammenfassung

Im Zeitraum von 1985 bis 1995 wurde bei 703 Patienten unserer Praxis die Diagnose einer chronischen Autoimmunthyreoiditis gestellt, aufgrund von erhöhten Werten für mikrosomale bzw. TPO-Antikörper und einer Echoarmut im Schilddrüsensonogramm. Der überwiegende Teil dieser Patienten wurde bei der Erstuntersuchung mit Schilddrüsenhormonen behandelt. Bei einer größeren Zahl von Patienten wurde die Diagnose bzw. Verdachtsdiagnose von uns gestellt.

Bei euthyreoter Stoffwechsellage wurde der Verlauf über einen Zeitraum von mindestens 2 Jahren kontrolliert, wobei eine Teilgruppe mit normal großer Schilddrüse keine spezielle Therapie erhielt, bei vergrößerter Schilddrüse wurde eine Iodzufuhr von 100–200 µg täglich durchgeführt.

Die Hypothyreoserate war in beiden Teilgruppen annähernd gleich, die Höhe des Antikörpertiters blieb in beiden Gruppen unbeeinflußt.

Schlußfolgerung

Durch Zufuhr von 100–200 µg Iodid täglich (Ausgleich des Iodmangels) wird die Stoffwechsellage bei chronischer Thyreoiditis nicht nachhaltig verändert.

Literatur

[1] Vanderpump, M.P.J., W.M.G. Turnbridge, J.M. French et al.: The incidence of thyroid disorders in the community: a twenty-year follow-up of the Whickham Survery. Clin. Endocrinol. (Oxf.) 43 (1995) 55–68.

Diskussion

Grußendorf:
Kannst Du noch sagen, aus welchen Antikörper-Gruppen die Hypothyreosen kamen, nur aus den höheren, oder auch aus den niedrigeren ?

Heckmann:
Im Detail haben wir das noch nicht analysiert. Sowohl Patienten mit niedrigen, als auch solche mit hohen AK-Werten wurden hypothyreot. Bei manchen Patienten sind die AK über lange Zeit gleichbleibend niedrig und steigen dann etwa zeitgleich mit dem Funktionsverlust der Schilddrüse an. Auch die Volumenentwicklung scheint eine Rolle zu spielen im Sinne einer kritischen Volumenuntergrenze von weniger als 10 ml (oder 8 ml). Dies müssen wir aber aus unseren Daten noch genauer analysieren.

Auswirkungen einer Iodid-Substitution bei Patienten mit Hashimoto-Thyreoiditis

W. Reinhardt, M. Luster, K.-H. Rudorff, C. Heckmann, S. Petrasch, S. Lederbogen, R. Haase, B. Saller, Chr. Reiners, D. Reinwein, K. Mann

Einleitung

Die Hashimoto-Thyreoiditis ist eine relativ seltene Erkrankung in Iod-Mangel-Gebieten [11]. So ging allerdings die Prävalenz der Hashimoto-Thyreoiditis auch mit dem Anstieg der täglichen Iodaufnahme einher [2, 8, 10]. Laurberg zeigte eine hohe Inzidenz von Autoimmun-Hyperthyreosen in Gebieten mit ausreichender Iodversorgung, im Gegensatz zu vermehrtem Auftreten von Autonomien im Iodmangelgebiet [12]. Es ist bekannt, daß Patienten mit einer Hashimoto-Thyreoiditis nach Iodid-Gabe eine Hypothyreose entwickeln können [4]. Bisher gibt es Studien, die den Einfluß von Iod auf die Schilddrüsenfunktion bei Patienten mit Hashimoto-Thyreoiditis durch die Gabe von relativ hohen Dosen Iod (bis zu 150 mg Iod/Tag) untersuchten. Ebenfalls wurden diese Untersuchungen meist in Gebieten mit ausreichender Iodversorgung, wie den Vereinigten Staaten oder Groß-Britannien durchgeführt [3, 4, 5, 14]. Bisher gab es eine Studie aus Frankreich, die die Schilddrüsenfunktion nach Gabe von 500 µg Iodid über einen Zeitraum von 1–9 Monaten untersuchte [7].

Ziel der vorliegenden Studie war es, den Effekt relativ geringer Dosen von Iod (250 µg Iodid) auf die Schilddrüsenfunktion bei Patienten mit Hashimoto-Thyreoiditis in einem Gebiet mit moderatem Iodmangel zu untersuchen.

Patienten und Methoden

Insgesamt wurden 83 Patienten mit Autoimmun-Thyreoiditis untersucht. 40 Patienten erhielten 250 µg Kalium-Iodid für eine durchschnittliche Zeitdauer von 4 Monaten (Bereich 2–13 Monate). Unter diesen Patienten hatten 6 positive TPO-Antikörper, 4 Patienten zeigten ein gering bis stark ausgeprägt vermindertes Binnenmuster im Ultraschall und 30 Patienten erfüllten beide Kriterien. 43 euthyreote Patienten mit einem erhöhten Anti-TPO-Antikörper-Titer (n = 40) und vermindertem Binnenmuster (n = 41) im Ultraschall dienten als Kontrollgruppe.

Die Patienten wurden aus drei verschiedenen Schilddrüsenzentren in Deutschland (Essen, Würzburg, Wuppertal) rekrutiert, d. h. Gebiete mit moderatem Iodmangel (mittlere tägliche Iodausscheidung 70 µg Iod/g Kreatinin). Das Durchschnittsalter der Patienten betrug 42 Jahre. Alle Patienten waren euthyreot (TSH und fT_4-Konzentrationen waren innerhalb des Normbereiches und zeigten negative TSH-Rezeptor-Antikörper) vor Beginn der Studie. Keiner der Patienten erhielt eine schilddrüsenspezifische Medikation oder iodhaltige Kontrastmittel innerhalb 3 Monate vor Einschleusung in die Studie. Vorübergehende Episoden einer Hyper- und/oder Hypothyreose waren ein Ausschluß-Kriterium.

Die Schilddrüsenhormonparameter (TSH und fT_4 durch einen Immunoluminiscenzassay; ACS Ciba-Corning) und die Schilddrüsen-Antikörper (TPO-Antikörper durch einen Enzymimmunoassay, Anti-TPO Fa. Biermann und TSH-Rezeptor-Antikörper, Radiorezeptorassay Fa. Brahms) wurden am Anfang und am Ende der Studie bestimmt. Die Normwerte waren: TSH 0,3–4 mU/l; fT_4 10–25 pmol/l; TPO-Ak < 100 U/ml; TRAK < 10 U/l. Die Iod-Ausscheidung im Spontan-Urin wurde bei den Patienten untersucht, die Iodid erhielten. Die Iodbestimmung erfolgte nach einer modifizierten Cer/Arsenit-Methode nach Wawschinek et al. [17].

Das Schilddrüsenvolumen und die Echogenität der Schilddrüse wurde zu Beginn und am Ende der Studie bestimmt. Das Echobinnenmuster wurde in normal, gering echoarm, mittelgradig echoarm und stark echoarm eingeteilt [13].

Ergebnisse

Wie erwartet stieg die Iod-Ausscheidung von basal 72 ± 38 µg Iod/g Kreatinin auf 268 ± 173 µg Iod/g Kreatinin an (Mittelwert ± Standard-Abweichung) bei den Patienten die 250 µg Iodid täglich erhielten ($p < 0,01$, gepaarter t-Test). Änderungen in der Schilddrüsenfunktion traten bei 9 von den 83 Patienten auf. Bei 7 Patienten kam es zu geringen biochemischen Änderungen und führte zu subklinischer Hypothyreose, wohingegen 2 Patienten eine manifeste Hyper- bzw. Hypothyreose entwickelten.

In der *Iod-Gruppe* entwickelten 7 der 40 Patienten eine Hypothyreose (ein Patient manifest, und 6 Patienten subklinisch: TSH > 4,0 mU/l, fT_4 innerhalb des Normbereichs) 4 Monate nach Iodsupplementation (Tabelle 1).

Nur ein Patient der *Kontroll-Gruppe* wurde subklinisch hypothyreot (s. Tabelle 1).

Eine 23 Jahre alte Patientin mit gleichzeitig bestehender Myasthenia gravis und mittelgradig vermindertem Binnenmuster im Ultraschall entwickelte eine manifeste Hyperthyreose (fT_4: 30 pmol/l; Normal 10–25 pmol/l, TSH supprimiert) mit einem gleichzeitigen Anstieg der TSH-Rezeptorantikörper auf 17 U/l 3 Monate nach Iodsupplementation und kehrte in den Normbereich zurück nachdem die Iodgabe abgesetzt wurde (Tabelle 2). Die TPO-Antikörper änderten sich nicht (2795 U/ml vs 2765 U/ml).

Tabelle 1 Veränderungen der Schilddrüsen-Funktion bei 7 Patienten vor und nach täglicher Gabe von 250 µg Iodid und bei 1 Patientin der Kontroll-Gruppe, die eine subklinische Hypothyreose entwickelte

Patient No.	Geschlecht	Alter (Jahre)	TSH (mU/1)	fT_4 (pmol/l)	TPO-AB (U/ml)	Schilddrüsen-Volumen (ml)	vermind. Echomuster im Ultraschall
Iodid Rx			pre/post	pre/post	pre/post		
1	w	40	2,5/43,3	10/7	163/1060	7	stark
2	w	48	3,8/5,0	10/13	362/280	11	gering
3	m	50	3,5/4,9	14/14	10/10	27	stark
4	w	42	2,4/4,8	14/13	2094/1843	15	stark
5	w	35	3,2/4,7	15/13	2718/2736	10	gering
6	w	45	2,1/4,1	15/13	3/17	11	stark
7	w	43	2,4/4,1	11/12	752/852	13	stark
Kontrolle							
8	w	31	3,3/5,2	12/13	173/214	9	mittel

Tabelle 2 Schilddrüsenparameter bei einer 23jährigen Patientin, die nach 3 Monaten bei einer täglichen Gabe von 250 µg Iodid eine Hyperthyreose entwickelte

	Monate 0	3	5	10
fT_4 (pmol/l) (12–25)	15	30	12	13
T_3 (nmol/l) (1,23–3,08)	2,55	5,14	2,51	2,37
TSH (mU/l) (0,3–4)	1,2	< 0,1	0,1	2,4
TBII (U/l) (< 10)	5	17	13	5
TPO-AK (U/ml) (< 100)	2795	2765	> 3000	1677

Insgesamt entwickelten 8 Patienten der Iod-supplementierten Gruppe und ein Patient in der Kontrollgruppe eine Schilddrüsendysfunktion ($p < 0{,}05$, Chi-Quadrat-Analyse). Unter den Patienten, die vor Beginn der Studie ein TSH ≥ 3 mU/l hatten (n = 7 in der Iodgruppe), zeigten 4 einen weiteren Anstieg im TSH, ein Patient einen Abfall und 2 blieben unverändert. Unter den 8 Patienten in der Kontrollgruppe mit einem basalen TSH ≥ 3 mU/l hatte ein Patient einen Anstieg, 4 Patienten einen Abfall und bei 3 Patienten änderten sich die TSH-Konzentrationen nicht.

50 % der Patienten, die eine Hypothyreose nach Iodgabe entwickelten, hatten ein basales TSH von ≥ 3 mU/l (4 von 8), wohingegen keiner der Patienten mit einem basalen TSH von zu Beginn < 2 mU/l hypothyreot wurde. Alle Patienten, die signifikante Änderungen, d. h. eine Hyperthyreose bzw. Hypothyreose entwickelten, hatten auch ein vermindertes Echobinnenmuster im Ultraschall.

Diskussion

Wir konnten geringgradige aber signifikante Änderungen der Schilddrüsenhormonparameter bei Patienten mit einer Autoimmun-Thyreoiditis nachweisen, die geringe Dosen an Iod für eine mittlere Beobachtungsdauer von 4 Monaten erhielten. 20 % der Patienten in der Iodsupplementierten Gruppe entwickelte eine (subklinische) Hypothyreose und eine Patientin wurde hyperthyreot, wohingegen bei nur 2 % der Kontrollgruppe signifikante Änderungen innerhalb dieses Zeitraumes auftraten.

Im allgemeinen ist das Fortschreiten in eine Hypothyreose bei Patienten mit zugrunde liegender autoimmuner Schilddrüsenerkrankung sehr langsam, was sich in einer Progressions-Rate von 2,1 % pro Jahr bei Patienten mit positiven Schilddrüsen-Antikörpern niederschlägt [16]. Liegt zusätzlich noch eine erhöhte TSH-Konzentration (> 6 mU/l) vor, so ist die Progressionsrate 4,3 % pro Jahr. Nach 20 Jahren sind 50 % der Patienten hypothyreot [16].

Somit scheint das basale TSH eine prognostische Bedeutung zu haben: Das Risiko hypothyreot zu werden war auch signifikant erhöht bei Patienten mit TSH-Konzentration > 2 mU/l. Auch Engler und Mitarbeiter in der Schweiz, die ihre Patienten über einen Zeitraum von 5 Jahren verfolgten, konnten ähnliche Ergebnisse vorweisen [6]. In unserer Studie betrachteten wir nur Patienten, die ein Ausgangs-TSH von unter 4 mU/l hatten; nur 7 Patienten in der Behandlungsgruppe und 8 Patienten in der Kontrollgruppe hatten TSH-Werte zwischen 3 und 4 mU/l. Auch wir konnten zeigen, daß Patienten die eine (subklinische) Hypothyreose entwickelten, TSH-Werte von > 3 mU/l am Anfang hatten (4 von 8 Patienten). Auf der anderen Seite hatte keiner der Patienten mit einem TSH-Wert von unter 2 mU/l eine (subklinische) Hypothyreose entwickelt.

Wir schlossen auch Patienten in die Studie ein, die eine diffuse Echominderung im Ultraschall hatten, weil man annehmen kann, daß auch Patienten ohne zirkulierende Antikörper eine autoimmune Schilddrüsenerkrankung, aufgrund der Antikörper-Produktion in der Schilddrüse selbst, haben können [9, 13, 16].

Bisher wurden Studien durchgeführt, die mittlere bis hohe Dosen von Iod (bis zu 150 mg/Tag) in Gebieten mit ausreichender Iodversorgung anwendeten. Diese ergaben nicht eindeutige Resultate. Chow und Mitarbeiter bestimmten die Schilddrüsenfunktionen nach täglicher Gabe von 500 µg Iod über einen Zeitraum von einem Monat; eine Kontrollgruppe erhielt Plazebo [5]. Sie konnten einen geringen Abfall in den fT_4- und einen Anstieg in den TSH-Konzentrationen bereits 2 Wochen nach Beginn der Iodgabe nachweisen. Paul und Mitarbeiter gaben 1 500 µg Iod täglich über einen Zeitraum von 3 Monaten an 7 Patienten mit Hashimoto-Thyreoiditis. Sie fanden jedoch nur einen geringgradigen und nicht signifikanten Anstieg im TSH [14]. Andererseits ist bekannt, daß die Gabe von großen Mengen Iod in 60 % zu einer Hypothyreose führt [4]. Bei Patienten mit Hashimoto-Thyreoiditis kann ein pathologischer Iod-Depletionstest gefunden werden, welcher auf einen intrathyreoidalen Organifizierungsdefekt von Iod hindeutet [3]. Unsere Daten zeigen, daß auch die Gabe von geringen Mengen Iod möglicherweise zu einer nicht ausreichenden Organifizierung und zu einem konsekutiven Defekt der Hormonsynthese bei prädisponierten Patienten führt.

In einer französischen Studie wurden über einen Zeitraum von 1 bis 9 Monaten 14 Patienten mit hohen antimikrosomalen Antikörpern mit 500 µg Iod behandelt. Diese Studie wurde in einem Gebiet mit moderatem Iodmangel durchgeführt. Sie fanden bei 6 Patienten einen signifikanten Anstieg der T_4-Konzentrationen und bei 6 Patienten einen signifikanten Abfall des T_4 mit einem gleichzeitigen Anstieg des TSH [7].

In unserer Studie entwickelte eine Patientin bei gleichzeitigem Vorliegen einer Myasthenia gravis eine Hyperthyreose mit einem Anstieg der TSH-Rezeptor-Antikörper. Die Patientin wurde wieder euthyreot nachdem die Iod-Supplementation abgesetzt wurde. Der Mechanismus der iodinduzierten Erhöhung der TSH-Rezeptor-Antikörper ist unbekannt. In einer früheren Studie konnten Wilson und Mitarbeiter einen Anstieg der TSH-Rezeptor-Antikörper bei Patienten mit Morbus Basedow nachweisen, die sehr hohe Mengen Iod vor einer Schilddrüsen-Operation erhielten [17]. Unsere Gruppe konnte diese Befunde nach kurzzeitiger Gabe hoher Dosen Iod bei einem ähnlichen Patientenkollektiv nicht bestätigen [15]. Eine mögliche Erklärung könnte sein, daß unsere Patientin eher einen zugrunde liegenden Morbus Basedow hatte und nicht eine Hashimoto-Thyreoiditis.

Zusammenfassend läßt sich feststellen, daß geringgradige aber signifikante Änderungen der Schilddrüsenfunktion bereits nach Gabe von 250 µg Iod bei euthyreoten Patienten mit Autoimmun-Thyreoiditis vorkommen. Diese Änderungen sind im allgemeinen klinisch nicht sehr ausgeprägt; sie führen zu einer subklinischen Hypothyreose bei 6 von 40 Patienten und zu einer Hypothyreose bei einem Patienten. Diejenigen Patienten mit reduziertem Echomuster im Ultraschall und Patienten mit einem TSH > 3 mU/l die Iod erhalten, scheinen ein höheres Risiko zu haben, eine Schilddrüsendysfunktion zu entwickeln. Das Schilddrüsenvolumen und die Höhe der TPO-Antikörper-Titer sind von geringerer prognostischer Wichtigkeit. Somit scheint Iod den natürlichen Verlauf der Hashimoto-Thyreoiditis zu ändern und mit einer etwas rascheren Progression zur Hypothyreose zu führen.

Literatur

[1] Baker jr., J. R., N. B. Saunders, L. Wartofsky, L. T. Yueh-Chu, K. D. Burman: Sreonegative Hashimoto Thyroiditis with Thyroid Autoantibody Production Localized to the Thyroid. Ann. Inern. Med. *108* (1988) 26–30.

[2] Boukis M. A., D. A. Koutras, A. Souvatzoglou, A. Evangelopoulou, M. Vrontakis, S. D. Moulopoulos: Thyroid hormone and immunological studies in endemic goiter. J. Clin. Endocrinol. Metab. *57* (1983) 859–862.

[3] Braverman, L. E., K. A. Woeber, S. H. Ingbar: Induction of myxedema by iodide in patients after radioiodine. or surgical treatment of diffuse toxic goiter. N. Engl. J. Med. *281* (1969) 816–821.

[4] Braverman, L. E., S. H. Ingbar, A. G. Vagenakis, L. Adams, F. Maloof: Enhanced suspectibility to iodine myxedema in patients with Hashimoto's disease. J. Clin. Endocrinol. Metab. *32* (1971) 515–521.

[5] Chow, C. C., D. I. W. Phillips, J. H. Lazarus, A. B. Parkes: Effect of low dose iodide supplementation on thyroid function in potentially susceptible subjects. are dietary iodide levels in Britain acceptable? Clin. Endocrinol. (Oxf.) *34* (1991) 413–416.

[6] Engler, H., J. J. Staub, M. Kunz , B. Althaus, A. Ryff, E. Viollier, J. Girard: Ist eine isolierte TSH-Erhöhung behandlungsbedürftig? Schweiz. Med. Wschr. *122* (1992) 66–69.

[7] Fragu, P., M. Schlumberger, M. Tubiana: Thyroid iodine content and serum thyroid hormone Levels in autoimmune thyroiditis: Effect of iodide supplementation. J. Nucl. Med. *26* (1985) 133–139.

[8] Furszyfer, J., L. T. Kurland, W. M. McConahey, L. B. Woolner: Epidemiologic aspects of Hashimoto's thyroiditis and Graves' disease in Rochester, Minnesota (1935–1967), with special reference to tempora trends. Metabolism *21* (1972) 197–204.

[9] Gutekunst, R., W. Hafermann, T. Mansky, P. C. Scriba: Ultrasonography related to clinical and laboratory finding in lymphocytic thyroiditis. Acta Endocrinol. (Copenhagen) *121* (1989) 129–135.

[10] Harach, H., D. A. Escalante, J. L. Onativia, E. S. Day, E. D. Williams: Thyroid carcinoma and thyroiditis in an endemic goiter region before and after iodine prophylaxis. Acta Endocrinol. (Copenhagen) *108* (1985) 55–60.

[11])Headington, J. T., T. Tantajumroon: Surgical thyroid disease in northern Thailand. A study in geografic pathology. Arch. Surg. *95* (1967) 157–161.

[12] Laurberg, P., K.M. Pedersen, H. Vestergaard, G. Sigurdsson: High incidence of multinodular toxic goiter in the elderly population in a low iodine intake area vs. high incidence of Graves' disease in the young in a high iodine intake area: comparative surveys of the thyrotoxicosis epidemiology in East-Jutland Denmark and Iceland. J. Int. Med. *229* (1991) 415–420.

[13] Marcocci, C., P. Vitti, F. Cetani, R. Catalano, A. Pinchera: Thyroid ultrasonography helps to identify patients with lymphocytic thyroiditis who are prone to develop hypothyroidism. J. Clin. Endocrinol. Metab. 72 (1991) 209–213.

[14] Paul, T., W. Reinhardt, B. Meyers, S.H. Ingbar, L.E. Braverman: Small increase in iodine intake do not induce hypothyroidism in euthyroid patients with Hashimoto's disease. Clinical Research *35* (1987) 400 A.

[15] Reinhardt, W., Th. Olbricht, F. Jockenhövel, K. Cissewski, S. Lederbogen, U. Krause, D. Reinwein: Schilddrüsenantikörper vor und nach Plummerung bei Patienten mit Morbus Basedow. In: Reinwein, D., B. Weinheimer (Hrsg.): Therapie der Hyperthyreose, S. 347–351.Walter de Gruyter, Berlin – New York 1994.

[16] Vanderpump, M.P.J., W.M.G. Turnbridge, J.M. French, D. Appleton, D. Bates, F. Clark, J. Grimley Evans, D.M. Hasan, H. Rodgers, F. Turnbridge, E.T. Young: The incidence of thyroid disorders in the communitiy: a twenty-year follow-up of the Whickham Survery. Clin. Endocrinol. (Oxf.) *43* (1995) *55–68*.

[17] Wawschinek, O., O. Eber, W. Petek, P. Wakonig, A. Güraka: Bestimmung der Harniodausscheidung mittels einer modifizierten Cer-Arsenitmethode. Berichte der Österreichischen Gesellschaft für Klinische Chemie *8* (1985) 13–15.

[18] Wilson, R., J.H. McKillop, J.A. Thompson: The effect of pre-operative potassium iodide therapy on antibody production. Acta Endocrinol. (Copenhagen) *123* (1990) 531–534.

Diskussion

Staub:
Ich glaube, wir wissen viel zu wenig über spontane Fluktuationen in der Schilddrüsen-Endokrinologie. Ich könnte mir sehr gut vorstellen, daß bei verschiedenen Ihrer Patienten spontane Variationen zu beobachten sind. Wir haben versucht in einer größeren Studie Patienten mit subklinischer Hypothyreose zu rekrutieren und waren erstaunt, wieviele Patienten sich immer wieder normalisiert haben. Und solche Werte, wie Sie gehabt haben zwischen 3 und 4 sind genau diese, die spontan fluktuieren können. Wenn Sie sie nach einem Monat bestimmen, wären sie wieder normal.

Reinhardt:
Die Patienten, die eine Dysfunktion entwickelten, hatten wir sofort wieder einbestellt und die Werte kontrolliert, die sich bestätigten. Das heißt, sie sind dann nicht spontan sofort wieder euthyreot geworden, sondern der Befund hat sich bestätigt: TSH war noch hoch, und wir haben dann die entsprechende Therapie eingeleitet. Das Iod wurde abgesetzt, oder wir haben abgewartet. Das als kleines Argument zu Ihrer Ansicht.

Schatz:
Ich möchte den Kommentar von Herrn Staub unterstreichen, auch im Anschluß an das Vorhergehende. Ich habe etliche Patienten mit einer deutlichen Hypothyreose, die mit hohen Antikörpern gekommen sind, die dann runtergegangen sind und die hyperthyreot wurden mit EO. Solche Patienten kennt jeder wahrscheinlich hier im Saal, das kann tatsächlich mehr fluktulieren als man glaubt und ist nicht eine Einbahn.

Gibt es Indikationen zur chirurgischen Therapie der subakuten Thyreoiditis de Quervain?

J. Witte, R. Rander, P. E. Goretzki, H. D. Röher

Einleitung

Die subakute/akute nichteitrige Thyreoiditis wurde von de Quervain erstmals 1904 beschrieben [1]. Es handelt sich dabei um eine entzündliche Schilddrüsenerkrankung mit meist subakutem („silent") oder akutem Krankheitsverlauf, der periodisch und phasenhaft verläuft. Frauen im mittleren Lebensabschnitt sind bevorzugt betroffen.

Die Ätiologie der Erkrankung ist weiterhin unbekannt. In der Literatur wird eine Häufung von vorausgegangenen Virusinfektionen mit Coxsackie-, Mumps-, Echo-, Grippe-, und Epstein-Barr- Virusinfektionen beschrieben. Eine erhöhte Inzidenz von Erkrankungen besteht auch bei Personen mit HLA Bw35 (Synonym: nichteitrige, nichtbakterielle Thyreoditis, Virusthyreoiditis) [2, 3, 4, 7, 8, 11, 13, 15].

Wichtigstes Leitsymptom bei der Erstdiagnose ist die Schmerzhaftigkeit der Schilddrüse. Bei der weiteren Diagnostik zeigt sich eine stark erhöhte Blutkörperchensenkungsgeschwingigkeit (BSG) bei normalen bis mäßig erhöhten Leukozytenzahlen und eine Vermehrung der alpha-2-Globuline [8]. Initial können die Schilddrüsenhormone im Serum erhöht sein. Später kommt es in der Regel zur Normalisierung der Schilddrüsenparameter (Euthyreose). Nur bei 1–5 % der an einer Thyreoiditis de Quervain Erkrankten bleibt eine Hypothyreose bestehen [3, 8, 14].

Szintigraphisch zeigt sich das Bild einer erniedrigten Nuklidaufnahme im Radioiod- oder Tc-Szintigramm. Auch „kalte" Areale lassen sich szintigraphisch darstellen. Sie entsprechen sonographisch umschriebenen unscharf begrenzten echoarmen bis echokomplexen Arealen [3, 4, 8, 11].

Beweisend und differentialdiagnostisch in manchen Fällen notwendig ist die punktionszytologische Abklärung der Thyreoiditis de Quervain. Rundliche tuberkuloide Granulome unter Ausbildung von Riesenzellen mit Infiltraten von Histiozyten, Lymphozyten, Plasmazellen sowie wenigen Leukozyten bestimmen das Zellbild (Synonym: Riesenzellthyreoiditis, unspezifische granulomatöse und pseudotuberkulöse Thyreoiditis).

Die unterschiedliche Ausprägung der Symptome (subakut bis akut) bedingt, daß die Angaben zur Inzidenz der Thyreoiditis de Quervain aufgrund einer großen Anzahl nicht entdeckter Erkrankter differiert.

So wird in der Literatur eine Inzidenz der Thyreoiditis de Quervain von 0,17% bis 6% aller wegen einer Schilddrüsenerkrankung behandelter Patienten angegeben [5, 7, 10, 12, 13, 17, 18]. Nach Woolner [18] beträgt der Anteil Erkrankter $1/8$ aller Patienten mit einer Hyperthyreose. Nach Kitchener [6] wurde bei 10% der Patienten mit Hyperthyreose ein niedriger Tc-Uptake gefunden. Diese Beobachtung wird als Angabe zur Inzidenz der „silent" Thyreoiditis de Quervain gedeutet.

Die Behandlung der Thyreoiditis de Quervain erfolgt primär medikamentös mittels Antiphlogistika und Kortison. Langwierige Verläufe über 6–12 Monate sind nicht selten und sollten durch eine ausreichend lange medikamentöse Therapie ausbehandelt werden.

Trotz dieser Behandlungsstrategie wird bei bis zu 20% der so behandelten Patienten nach Ausheilung ein Rezidiv beobachtet [3, 9].

Aus der Erfahrung mit Patienten, die weiterhin nach erfolgter medikamentöser Therapie therapieresistente Schmerzen mit Beeinträchtigung des Allgemeinbefindens hatten, war das Ziel unserer Nachuntersuchung die Klärung der Frage, ob im Verlauf oder nach Abschluß der medikamentösen Therapie der Thyreoiditis de Quervain die Notwendigkeit einer chirurgischen Intervention gegeben sein kann.

Methode und Ergebnisse

Nach retrospektiver Datenanalyse von 4135 Patienten, die zwischen 1986 und 1995 wegen gutartiger Schilddrüsenerkrankungen operiert worden waren, ergab sich bei n = 37 Patienten (0,9%) die Diagnose einer Thyreoiditis. Aufgrund der Fragestellung erfolgte die Nachuntersuchung von 17 Patienten (0,4%) mit einer Thyreoiditis de Quervain.

Ziel der prospektiv patientenorientierten Studie war die Überprüfung der Operationsindikation und die Kontrolle des postoperativen Verlaufs 12–104 Monate nach erfolgter Operation. Die Datenerhebung erfolgte mittels Fragebogen. Der Behandlungserfolg und die Abhängigkeiten zum angewandten Operationsverfahren sollten in Relation zu den postoperativen Komplikationen untersucht werden.

Die Indikation zur Operation wurde bei 8 Patienten (47,1%) wegen Schmerzen nach eingetretenem Krankheitsrezidiv, bei 6 Patienten (35,3%) wegen mechanischer Beschwerden wie Fremdkörpergefühl, Dysphagie oder Atembeschwerden und bei 3 Patienten (17,6 %) wegen Malignomverdachts gestellt. Die Dauer der Erkrankung betrug bei den Patienten mit den Symptomen einer Thyreoiditis präopertiv 8–120 Monate. Sie war bei den Patienten, die wegen mechanischer Beschwerden oder einem Malignomverdacht bei Thyreoiditis de Quervain operiert wurden, mit 1–4 Monaten deutlich niedriger.

Bei 9 Patienten (52,9 %) wurde eine bds. subtotale Resektion, bei 7 Patienten (41,2 %) eine Thyreoidektomie und bei einem Patienten (5,9 %) eine Hemithyreoidektomie durchgeführt.

Bei keinem Patienten, der wegen Malignomverdachts operiert worden war, konnte ein Schilddrüsenkarzinom histologisch nachgewiesen werden. Die ausgedehnten Resektionsverfahren führten bei allen Operierten zur Rezidiv- und Symptomfreiheit.

Eingriffsbedingte spätpostoperative Komplikation wurden bei keinem der operierten Patienten gesehen. Als frühpostoperative Komplikation zeigte sich eine passagere Rekurrens-Parese in der Gruppe der thyreoidektomierten Patienten.

Diskussion und Schlußfolgerung

Die Thyreoiditis de Quervain ist eine entzündliche Erkrankung der Schilddrüse, die unter einer adaequat durchgeführten medikamentösen Therapie mit einer Wahrscheinlichkeit von mehr als 80 % abheilt [3, 8].

Problematisch und für den Patienten oft mit einem langen Leidensweg verbunden ist das Rezidiv oder die Persistenz der Thyreoiditis mit entsprechender Schmerzsymtomatik. Besteht zusätzlich eine mechanisch störende Schilddrüsenvergrößerung oder wird die Schilddrüse unter der Therapie größer, ergibt sich hieraus die Indikation zu einer definitiven Therapie. Nicht zuletzt ist bei Ausbildung von insbesondere isolierten kalten Knoten die Indikation zur Operation im Sinne einer definitiven histologischen Abklärung gegeben.

Aufgrund der geringen Fallzahlen sind die Patientenkollektive in der Literatur bzgl. der Häufigkeit der Indikationsstellung sehr vielgestaltig. Während bei Wolf [17] und Schnyder [12] die Indikation wegen malignomverdächtiger kalter Knoten am häufigsten gestellt wurde, ist bei den eigenen Patienten diese Indikationsstellung untergeordnet (Tabelle 1).

Bei keinem unserer Patienten ergab sich histologisch kontrolliert der Befund eines Schilddrüsenkarzinom. Auch in der Literatur ist die Häufigkeit von

Tabelle 1 Indikationen zur Operation der Thyreoiditis de Quervain

	Wolf (1983)	Schnyder (1986)	HHU-Düsseldorf	Dauer bis zur Operation
Thyreoiditis-Beschwerden (Schmerz)	3	1	8	8–120 Monate
Malignomverdacht	4	10	3	1–4 Monate
andere (mechanische Beschwerden, Struma)	4	2	6	1–4 Monate

Schilddrüsenkarzinomen bei der Thyreoiditis de Quervain gegenüber der Zufallsinzidenz nicht erhöht.

Daß das Thyreoiditisrezidiv in dem nachuntersuchten Patientenkollektiv die Hauptindikation zur Operation darstellt, zeigt, daß das Symptom Schmerz trotz entsprechender medikamentöser Therapie, häufig verbunden mit einem langen Leidensweg des Patienten, bei einigen Patienten entscheidend für die Entscheidung zur definitiven Behandlung war.

Bei über 94 % der Patienten wurde zum Erreichen der Symptom- und Rezidivfreiheit ein ausgedehntes Resektionsverfahren entweder als beidseits (bds.) subtotale Schilddrüsenresektion mit Resten bds. zusammen < 4 ml oder als Thyreoidektomie durchgeführt. Lediglich bei einer Patientin erfolgte bei der Indikation „kalter Knoten“ und vorheriger Symptomfreiheit bzgl. der Thyreoiditis de Quervain eine Hemithyreoidektomie.

Dabei ist die ausgedehnte Schilddrüsenresektion mit der entscheidenden Reduktion der Antigenmenge für das pathologische Immungeschehen der Thyreoiditis die Grundlage einer definitiven Behandlung. Die geringe postoperative Morbidität an einem Zentrum für Schilddrüsenchirurgie bekräftigt und rechtfertigt zusätzlich das operativ radikale Vorgehen.

Wie unsere Nachuntersuchung mittels Fragebogen zeigt, sind alle Patienten beschwerde- und symptomfrei im Sinne der Indikationsstellung zur definitiven Therapie.

Somit ist die Operation, als bds. subtotale Schilddrüsenresektion oder Thyreoidektomie durchgeführt, eine zusätzliche Therapie der subakuten Thyreoiditis de Quervain bei Schmerzen, mechanischer Störung und Malignomverdacht, bei denen eine adaequat durchgeführte medikamentöse Therapie zur Persistenz oder zu Rezidiven der Erkrankung geführt hat.

Therapieempfehlungen bei der Thyreoiditis de Quervain werden heute dahingehend ausgesprochen, daß eine chirurgische Therapie der Schilddrüse indiziert ist, wenn ein Jahr nach Beginn der medikamentös behandelten Erkrankung keine Normalisierung der Beschwerdesymptomatik eingetreten ist [9].

Literatur

[1] de Quervain, F.: Die akute nicht eitrige Thyreoiditis und die Beteiligung der Schilddrüse an akuten Intoxikationen und Infektionen überhaupt. Mitt. Chir., *Suppl.* 2 (1904) 1–165.
[2] Enger, I. M.: Entzündliche Schilddrüsenerkrankungen. Innere Medizin *48* (1993) 585–591.
[3] Heufelder, A. E.: Thyreoitiden. MMW *137* (1995) 39, 615–621.
[4] Hüfner, M.: Besonderheiten, Therapie, Verlauf und Prognose der akuten/subakuten Thyreoiditis und seltener Schilddrüsenentzündungen. In: Pfannenstiel, P. (Hrsg.): Schilddrüsenentzündungen – Häufige Irrtümer bei der Diagnose und typische Fehler bei der Behandlung der Thyreoiditis, S. 63–70. Pmi Verlagsgruppe GmbH, Frankfurt am Main 1993.
[5] Hamburger, J. I., M. Southfield: The Various Presentations of Thyroiditis. Annals of Internal Medicine *104* (1986) 219–224.
[6] Kitchener, M. I., I. M. Chapman: Subacute Thyroiditis: A Review of 105 Cases. Clin. Nucl. Med. *14* (1989) 439–442.
[7] Kujat, C., R. Dyck, J. Brederhoff, P. Pfannenstiel: Diagnostik und Therapie der subakuten Thyreoiditis de Quervain. Dtsch. med. Wschr. *116* (1991) 1439–1443.
[8] Meng, W.: Schilddrüsenentzündung, S. 271–287. Gustav Fischer Verlag, Stuttgart 1992.
[9] Pfannenstiel, P., L.-A. Hotze, B. Saller: Schilddrüsen-Krankheiten. BMV *3* (1997) 235–237.
[10] Piazza, I., A. Girardi: Painless giant cell thyroiditis. Postgraduate Medical Journal *65* (1989) 580–581.
[11] Scherbaum, W. A.: Ätiologie und Pathogenese der Thyreoitiden mit Fallbeispielen. In: Pfannenstiel, P. (Hrsg.): Schilddrüsenentzündungen: Häufige Irrtümer bei der Diagnose und typische Fehler bei der Behandlung der Thyreoiditis, S. 13–22. Pmi-Verlagsgruppe GmbH, Frankfurt am Main 1993.
[12] Schnyder, B., Chr. Hedinger: Die Fibrosierungstendenz bei subakuter Thyreoiditis de Quervain. Schweiz. med. Wschr. *116* (1986) 1093–1097.
[13] Singer P. A.: Thyroiditis. Medical Clinics of North America *75* (1991) 61–77.
[14] Tikkanen, M. J., B.-A. Lamberg: Hypothyroidism following subacute thyroiditis. Acta Endocrinologica *101* (1982) 348–353.
[15] Ventz, M.: Die akute/subakute nichteitrige Thyreoiditis de Quervain. Z.ärztl. Fortbild. *85* (1991) 184–186.
[16] Volpe, R.: The management of subacute (De Quervain's) thyroiditis. Thyroid *3* (1993) 253–255.
[17] Wolf, G., D. Kronberger, J. Smolle: Die Thyreoiditis aus chirurgischer Sicht. Der Chirurg *54* (1983) 331–334.
[18] Woolner, L. B.: Struma lymphomatosa and related thyroid disorders. J. Clinical Endocrinol. Metab. *19* (1959) 53.

Diskussion

Schatz:
Vielen Dank, Herr Witte. Darf ich Sie eingangs fragen: haben die 8 Patienten, die Sie operiert haben, die Rezidive hatten, vorher Kortison bekommen?

Witte:
Die waren alle ausreichend medikamentös vorbehandelt.

Schatz:
Nein, das möchte ich nicht wissen. Ob sie Kortison bekommen haben?

Witte:
So ist es, sie haben vorher Kortison bekommen, aber nicht zur Operation.

Schatz:
Sie wissen, daß ich an sich ein vehementer Gegner von Kortison bin und es auch nie einsetze und auch nie Rezidive sehe, im Unterschied zu etlichen anderen Schilddrüsenkollegen hier.

Herrmann:
Herr Schatz, wäre es möglich, daß man mal wieder eine Rundfrage macht, wie häufig hier im Auditorium jemand gesehen hat, daß es eine Indikation zur Operation bei der Thyreoiditis de Quervain gab? Also für mich ist das eine extreme Seltenheit, ich habe keinen einzigen meiner bisherigen Patienten operieren lassen müssen.

Schatz:
Kurze Frage an das Auditorium: wer hat operieren lassen? Das ist doch eine erkleckliche Anzahl (Herr Herrmann schätzt etwa 5 % der Anweseneden).

Grußendorf:
Herr Witte, wie sahen die Schilddrüsen mit subakuter Thyreoiditis denn makroskopisch aus? Waren die sehr verbacken oder hatten sie irgendwelche Besonderheiten?

Witte:
Nein, die Schilddrüsen waren an sich nicht unterschiedlich gegenüber anderen Schilddrüsen. Sie waren etwas härter von der Konsistenz her, aber sonst wenig auffällig.

Meng:
Sie haben unter den Symptomen der 8 Patienten mit subakuter Thyreoiditis viermal „stumme Thyreoiditis" aufgelistet. Der Begriff ist vergeben. Was meinen Sie in diesem Zusammenhang?

Witte:
Als stumme Thyreoiditis hatten wir jetzt nicht den einzelnen Begriff, der ja

eigentlich besetzt ist, benutzt, sondern haben darunter diese symptomarme Form der Thyreoiditis de Quervain zusammengefaßt.

Meng:
Und warum haben Sie dann operiert, wenn sie stumm war und keine Probleme machte?

Witte:
Hier bestand die Indikation in den weiteren aufgezählten Indikationen, nämlich Malignomverdacht oder Struma.

Biersack:
Ich möchte vorschlagen, auch die Radiotherapie in Erwägung zu ziehen. Wir haben das zweimal mit Erfolg gemacht unter Rücksprache mit Herrn Emrich. Wir haben diese Patienten dann ablativ mit Radioiod behandelt, das erspart auch eine Operation.

Mann:
Entschuldigung, jetzt muß ich doch ganz schnell fragen, damit wir das klären: In der Regel speichern diese subakuten Thyreoiditen nicht oder minimal. Hatten Sie denn dort eine ausreichende Speicherung?

Biersack:
Ganz klar, das haben wir unter Kortisontherapie gemacht, dann steigt die Speicherung wieder an, dann geht's.

Iod und Thyreoiditis II/freie Beiträge

Richtigkeit der sonographischen Schilddrüsen-volumetrie

M. Grußendorf, D. Vaillant-Rieder

Einleitung

Seit der systematischen Untersuchung von Brunn et al. [1] ist die sonographische Volumetrie der Schilddrüse allgemeiner Standard bei der morphologischen Untersuchung mittels Ultraschall geworden. Die Autoren haben damals bei Leichen die Durchmesser (Länge, Breite und Dicke) der Schilddrüsenlappen in cm gemessen und das Produkt dieser Werte in Relation zu dem gemessenen Volumen des exstirpierten Organs gesetzt: Mit der Formel $V = 0{,}479 \times L \times B \times D$ ccm fanden sie einen mittleren Fehler von 16 % unter experimentellen Bedingungen. Diese Formel wurde dann von Klima et al. [2] auf $V = 0{,}5 \times L \times B \times D$ vereinfacht und wird heute allgemein verwandt; wir haben in einer retrospektiven Untersuchung jetzt überprüft, ob die Routinevolumetrie im klinischen Alltag ausreichend genau ist.

Methodik

Bei 297 Patienten wurde nach einer Schilddrüsenoperation das Gewicht der resezierten Struma gemessen und dieser Wert mit dem präoperativ unter Routinebedingungen (Dauer ca. 30 sec.) erhobenen sonographischen Volumen (SV) verglichen. Das „reale Volumen“ (RV) wurde ermittelt, indem das Gewicht des Resektats mit dem 3 Monate postoperativ sonographisch gemessenen Restvolumen addiert wurde. (Da meist nur sehr kleine Reste belassen wurden, war der Fehler der Volumetrie dieser Reste unerheblich: so würden z. B. bei einem Resektionsvolumen von 100 ml und einem Rest von 3 ml eine Überschätzung dieses Restes um 50 % nur zu einem Gesamtfehler von 1,5 % beitragen.)

Ergebnisse

Die Korrelation zwischen sonographisch gemessenem Volumen SV und dem Realvolumen RV ist in Abb. 1 dargestellt. Der berechnete Korrelationskoeffizient von $r = 0{,}8985$ ist akzeptabel. In Tabelle 1 wird außerdem gezeigt, daß der durchschnittliche Fehler von 21,4 % für alle Strumagrößen recht konstant ist; zusätzlich sieht man recht gut, daß die Größe von kleinen Strumen eher über- und von großen eher unterschätzt wird.

Tabelle 1 Mittlerer Fehler bei der sonographischen Volumetrie und Anteil der Über- bzw. Unterschätzungen

Vol. in ml	n	Fehler (MW in %)	zu groß (n)	zu klein (n)	genau (n)
0–30	29	21,9	15	11	3
31–60	118	21,2	48	65	5
61–90	74	23,6	35	37	2
>90	76	19,4	20	54	2
alle	297	21,4	118	167	12

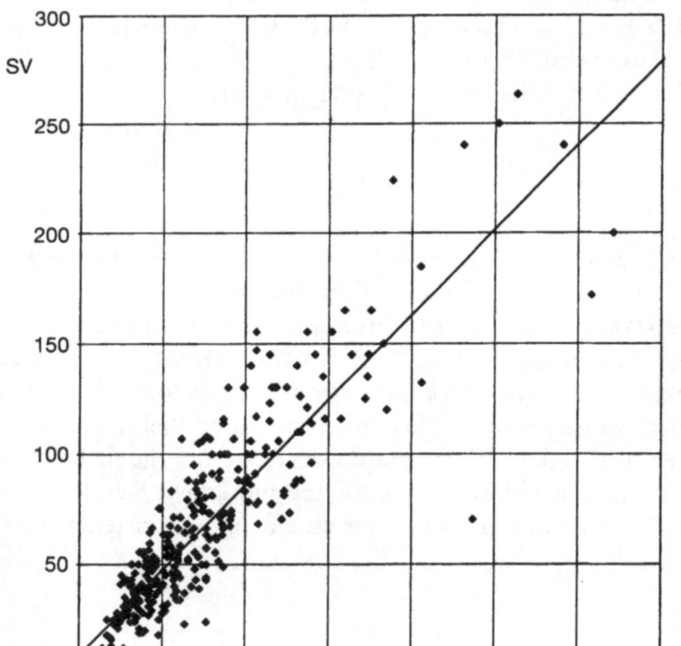

Abb. 1 Korrelation zwischen praeoperativ sonographisch bestimmten Schilddrüsenvolumen (SV) und ermitteltem „realen" Volumen (RV). Korrelationskoeffizient r = 0,8985.

Schlußfolgerung

Die unter klinischen Routinebedingungen sonographisch ermittelten Volumina sind ausreichend richtig und bieten somit eine ausgezeichnete Grundlage für therapeutische Entscheidungen (insbes. vor Radioiodtherapie oder Schilddrüsenoperation). Die Volumetrie ist ein wichtiger Bestandteil des Sonographiebefundes, auf den keinesfalls verzichtet werden sollte.

Literatur

[1] Brunn, J., U. Block, G. Ruf et al.: Volumetrie der Schilddrüsenlappen mittels Real-time Sonographie. Dtsch. Med. Wschr. *106* (1981) 1338.

[2] Klima, G., H. G. Preissegger, W. Langsteger et al.: Sonographisch erhobene Schilddrüsenvolumina als Kontrollparameter einer Suppressionstherapie. in: Börner, W., B. Weinheimer (Hrsg.): Schilddrüse 1989, S. 91. Walter de Gruyter, Berlin – New York 1991.

Diskussion

Mahlstedt:
Von meiner Seite aus die erste Frage: Wie hältst Du es mit der Einbeziehung des Isthmus in die Gewichtskalkulation, das ist bei großen Strumen ja ein erheblicher Anteil.

Grußendorf:
Es ist sicher ein erheblicher Anteil, trotzdem machen wir es prinzipiell nicht. Nur wenn wirklich ein Isthmusknoten da ist, dann wird er mitberechnet, sonst berechne ich auch bei diesen Patienten nur den rechten und linken Seitenlappen, das geht in den Faktor ein und scheint sich ganz gut auszumitteln.

Herrmann:
Du hast einen 3,5 Megaherz-Schallkopf benutzt, wahrscheinlich ein Sektor-Scan?

Grußendorf:
Für die großen Strumen.

Herrmann:
Im Grunde kannst Du 250 ml nicht messen. Dann mußt Du zwei Sonographien machen.

Grußendorf:
Wir sonographieren immer mit 7,5 MHz am Anfang und zusätzlich bei den größeren mit einem Volumen über 30/40 ml immer noch mit dem 3,5 MHz Sektor-Scan. Ein wichtiger Beitrag, das hatte ich vergessen, wir vergleichen dann beide Volumina und nehmen meistens das größere Volumen von beiden.

Staub:
Bei der genaueren Ausmessung des Strumavolumens bildet die substernale Struma ein größeres Problem, da eine präzise Begrenzung der unteren Schilddrüsengröße nicht möglich ist. Was sind Ihre Erfahrungen? Haben Sie evtl. in Ihrer Studie das Teilkollektiv mit substernalem Anteil separat untersucht? In gezielten Fällen muß manchmal die Computertomographie ergänzend eingesetzt werden.

Grußendorf:
Das Teilkollektiv, insbesondere mit der Fragestellung substernale Struma haben wir nicht gemacht, das waren meistens die größeren Strumen, die in diese Gruppe gingen, aber natürlich gibt es da den großen Fehler, da kommt man auch gar nicht dran vorbei. Uns hat es gewundert, daß wir den Fehler auch bei den großen Strumen so klein hatten. Eine 40-ml-Struma substernal hatten wir dabei nicht.

Klemenz:
Auf einem der früheren Symposien hier in Heidelberg ist diskutiert worden, daß der Tiefendurchmesser im Längsschnitt bestimmt werden soll. Wie haben Sie den bestimmt? Ich habe jetzt nur Querschnitte gesehen.

Grußendorf:
Ja, ich habe ihn meist im Querschnitt, aber im größten Querschnitt mit dem Sektor-Scan gemessen. Nur wenn ich mit dem Querschnitt unten nicht reinkam, dann habe ich ihn im Längsschnitt bestimmt.

Mayer:
Die Messung beruht ja darauf, daß man ein Ellipsoid als Grundlage nimmt, und wenn eine Schilddrüse einem Ellipsoid entspricht, dann stimmt natürlich auch das Volumen. Wenn Sie z. B. einen rechten Lappen haben, der aussieht wie eine Birne, dann stimmt der untere Anteil des Vertikal-Ellipsoid auch annähernd wie eine Kugel. Die Spitze, diesen schmalen Teil oben dran, den können Sie fast vergessen, weil dort praktisch kein Volumen rauskommt. Mich wundert es ja insgesamt, daß der Fehler so gering ist.

Grußendorf:
Das ist vollkommen richtig, deswegen hat es mich ja auch gewundert. Wir haben die Untersuchung ja retrospektiv gemacht. Auch wenn es eine Birne ist, nehme ich den Längsdurchmesser; auch ich dachte, der Fehler sei viel größer.

Mahlstedt:
Wir müssen hier zum Ende kommen und freuen uns alle, daß die Ergebnisse so gut sind und staunen, warum.

Welche zusätzliche Information liefert die intraoperative Sonographie der benignen Knotenstruma?

S. Saalabian, P. Pfannenstiel, R. A. Wahl

Einleitung

Die Ultraschalluntersuchung der Schilddrüse hat heute einen vorrangigen Stellenwert in der präoperativen Diagnostik [3]. (Das Organ ist in der Regel gut und vollständig darstellbar, pathologische Läsionen können bis herunter zu einer Größe von ca. 5 mm festgestellt werden.) Daran gemessen war demnach zu prüfen, ob die intraoperative Ultraschalluntersuchung der Schilddrüse (IOPUS), speziell der benignen Knotenstruma, überhaupt relevante zusätzliche Informationen liefert. Dies unter der Bedingung einer selektiven (funktions- und morphologiegerechten) Operationsstrategie, deren Ziel die stets vollständige Entfernung aller Knoten unter Zurücklassung qualitativ normaler Schilddrüsenreste von variabler Größe und an variabler Position ist [2].

Patienten und Methodik

Prospektiv wurden 102 Patienten mit unverdächtigen Knotenstrumen untersucht, Durchschnittsalter 47 Jahre (16–72) und einem Geschlechtsverhältnis w./m. von 2,6 : 1. Primäre Ausschlußkriterien: präoperativer Malignitätsverdacht (Klinik, Zytologie), Immunthyreopathie (da bei diesen Erkrankungen das Operationsausmaß schon durch die Art der Diagnose vorherbestimmt ist). Unterteilung in drei Untergruppen, welche jeweils durch konsekutive Fälle bis zur Gruppengröße von 34 gefüllt wurden. *Gruppe I*: gesamte präoperative Diagnostik in *einer* Institution mit besonders genauer Dokumentation. *Gruppe II*: präoperative Sonographie im *eigenen* Haus, Szintigramm aus variablen Institutionen. *Gruppe III*: szintigrafische und präoperativ sonografische Befunde aus unterschiedlichen auswärtigen Institutionen. Die Gruppen unterschieden sich nicht in Alter und Geschlecht. Nachträglich ausgeschlossen werden mußten zwei Patienten, bei denen trotz unverdächtiger präoperativer Befunde ein differenziertes Schilddrüsenkarzinom, jeweils in einem präoperativ schon bekannten Knoten, nachgewiesen wurde. Verwendet wurde das Gerät CS 9100 der Firma Picker, mit einem 7,5 MHz Fingertip-Schallkopf. Dokumentiert und verglichen wurde anhand eines standardisierten Erhebungsbogens die präoperative Sonographie mit der intraoperativen Sonographie; als Kontrolle diente das makroskopische OP-Präparat. Der Vergleich erfolgte hinsichtlich Knotenzahl, -größe, -struktur. Zusätzlich wurde festgehalten, welche qualitativen zusätzlichen Aussagen durch den intraoperativen Ultraschall gewonnen wurden (z. B. hinsichtlich Größe und Lokalisation von Normalgewebe) und inwieweit das operative Vorgehen durch den intraoperativen Ultraschall beeinflußt wurde.

Ergebnisse

Ausgewertet wurden 100 Fälle (Gruppe I und II je 33; Gruppe III 34). Die Ergebnisse sind in Tabelle 1 dargestellt. Der IOPUS lieferte zusätzliche Informationen bei 53% der Patienten, mit steigendem Anteil von Gruppe I bis III (42 %; 55 %; 62 %; P < 0,05). Zusätzliche, präoperativ nicht bekannte pathologische Läsionen („Knoten") wurden in Gruppe I und Gruppe II in je 30 %, in Gruppe III in 44 % der Fälle festgestellt, wobei jeweils 1/3 dieser zusätzlichen Knoten intraoperativ nicht palpabel waren. Die zusätzlichen Informationen ohne zusätzliche Knoten bestanden in der Darstellung von zu belassendem Normalgewebe, in der Lokalisation von präoperativ beschriebenen, jedoch intraoperativ nicht tastbaren Läsionen und in der Entkräftung fraglicher intraoperativer Palpationsbefunde. Die Größe der durch IOPUS entdeckten umschriebenen Läsionen lag zwischen 3 und 6 mm, in einem Fall bei

Tabelle 1 Ergebnisse der intraoperativen Sonographie im Vergleich zum präoperativen Ultraschall. Gruppeneinteilung gemäß unterschiedlicher präoperativer sonografischer Befunddokumentation

	Gesamt N = 100	Gruppe I N = 33	Gruppe II N = 33	Gruppe III N = 34	χ^2-Test
Keine zusätzliche Information	47	19 (58 %)	15 (45 %)	13 (38 %)	I vs. II + III: p < 0,05
Zusätzliche Information	53	14 (42 %)	18 (55 %)	21 (62 %)	I vs. II + III: p < 0,05
– ohne zusätzliche „Knoten"	18	4 (12 %)	8 (24 %)	6 (18 %)	n. s.
– zusätzliche „Knoten"	35	10 (30 %)	10 (30 %)	15 (44 %)	I + II vs. III (p < 0,1) n. s.
– davon nicht palpabel	11	3 (9 %)	3 (9 %)	5 (15 %)	n. s.

10 mm. Makroskopisch und histologisch handelte es sich um regressive und/ oder adenomatöse Knoten; bei keiner der zusätzlich entdeckten Läsionen handelte es sich um ein Karzinom.

Scheinbar unilaterale Befunde und Solitärknoten: Bei 10 (23 %) von 43 präoperativ unilateralen Befunden wurden zusätzliche Läsionen auf der Gegenseite nachgewiesen. Bei 15 (38 %) von 39 Fällen mit „Solitärknoten“ waren zusätzliche Knoten nachweisbar, in 10 Fällen ipsilateral, in 4 Fällen kontralateral, in 1 Fall ipsi- und kontralateral (s. Abb. 1 und 2).

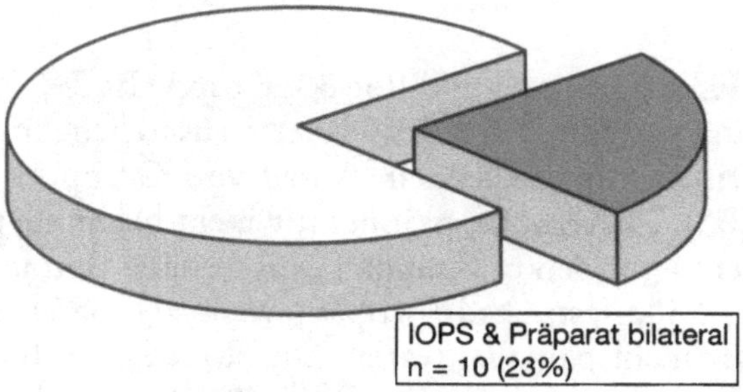

Abb. 1 Anteil durch IOPUS-entdeckter kontralateraler Läsionen bei präoperativ scheinbar unilateralem Befund (N = 43).

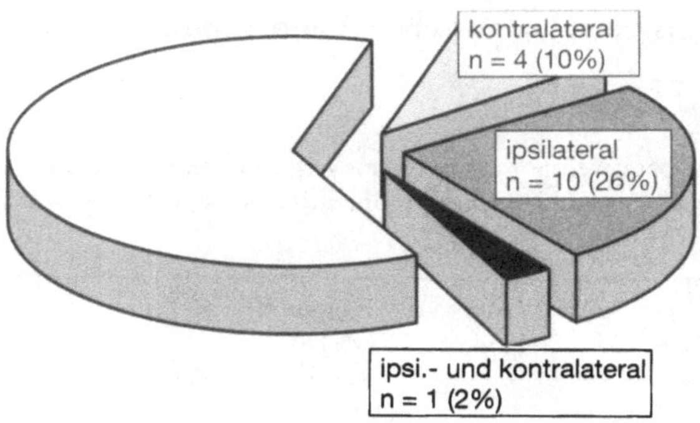

Abb. 2 Anteil zusätzlicher Läsionen (kontralateral, ipsilateral, ipsi- und kontralateral) bei präoperativ scheinbar solitären Knoten (N = 39).

Ein Vergleich mit den makroskopischen Operationspräparaten zeigte bei 9 der 100 Patienten kleine knotige Läsionen (bis 5 mm Durchmesser), die dem IOPUS entgangen waren („falsch negativ“); bei 3 von 100 Patienten wurden im IOPUS gesehene kleine umschriebene Läsionen am makroskopischen Präparat nicht bestätigt („falsch positiv“). Unter der Annahme, daß sich in den belassenen Resten keine Restknoten befinden (postoperative sonografische Verlaufskontrolle liegt noch nicht vor) würde sich hieraus für den IOPUS eine Sensibilität von 92 %, eine Spezifität von 97 % und eine Treffsicherheit von 94 % ergeben.

Einfluß des IOPUS auf das Operationsverfahren: In 14 Fällen (14 %) wurde die geplante Resektion zur Lobektomie erweitert; in 10 Fällen (10 %) wurde eine kontralaterale Resektion erforderlich. In 8 Fällen (8 %) konnte durch Nachweis einer relevanten Masse von Normalgewebe die geplante Lobektomie auf eine ausgedehnt selektive Resektion zurückgenommen werden (Erhaltung des oberen Pols) (s. Tabelle 2).

Tabelle 2 Einfluß des IOPUS auf das operative Vorgehen bei N = 100 konsekutiven Patienten mit benignen Knotenstrumen

Einfluß	n
ausgedehntere Resektion (Lobektomie statt Resektion)	14 (14 %)
zusätzliche Resektion der Gegenseite	10 (10 %)
sparsamere Resektion (selektive/subtotale Resektion statt Lobektomie)	8 (8 %)

Diskussion

Prospektive Untersuchungen zum intraoperativen Ultraschall der Schilddrüse liegen nach unserer Kenntnis nicht vor, wohl aufgrund der Tatsache, daß in Anbetracht der guten präoperativen sonografischen Zugänglichkeit des Organs von der intraoperativen Sonographie kein Gewinn erwartet wurde. Dies im Gegensatz z.B. zur Sonographie der Nebenschilddrüsen, für die bei intraoperativer Anwendung eine deutliche Steigerung der Aussagekraft gezeigt werden konnte. Die intraoperative Sonographie der Schilddrüse hat sich in unserer Serie als sehr geeignet erwiesen, zusätzliche, präoperativ nicht erfaßte Läsionen nachzuweisen, mit der Folge, daß in 14 % anstelle der geplanten Resektion eines Lappens die Lobektomie und in 10 % anstelle eines einseitigen Eingriffs eine zusätzliche Resektion der Gegenseite durchgeführt werden mußte. Umgekehrt kann der intraoperative Ultraschall aber auch – durch Nachweis von relevanten Mengen von Normalgewebe an geeigneter Position – zu sparsameren Resektionsverfahren Anlaß geben. Offen bleibt, von welcher klinischer Relevanz im Hinblick auf Rezidive die zusätzlich entdeckten Läsionen aufgrund ihrer Kleinheit sind.

Die Unterschiede zwischen den drei Gruppen zeigen, daß die durch intraoperativen Ultraschall zusätzlich gewonnenen Informationen von der Qualität der präoperativen Befunderhebung und -dokumentation abhängen.

Hinsichtlich der Effizienz des intraoperativen Ultraschalls sind Kosten und mögliche Verlängerung der Operationszeit zü berücksichtigen. Erstere sind unerheblich, letztere wird durch anschließend gezielteres Vorgehen wieder wettgemacht.

Folgerung

Der intraoperative Ultraschall der Schilddrüse läßt einen unerwartet hohen Anteil umschriebener knotiger Läsionen erkennen (in unserer Serie bei etwa einem Drittel der Patienten), deren klinische Relevanz aufgrund ihrer Kleinheit jedoch nicht außer Zweifel steht. Seine Anwendung führt häufiger zu einer Erweiterung, seltener zu einer Verringerung des Resektionsausmaßes, im Rahmen des Konzepts der selektiven, funktionskritischen Chirurgie der benignen Knotenstruma. Hinsichtlich seiner Aussagekraft zur Erkennung und Differenzierung malignitätsverdächtiger Strukturen und seiner Brauchbarkeit bei Rezidiveingriffen sind weitere Studien erforderlich.

Wir sehen die intraoperative Sonographie bei der Knotenstruma immer dann für indiziert an, wenn nicht durch vorgegebenen Malignitätsverdacht oder intraoperativ nachgewiesene Malignität das Operationsausmaß im Sinne der Lobektomie oder totalen Thyreoidektomie ohnehin schon vorgegeben ist.

Zusammenfassung

Anhand einer prospektiv untersuchten Serie von 100 Patienten mit benignen Knotenstrumen zeigte sich die intraoperative Sonographie in der Lage, relevante zusätzliche Informationen im Vergleich zur präoperativen Sonographie bei etwa der Hälfte der Patienten zu geben, insbesondere zusätzliche kleine knotige Läsionen bei etwa einem Drittel der Patienten zu zeigen. Die zusätzliche Information hängt von der Qualität der präoperativen Sonographie und der Ausführlichkeit ihrer Dokumentation ab, wie sich anhand von drei diesbezüglich untersuchten Untergruppen zeigte. Wenn auch die klinische Relevanz der zusätzlich entdeckten knotigen Läsionen aufgrund ihrer Kleinheit (3–6 mm) noch bezweifelt werden kann, so ist es doch offensichtlich, daß der intraoperative Ultraschall hilfreich ist im Hinblick auf das Ziel, im Rahmen der selektiven Operationsstrategie ausschließlich knotenfreie, homogene Schilddrüsenreste zu belassen.

Literatur

[1] Carty, S.E., J.A. Norton: Management of patients with persistant or recurrent primary hyperparathyroidism. World J. Surg. *15* (1991) 716.
[2] Gemsenjäger, E.: Autonomie, chirurgische Verfahrenswahl und funktionelle Resultate bei multinodöser Struma. In: Röher, H.D., R.A. Wahl (Hrsg.): Chirurgische Endokrinologie, S. 47–57. Thieme, Stuttgart – New York 1983.
[3] Pfannenstiel, P.: Sonographie und gezielte Feinnadelpunktion der Schilddrüse. Internist *29* (1988) 545–549.

Diskussion

Heckmann:
Werden alle durch die intraoperative Sonographie gefundenen Knoten, auch solche von 2 bis 7 mm Ausdehnung, operiert? Und gibt es Daten, ob Unterschiede im Langzeitverlauf bestehen, wenn minimale Läsionen belassen werden?

Saalabian:
Sofern wir sicher eine knotige Formation lokalisieren konnten. In zwei oder drei Fällen haben wir im intraoperativen Ultraschall Inhomogenitäten gesehen und in zwei Fällen keine Exploration des Lappens vorgenommen und den Lappen nicht reseziert. Aber die übrigen knotigen Formationen der Größe 3 bis 4 mm haben wir entfernt.

Heckmann:
Kennen Sie Erfahrungen, was passiert, wenn man solche 2 bis 3 mm große knotige Formationen beläßt und das über viele Jahre beobachtet?

Saalabian:
Das ist ja eigentlich die Kernfrage dieser ganzen Sache, und wir haben vor, diese Studie insofern weiter zu führen, als daß wir ein Vergleichskollektiv nachuntersuchen wollen nach einem Zeitraum von einem Jahr. Also diese Patienten, die intraoperativ sonographiert wurden mit einem entsprechenden Kollektiv, was nicht intraoperativ sonographiert wurde und dann vergleichen, inwieweit sich da Signifikanzen ergeben bezüglich Restgröße, Restknoten, Rezidivhäufigkeit, etc.

Hehrmann:
Welchen zeitlichen Aufwand hat das? Ich denke, es dauert wahrscheinlich ein bißchen länger als die Volumetrie bei Herrn Grußendorf. Wie wird das akzep-

tiert von den Operateuren und in wieviel Prozent der Strumaoperationen machen Sie das ?

Saalabian:
Von den Operateuren wird es insofern akzeptiert, als der Operateur diese Untersuchung selber durchführt.

Hehrmann:
Ja, macht er das gern oder macht er das nur, weil es zur Studie gehört?

Saalabian:
Man muß ehrlicherweise sagen, wir hatten am Anfang etwas Schwierigkeiten, daß sämtliche Operateure diese Untersuchung auch sorgfältig durchführen. Aber mittlerweile ist es eigentlich ein routinemäßiges Vorgehen. Die OP-Schwestern bereiten das entsprechend vor, der Zeitaufwand in der Hand des Erfahrenen sind ca. 5 Minuten. Das variiert, mal geht es schneller, mal dauert die Dokumentation etwas länger.

Epidemiologischer Bericht über das Schilddrüsenkarzinom in Kärnten

I. Gomez, H. J. Gallowitsch, E. Kresnik, P. Mikosch, P. Lind

Einleitung

Die Karzinome der Schilddrüse sind die am häufigsten diagnostizierten endokrinen Malignome. Die Ätiologie und Pathogenese der Schilddrüsenkarzinome ist komplex und multifaktoriell. Der bisherige Vergleich epidemiologischer Daten konnte dennoch Risikofaktoren verschiedener Signifikanz darstellen. Einflüsse aus unterschiedlichen geographischen Lagen mit unterschiedlichen Lebensformen und Diäten, strahleninduzierte Ursachen [10, 3, 5]. Die Untersuchung über die Inzidenz des Schilddrüsenkarzinoms wurde über einen Zeitraum von 12 Jahren durchgeführt, von 1984 bis 1995, in einem traditionellen Strumaendemiegebiet vor dem Hintergrund einer allgemeinen Iodsalzprophylase mit iodiertem Vollsalz (10 mg Kaliumiodid/kg bis 1990) [7, 8].

Die Zusammenfassung österreichweiter Daten zur Iodversorgung ergab 1987 noch einen Iodmangel Grad I–II (WHO-Klassifikation) [11, 2, 4] und damit das Argument zur weiteren Erhöhung des Kaliumiodidanteiles auf 20 mg/kg Speisesalz ab dem Jahre 1990 – mit dem Ziel einer effizienteren Strumaprophylaxe und der langfristigen Elimination des latenten Iodmangels und seiner Konsequenzen; dem mangelnden Schutz vor strumigenen und cancerogenen Noxen.

Patienten und Methoden

Es wurden die Daten von 374 Patienten analysiert, die an den chirurgischen Abteilungen der Krankenhäuser Kärntens von 1984 bis 1995 operiert wurden. Die Tumore wurden nach einer modifizierten WHO-Klassifikation [6] gruppiert, in papilläre, follikuläre, onkozytäre, medulläre und undifferenzierte. Gemischtzellige Tumore wurden jeweils dem höheren Differenzierungsgrad zugeordnet (papillär-follikulär, papillär-onkozytär).

Die Beschreibung der Tumorgröße erfolgte an Hand der PTNM-Stadieneinteilung der internationalen Klassifikation onkologischer Krankheiten nach UICC 1987.

Zur Überprüfung der Signifikanz des Vergleichs zweier beobachteter Prozenthäufigkeiten wurde der Chi-Quadrattest angewendet, mit einer Stetigkeitskorrektur nach Yates für kleine Zahlen.

Resultate

Im Beobachtungszeitraum von 1984 bis 1995 wurde bei 374 Patienten in Kärnten erstmalig ein Schilddrüsenkarzinom diagnostiziert und behandelt (Einwohner Kärnten ca. 550000). Der Altersdurchschnitt der Patienten war 53 Jahre ± 15 Jahre. Frauen waren 3,6mal so häufig betroffen als Männer. 73 % der Tumore waren papillär, 21 % follikulär, 1 % onkozytär, 3 % medullär und 2 % undifferenziert. 37 % der Tumore befanden sich zum Zeitpunkt der Erstmanifestation im Stadium pT1, 26 % im Stadium pT2, 10 % im Stadium pT3 und 27 % im Stadium pT4. Um etwaige Veränderungen der Erstmanifestation des Schilddrüsenkarzinoms zu erfassen wurde der Beobachtungszeitraum von 1984 bis 1995 in 2 gleich lange Zeitabschnitte geteilt (6 Jahre). 1990 war der Beginn der erhöhten Iodsalzprophylaxe (20 mg pro kg Speisesalz). Ein Vergleich der prozentuellen Verteilung des Schilddrüsenkarzinoms 1984 bis 1989 und 1990 bis 1995 läßt sich wie folgt darstellen (s. Abb. 1):

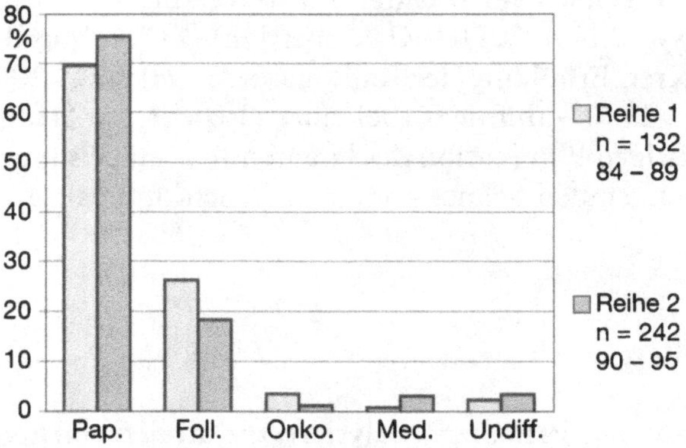

Abb. 1 Vergleich der prozentualen Verteilung histolog. Subtypen des SD-CA 1984–1990 und 1990–1995.

Das papilläre Schilddrüsenkarzinom zeigt eine schwache jedoch statistisch nicht signifikante Tendenz zur Zunahme (69 % vs 75 %, p = 0,25). Das follikuläre Schilddrüsenkarzinom zeigt eine etwas deutlichere statistisch nicht signifikante Tendenz zur Abnahme (26 % vs 18 %, p = 0,11). Das onkozytäre, medulläre und undifferenzierte Karzinom zeigten eine unveränderte Inzidenz. Im Vergleich der Häufigkeiten der Tumorstadien trat eine signifikate Abnahme des Stadium pT1 (44 % vs 32 %, p = < 0,05) in Erscheinung, wobei die Daten hier aus Gründen der Nachregistrierung von pT1 Tumore bei der Gründung des Tumorregisters 1987 verzerrt sein dürften. Mit 24 % vs 28 %, p = n. s. kam es zu keiner signifikanten Änderung des prozentuellen Auftretens von pT2 Tumoren. Ebenso unverändert blieb der Anteil der pT3 Tumore (10 % vs 11 %, p = n. s.). PT4 Stadien zeigten eine leichte Tendenz zur Zunahme (22 % vs 30 %, p = 0,2) (s. Abb. 2)

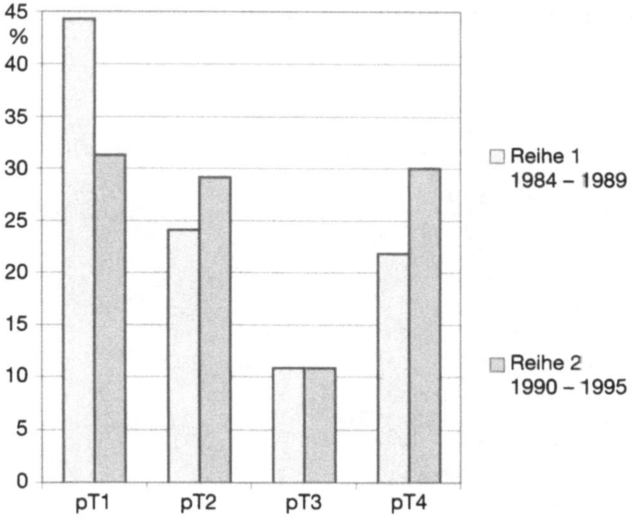

Abb. 2 Vergleich der prozentualen Stadieneinteilung des SD-CA in Kärnten 1984–1989 und 1990–1995.

14,7 % aller Schilddrüsenkarzinome (n = 374) waren zum Zeitpunkt der Erstdiagnose in der Entwicklung einer metastasierenden Erkrankung. Der Vergleich des prozentuellen Anteils der fortgeschrittenen Tumorerkrankung zeigt in den Vergleichszeiträumen eine leichte Tendenz zur Zunahme (11,3 % versus 16,9 %, p = 0,2) ohne statistische Signifikanz. Die ins Detail ehende Analyse zeigt die tendenzielle Abnahme des peripher metastasierenden Schilddrüsenkarzinoms von 7,6 % versus 4,1 %, p = 0,2.

Das lokal und/oder intrathyreoidal metastasierende Schilddrüsenkarzinom nahm von 3,7 % versus 12,8 % signifikant zu (p = < 0,05) (s. Abb. 3).

Die durchschnittliche Inzidenz des Schilddrüsenkarzinoms beträgt im untersuchten Zeitraum von 1984 bis 1995 5,6 pro 100000 Einwohner (s. Abb. 4).

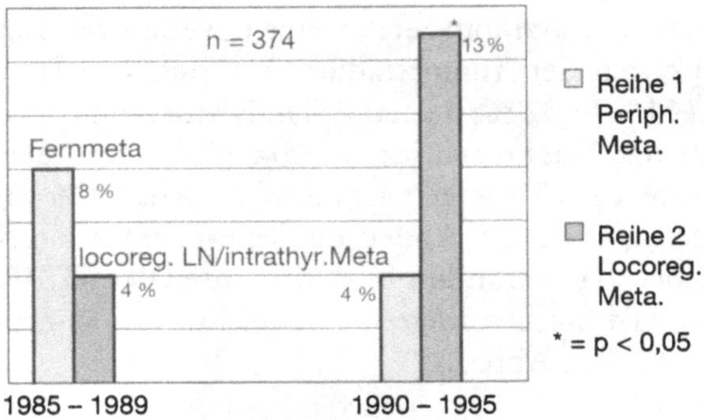

Abb. 3 Metastasierendes SD-CA zum Zeitpunkt der Erstmanifestation.

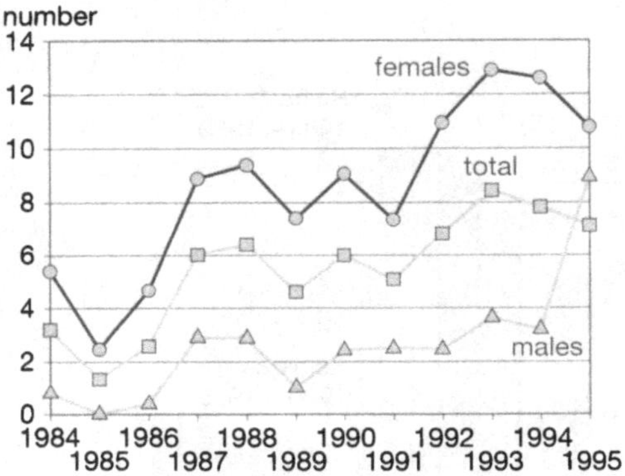

Abb. 4 Inzidenz des SD-CA in Kärnten 1984–1995.

Bei Kindern bis zum 15. Lebensjahr beträgt die Inzidenzrate in Kärnten 0,75/1 Mio. Kinder pro Jahr für den untersuchten Zeitraum. Die Schilddrüsenkarzinominzidenzrate bei Frauen bewegte sich von 6,3/100 000 Einwohner (von 1984 bis 1989) auf 10,7/100 000 Einwohner (1990–1995). Im Vergleichszeitraum von 1984 bis 1989 stieg die Inzidenzrate beim Schilddrüsenkarzinom bei Männer von 1,4/100 000 Einwohner auf 3,7/100 000 Einwohner pro Jahr (s. Abb. 4).

Vorläufige Schlußfolgerungen

Die Verteilung der klassisch histologischen Typen des Schilddrüsenkarzinoms in unserem Iodmangelgebiet wird unter Bedingungen der erhöhten Iodsalzprophylaxe dem Bild des Schilddrüsenkarzinoms in ausreichend jodversorgten Ländern ständig ähnlicher [1, 9, 12]. Die Vorherrschaft des papillären

Schilddrüsenkarzinoms mit tendenziellem Anstieg der Tumorstadien pT_4 und der nachgewiesene Anstieg lokaler und intrathyreoidaler Metastasierung bestätigt aufs Neue die Argumente für eine sorgfältige soweit als nötig ausgedehnte SD-Tumorchirurgie mit dem entsprechenden Lymphknotenstaging nach den Empfehlungen erfahrener endokrinologisch tätiger Chirurgen.

Auf die Entwicklung des seit 12 Jahren in einer Häufigkeit von 2 % aller Schilddüsenkarzinome unverändert auftretenden undifferenzierten Schilddrüsenkarzinoms erscheint die erhöhte Iodsalzprophylaxe keinen (weiteren) Einfluß gehabt zu haben.

In wie weit die Verdopplung der Inzidenzrate des Schilddrüsenkarzinoms bei Männern auf objektive Faktoren wie etwa die erhöhte Iodsalzprophylaxe oder andere ebenfalls auf beide Geschlechter gleich wirkende Umweltfaktoren oder gar erhöhte Strahlenbelastung zurückzuführen sein könnte, werden weitere epidemiologische Untersuchungen mittels Multivarianzanalyse zeigen können.

Literatur

[1] Dos-Santos-Silva J., A.J. Swerdlow: Thyroid carcinoma epidemiolotgy in England and Wales: time trends and geographical distribution. Br. J. Carcinoma. *67,2* (1993) 330–340.

[2] Eber O., O.Wawschinek, W. Langsteger et al.: Zur Iodversorgung in der Steiermark. WMW 9 (1990) 241–244.

[3] Franceschi, S., P. Boyle, P. Maisonneuve et al.: The epidemiology of thyroid carcinoma. Cr. Review of Oncogen *4* (1993) 25–52.

[4] Gallowitsch, H.J., P. Mikosch, E. Kresnik et al.: Thyroid volumes and Iodine supply of 6–17 years-old pupils. Nuklearmedizin *33* (1994) 235–238.

[5] Hallquist, A., L. Hardell, A. Degermann et al.: Thyroid carcinoma:Reproduktive factors, previous diseases, drug intake, family history and diet: a case controll study. Eur. J. Carc. Prev. *3* (1994) 481–488.

[6] Hedinger, C., E.D. Williams, L.-H. Sobni: Histological typing of thyroid tumors. S. 62, 2nd edition, Springer Verlag, Berlin 1988.

[7] Hofstätter, F.: Frequency and morphology of malignant tumors of the thyroid before and after introduction of iodine prophylaxis. Virchows Arch. *385* (1980) 263–265.

[8] Kober, F., G. Wolf, D. Depisch et al.: Schildrüsenkarzinom. In: Steindorfer, P. et al.: Manual der chirurgischen Krebstherapie. S. 35–47, Springer, Wien 1990.

[9] Kuijpens, J.L., J.W. Koeberg, L.H. van der Heijden et al.: Thyroid carcinomaq in southeastern Netherlands 1970–1989 trends in incidence treatment and survival. Ned. Tijdschr. Geneeskd *138,9* (1994) 464–468.

[10] Langsteger, W., P. Költringer, G. Wolf et al.: The Impact of Geographical, Clinical, Diatary and Radiation inducided Features in Epidemiology of Thyroid Carcinoma. Eur. J. Carc. *29,11* (1993) 1547–1553.

[11] Lind, P., W. Leopold, O. Wawschinek et al.: Iodversorgung in Österreich. Therapiewoche Österreich *8* (1987) 811–814.

[12] Plesko, I., G.J. Macfarlane, A. Obstitnikova et al.: Thyroid carcinoma in Slowakia 1969–1990: Incidence, motality and histological types. Eur. J. Carc. Prev. *3* (1993) 345–349.

Diskussion

Wahl:
Mich wundert etwas diese starke Zunahme der Lymphknoten-Metastasierung, die Sie bei starker Dominanz der papillären Karzinome gezeigt haben. Die angeblich gestiegene Häufigkeit von Fällen mit Lymphknoten-Metastasierung muß sehr in Frage gestellt werden. Ist es nicht eventuell so, daß die Operationsstrategie beim differenzierten Karzinom mit klinisch unauffälligen Lymphknoten sich geändert hat? Wohl erst in den 90er Jahren hat sich dabei die systematische Lymphknoten-Dissektion des zentralen Compartiments etwas besser durchgesetz – mit entsprechender Zunahme erkannter Mikrometastasierung. Eine echte Zunahme von Lymphknoten-Metastasierung kann aus Ihren Daten nicht geschlossen werden.

Gomez:
Ja, das ist ganz sicher so. Das ändert aber doch nichts an dem relativen Ansteigen der PT_4-Tumoren.

Heckmann:
Läßt sich die berichtete Häufigkeitszunahme der papillären Schildrüsen-Karzinome auch zum Teil durch verstärkte Aufmerksamkeit für dieses Problem nach Einführung des Registers erklären?

Gomez:
Ich empfinde meine Daten lediglich als Rohdaten, die professionelle Epidemiologen auszuwerten haben. Die Einführung des Tumorregisters ist 1987 erfolgt, es sind papilläre PT_1-Tumore nachregistriert worden. Unsere Aufgabe haben wir so verstanden, daß wir die Krankengeschichten und Patientenregister aus der Schilddrüsenambulanz für diesen Zeitraum zusammenfassen und dokumentieren. Die Wertung der einzelnen Risikofaktoren oder wie Daten gesammelt werden, welche Korrekturen einzuführen sind, ist meiner Meinung nach Aufgabe der Epidemiologen.

Partielle Schilddrüsenhormonresistenz – Therapieprobleme

A. Meyer, U. Tuschy

Das Syndrom der inappropriaten TSH-Sekretion ist charakterisiert durch erhöhte freie Schilddrüsenhormonwerte bei normalen oder meist erhöhten TSH-Spiegeln. Ursache sind TSH-produzierende Hypophysentumoren oder die Schilddrüsenhormonresistenz auf Grund einer Mutation im Schilddrüsenhormonrezeptor(TR-ß)-Gen. Isolierte hypophysäre Schilddrüsenhormonresistenz und TSH-produzierende Hypophysenadenome gehen im Gegensatz zur kompletten (peripher-zentralen) Schilddrüsenhormonresistenz mit einer hyperthyreoten Stoffwechsellage einher. Die kausale differentialdiagnostische Unterscheidung ist für eine gezielte Therapie von wesentlicher Bedeutung. Die Schwierigkeiten in der Behandlung sollen an einem Fall dargestellt werden.

Kasuistik

Krankheitsverlauf bis zur Diagnosestellung: 1966 *Strumaresektion* wegen einer nodösen Struma (und fraglicher Hyperthyreose), keine postoperative Behandlung, 1969 erneute *Strumaresektion* wegen eines Strumarezidivs, kompliziert durch eine postoperative Blutung, danach Rezidivprophylaxe mit Thyreocomb (Kombinationspräparat mit Liothyronin, Thyroxin und Iodid), 1974 nochmals *Strumaresektion,* diesmal mit erheblichen *Komplikationen:* beidseitige Rekurrenzparese mit initial bedrohlicher Situation, Tracheotomie, später operative Korrektur, Rezidivprophylaxe mit Triiodthyronin 50 µg/d, ab 1989 L-Thyroxin 100 µg/d.

1992 Therapie im auswärtigen Krankenhaus wegen dekompensierter myokardialer Insuffizienz (Belastungsdyspnoe, Zyanose, periphere Ödeme, Pleuraergüsse, Tachyarrhythmie); erstmals *hyperthyreote Stoffwechsellage* bei gleichzeitiger Erhöhung der TSH-Werte gesichert; Überweisung des 63jährigen zur Diagnostik; *Zusatzbefunde* zu diesem Zeitpunkt in Tabelle 1 dargestellt, in Abb. 1 der erhaltene zirkadiane Rhythmus von TSH mit größerer Amplitude auf erhöhtem Niveau.

Krankheitsverlauf unter Therapie: Verschiedenste Therapiemöglichkeiten wurden genutzt (Tabelle 2), den Verlauf der Werte des TSH, des FT_3 und des FT_4 zeigt Abb. 2. Die *Bromocriptin*-Therapie allein erbrachte nur eine un-

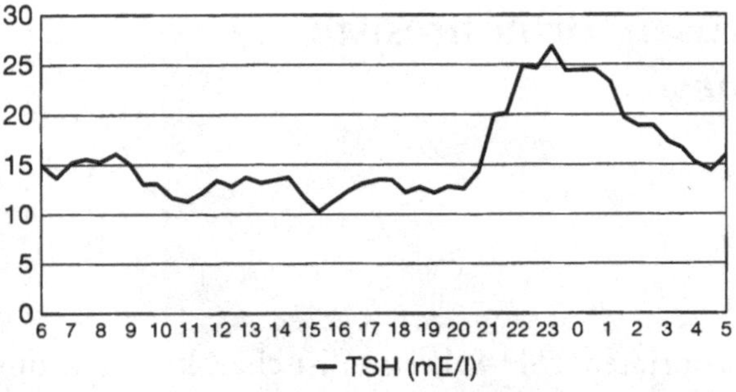

Abb. 1 TSH, zirkadianes Verhalten (halbstündige Blutentnahmen).

Tabelle 1 Befunde 1992

Klinik	Typische Hautbeschaffenheit, Tremor, Tachyarrhythmie mit kardialer Dekompensation, nodöse Rezidivstruma mit bds. Rekurrensparese
Sonographie	Echokomplexe nodöse Struma, Volumen 79 ml
Szintigraphie	nodöse Rezidivstruma mit multifokaler Autonomie, TcTU 6,9 %
Röntgen	Bilaterale Einengung der Trachea
In-vitro-Werte	FT_3 11,1 pmol/l (< 7,2); FT_3 38,3 pmol/l (< 24); TSH 25,9, nach TRH > 80 mE/l
α-SU (1996/1997)	3,8/6,8 E/l (< 0,9)
MRT	Kein Adenom abgrenzbar
Molek.-genet. Diagnostik	Steht noch aus

genügende Hemmung der TSH-Sekretion und auch keine ausreichende Beeinflussung der peripher hyperthyreoten Stoffwechsellage.

Unter Behandlung mit *Octreotidacetat* besserte sich die Situation, eine Normalisierung von TSH oder den peripheren Schilddrüsenhormonwerten trat allerdings nicht ein. Die Malabsorptionssymptomatik mit mehreren durchfälligen fettigen Stühlen am Tag war durch Pankreasenzympräparate nur ungenügend beeinflußbar. Eine vorher nicht nachgewiesene Cholecystolithiasis wurde (trotz Ursodeoxycholsäure-Zugabe) ab 6/93 (einen Monat nach Therapiebeginn mit dem Somatostatinanalogon) gesichert.

Die *Radioiodtherapie* (477 Mbq Iod 131) führte nach 3 Monaten zu peripher euthyreoten Verhältnissen. Erstmalig konnte wieder ein somatisch zufriedenstellender Zustand erzielt werden.

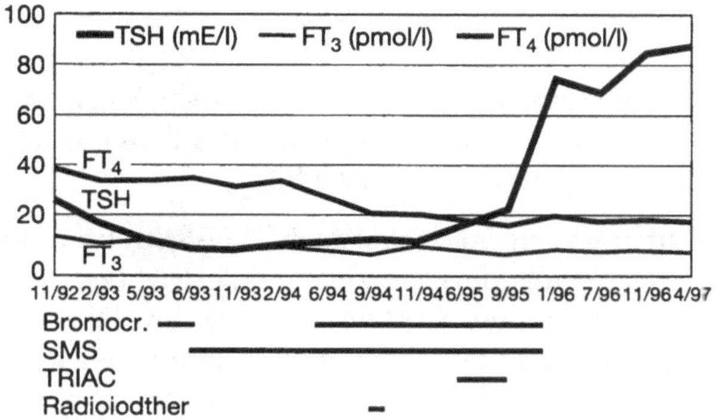

Abb. 2 TSH, FT3, FT4: Verlauf unter der Therapie.

Tabelle 2 Therapieversuche

Bis 1992	1966, 1969, 1974	Strumaresektionen	
	1974–1988	Triiodthyronin	50 µg/d
	1989–1992	L-Thyroxin	100 µg/d
6/1992		Therapiepause	
Ab 1993	2/93–5/93	Bromocriptin	max. 15 mg/d
	2/94–9/95	Bromocriptin	max. 3,75 mg/d
	5/93–9/95	Ostreotidacetat	max. 400 µg/d
	11/94–6/95	TRIAC	max. 2,1 mg/d
	6/94	Radioiodtherapie	477 Mbq I-131
Ab 9/1995		keine spezifische Therapie	

Unter dem Ziel der möglichst optimalen TSH-Suppression wurde die Behandlung mit dem *Octreotidacetat, Bromocriptin* und (zwischen 11/94 und 6/95 zusätzlich) *TRIAC* (unter TRIAC Beeinflussung der FT_3-Werte) weitergeführt. Allerdings stiegen die TSH-Werte eher wieder an (in einen Bereich zwischen 5 und 20 mE/l). Gallenkoliken zwangen schließlich zum Therapieabbruch 9/95, gefolgt von einem sofortigen weiteren Anstieg der TSH-Werte.

Dem Patienten geht es seit Nachweis der Euthyreose gut, auch die Rezidivstruma ist nach Radioiodtherapie verkleinert (Volumen nur noch 33ml). Die Magnetresonanztomographiekontrolle (4/97) zeigte eine unauffällige Hypophyse.

Diskussion

Der vorgestellte Krankheitsverlauf ist typisch. Wiederholte Strumaresektionen wegen der nicht zu beherrschenden Progredienz des Strumawachstums mit lokalen Komplikationen prägen das klinische Bild.

Bei der Mehrzahl der Patienten mit inappropriater TSH-Sekretion aufgrund einer isolierten hypophysären Schilddrüsenhormonresistenz besteht Handlungsbedarf wegen der hyperthyreoten Stoffwechselsituation. Dabei verfolgt die Behandlung aus klinischer Sicht zwei Hauptziele: zum einen die sichere Beseitigung der Hyperthyreose, zum anderen die Therapie der (fast immer resistenten) Struma (therapeutische Ziele und Möglichkeiten siehe Tabelle 3). Diese Ziele sind am wirksamsten über die Hemmung der TSH-Sekretion realisierbar.

Tabelle 3 Ziele und Möglichkeiten der Therapie bei inappropriater TSH-Sekretion (partielle Resistenz)

Therapieziele:	Therapiemöglichkeiten:
Beseitigung der Hyperthyreose	D-Thyroxin, TRIAC
Strumatherapie	Dopaminagonisten
Suppression der TSH-Sekretion	Somatostatinanaloga
	Thyreostatika
	Operation
	Radioiodtherapie

Das vorliegende Beispiel zeigt die im Einzelfall großen Schwierigkeiten der Behandlungsführung in der Praxis. Dopaminagonisten, Somatostatinanaloga und Schilddrüsenhormonanaloga hemmen die TSH-Sekretion über verschiedene Mechanismen, greifen aber nicht am unmittelbaren Pathomechanismus an. Die Suppression blieb im dargestellten Fall unzureichend. In der Folge (Effekt der Stimulation durch TSH und höhere Werte zur Hemmung nötig) persistieren erhöhte periphere Schilddrüsenhormonparameter und damit meist hyperthyreote Stoffwechselsituation. Erschwerend kommt hinzu, daß die Behandlung oft über längere Zeit geführt werden muß. Wirkungsminderung und in der Langzeittherapie häufigere Nebenwirkungen zwingen z.T. zum Therapieabbruch (wie hier besonders beim verwendeten Somatostatinanalogon).

Andere symptomatische thyreostatische Therapieformen (im Beispiel blieb nach mehreren Operationen als „ablative" Form nur die Radioiodtherapie) müssen dann gewählt werden. Erst letztere brachte euthyreote Verhältnisse und eine ausreichende Strumabeeinflussung. Thyreostatika, Operation und

Radioiodtherapie bergen jedoch die Gefahr der weiteren TSH-Sekretionssteigerung, möglicherweise dann verbunden mit der Entwicklung einer Hypophysenhyperplasie oder eines Hypophysenadenoms (ähnlich dem Nelson-Syndrom).

Wesentliche therapeutische Ziele sind auch eineinhalb Jahre nach Unterbrechung der spezifischen Behandlung erreicht. Möglicherweise ist auch im vorliegenden Fall keine spezielle Behandlung mehr nötig. Offensichtlich existieren bei dem gleichen Patienten lange Phasen einer spontanen Remission (hier mehr als 25 Jahre „blander" Verlauf der Hyperthyreose, ähnlich wie bei generalisierter Resistenz, aber Strumarezidive; Überlappung der zentralen und der generalisierten Form möglich). Die aktuelle klinische Situation ist alleiniges Entscheidungskriterium zum therapeutischen Vorgehen.

Literatur

[1] Beck-Peccoz, P., F. Forloni, D. Cortelazzi et al.: Pituitary Resistance to Thyroid Hormones. Horm. Res. *38* (1992) 66–72.

[2] Beck-Peccoz, P., V. K. Chatterjee: The variable clinical phenotype in thyroid hormone resistance syndrome. Thyroid *4* (1994) 225–232.

[3] Brabant, G., K. Ocran: Inappropriate TSH-Sekretion. In: Therapie der Hyperthyreose, 11. Konferenz über die menschliche Schilddrüse, Heidelberg, S. 304–313. Walter de Gruyter, Berlin – New York 1994.

[4] Brabant, G., K. Prank, U. Ranft et al.: Physiological Regulation of Circadian and Pulsatile Thyrotropin Secretion in Normal Man and Woman. J. Clin. Endocrinol. Metab. *70* (1992) 403–409.

[5] Brabant, G.: Thyreotropin, Regulation und physiologische Bedeutung. Georg Thieme Verlag, Stuttgart – New York 1989.

[6] Chatterjee, K. K.: Resistance to Thyroid Hormone. Exp. Clin. Endocrin. *102* (1994) 125–129.

[7] Dulgeroff, A. J., M. E. Geffner, S. N. Koyal et al.: Bromocriptine and Triac Therapy for Hyperthyroidism due to Pituytary Resistance to Thyroid Hormone. J. Clin. Endocrinol. Metab. *75* (1992) 1071–107.

[8] Franklyn, J. A.: Thyroid hormone resistance syndromes – are generalized and selective pituitary resistance part of the same disorder? Clin. Endocrinol. *38* (1993) 235–236.

[9] Hayashi, Y., R. E. Wiss, D. H. Sarne et al.: Do clinical manifestations of resistance to thyroid hormone correlate with the functional alteration of corresponding mutant thyroid hormone-beta receptors? J. Clin. Endocrinol. Metab. *80* (1995) 3246–3256.

[10] Jameson, J. L.: Mechanism by which thyroid hormone receptor mutations cauase clinical syndromes of resistance to thyroid hormone. Thyroid *4* (1994) 485–492.

[11] Kourides, I. A.: Inappropriate secretion of thyroid stimulation hormone. In: Reinwein, Scriba: The various Types of Hyperthyreoidism, S. 112–120, Urban und Schwarzenberg, München – Wien – Baltimore 1990.

[12] Loos, U., M. Behr: Current Methological Approaches in the Evaluation of Thyroid Hormone Resistance Syndrome. Exp. Clin. Endocrinol. *102* (1994) 130–138.

[13] De Nayer, P.: The Thyroid Hormone Receptors: Molecular Basic of Thyroid Hormone Resistance. Horm. Res. *38* (1992) 57–61.

[14] Refetoff, S.: Resistance to thyroid hormone and its molecular basis. Acta Paediatrica Japonica *36* (1994) 1–15.
[15] Reinhardt, W.: Inappropriate TSH-Sekretion: Therapie der nicht-tumorösen Form. Akt. Endokr. Stoffw. *13* (1992) 92–94.
[16] Weiss, R. E., C. Marcocci, G. Bruno-Bossio et al.: Multiple Genetic Factors in the Heterogeneity of Thyroid Hormone Resistance. J. Clin. Endocrinol. Metab. *76* (1993) 257–259.

Diskussion

Reinhardt:
Ich störe mich etwas an der hohen Alpha-Subunit, die ja eher an ein TSH-produzierendes Hypophysenadenom denken läßt. Wie waren die basalen und TRH-stimulierten TSH-Werte?

Meyer:
Die TSH-Spiegel waren am Anfang 25 µE/ml und auf über 80 stimulierbar durch TRH. Wir hatten noch eine Zusatzuntersuchung über den zirkadianen TSH-Rhythmus gemacht. Der war erstaunlicherweise wie beim Normalen, nur auf erhöhtem Niveau und mit größerer Amplitude. Die Alpha-Subunits existierten nicht von Anfang an. Das Verhältnis halte ich noch für normal. Da spricht auch die gesamte Patientengeschichte über 25 Jahre Beweiskraft dagegen, daß es ein Hypophysen-Adenom gewesen ist.

Reinhardt:
D-Thyroxin haben Sie nicht probiert?

Meyer:
Nein, haben wir nicht probiert.

Herrmann:
Aber das ist die gleiche Konstellation wie bei der inappropiaten TSH-Sekretion bei der partiellen Hypophyseninsuffizienz.

Meyer:
Das Leitsymptom ist doch mehr diese resistente, immer wiederkehrende Struma. Die Hyperthyreose ist offensichtlich eben nicht über das ganze Leben hinweg gegeben, das ist das Erstaunliche dabei, zwischenzeitlich bestand Euthyreose.

Riedel-Struma – Langzeitverlauf nach Keilexzision des Isthmus und Glukokortikoidtherapie

M. Ventz, H. Gerl, G. Knappe

Bei der Riedelstruma handelt es sich um eine sehr seltene chronisch entzündliche Erkrankung der Schilddrüse, die erstmals 1896 durch Bernhard Riedel [7] als chronisch sklerosierende Thyreoiditis beschrieben wurde. Synonyma dieser Erkrankung sind invasiv fibrosierende Thyreoiditis oder invasiv sklerosierende Thyreoiditis bzw. perithyreoidale Thyreoiditis. Die Häufigkeit unter den ambulanten Patienen der Mayo-Klinik betrug 1,06 pro 100 000. Unter den operierten Schilddrüsenpatienten wurde in der gleichen Institution bei ca. 2 000 Thyreoideaoperationen eine Riedel-Struma gefunden [2].

Obwohl diese Erkrankung gutartig und häufiger selbstlimitierend verläuft, liegt ihre praktische Bedeutung in der Differentialdiagnose zum anaplastischen Schilddrüsenkarzinom und in einigen komplizierten klinischen Verläufen.

Wir wollen hier in einer Kasuistik den Langzeitverlauf einer Riedel-Thyreoiditis nach operativer Isthmuskeilresektion und erfolgreicher Glukokortikoidtherapie darstellen.

Kasuistik

Im September 1988 bemerkte die 45jährige Patientin eine nicht schmerzhafte Schwellung der linken Halsseite. Dieser Knoten vergrößerte sich in Richtung Isthmus und rechte Halsseite. Seit November 1988 klagte sie über Reizhusten, Druck im Hals und Luftnot. Die klinische Untersuchung ergab eine nicht schmerzhafte, „eisenharte", nicht schluckverschiebliche Struma, die speziell links imponierte und über den Isthmus nach rechts reichte. Lymphknoten waren nicht palpabel. Der Halsumfang betrug 43 cm.

Das Technetium-Schilddrüsenszintigramm zeigte keine Speicherung im linken Lappen, Isthmus und im unteren Teil des rechten Lappens. Eine normale Speicherung wurde im oberen rechten Lappen gesehen. In der Schilddrüsensonographie wurde ein Volumen von 45 ml, sowie echoarme Strukturen im linken Lappen, Isthmus und caudalen Pol des rechten Lappens beobachtet. Die Röntgen-Thoraxaufnahme offenbarte eine Tracheaeinengung von beiden Seiten mit Lumeneinengung auf 0,7 cm und Verlagerung der Trachea nach rechts, kranial des Manubrium sterni in Höhe des Th2. Die Feinnadelbiopsie war suspekt auf maligne Zellen. Darüber hinaus fanden sich Entzündungszellen. Die Schilddrüsenfunktionslage war zunächst euthyreot (TSH: 2,1 mE/l, TT4: 100 nmol/l). Die BSG nach Westergren war mit 72/110 mm beschleunigt, und die γ-Globuline waren mit 20,4 % leicht erhöht.

Als Therapie erfolgte eine Isthmus-Keilresektion mit Freilegung der Trachea. Der Schnellschnitt und die endgültige Histologie bestätigten eine invasiv fibrosierende Thyreoiditis. Postoperativ stellte sich keine klinische Besserung ein. Die Patientin berichtete nach wie vor über Dyspnoe und Druck im Hals. Deshalb wurde eine Behandlung mit Prednisolon mit einer Initialdosis von 50 mg begonnen. Die Dosis wurde langsam reduziert und nach 4 Monaten wurde die Therapie beendet. Parallel machte sich wegen der sich entwickelnden primären Hypothyreose (TSH: 16 mE/l, TT4: 51nmol/l) eine Substitutionsbehandlung mit L-Thyroxin von 100–150 µg erforderlich.

Innerhalb eines Jahres verringerte sich das Strumavolumen von 45 auf 13 ml und der Halsumfang von 42 auf 38 cm. Radiologisch konnte keine Stenose mehr nachgewiesen werden. Die BSG war 14/ 25mm n. W. Nach 7 Jahren ist der klinische und sonographische Status unverändert. Im Schilddrüsen-Ultraschall fand sich ein Volumen von 12,8 ml. Das Parenchym stellte sich inhomogen teils echonormal teils echoarm dar. Speziell links caudal war ein echoarmer Randstreifen nachweisbar. Es konnten keine extrathyreoidalen Manifestationen eruiert werden.

Diskussion

Die Ätiologie der Riedel-Struma ist unbekannt. Obwohl die Rolle von Autoimmunmechanismen in der Entwicklung der Riedel-Struma traditionell eher verneint wird, gibt es in der Literatur Hinweise für einen möglichen Autoimmunprozeß. Dafür sprechen, das Vorkommen von Schilddrüsenautoantikörpern in einer signifikanten Anzahl [2, 8] und die Beschreibung von 2 Basedowfällen, aus denen sich eine Riedel-Thyreoiditis entwickelt hat [4]. Eine Autoimmunpathogenese läßt sich auch anhand von vaskulitischen Veränderungen mit Infiltrationen von Lymphozyten, Plasmazellen und durch das gehäufte Vorkommen von Eosinophilen vermuten [3, 4, 5]. Vielleicht führt die Freisetzung von Zytokinen aus den immunkompetenten Zellen zur Fibrogenese in der Schilddrüse und dem umgebenden Gewebe. Die teilweise erfolgreiche Therapie mit Glukokortikoiden – wie auch bei unserer Patientin – unterstützt die Theorie der möglichen Autoimmunpathogenese [6]. Der Titer der Schilddrüsenautoantikörper ist aber meist niedrig und kann sekundär sein, so daß auch eine primäre Proliferation von Fibroblasten eine Rolle spielen kann. Dafür spricht auch die Assoziation dieser Erkrankung mit anderen fibrosierenden Prozessen, wie der Retroperitonealfibrose, der Mediastinalfibrose, der sklerosierenden Cholangitis, der Orbitalfibrose, Parotisfibrose und der Lungenfibrose [5, 9, 11, 12].

Das klinische Bild der Riedel-Struma ist nicht spezifisch, und der Prozeß wird häufig für ein Karzinom gehalten. Eine Häufung wird in der 4. bis 5. Dekade angegeben, und Frauen sind drei- bis viermal häufiger betroffen als Männer. Die meisten Patienten kommen mit einem nicht schmerzhaften Strumaknoten ohne Lymphknotenschwellung zum Arzt. Häufig sind Drucksymptome wie Dysphagie und Dyspnoe. Der Knoten kann sich schnell vergrößern, es gibt aber auch sehr langsam wachsende Prozesse über Jahre. Über Heiserkeit durch Nervus recurrens-Parese wurde in der Literatur berichtet [6]. Die Mehrzahl der Patienten ist euthyreot zu Beginn der Erkrankung. Einige Patienten sind aber auch hypothyreot, und das Auftreten eines Hypoparathyreoidismus kann selten beobachtet werden, was sicherlich mit der Ausbreitung des fibrosierenden Gewebes in die Schilddrüse und Umgebung erklärt werden kann [6].

Die laborchemischen Werte sind unspezifisch verändert, und es findet sich häufig eine erhöhte Blutsenkungsgeschwindigkeit. Die Schilddrüsenautoantikörper können in bis zu 67 % erhöht sein [8]. Die Schilddrüsen-Sonographie zeigt hypoechogene Strukturen, und die Szintigraphie ergibt in den betroffenen Regionen keine Aufnahme des Radiopharmakons.

Eine chirurgische Therapie bzw. eine sogenannte offene Biopsie ist zur Materialgewinnung für die Histologie notwendig. Zusätzlich wird die Trachea dekomprimiert.

Die Histologie muß eine fibrosierende Hashimoto-Thyreoiditis und eine fibrosierende subakute granulomatöse Thyreoiditis sowie ein sklerosierendes Lymphom abgrenzen [1]. Es gilt allgemein die Definition von Woolner et al. [10], daß der fibrotische Prozeß die ganze Schilddrüse erfaßt, aber auch lokalisiert ablaufen kann. Ferner dehnt sich dieser entzündlich fibrotische Prozeß über die Schilddrüsenkapsel hinaus aus und verursacht eine fast komplette Destruktion der betroffenen Schilddrüsenregion.

Neben der chirurgischen Therapie kann eine Behandlung mit Glukokortikoiden, die allerdings langfristig mindestens über 3 Monate sein soll, wie bei unserer Patienten erfolgreich sein. Ein Nichtansprechen der Glukokortikoidgaben bzw. Rezidive nach Absetzen der Therapie sind beschrieben. Es sollte deshalb die Behandlung mit höherer Dosierung begonnen und mindestens über 3–4 Monate ausgedehnt werden. Neben den Dosierungsproblemen können die Therapiemißerfolge auch mit bereits sehr fortgeschrittenen Fibrosierungsprozessen erklärt werden [11]. Neuerdings werden gute Behandlungs-Ergebnisse mit dem Antioestrogen Tamoxifen bei 4 Patienten angegeben. Durch die Stimulation des TGFβ (transforming growth factor) mit seinem Fibroblasten- und Epithelzellenwachstum hemmenden Effekt soll es in besonders schweren therapieresistenten Fällen zu einer signifikanten Besserung kommen [1].

Die Prognose für Patienten mit Riedel-Thyroiditis ist gut, und es ist allgemein akzeptiert, daß es ein selbstlimitierender Prozeß ist. Teilweise wird eine langsame Progression beobachtet. Es werden aber auch spontane Regressionen beschrieben. Allerdings können assoziierte außerhalb der Halsregion gelegene Fibrosen, die in ca. einem Drittel der Fälle vorkommen, die Prognose beeinflussen [8, 11].

Zusammenfassend handelt es sich bei der Riedel-Struma um eine sehr seltene Erkrankung unklarer Ätiologie. Die Diagnose muß histologisch gestellt werden und vom anaplastischen Schilddrüsenkarzinom, anderen sklerosierenden Thyreoiditiden sowie dem sklerosierenden Lymphom abgegrenzt werden.

Die Therapie besteht in der Regel chirurgisch in einer Isthmus-Keilresektion. Langfristige Glukokortikoidgaben und neuerdings die Tamoxifentherapie können erfolgreich sein. Die Prognose ist allgemein gut hängt aber teilweise von den begleitenden Fibrosen ab.

Literatur

[1] Few, J., N.W. Thompson, P. Angelos et al.: Riedel's thyroiditis: Treatment with tamoxifen. Surgery *120* (1996) 993–999.

[2] Hay, I.D.: Thyroiditis: a clinical update. Mayo Clin. Proc. *60* (1985) 836–43.

[3] Heufelder, A.E., J.R. Goellner, R.S. Bahn, G.J. Gleich and I.D. Hay: Tissue Eosinophilia and Eosinophil Degranulation in Riedel's invasive fibrous thyroiditis. J. Clin. Endocrinol. Metab. *81* (1996) 977–984.

[4] Heufelder, A.E., I.D. Hay: Evidence of autoimmune mechanism in the evolution of invasive fibrous thyroiditis (Riedel's thyroiditis). Clin. Invest. 72 (1994) 788–793.

[5] Meijer, S., R. Hausmann: Occlusive phlebitis, a diagnostic feature in Riedel`s thyroiditis. Virchows Arch. path. Anat. *377* (1978) 339.

[6] Natt, N., A.E. Heufelder, I.D. Hay, C.S. Grant, J.R. Goellner: Extracervical fibrosclerosis causing obstruction of a ventriculo-peritoneal shunt in a patient with hydrocephalus and invasive fibrous thyroiditis. Clin. Endocrinol. *47* (1997) 107–111.

[7] Riedel, B.M. C.L.: Die chronische zur Bildung eisenharter Tumoren führende Entzündung der Schilddrüse. Verh. Dtsch. Ges. Chir. *25* (1986) 101–105.

[8] Schwägerle, S.M., T.W. Bauer, C.B. Esselstyn jr.: Riedel's thyroiditis. Am. J. Clin. Pathol. *90* (1988) 716–722.

[9] Ward, M.J., D. Davies: Riedel's thyroiditis with invasion of the lungs. Thorax *36* (1981) 956–957.

[10] Woolner L.B., W.M. McConahey, O. H. Beahrs: Invasive fibrous thyroiditis (Riedel's – Struma). J. Endocrinol. *17* (1957) 201–220.
[11] Westhoff, M.: Riedel-Struma und fibröse Mediastinitis. Dtsch. med. Wschr. *113* (1988) 337–341.
[12] Zimmermann-Belsing, T., U. Feldt-Rasmussen: Riedel's thyroiditis an autoimmune or primary fibrotic disease? J. Intern. Med. *235* (1994) 271–274.

Diskussion

Herrmann:
Die Behandlung erfolgte mit Glucocorticoiden, steht sie noch unter der Dauertherapie?

Ventz:
Nein, sie wurde nur 4 Monate behandelt und seitdem nicht mehr (absteigend mit 50 mg).

Herrmann:
Und keine Aktivitäten, kein Rezidiv?

Ventz:
Keine Aktivitäten, kein Rezidiv, ich habe sie jetzt unter Thyroxin sonographiert, 13 ml Volumen, aber hypothyreot.

Herrmann:
Und auch an keinem anderen Organ irgendeine Manifestation?

Ventz:
Nein, wir haben sie sonographiert und klinisch untersucht, keine weiteren Fibrosen.

Mann:
Herr Ventz, können Sie kurz etwas über den Therapieerfolg mit dem Tamoxifen sagen, wieviel Fälle damit behandelt sind?

Ventz:
Kein antiöstrogener Effekt, man denkt daran, daß durch Tamoxifen der transforming growth factor β stimuliert wird, und der hemmt die Fibroblasten und auch die Epithelzellen. Es war wirksam, ja es war erstaunlich wirksam.

Wahl:
Sie haben die operative Therapie in den Vordergrund gestellt. Glauben Sie wirklich, daß die vorgestellte Keilexcision aus dem Isthmus als adäquat anzusehen ist?

Ventz:
Ich bin kein Chirurg. Aber man muß doch eine Histologie oder eine offene Biopsie haben und muß die Trachea etwas entlasten. Eine ausgedehnte chirurgische Therapie ist wohl sehr schwierig, weil die Umgebung infiltriert wird, und es werden anschließend auch sehr viel Tracheomalazien beschrieben, wenn ausgedehnt operiert wird, so daß man dort mit der, sagen wir mal, mit der fast totalen Thyreoidektomie sehr vorsichtig ist.

Grußendorf:
Herr Ventz, mich hat gewundert, daß Sie den Patienten dem Chirurgen mit der Verdachtsdiagnose Riedel überwiesen haben und nicht Verdachtsdiagnose anaplastisches Karzinom (mit der riesenhohen Senkung und mit dieser furchtbaren Zytologie). Daß Sie sofort an eine Riedel-Struma gedacht haben, die ja viel seltener ist als ein anaplastisches Karzinom.

Ventz:
Die ist auch selten. Mein Kollege, der über 30 Jahre an der Charité war, sah damit seinen dritten Fall und hat die Diagnose favorisiert.

Medikamentenallergie gegen Levothyroxin und Triiodothyronin bei einer Patientin mit Morbus Basedow und Thyreoidektomie

R. T. Santen, R. Klein, J. Feldkamp, W. A. Scherbaum

1992 manifestierte sich bei der damals 33jährigen Patientin ein Morbus Basedow mit den typischen klinischen Zeichen einer Hyperthyreose und typischer Laborkonstellation: FT_4: 5,10 ng/dl, TT3: 707 ng/dl, TRAK: 465 U/L. Es bestand eine Endokrine Orbitopathie und palpatorisch eine Struma diffusa Grad II. Das Schilddrüsenvolumen betrug ca. 45 ml. Nach Einleitung einer Monotherapie mit 2 × 20 mg/die Thiamazol konnte die Stoffwechsellage kontrolliert und im Verlauf des folgenden Jahres die thyreostatische Therapie reduziert werden. Nach etwa 18monatiger Therapie war eine Remission erreicht und das Absetzen der thyreostatischen Medikation möglich.

Drei Jahre später wurde uns die Patientin erneut vorgestellt. Es war zu einer Rezidivhyperthyreose gekommen (Labor 6/96: FT_4: 2,51 ng/dl, TT3: 530 ng/dl, TRAK: 114 U/L, TPO-AK: 4135 U/ml). Auswärts wurde eine Therapie mit Carbimazol 3 × 10mg/die begonnen, worunter sich eine Urticaria und eine hämorrhagische Stomatitis entwickelte weshalb auf Propylthiouracil umgestellt wurde. Unter dieser Therapie manifestierte sich eine Laryngitis. Eine erneute Umstellung der Therapie auf Perchlorat hatte keinen Einfluß auf die Laryngitis, sodaß die Patientin in unserer Chirurgischen Klinik im November 1996 subtotal reseziert wurde (sog. Dunhill-Operation). Eine Leukozytopenie wurde zu keinem Zeitpunkt beobachtet.

Der postoperative Verlauf gestaltete sich zunächst komplikationslos. Da nur wenig Restschilddrüsengewebe verblieben war, wurde eine Schilddrüsenhormonsubstitution mit L-Thyroxin-Henning® erforderlich; eine Begleitmedikation bestand nicht.

Eine Woche später entwickelte sich ein feinfleckiges generalisiertes Exanthem mit Prurigo. Der zeitliche Zusammenhang mit der Einnahme von Schilddrüsenhormon war zwar offensichtlich, zunächst wurde jedoch eine Kontaktallergie vermutet. Als es zu keiner Besserung der Symptome kam, wurde das Schilddrüsenhormon probatorisch abgesetzt. Nach wenigen Tagen wurde ein Rückgang der allergischen Symptome beobachtet, allerdings wurde die Patientin auch hypothyreot (TSH: 34 µU/ml). Eine Medikamentenallergie wurde nun immer wahrscheinlicher. Der Verdacht richtete sich anfangs auf eine allergische Reaktion auf die Hilfsstoffe des Schilddrüsenhormonpräparates, doch der Wechsel auf andere Handelspräparate von LT_4 und später der Wechsel zu Triiodthyronin zeigte keine Besserung der allergischen Hautsymptome. Die Patientin benötigte eine Dauertherapie mit Antihistaminika.

Zur weiteren Abklärung erfolgte eine dermatologische Untersuchung wobei sich weder im Medikamenten-Scratchtest noch im Epikutantest eine Reaktion gegen L-Thyroxin Henning® zeigte. Dabei wurden sowohl die Hilfsstoffe als auch die „Reinsubstanz" Levothyroxin getestet. Die weiteren Laboruntersuchungen waren unauffällig, insbesondere IgE und Autoantikörper gegen T_3 und T_4. Es kamen Zweifel an der Glaubwürdigkeit der Patientin auf, sodaß eine Expositionstestung mit einer Tablette der Firma Henning *ohne* T_4, nur mit den enthaltenen Hilfsstoffen erfolgte. Eine Hautveränderung oder Juckreiz zeigte sich nicht.

Wir entschlossen uns daraufhin zur subcutanen Applikation von L-Thyroxin und applizierten zweimal wöchentlich 200µg L-Thyroxin Henning inject® zunächst mit gutem klinischen Erfolg (Labor 1/97: FT_4: 1,07 ng/dl, FT_3: 2,7 pg/ml, TRAK: 78U/L). Die Therapie war zwar hormonell wirksam, verursachte aber nach etwa einer Woche erneut eine lokale und systemische Hautreaktion. Erst eine Behandlung mit dem Antihistaminikum Terfenadin (Teldane®) führte zu einem Rückgang der Beschwerden. Derzeit wird die Patientin mit 2 × 20 µg Thybon® pro Tag und Loratadin (Lisino®) behandelt. Die allergischen Symptome sind darunter supprimiert, die Patientin ist euthyreot. Um eine weitere Abklärung der reproduzierbaren allergischen Reaktion auf L-Thyroxin und Triiodothyronin zu erreichen führten wir einen Lymphozytenstimulationstest (LTT) durch.

Die morphologische Veränderung des ursprünglich kleinen Lymphozyten zu einer großen blastenähnlichen Zelle wird als Lymphozytentransformation oder Lymphozytenstimulation bezeichnet [3]. Die Lymphozytentransformation kann durch Zytokine oder spezifische Antigene ausgelöst werden. Der Einbau von ^{3}H-Thymidin in die DNA der Lymphozyten wird basal (Spontanproliferation) und nach Exposition gegenüber den zu untersuchenden Reagenzien gemessen. Das Verhältnis der Proliferationsrate nach Stimulation zur Spontanproliferation wird als Stimulationsindex (SI) angegeben.

Zur Durchführung dieser Untersuchung setzte die Patientin die Schilddrüsenhormontherapie sowie das Antihistaminikum für sieben Tage ab. Anschließend wurde eine Untersuchungsreihe mit Lymphozyten der Patientin und verschiedenen chemischen Reagenzien gestartet. Im einzelnen testeten wir L-Thyroxin (LT_4), Triiodothyronin (T_3), 3,3',5'-Triiodo-L-Thyronin (reverse-T_3), Diiodo-L-Thyronin und Diiodo-L-Tyrosin sowie Triiodothyroessigsäure (TRIAC). Die Spontanproliferation lag mit 682 cpm im Normbereich. Der

Stimulationstest gegenüber T_3 und T_4 zeigte eine deutliche, dosisabhängige Stimulation mit erhöhten Werten für L-Thyroxin (Stimulationsindex (SI) von 14) und Triiodothyronin (SI = 8,5). Für Diiodo-L-Thyronin und Diiodo-L-Tyrosin ergab sich eine nur leicht erhöhte Proliferationsrate (2,5 bzw. 3,2). TRIAC und reverse-T_3 zeigten keine Stimulation der Lymphozytenproliferation.

In einer weiteren Testreihe ohne das vorherige Absetzen von Schilddrüsenhormon, zeigte sich eine deutlich erhöhte Proliferationsrate mit ebenfalls erhöhtem Stimulationsindex (Spontanproliferation 11584 cpm, SI-LT_4: 1,8, SI-T_3: 3,1). Die Untersuchungen an Kontrollpersonen waren negativ oder zeigten nur eine geringfügige Stimulierbarkeit der Lymphozyten.

Die Ergebnisse der immunologischen Untersuchungen belegen eine Sensibilisierung der Patientin gegenüber Schilddrüsenhormon. Eine allergische Reaktion auf synthetisches Schilddrüsenhormon ist eine extreme Rarität, die klinischen Erfahrungen in der Behandlung demnach sehr begrenzt. In den letzten dreißig Jahren wurden nur drei Fälle der wissenschaftlichen Öffentlichkeit vorgestellt.

Ein kasuistischer Bericht über eine 63 Jahre alte Patientin mit Hashimoto Thyreoiditis und Hypothyreose, die nach Gabe von Triiodothyronin und L-Thyroxin mit einem Leberversagen reagierte. Nach längerem Absetzen und langsam einschleichender Therapie mit Triiodothyronin traten keine allergischen Symptome mehr auf [4].

1980 wurde von A. Burger et al. im Rahmen des 6. Internationalen Endokrinologenkongresses in Melbourne ein Abstract zu diesem Thema eingereicht [2]: Bei einem 40jährigen Patienten mit primärer Hypothyreose hatte sich 8 Jahre nach Beginn einer Schilddrüsenhormontherapie mit Thyreoidea sicca und später L-Thyroxin ein Asthma bronchiale entwickelt. Im LTT war eine erhöhte Proliferationsrate für L-Thyroxin (SI-LT_4: 14,5) und Triiodothyronin (SI-T_3: 2,5)nachweisbar. Der Patient konnte durch Gabe von Isopropylthyronin (DIIP), welches im LTT nicht reagiert hatte, von seinen asthmatischen Beschwerden befreit werden.

Bei einem 30jährigen Patienten mit euthyreoter Knotenstruma trat nach Einnahme von Thyreoidea sicca ein juckendes Hautexanthem auf, welches auch nach Umstellung auf ein reines LT_4 Präparat persisierte. Nach Gabe von Triiodothyronin traten keine allergischen Symptome mehr auf. Nachweisbar war eine deutliche IgE Erhöhung [1].

Fieber, Hautausschlag, Leberschäden und hämolytische Anämie als Überempfindlichkeitsreaktionen nach Einnahme von Medikamenten sind gut bekannt. Dahingegen sind Reaktionen auf exogen zugeführte körpereigene Substanzen selten. Der Nachweis einer Sensibilisierung gegen synthetisches Schilddrüsenhormon ist eine Rarität. Der genaue Mechanismus, wie es zur allergischen Reaktion auf endogene Hormone mit niedrigem Molekulargewicht kommt, ist noch unbekannt. Dieser Fall demonstriert jedoch, daß es unter bestimmten pathologischen Bedingungen zu einer Überempfindlichkeitsreaktion auf körpereigenes, exogen zugeführtes Hormon kommen kann. Der LTT gibt uns die Möglichkeit bei unauffälliger dermatologischer Testung eine Medikamentenallergie nachzuweisen und ohne Risiko für die Patientin Therapiemöglichkeiten in vitro auszutesten. In unserem Fall zeigte sich keine Stimulation für Triiodothyroessigsäure (TRIAC), ein Derivat des T_3. Diese Substanz wird bei Patienten mit Schilddrüsenhormonresistenz mit Erfolg eingesetzt [5]. Es ist nun geplant die Patientin auf eine Therapie mit TRIAC als Dauersubstitution einzustellen.

Anhang

Inhaltsstoffe der Schilddrüsenhormonpräparate:

L-Thyroxin Henning® Tablette:

- Maisquellstärke
- Maisstärke
- mikrokristalline Cellulose
- hochdisperses Siliciumdioxid
- hydriertes Rhizinusöl

L-Thyroxin Henning inject®:

- Natriumhydrogenphosphat
- Natriumchlorid
- Mannitol
- Wasser für Injektionszwecke
- Phosphorsäure
- Natriumhydroxid

Literatur

[1] Benvenga, S., F. Trimarchi, C. Barbera et al.: Circulating immunoglobuline E (IgE) antibodies to l-thyroxine in a euthyroid patient with multinodular goiter and allergic rhinitis. J. Endocrinol-Invest. *47* (1984) 47–50.
[2] Burger, A. G., J. P. Girard, E. C. Jorgensen: Allergy to thyroxine and triiodothyronine. Sixth International Congress of Endocrinology, Melbourne, February 1980. Abstract 540.
[3] Klein, J.: Immunologie, VCH Weinheim, 1991.
[4] Shibata, H., H. Hayakawa, M. Hirukawa, K. Tadokoro, E. Ogata: Hypersensitivity caused by synthetic thyroid hormones in a hypothyroid patient with Hashimoto's thyroiditis. Arch. Intern Med. *146* (1986) 1624–1625.
[5] Takeda, T., S. Suzuki, R. T. Liu, L. J. DeGroot: Triiodothyroacetic acid has unique potential for therapy of resistance to thyroid hormone. J. Clin. Endocrinol Metab. *80* (1995) 2033–2040.

Diskussion

Liesenkötter:
Primär wurde die Patientin ja wegen eines Morbus Basedow mit Carbimazol behandelt. Daraus sieht man ja häufiger allergische Reaktionen. Haben Sie die Lymphoproliferationsstudien auch mit dem Thyreostatikum durchgeführt und eine allergische Reaktion nachweisen können?

Santen:
Nein, das haben wir noch nicht gemacht. Wir haben die Patientin 1996 erstmals wieder ausführlich untersuchen können. Eine allergische Diathese ist sicherlich vorhanden, aber getestet haben wir das nicht.

TSH-produzierendes Hypophysenadenom bei „empty sella“

F. Berger, G. Meyer, M. Weiss, K. Horn, Th. Pfluger, K. Tatsch, K. Hahn

Die Kasuistik beschreibt den diagnostischen Weg (kombinierte Befundung morphologischer und funktioneller bildgebender Verfahren) bei einer Patientin mit extrasellär gelegenem Thyreotropinom.

Eine 68jährige Patientin fiel im Rahmen der Verlaufskontrolle einer Rezidivstruma nodosa durch ein massiv erhöhtes TSH-basal bei peripherer Hyperthyreose auf. Das Tc-99m-Schilddrüsenszintigramm zeigte eine bifokale Speicherung bei pathologisch erhöhtem Tc-Uptake von 15 %. Im TRH-Test war das TSH-basal (70 mU/ml) nur gering stimulierbar, somit erschien eine Schilddrüsenhormonresistenz eher unwahrscheinlich.

Die erste MRT-Untersuchung der Hypophysenregion erbrachte keinen Tumornachweis, es zeigte sich der Befund einer „empty sella“. Die erneute MRT und der zusätzliche Nachweis inadäquat niedriger Gonadotropine ließen an eine in die Keilbeinhöhle penetrierende, extrasellär gelegene Raumforderung im Sinne eines TSH-produzierenden Hypophysenadenoms denken. Die TSH/α-Subunit-Ratio lag mit einem Wert < 1 im Normbereich.

Zur Diagnosesicherung und Klärung des Rezeptorstatus im Hinblick auf die Abschätzung der Chancen einer vorerst medikamentösen Behandlung wurde sowohl eine I-123-IBZM-Szintigraphie (Therapieoption: Bromocriptin), als auch eine In-111-DTPA-Octreotid-Szintigraphie (Therapieoption: Somatostatin) durchgeführt. Die IBZM-SPECT war unauffällig, dagegen zeigte sich eine massive Speicherung des Tumors in der Octreotid-Szintigraphie. Durch die integrierte Bildüberlagerung der morphologischen MRT und der funktionellen Octreotid-Szintigraphie konnte der seltene Befund eines extrasellär gelegenen Thyreotropinoms bestätigt werden.

Eine Therapie sowohl mit Octreotid, als auch (deutlich weniger ausgeprägt) mit Bromocriptin konnte den basalen TSH-Spiegel senken. Die Therapie mußte jedoch wegen Nebenwirkungen abgesetzt bzw. stark dosisreduziert werden. Intraoperativ sowie histologisch bestätigte sich der Befund eines komplett extrasellär-intrasphenoidal lokalisierten TSH-produzierenden Hypophysenadenoms.

Literatur

[1] Beck-Peccoz, P., L. Persani: TSH adenomas: clinical findings, endocrinology and treatment, in: Landolt, A.M., M.L. Vance, P.L. Reilly (Hrsg.): Pituitary adenomas Biology, Diagnosis and Treatment pp. 139–155. Boston, London, Churchill Livingstone, Boston – London 1996.

[2] Losa, M., P. Magnani, P. Mortini, L. Persani, S. Acerno, E. Guigni, C. Songini, F. Fazio, P. Beck-Peccoz, M. Giovanelli: Indium-111 pentetreotide single-photon emission tomography in patients with TSH-secreting pituitary adenomas: correlation with the effect of a single administration of octreotide on serum TSH levels. Eur. J. Nucl. Med. *24* (1997) 728–731.

[3] Verhoeff, N.P., F.J. Bemelman, W.M. Wiersinga, E.A. van Royen: Imaging of dopamine D2 and somatostatin receptors in vivo using SPECT in a patient with a TSH/PRL-producing pituitary macroadenoma. Eur. J. Nucl. Med. *20* (1993) 555–561.

[4] Refetoff, S., R.E. Weiss, S.J. Usala: The syndromes of resistance to thyroid hormone. Endocr. Rev. *14* (1993) 348.

Diskussion

Berger:
Eine kleine Anmerkung zu meiner Vorreferentin: Schon kernspintomographisch wurde bei Ihrem Patienten die Verdachtsdiagnose eines Mikroadenoms gestellt. Ich denke, es wäre auch hier sinnvoll, eine Octreotid-Szintigraphie durchzuführen. Vor kurzem wurde eine Studie mit einer kleinen Serie TSH-produzierender Hypophysenadenome im Europ. Journal of Nuclear-Medicine veröffentlicht. Da konnte auch ein Mikroadenom szintigraphisch dargestellt werden.

Herrmann:
Man sollte auch bei hyperthyreoter Stoffwechsellage aus diesen Befunden die Indikation zur Bestimmung von TSH ableiten. Das heißt, daß man sich diesen Parameter nicht schenken darf, denn sonst würden solche Fälle nie entdeckt. Selbst wenn der Patient massiv hyperthyreot ist, muß man irgendwann TSH mitbestimmen.

Lederbogen:
Ich darf anmerken, daß der Hausarzt veranlaßte, die Patientin uns vorzustellen, da er mit der Einstellung nicht zurecht kam.

Grußendorf:
Ich habe eine Patientin mit einem hohen TSH, die eine sehr große schnurrende Struma hatte und fast notfallmäßig an der Schilddrüse operiert werden mußte, weil nichts anderes half. Nachträglich wurde sie auch noch an der Hypophyse operiert. Sie hat postoperativ immer noch einen TSH-Spiegel von 6 bis 7. Die

Frage: gibt es im Auditorium irgend jemand, der nach solch einer Hypophysenoperation ein ganz normales oder supprimiertes TSH gefunden hat?

Rudorff:
Wir hatten einen Fall, da war es normal. Es war so etwa 2 cm groß.

Tuschy:
Wenn die Hypophyse bzw. die TSH-Sekretion des Hypophysentumors auch auf TRIAC nicht reagiert im Sinne einer autonomen Reaktion, wie kommt das? Kann man sich das erklären? Gibt es da Literatur dazu?

Lederbogen:
In der Literatur wird es beschrieben als mögliche Alternative zu den Standard-Therapien. Längerfristig kann man im Gegensatz zur Therapie mit Thyreostatika, wo das TSH weiter ansteigt, effektiv die Hypophyse supprimieren. Es ist kein völlig autonomes Gewebe ohne jegliche Reaktion auf T_3.

Hehrmann:
Ich glaube, aus einigen Erfahrungen können wir jetzt sagen, daß die Suppressionstests und die ganzen Untersuchungen, die wir machen bei den TSH-produzierenden Hypophysenadenomen, keine Gesetzmäßigkeit erkennen lassen. Aber interessant ist eine gewisse biologische Ähnlichkeit und Einheitlichkeit bei TSH-produzierenden Hypophysenadenomen. Wir haben innerhalb der letzten drei Wochen auch wieder einen ganz ähnlichen Fall gesehen: vor zehn Jahren an Struma operiert, 10 Jahre lang weiter hyperthyreot und der hat auch bei einem in die Keilbeinhöhle nach kaudal lateral vorwachsenden Tumor überhaupt keinen Ausfall der Hypophysen-Vorderlappenhormone.

Berger:
Aber ich denke, daß Funktionsteste wie z.B. der TRH-Test schon sinnvoll sind. Im TRH-Test hat man ja üblicherweise keinen Anstieg.

Hehrmann:
Ich will ja auch nicht sagen, daß man ihn nicht machen soll. Bei diesen sehr seltenen Fällen gehört wirklich die Hypophyse komplett untersucht und auch die Suppressionsteste gemacht, das sind ja Raritäten. Darf ich zunächst einmal bei den letzten beiden Fällen fragen, wie die übrige Hypophysen-Vorderlappenfunktion war?

Berger:
Die Gonadotropine waren erniedrigt, die anderen Hypophysen-Vorderlappenhormone waren unauffällig. Interessanterweise, das kann man vielleicht noch

hinzufügen, waren auch andere hypophysäre Vorderlappenhormone im Tumorpräparat selbst nachweisbar, die sich aber klinisch nicht als Hormonerhöhung gezeigt haben.

Hehrmann:
Eine komplizierte Kombination von Parametern, was würden Sie denn sagen: wie fällt man da drüber? Das ist jetzt das Eingangsmoment, der Eingangsverdacht, wie begründet der sich?

Berger:
Bei unser Patientin war das interessanterweise so, daß sie klinisch keine Beschwerden hatte. Im Labor war ein TSH von 70 auffällig. Üblicherweise präsentieren sich die Patienten mit TSH-produzierenden Hypophysen-Adenomen anfangs mit Kopfschmerzen oder Gesichtsfeldausfällen, weil dieser Tumor einfach sehr spät diagnostiziert wird und dann schon den nervus opticus lädieren kann.

Staub:
Diese schöne Vorstellung illustriert eine wichtige allgemeinmedizinische und radiologische Botschaft: eine „empty sella“ ist abklärungsbedürftig; es können alle Hypophysenhormone ausfallen, und es können auch alle einzelnen Überfunktionen beobachtet werden (speziell Prolactin-, ACTH-, HGH- und TSH-Überschuß). Im vorgestellten Fall hat sich das TSH nach externer Strahlentherapie noch nicht normalisiert. Die Normalisation ist aber im Laufe der kommenden Jahre noch möglich. Sie dauert beim ACTH (bei M. Cushing) etwa drei bis fünf Jahre und beim HGH (mit Akromegalie) fünf bis zehn Jahre. Die Strahlentherapie wirkt auf die hormonalen Überfunktionen sehr langsam.

Hehrmann:
Auf der letzten ETA in München ist eine sehr interessante Substanz vorgestellt worden als peripherer Blocker für Schilddrüsenhormonwirkung, das Karnitin. Ich glaube, wir sollten darauf achten, was daraus wird. Es soll wirklich ein peripher Blocker der Schilddrüsenhormonwirkung an der Zelle sein. Wenn das sich bestätigt, ist das sicherlich eine gute Indikation für solche Fälle, um die hyperthyreote Stoffwechsellage bei der partiellen Resistenz zu beseitigen.

Verkleinerung eines kalten Knotens durch Alkoholinjektion bei einer Risikopatientin

S. Dunkelmann, F. Rudolph, A. Prillwitz, C. Kittner, P. Groth, H. Terpe, C. Schümichen

Die Alkoholverödung von Nebenschilddrüsenadenomen und autonomen Adenomen der Schilddrüse wurde mittlerweile erfolgreich auch bei kalten Knoten der Schilddrüse angewandt [1]. Nach Injektion von durchschnittlich 16 ml 96 %igem Ethanol in mehreren Sitzungen wurde eine Volumenabnahme um bis zu 97 % erzielt(!). Im vorliegenden Fall sollte überprüft werden, ob eine klare OP-Indikation bei einer Risikopatientin (Berufsunfähigkeit im Falle einer Rekurrensparese) durch eine Alkoholbehandlung umgangen werden kann.

Bei der 47jährigen Patientin, von Beruf Opernsängerin, war seit 7 Jahren ein Knoten im rechten Schilddrüsenlappen bekannt, der zunächst keine Beschwerden verursachte und der ein nur langsames Wachstum zeigte. Mehrfache Feinnadelpunktionen waren unauffällig. Seit 6 Monaten war längeres Singen durch eine mechanische Irritation des Kehlkopfes erschwert, hierdurch Arbeitsunfähigkeit. Bei der Erstuntersuchung betrug das Schilddrüsenvolumen 19 ml, rechts 16,5 ml, links 2,5 ml. Ausgeprägt echoarmer Knoten rechts mit echoarmem Randsaum, Volumen 10,5 ml (Ausgangsvolumen vor 7 Jahren 2,8 ml), szintigraphisch kalt. Erneute Feinnadelpunktion unauffällig. Euthyreote Stoffwechsellage, keine TSH-Suppression, keine Immunthyreopathie, HNO Untersuchung unauffällig.

Die Patientin äußerte den Wunsch nach einer baldigen Wiederherstellung der Arbeitsfähigkeit, ohne das Risiko eines operativen Eingriffes eingehen zu müssen. Unter Ultraschallkontrolle wurde zunächst ein Lokalanästhetikum (2 ml Lidocain – HCL 2 % mit Epinephrin 0,01 % (Xylocitin)) injiziert. 5 Minuten später wurden 5 ml Ethanol 96 % fächerförmig im Knoten verteilt. Nochmals 2 Minuten später wurde das Knotenvolumen mit 16 ml bestimmt (Erwartungswert 17,5 ml). Lokal wurde zunächst ein Druckgefühl empfunden, welches innerhalb von 30 Minuten deutlich regredient war. Weitere und spätere Beschwerden traten nicht auf.

Vier Wochen nach Alkoholverödung konnte sonographisch eine Volumenabnahme des Knotens von 10,5 ml auf 6,8 ml (= 35 % Abnahme) verzeichnet werden. Trotz dieser objektivierbaren Befundbesserung klagte die Patientin über eine anhaltende, etwas verstärkte mechanische Irritation des Kehlkopfes, für die eine Konsistenzzunahme des Knotens verantwortlich gemacht wurde. Es bestand noch Arbeitsunfähigkeit. Da weiterhin der dringende Wunsch nach einer baldigen Wiederherstellung der Arbeitsfähigkeit bestand (Wechsel des Intendanten), wurde nach weiteren 2 Wochen eine Enukleation des Knotens vorgenommen. Postoperativ traten keine Stimmprobleme, insbesondere keine Rekurrensparese auf. Die Arbeitsfähigkeit war nach 4 Wochen wieder hergestellt.

Histologisch fand sich ein mikrofollikuläres Schilddrüsenadenom mit einem Durchmesser von ca. 2,5 cm, einem Volumen von 8 ml entsprechend. Im Zentrum des Adenoms zeigte sich eine Nekrosezone von etwa 0,6 cm Durchmesser, näherungsweise 1 ml entsprechend, mit spärlichen Follikelresten. Das Adenom war teilweise an eine Narbenplatte fixiert. Im perinodalen Gewebe fanden sich neben Vernarbungen, ältere Blutungen mit Siderophagen, Skelettmuskelnekrosen und eine stark ausgeprägte riesenzellige granulomatöse Entzündung nach Art einer Fremdkörperreaktion (Abb. 1).

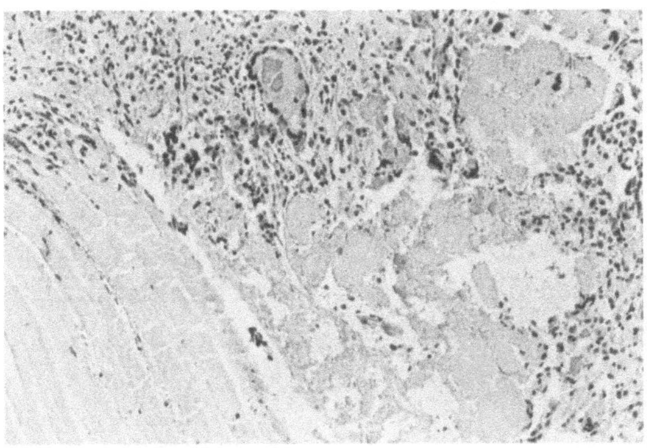

Abb. 1 Paranoduläre granulomatöse Entzündung mit Fremdkörperriesenzellen, Nekrose der Skellettmuskulatur und Hämorrhagien.

Zusammenfassend hatte die Alkoholinjektion wohl zu einer partiellen Nekrose des Adenoms geführt und damit zu einer entsprechenden Verkleinerung der Tumormasse, eine weitergehende Volumenabnahme wäre wahrscheinlich bei längerem Abwarten oder durch eine erneute Alkoholinjektion zu erzielen gewesen. Bei der histologischen Diagnose hätte auf lange Sicht jedoch mit einem erneuten Tumorwachstum gerechnet werden müssen. Als unerwünschte Nebenwirkung war es offensichtlich zu einer Alkoholinsudation auch in das perithyreoidale Gewebe und damit nachfolgend zu Nekrosen und dann erwartungsgemäß zu einer reaktiv vernarbenden Entzündung gekommen. Die Stärke dieser Narbenbildung, die letztendlich den klinischen Erfolg dieser nicht operativen Therapie des follikulären Adenoms limitiert hat, scheint über das übliche Maß an reaktiver Entzündung nach Gewebsnekrosen hinauszugehen. Für dieses unerwartete Phänomen wird die eigentliche Entzündungsreaktion mit Riesenzellen verantwortlich gemacht, die als Folge einer durch Alkoholwirkung verursachten Metamorphose von körpereigenem Gewebe in schlecht resorbierbares Fremdgewebe interpretiert werden kann.

Der Kasus zeigt die Grenzen der Alkoholverödungstherapie mit dem Anspruch einer möglichst vollständigen Beseitigung eines gutartigen Schilddrüsenknotens einerseits und der Gefahr eines Alkoholschadens im Umgebungsgewebe trotz regelrechter Injektionstechnik mit der Folge einer narbigen Fixierung der Schilddrüse.

Literatur

[1] Goletti, O., F. Monzani, M. Lenziardi et al.: Cold thyroid nodules: a new applikation of percutaneous ethanol injection treatment. J. Clin. Ultrasound *22* (1994) 175–178.

Diskussion

Mann:
Wie haben Sie bei fächerförmiger Applikation von Alkohol in den Schilddrüsenknoten gewährleistet, daß Sie die Kapsel der Schilddrüse nicht perforieren? Hatten Sie auch den Knoten duplexsonographisch untersucht und den echoarmen Randsaum näher charakterisiert?

Dunkelmann:
Der Knoten war im Ultraschall echoarm und hatte einen verstärkt echoarmen Randsaum, so daß wir davon ausgingen, daß er eine Kapsel hatte.

Mann:
Jetzt muß ich nochmal schnell nachfragen: hatten Sie dort auch den Doppler nachgeschaut, ob z. B. außen ringförmig die Durchblutung verstärkt war, und wissen Sie etwas über den echoarmen Randsaum und ob da wirklich eine Kapsel war?

Dunkelmann:
Ob eine Hyperperfusion vorlag, kann ich nicht sagen, unser Doppler wurde nicht angewandt. Wir haben nachher die Alkoholverteilung kontrolliert, der Alkohol wurde kräftig geschüttelt, bevor er injiziert wurde, so daß anhand der Luftbläschen die Verteilung im Ultraschall sichtbar wurde. Wir konnten davon ausgehen, daß wirklich nur in den Knoten injiziert wurde.

Herrmann:
Also ohne nun der Alkoholinjektion das Wort reden zu müssen habe ich zweierlei an Ihrem Vorgehen auszusetzen: das Erste ist, Sie haben 2 ml Anästhesieflüssigkeit vorinjiziert und dann noch einmal 5 ml zusätzlich an Alkohol. Das ist sehr sehr viel Alkohol für eine Sitzung. Das Zweite ist, Sie haben fächerförmig dieses Medikament oder die Verödungsflüssigkeit instilliert. Das sollte man meiner Ansicht nach nicht machen, und das ist auch nirgendwo beschrieben, sondern Sie sollten die Spitze dort belassen, wo Sie sie im Sonogramm lokalisiert haben und dann unter weniger Druck versuchen, zu installieren. Aber nicht mehr als gerade dann diese weiße Wolke sich verteilt und bis zum Rand, nicht mehr. Und auf gar keinen Fall an die Ränder dieses Knotens herangehen. Daß Sie dann ein Spillover in die obere Peripherie hineinbekommen, weil Sie die Grenzen des Knotens nicht beachtet haben, das ist kein Wunder. Daß Sie dann Nekrose in die Peripherie bekommen, ist auch kein Wunder. Also meiner Ansicht nach sind das methodische Probleme, die diesen Fall so dramatisch haben erscheinen lassen.

Schümichen:
Da muß ich widersprechen: Wenn man Alkohol zentral in einen Knoten appliziert, verteilt sich der Alkohol normalerweise nicht ausreichend. Es gibt Knoten, wo er das wohl tut, aber wenn der Knoten von fester Konsistenz ist, gibt es nur eine zentrale Nekrose. Also muß fächerförmig verteilt werden, wenn man einen ausreichenden Effekt haben will. Wir haben nicht nur Erfahrung damit, sondern haben auch in unserem Fall histologisch gesehen, daß nur in den zentralen Abschnitten Nekrosen vorhanden waren. Es ist sicher etwas Alkohol ausgelaufen, denn wir haben immer Verluste an Volumen, wenn wir unmittelbar nachkontrollieren. Es ist absolut unmöglich, den Alkohol hundertprozentig im Tumor zu fixieren.

Herrmann:
Dann sind die 397 Erfahrungen aus Italien mit teilweise guten Erfolgen zumindest anders angelegt.

Schümichen:
Die Erfahrungen aus Italien sind in keiner Weise nachvollziehbar. Erstens was die Schmerzfreiheit anbelangt, so wissen wir, das ist schmerzhaft. Von italienischer Seite wird immer behauptet, es wäre schmerzfrei. Und zweitens ist eine Volumenreduktion von 97 % für mich nicht glaubhaft.

Herrmann:
Wir wissen alle, daß es noch vieler Erfahrung mit dieser Technik bedarf und daß wir noch nicht am Ende sind. Die Methode muß sicherlich gegenüber den eta-

blierten Verfahren wie Radioiodtherapie beim heißen Knoten oder Operationen beim kalten Knoten evaluiert werden. Aber daß es weiterhin ein interessantes Verfahren ist, das allerdings Erfahrung voraussetzt, das möchte ich betonen.

Hehrmann:
Mich würde nur noch eines interessieren: wenn nun gerade die gefürchtete Rekurrensparese das Argument gegen die Operation war, dann frage ich mich, warum Sie sich getraut haben, Alkohol zu injizieren, also die Gefahr ist doch mindestens genauso groß, da hätte ich doch lieber einen erfahrenen Chirurgen drangelassen.

Schümichen:
Auch hier Widerspruch: die Gefahr ist wesentlich geringer, weil man den Rekurrens ja nicht tangiert. Und so lange man ihn nicht durchschneidet, gibt es keine Parese.

Hehrmann:
Wo ist dann der Alkohol geblieben? Sie haben doch gar keine Kontrolle, wo der hin ist?

Schümichen:
Von den insgesamt 7 ml, die wir appliziert haben, sind größenordnungsmäßig 1,5 ml verloren gegangen. Das ist bei unserer Technik normal und bewegt sich im Rahmen dessen, was wir sonst beobachtet haben, ohne das jemals eine Rekurrensparese aufgetreten wäre. Eine Rekurrensparese erwarten wir nur dann, wenn der Nerv durch die Nadel direkt durchschnitten oder durchtrennt würde, nicht aber von einer geringen Alkoholexsudation.

Herrmann:
Das glaube ich auch nicht so ganz.

Schümichen:
Da muß ich wiederum unseren italienischen Kollegen recht geben, sie haben zumindest initial nur über vorübergehende Rekurrensparesen berichtet, nicht über permanente.

Wahl:
Da wollte ich eigentlich nichts dazu sagen, aber es sind ein paar Dinge. Erstens, es ist selbstverständlich, ein Alkohol-fixierter Nervus recurrens ist nicht funktionsfähig. Zweitens frage ich mich, was es für einen Sinn haben soll, in einen Knoten, in einen Tumor, in einem Adenom mit Wachstumsautonomie, es war ja ein klein-follikuläres Adenom, deswegen kann eigentlich die Zytologie nicht ganz so unauffällig gewesen sein, zentrale Nekrosen zu produzieren. Drittens: es ist immerhin eine bekannte Tatsache, daß alko-

hol-fixierte Präparate einen geringeren Durchmesser haben als native? Ich könnte die Therapie verstehen als eine Überbrückung eines gewissen Zeitabschnittes, und das war es letztendlich auch. Aber das Risiko der Rekurrensparese dafür hinzunehmen, das völlig unbekannt ist bei diesen Alkoholprozeduren, das halte ich nicht für korrekt. Sie müssen sagen, Sie sind ein Risiko eingegangen, das unkalkulierbar gegenüber einem sehr gut kalkulierbaren, nämlich der Operation, war.

Tuschy:
Ich möchte meinen Bauchschmerzen noch einmal Ausdruck geben, die ich bei der Falldarstellung habe, aus folgendem Grund: erstens sehe ich einen kalten Knoten, der größer geworden ist, auch wenn sich das über Jahre hingezogen hat. Das würde ich auf keinen Fall so lassen, sondern nach meiner Auffassung muß das histologisch geklärt werden. Und zweitens: Sie haben hier die histologische Diagnose follikuläres Adenom (ich verfüge selbst über zwei Fälle im eigenen Krankengut, wo die Patienten dann Jahre später bei dieser Histologie gekommen sind mit Metastasen im Skelettsystem und ähnlichem), das ist so schwierig zu entscheiden für den Pathologen, ob das ein Adenom oder ein Karzinom ist. Ich würde das nicht auf sich beruhen lassen, würde ich ehrlich sagen.

Mahlstedt:
Frau Kollegin, kann die Patientin denn jetzt wieder singen?

Dunkelmann:
Ja. Dreieinhalb Wochen nach der Operation.

Mahlstedt:
Das war, glaube ich, ein sehr schöner Abschluß. Ich danke Ihnen, und wenn es Ihnen gefallen hat, diese Kasuistiken zu hören, dann würde ich Sie auffordern, wenn es denn die Weisung des nächsten Tagungspräsidenten erlaubt, solche Kasuistiken fortzuführen, sich nicht zu scheuen, aus Ihrer eigenen Praxis, aus Ihrem eigenen Betroffensein, aus Ihren eigenen Unsicherheiten solche Kasuistiken mitzubringen und anzumelden, die hier präsentiert werden können.

Addendum:
Angeregt durch diese Diskussion wurde das histologische Präparat nochmal begutachtet. Hierbei wurde die Narbenplatte ventral vom Adenom lokalisiert, so daß mit aller Wahrscheinlichkeit ein Rückfluß vonAlkohol aus dem Einstichkanal vorgelegen hat. Zur Vermeidung dieser unerwünschten Nebenwirkungen sollte eine ausreichende Wartezeit bis zum Rückzug der Nadel eingelegt werden.

Sachverzeichnis

FSC
www.fsc.org
MIX
Papier | Fördert gute Waldnutzung
FSC® C083411

Zeitfracht Medien GmbH
Ferdinand-Jühlke-Straße 7
99095 Erfurt, Deutschland
produktsicherheit@kolibri360.de